2021

퍼시픽 물리치료학 개념서

물리적 인자치료

02

V·O·L·U·M·E

PHYSICAL THERAPY

PHYSICAL AGENTS

ANATOMY & PHYSIOLOGY / KINESIOLOGY

PHYSICAL AGENTS

DIAGNOSIS & EVALUATION FOR PHYSICAL THERAPY

PHYSICAL THERAPY INTERVENTION

Pacific Books

— PHYSICAL THERAPY —

INTRODUCTION

신규 물리치료사들의 등용문을 책임진다는 신념으로 첫 출간을 한지 벌써 15년이 지났습니다. 그동안 수험생들의 꾸준한 성원으로 가장 많이 찾는 수험 서적이 되었지만 이에 안주하지 않고 변화하는 국가고시 경향에 맞추어 학생들이 대비할 수 있도록 꾸준히 개정 작업을 해왔습니다.

특히 2014년 42회부터는 해부생리학, 물리적인자치료, 공중보건학이 기초과목으로 편성되면서 과목 수 감소로 과락은 줄었으나 전체 과목의 이해도를 반영하는 평락이 다수 발생하였습니다. 그중에서도 작년 48회 시험은 2008년 36회 시험 이후 가장 낮은 80.2%의 합격률을 보여 1,100여명이라는 전례 없는 탈락율이 나타나 이에 대비할 수 있는 전략적 개정의 필요성이 대두되었습니다. 즉 과락발생률이 낮아짐으로써 국가고시 합격률은 상승하였으나 이에 따른 심층적인 학습의 부족으로 문제가 조금만 어려워져도 난이도가 급격히 떨어지게 된 것입니다. 따라서 본 교재는 이에 대한 대비책으로 보다 심화적인 자기주도 학습이 가능할 수 있도록 개정의 방향의 정하고 아래와 같이 구성하였습니다.

- **필수적인 내용을 정리한 핵심요약 매뉴얼** : 영역별 필수적인 내용을 놓치지 않고 학습 할 수 있도록 매뉴얼을 과목별로 정리하였으며, 핵심 부분과 기출빈도가 높은 부분은 별도로 표시하였습니다.

- **기출문제 해설 및 핵심 문제 선별** : 국가고시 기출 문제를 유형별로 철저하게 분석하여 관련된 지식을 통합적으로 기억할 수 있도록 정리하였습니다. 더불어 출제가능성이 높고 새로운 방향성을 제시하는 문제들을 검토하여 새로운 국시 유형에 대비할 수 있도록 구성하였습니다.

- **신규 기출문제 추가 및 해설** : 2020년도 국가고시 문제를 중심으로 해부생리학, 의료법규, 공중보건학, 전기광선치료학, 보조기 및 의수족학, 물리치료진단학, 물리치료중재학 등 출제빈도가 높은 영역의 문제와 해설, 요약 등을 개정하고 추가하였습니다.

- **물리치료 진단평가학 매뉴얼 재구성** : 물리치료 진단평가학을 과목별로 나누어 학생들이 효율적으로 학습할 수 있도록 재구성 하였으며, 출제경향의 변화에 따라 다양한 교재의 내용을 참고하여 새로운 내용을 추가하였습니다.

- **실전모의고사 10회** : 핵심요약 매뉴얼과 문제집을 공부한 이후에 국가고시의 철저한 실전대비를 위해 모의고사를 10회 구성하였습니다. 퍼시픽 국가고시 문제집의 안내에 따라 학습하면 기초부터 실전대비까지 완벽한 준비가 될 것입니다.

머·리·말

본 매뉴얼과 문제집은 효과적인 국가고시 대비를 위하여 다음과 같은 장점들을 가지고 있습니다.

- 중요한 내용들을 위주로 구성한 매뉴얼은 국가고시 과목의 구성과 동일하여 각 과목별로 체계적인 대비가 가능합니다. 또한 여러 학교에서 채택하였고 국가고시에 출제빈도가 높았던 교과서들을 중심으로 내용을 구성하였습니다. 따라서 단지 국가고시뿐 아니라 평상시의 학과 공부를 할 때에도 많은 도움이 되도록 하였습니다. 실제로 처음 출간된 이후 매년 많은 학생들이 본 매뉴얼로 학과의 과제물이나 시험 준비에 유용하게 사용하였습니다.
- 일반적인 교과서의 설명형 문장이나 가독성이 낮은 번역체가 아닌 간결한 요약과 표, 그림 등을 채택하여 수험생들이 체계적이고 쉽게 이해할 수 있도록 하였습니다.
- 국가고시에 출제가 예상되는 중요한 부분들은 노란 마커로 표시하여 정리하였습니다.
- 국가고시에 출제된 부분은 기출 표시를 하여 중요한 부분을 찾지 않아도 확인될 수 있도록 하였습니다.

물리치료를 전공한 전문 집필진들, 임상 현상의 지식을 모아주신 임상 물리치료사님들께 지면을 빌어 감사의 말씀을 전합니다. 물리치료사국가고시를 준비하는 많은 수험생들이 가까이 하는 책을 만든다는 책임감으로 오랜 시간 동안 지혜를 모아주시고 물리치료계의 발전에 작은 밑거름이 되길 바라는 마음으로 애써주셨습니다. 쉽지 않은 작업에 15년 동안 꾸준히 수고해주신 집필진 분들과 편집위원 분들께 다시 한 번 고개 숙여 감사드립니다. 또한 수험생들을 지도하시는 전국의 물리치료학과 교수님들께도 고마움을 표합니다.

그리고 무엇보다 이 책을 사랑해주신 많은 수험생 분들께 감사드립니다. 매해 새로운 예비 물리치료사분들에게 꿈과 희망을 안겨드릴 수 있도록 앞으로도 부지런히, 그리고 성실히 노력하겠습니다. 부디 퍼시픽과 함께 합격의 영광을 손에 쥐시길 바랍니다. 감사합니다.

퍼시픽북스 학술편찬국

물리치료사 국가시험 응시자격

1. 응시자격	다음 각 호의 자격이 있는 자가 응시할 수 있습니다. 1) 취득하고자 하는 면허에 상응하는 보건의료에 관한 학문을 전공하는 대학·산업대학 또는 전문대학을 졸업한 자. 단, 졸업예정자의 경우 이듬해 2월 이전 졸업이 확인된 자이어야 하며 만일 동 기간 내에 졸업하지 못한 경우 합격이 취소됩니다. 2) 보건복지부장관이 인정하는 외국에서 취득하고자 하는 면허에 상응하는 보건의료에 관한 학문을 전공하는 대학과 동등이상의 교육과정을 이수하고 외국의 해당 의료기사등의 면허를 받은 자 다만, '95. 10. 6 당시 보건사회부 장관이 인정하는 외국의 해당 전문대학 이상의 학교에 재학 중인 자는 그 해당학교 졸업자
2. 결격사유	다음 각 호에 해당하는 자는 응시할 수 없습니다. 1) 정신보건법 제3조제1호에 따른 정신질환자. 다만, 전문의가 의료기사등으로서 적합하다고 인정하는 사람은 그러하지 아니하다. 2) 마약·대마 또는 향정신성의약품 중독자 3) 금치산자·한정치산자 4) 의료기사 등에 관한 법률 또는 형법중 제234조·제269조·제270조제2항 내지 제4항·제317조제1항, 보건범죄단속에 관한 특별조치법, 지역보건법, 국민건강 증진법, 후천성면역결핍증 예방법, 의료법, 응급의료에 관한 법률, 시체 해부 및 보존에 관한 법률, 혈액관리법, 마약류관리에 관한 법률, 모자보건법 또는 국민건강보험법에 위반하여 금고 이상의 실형의 선고를 받고 그 집행이 종료되지 아니하거나 면제되지 아니한 자

물리치료사 국가시험 안내

1. 인터넷 원서접수	**1. 인터넷 접수 대상자** • 졸업예정자 명단에 등록 후, 응시자격이 확인된 인원은 인터넷 접수 가능 ※ 단, 졸업예정자 명단에 등록되지 않은 자는 방문 접수만 가능 • 과거 응시자격을 인정받아 시험에 응시한 경험이 있는 자 • 사전심의를 통해 응시자격을 인정받은 자(해당직종에 한함) • 외국대학 인정심사를 통해 응시자격을 인정받은 자

2. 인터넷 접수 준비사항

- 회원가입 등
  - 회원가입 : 약관 동의(이용약관, 개인정보 처리지침, 개인정보 제공 및 활용)
  - 아이디/비밀번호 : 응시원서 수정 및 응시표 출력에 사용
  - 연락처 : 연락처1(휴대전화번호), 연락처2(자택번호), 전자 우편 입력

  ※ 휴대전화번호는 비밀번호 재발급 시 인증용으로 사용됨
- 응시원서 : 국시원 홈페이지 [원서접수]－[원서접수(하위메뉴)]에서 직접 입력
  - 실명인증 : 성명과 주민등록번호를 입력하여 실명인증을 시행, 외국국적자는 외국인등록증이나 국내거소신고증 상의 등록번호 사용. 금융거래 실적이 없을 경우 실명인증이 불가능함. NICE신용평가정보(1588－2486, http://www.idcheck.co.kr)에 문의
  - 공지사항 확인

  ※ 원서 접수 내용은 접수 기간 내 홈페이지에서 수정 가능(주민등록번호, 성명 제외)
- 사진파일 : jpg 파일(컬러), 236×315픽셀 이상 크기, 해상도는 200dpi 이상

3. 응시수수료 결제

- 결제 방법 : [응시원서 작성 완료] → [결제하기] → [응시수수료 결제] → [시험선택] → [온라인계좌이체 / 가상계좌이체 / 신용카드] 중 선택
- 마감 안내 : 인터넷 응시원서 등록 후, 접수 마감일 21:00시까지 결제하지 않았을 경우 미접수로 처리

4. 접수결과 확인

- 방법 : 국시원 홈페이지 [원서접수]－[접수결과 확인] 메뉴
- 영수증 발급 : http://ecredit.uplus.co.kr [거래내역 조회]에서 열람·출력

5. 응시원서 기재사항 수정

- 방법 : 국시원 홈페이지 [마이페이지]－[응시원서 수정] 메뉴
- 기간 : 시험 시작일 하루 전까지만 가능
- 수정 가능 범위
  - 응시원서 접수기간 : 아이디, 성명, 주민등록번호를 제외한 나머지 항목
  - 마감~시행 하루 전 : 비밀번호, 주소, 전화번호, 전자 우편, 학과명 등
  - 단, 성명이나 주민등록번호는 개인정보(열람, 정정, 삭제, 처리정지) 요구서와 주민등록초본이나 기본증명서를 제출하여야만 수정이 가능

(국시원 홈페이지 [정보공개]－[서식모음]에서 「개인정보(열람, 정정, 삭제, 처리정지) 요구서」 참고)

6. 응시표 출력

- 방법 : 국시원 홈페이지 [원서접수]－[응시표 출력]
- 기간 : 시험장 공고일부터 시험 시행일 아침까지 가능
- 기타 : 흑백으로 출력하여도 관계없음

2. 방문 원서접수	1. 방문 접수 대상자 외국대학 졸업자 중 국가시험에 처음 응시하는 경우는 응시자격 확인을 위해 방문접수만 가능합니다. ※ 단, 기 응시경력자 및 인터넷 응시원서 접수를 위한 응시자격 사전심의를 신청하여 응시자격이 확인된 자는 인터넷 접수 가능합니다. 2. 방문 접수 시 준비 서류 • 국내대학 졸업자 제출 서류 – 응시원서 1매 – 동일 사진 2매(3×4cm 크기의 인화지로 출력한 컬러사진) – 개인정보 수집·이용·제3자 제공 동의서 1매 – 졸업예정증명서 1매(졸업예정자에 한함) – 응시수수료(현금 또는 카드결제) ※ 대리접수 시 제출서류와 함께 응시자 도장을 지참하시거나, 응시원서에 응시자 도장이 날인되어 있어야 합니다. 3. 응시수수료 결제 • 결제 방법 : 현금, 신용카드, 체크카드 가능 • 마감 안내 : 방문접수 기간 18:00까지(마지막 날도 동일) 4. 공통 유의사항 1) 등록기준지 작성 • 내국인의 등록기준지 작성 – 확인 방법 ○ 가까운 주민자치센터에서 '기본증명서'를 발급 ○ 전자가족관계등록시스템(http://efamily.scourt.go.kr)에서 공인인증서로 본인 확인을 거쳐 '가족관계등록부'를 조회하면 등록기준지 확인 가능 – 입력 방법 : 기본증명서 상에 기재된 등록기준지를 정확하게 입력 – 작성 사유 : 보건의료관계 법령에 의거 응시자격 및 면허자격 확인을 위한 결격사유조회를 위해 활용 ※ 응시원서 작성 시 기재한 등록기준지가 기본증명서 상에 기재된 실제 등록기준지와 다를 경우, 결격사유조회가 불가능하여 응시 및 면허발급이 제한·지연될 수 있음 2) 원서 사진 등록 • 모자를 쓰지 않고, 정면을 바라보며, 상반신만을 6개월 이내에 촬영한 컬러사진 • 응시자의 식별이 불가능할 경우, 응시가 불가능할 수 있음 • 셀프 촬영, 휴대전화기로 촬영한 사진은 불인정 • 기타 : 응시원서 작성 시 제출한 사진은 면허(자격)증에도 동일하게 사용 ※ 면허 사진 변경 : 면허교부 신청 시 변경사진, 개인정보(열람, 정정, 삭제, 처리정지) 요구서, 신분증 사본을 제출하면 변경 가능

3. 시 험

1. 시험과목 및 시험방법

시험종별	시험 과목 수	문제수	배점	총점	문제 형식
필기	4	190	1점/1문제	190	객관식 5지선다형
실기	1	70	1점/1문제	70	객관식 5지선다형

2. 시험시간표

교시	과목(문항수/과락수)	세부과목	시험형식	시험시간
1교시 (105)	물리치료기초 (60/24)	해부생리학 운동학 물리적인자치료 공중보건	객관식 5지선다형	09:00～10:30 (90분) 30분 전 입장
	물리치료진단평가 (45/18)	진단평가 원리 검사와 평가 임상의사결정 물리치료 문제해결(진단평가)		
2교시 (85)	물리치료중재 (65/26)	근골격계 중재 신경계 중재 심폐혈관계 중재 피부계 중재 물리치료 문제해결(중재)		11:00～12:15 (75분) 10분 전 입장
	의료관계법규 (20/8)	의료법 의료기사 등에 관한 법률 장애인복지법 노인복지법 국민건강보험법		
3교시 (70)	실기시험 (70/42)	근골격 물리치료 신경 물리치료 심폐혈관 물리치료 피부 물리치료 지역사회 물리치료 소아청소년 물리치료 스포츠 물리치료 노인 물리치료 여성건강 물리치료	객관식 5지선다형 사례형 40%	12:45～14:10 (85분) 10분 전 입장

※ 현행 대비 총 시험시간 10분 증가(전년 대비 1교시 5분 감소, 3교시 15분 증가)

4. 합격 기준

1) 필기시험에 있어서는 매 과목 만점의 40퍼센트 이상, 전과목 총점의 60퍼센트 이상 득점한 자를 합격자로 하고, 실기 시험에 있어서는 만점의 60퍼센트 이상 득점한자를 합격자로 합니다.
2) 응시자격이 없는 것으로 확인된 경우에는 합격자 발표 이후에도 합격을 취소합니다.

	시험과목	과목별 최저합격점수	최저합격점수
1교시	물리치료기초	24점 이상(60점 만점)	156점 이상 (260점 만점)
	물리치료진단평가	18점 이상(45점 만점)	
2교시	물리치료중재	26점 이상(65점 만점)	
	의료관계법규	8점 이상(20점 만점)	
3교시	실기시험	42점 이상(70점 만점)	

5. 합격 예정자 발표

1) 합격자 명단은 다음과 같이 확인할 수 있습니다.
   - 국시원 홈페이지 [합격자조회]메뉴
   - 국시원 모바일 홈페이지
   - ARS 전화번호 : 060－700－2353
   - ARS 이용기간 : 합격자 발표일부터 7일간
   - 기타 자세한 사용방법은 ARS의 안내에 따르시기 바랍니다.
2) 휴대전화번호가 기입된 경우에 한하여 SMS로 합격여부를 알려드립니다.
   (휴대전화번호가 010으로 변경되어, 기존 01* 번호를 연결해 놓은 경우 반드시 변경된 010 번호로 입력(기재)하여야 합니다.)

CONTENTS

C O N T E N T S

온열 및 수치료 _163

C O N T E N T S

PHYSICAL THERAPY

전기치료

퍼시픽 물리치료학 개념서

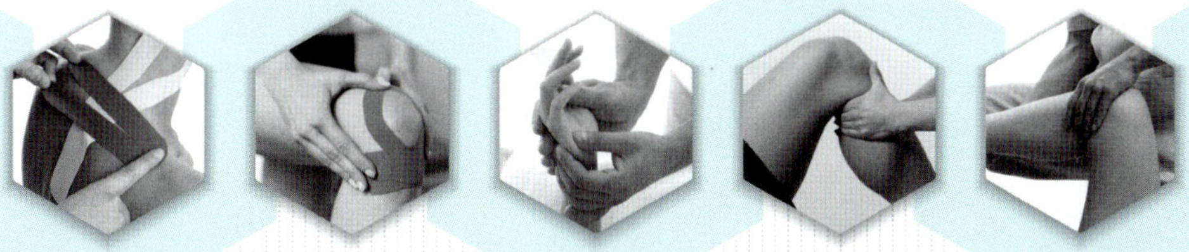

PHYSICAL THERAPY

PHYSICAL THERAPY

전기물리학의 이해

EXPLANATION

전기 물리학의 이해

1. 전기 단위

1) **전류의 단위** : 암페어(ampere) A(I)
2) **저항의 단위** : 옴(ohm) Ω (R)
3) **전압**(기전력단위) : 볼트(volt) V(E)
4) **전력의 단위** : 와트(watt) W
5) **정전 용량의 단위** : 패럿(farad)

2. 전류와 물의 비교

❋ 전류를 물과 비교

• 수압=전압	• 단위 시간에 흐르는 양=전류량
• 펌프=발전기	• 관=전선
• 수도=전기회로	• 밸브=스위치
• 개판=스위치 폐쇄	• 폐판=스위치 개방
• 누수=누전	• 압력계=전압계
• 유수계=전류계	• 수력=전력

3. 물질의 전자 이론

■ **분자(molecule)**

1) 그 물질의 성질을 지닌 최소의 것, 물질의 기본 구조 단위
2) 원자(atom)의 모임
3) 화학결합에 의하여 결합

❋ 원자(atom)의 모임
- 양자(proton) : 양전하 ─┐
- 중성자(neutron) : 중성 ─┘ 원자핵
- 전자(electron) : 음전하
- 자유전자(free electron)

■ **전하(electric charge)**

❋ **B.C. 600년 Thales** : '호박을 닦으니 먼지가 잘 달라붙는다.' → 마찰 전기 유발

❋ **대전** : 물체가 전기를 띠는 현상

대전체 : 전기를 띠고 있는 물체

전하 : 대전체가 띠고 있는 전기의 종류

전하량 : 대전체가 띠고 있는 전기의 양

1) **마찰전기**(정전기) : 물체를 마찰시켰을 때 얻을 수 있는 전기
2) **마찰전기가 생기는 원리** : 물체를 마찰시키면 원자의 최외각 전자가 궤도를 이탈하여 다른 물체로 이동함
   (1) 전자 잃은 쪽 : + 전하
   (2) 전자 얻은 쪽 : − 전하
3) **대전열** : 물체의 마찰 시 대전되는 전하의 종류를 정하는 순서
   (+) 털가죽−상아−털헝겁−수정−유리−명주−나무−솜−고무−유황−셀룰로이드−에보나이트 (−)
   (1) 모직 헝겊으로 플라스틱 막대를 문지르면 → 플라스틱 막대가 음전하(−)를 띠게 됨
   (2) 명주 헝겊으로 유리 막대를 문지르면 → 유리 막대가 양전하(+)를 띠게 됨

• Electrode	• Electric charge
(+)Anode	positive
(−)Cathode	negative

4. 전기 법칙

■ **옴(Ohm)의 법칙**

1) I(A)=E / R, E(V)=I × R, R(Ω)=E / I
2) 전류는 전압에 비례하고 저항에 반비례함
   (1) E가 일정할 경우 → R ↑ I ↓, R ↓ I ↑
   (2) R이 일정할 경우 → E ↑ I ↑, E ↓ I ↓

■ **저항률(resistivity)** (기출)

1) 도체의 저항은 도선의 단면적에 반비례하고, 도선의 길이에 비례함

2) 단위 : Ωm, Ωcm, μΩcm(금속인 경우)

> ❋ R=ρL / S
> • ρ : 저항률에 대한 상수(예, 구리 1.72 × 108Ω × m)
> • L : 도선의 길이
> • S : 도선의 단면적

■ 전도율(conductivity)

1) 전류가 잘 흐르는 정도를 나타내는 척도, 저항률의 역수로 나타냄
2) σ(전도율)=1/ρ[Ω /m]
3) 전기치료에 사용되는 도체의 조건
   (1) 저항률이 작고 전도율이 클 것
   (2) 화학적으로 안정되어 있을 것
   (3) 기계적 강도가 클 것
   (4) 가공이 용이할 것
   (5) 가격이 경제적일 것
   (6) 전기적으로 접속이 쉬울 것

■ 비저항(specific resistance)

1) 물체의 구조나 특성에 따른 물체 자신의 고유한 저항
2) 종류
   (1) **전도체(conductor)**
      ① 저항이 작아 전류를 잘 통하게 하는 물체
      ② 저항률은 10^{-3}[Ω · cm]보다 작음
   (2) **부도체(insulator), 절연체**
      ① 저항이 커서 전류가 잘 통하지 않는 물체(자유 전자가 없는 것)
      ② 저항률이 10^{8}[Ω · m]보다 큼
   (3) **반도체(semi-conductor)**
      ① 도체와 부도체의 중간 성질로써 자유전자가 없지만 약간의 에너지를 가하면 자유전자가 생겨 도체가 됨
      ② 전류를 일부 통과시키는 물체
      ③ 10^{-3}～10^{8}[Ω · cm] 사이의 저항률을 갖는 물체를 반도체로 분류

■ 패러데이 법칙(Faraday's law) (기출)

1) **전자유도**(electromagnetic induction)현상을 이용하면 **유도전류**(induced current)가 발생한다는 법칙
2) ┌ 제1법칙 : 도체가 고정된 상태에서 자계를 변화시키면 전류가 발생
   └ 제2법칙 : 일정한 자계 내에서 도체를 움직이면 전류가 발생

5. 전류

■ 전류(electric current)

1) **전류** : 전하의 흐름
2) **전하의 총량**(q)$=q^{+}+q^{-}$
   - q^{+} : 색칠 단면을 통과하는 (+)전하의 총량
   - q^{-} : 같은 시간에 통과하는 (−)전하의 총량
3) **전하의 이동**
   - (+)전하의 이동 방향=전류의 방향
   - (−)전하의 이동 방향≠전류의 방향

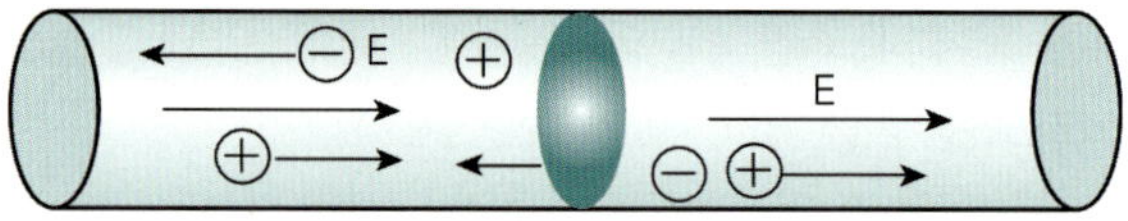

도체내의 전기장에서 이동하는 전하

4) **전류의 세기** : 도선단면을 t초 동안에 q의 전하가 통과하는 전류의 세기
   $I=q\ /\ t$
5) **단위** : Ampere(A)
   (1) 1A : 1초 동안에 1쿨롱(coulomb)의 전하량이 도선의 단면을 통과한 전류의 세기
   (2) Coulomb : 1C은 1A의 전류가 1초 동안에 도선단면을 전달하는 전기량
   (1C은 약 6.24×10^{18}개의 전자가 전하)

> ❋ 작은 전류(μA, mA)
> - 1A=1,000mA=1,000,000μA
> - 1mA$=10^{-3}$A, 1μA$=10^{-6}$A
>
> ❋ 이온(ion)
> 중성원자로부터 전자를 제거하거나, 이와 반대로 전자를 어떤 원자에 가할 수도 있는데, 이렇게 하여 생긴 (양) 또는 (음)으로 대전된 전하를 이온이라 함(즉, 원자가 전자를 잃거나 얻을 때 생성되는 입자)

■ 전류의 분류

1) 두 가지 기본적인 전류
   (1) **직류(unidirectional current)** : DC
   평류전류(galvanic current)
   (2) **교류(alternating current)** : AC
   ① low frequency current
   ② medium frequency current

③ high frequency current

2) 직류를 이용한 물리치료

(1) 이온도입(iontophoresis)

(2) 평류통전치료(medical Galvanism)

(3) 단속평류(interrupted Galvanic)

(4) 전기자극치료(electrical stimulation treatment)

(5) 전기분해(electrolysis)

3) 교류를 이용한 물리치료

(1) low frequency current 저주파 전류

① sinusoidal current(정현파 전류)

② faradic(감응전류) : 정상근 자극(마비근에 사용 안함)

(2) medium frequency current(3,000～6,000Hz)

① 피부의 저항을 가장 적게 받고 투과함

② 통증 조절에 많이 사용함

(3) high frequency current

① 10만 Hz↑, 치료시 1MHz↑ 사용

② Deep heating 위해(심부투열)

③ micro wave diathermy : 극초단파 심부투열

④ short wave diathermy : 단파 심부투열

⑤ long wave diathermy : 장파 심부투열

⑥ ultrasound : 초음파 심부투열(전기치료 인정에 논란)

4) 전류 형태(흐름에 따라) (기출)

(1) 전도 전류(conductive current) : 도체를 따라서 흐르는 전류

(2) 변위 전류(displacement current) : 절연체 내를 흐르는 전류

(3) 이온화 전류(ionic current) : 기체와 액체에서 물질이 분해되어 이온화되고 그 이온이 극성에 따라 이동하는 전류

EXPLANATION

의용전류

1. 의용전류의 개요

■ **정의**

물리치료의 중요한 치료 양식으로, 기본적인 두 가지 전류인 직류와 교류를 이용하여 인체에 유용한 생리적 반응을 유발시켜 질병 및 손상을 치료하는 기술이며 과학

■ **분류**

물리치료에 이용되는 의용 전류는 전류의 특성에 따라 생리적 효과가 다름

1) **직류 이용**
   (1) 화학적 효과, 약간의 열 효과
   (2) 평류통전 치료, 이온도입법
2) **저주파 이용**
   (1) 역학적 효과
   (2) 전기자극 치료(EST), 경피신경자극 치료(TENS), EPS
3) **중주파 이용**
   (1) 간섭파
   (2) 역학적 효과, 동통완화효과, 마사지효과
4) **고주파 이용**
   (1) 심부투열
   (2) diathermy치료

전류의 분류

<table>
<tr><td rowspan="5">흐르는 방향에 따른 분류</td><td rowspan="2">직류</td><td>평류전류(smooth galvanic current)</td></tr>
<tr><td>단속평류전류(interrupted galvanic current)</td></tr>
<tr><td rowspan="3">교류</td><td>정현파 전류(sinusoidal current)</td></tr>
<tr><td>감응전류(faradic current)</td></tr>
<tr><td>격동전류(surging current)</td></tr>
<tr><td rowspan="6">주파수에 따른 분류</td><td>저주파</td><td>1,000Hz 이하</td></tr>
<tr><td>중주파</td><td>4,000~4,500Hz(보통 2,000~2,500Hz)</td></tr>
<tr><td rowspan="4">고주파</td><td>long wave : 약 3~30MHz</td></tr>
<tr><td>short wave : 약 10~100MHz</td></tr>
<tr><td>ultra short wave : 약 30~300MHz</td></tr>
<tr><td>micro wave : 약 300~3,000MHz</td></tr>
<tr><td rowspan="4">전압 또는 전류의 크기에 따른 분류</td><td>저압전류</td><td>100Volt 이하</td></tr>
<tr><td>고압전류</td><td>수백 Volt 이상(보통 500Volt)</td></tr>
<tr><td>저전류</td><td>전류의 세기가 약 1~30mA</td></tr>
<tr><td>고전류</td><td>전류의 세기가 약 500~2,000mA</td></tr>
</table>

- **통증완화 목적**
  - 경피신경자극(TENS) – transcutaneous electrical nerve stimulation
  - 간섭파 전류(ICT) – interference current
  - 고압평류전류자극(HVGS) – high voltage galvanic stimulation
  - 은침자극(SSP) – silver spike point
  - 미세전류치료(MC) – micro current
- **근력증진 목적**
  - 탈신경근
    - 근육 전기자극(EMS) – electrical muscle stimulation
  - 신경지배근
    - 신경근 전기자극(NMES) – neuromuscular electrical stimulation
    - 기능적 전기자극(FES) – functional electrical stimulation
      - 측부 전기자극(LESS) – lateral electrical stimulation for scoliosis
      - 기능적 전기비골보장구(FEPO) – functional electrical peroneal Orthosis
    - 러시아 전류자극(RC) – Russian current
    - 간섭파 전류(IC) – interference current
    - 고압평류 전류자극(HVGS) – high voltage galvanic stimulation
- **조직치유 목적**
  - 저강도직류전류자극(LIDC; MENS)
  - 고전압맥동전류자극(HVPS)

치료목적에 따른 전기자극 치료의 분류

■ **파형**

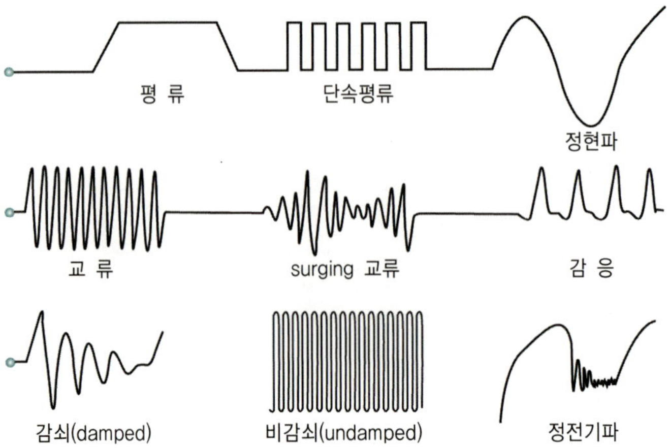

파형

2. 전류의 특성에 따른 분류

■ **직류(unidirected Lcurrent)**

- 흐르는 방향과 크기가 시간과 흐름에 대하여 변하지 않는 전류
- 건전지나 정류된 교류 전원으로부터 흐르는 전류
- 치료목적에 따른 분류

1) **평류 전류(smooth galvanic current)**

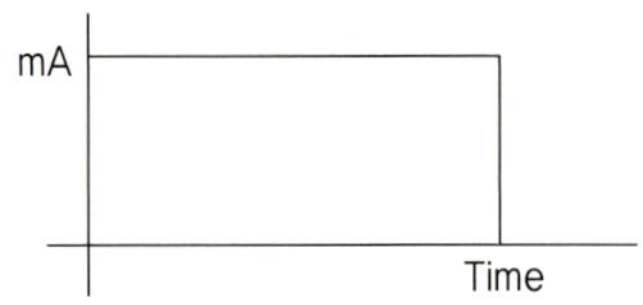

(1) 시간의 변화에도 전류의 방향이나 크기가 일정하게 유지되는 전류

(2) 저전압에서 발생되며 화학적 효과가 가장 큰 전류

(3) 주로 평류통전치료, 이온도입법에 사용

2) **단속 평류 전류(interrupted galvanic current)**

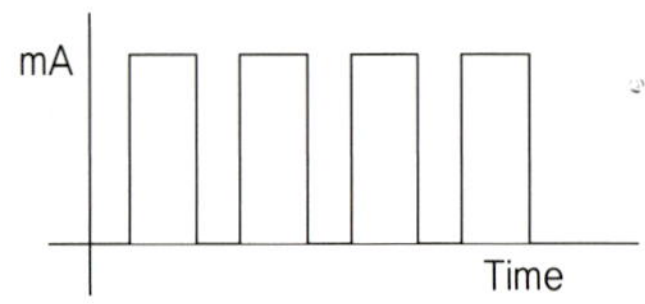

(1) 시간의 흐름에 따라 전류의 크기가 일정하게 증감을 반복

(2) 역학적 효과 이용, **마비근이나 약화된 근의 전기적 자극이나 진단에 사용**

(3) 방법 : 평류전류(G.C)를 단속 스위치를 사용하여 적당한 간격으로 단속

■ **교류(alternating current)**

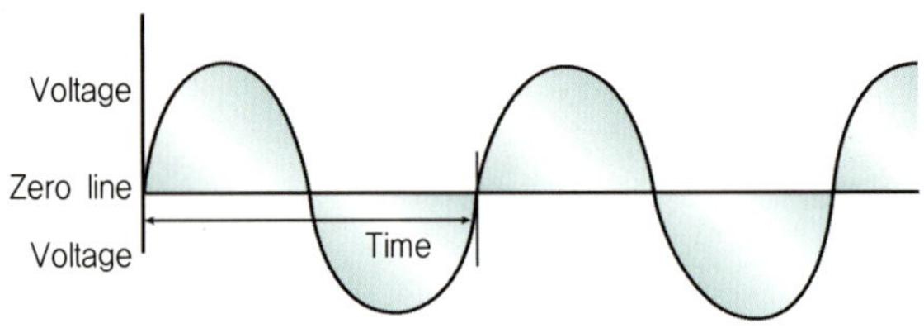

- 전류 및 전압에 있어서 그 방향과 크기가 시간의 흐름에 따라 주기적으로 변하는 것
- 파형은 여러 가지가 있으나 정현파가 대표적
- 완전한 한 회전 : 사이클(cycle) 'C'
- 한 사이클에 걸리는 시간 : 주기 'T'
- 매 초 당 사이클 수 : 주파수(frequency) 'F', 단위는 Hz

1) **정현파 전류(sinusoidal current)**
   (1) 시간의 흐름에 따라 방향과 크기가 대칭적으로 변하는 전류
   (2) 저주파는 역학적 효과, 고주파는 열 발생
   (3) 최근 신경자극이 없다 → 변조파 이용

2) **감응 전류(faradic current)**
   (1) 시간에 따라 방향과 크기가 비대칭적으로 변하는 전류
   (2) **정상 신경근육계의 자극이나 전기진단에 많이 사용**
   → 자극시간이 1msec로 고정되어 있음

3) **격동 전류(surging current)**
   (1) 전류의 세기가 갑자기 강약을 반복하는 전류
   (2) 통증관리나 마사지 효과 등

3. 주파수에 따른 분류

■ 저주파

1) 주파수 1,000Hz ↓
2) 감응전류, 정현파(108Hz ↓), 펄스파
3) 신경이나 근육의 전기적 자극(역학적 효과)에 이용

* **펄스파(pulse wave)**
- 전압 또는 전류의 강도가 매우 높은 반면 지속 시간이 짧은 파형
- 기능적 전기자극이나 경피신경 자극법 등에 사용
- 동통을 최소화할 수 있음
- 톱니파, 극상파, 반월파, 원형파

■ 중주파

1) 주파수 4,000～4,500Hz(or 2,000～2,500Hz) 범위의 전류를 간섭시켜 치료에 이용
2) 간섭전류치료(interferential current therapy) : 1～100Hz범위 이용
3) 경피자극 없이 이미 근육에 침투한 상태에서 작용 : **감각이 부드러움**
4) 3차원으로 간섭 : 마사지 효과

■ 고주파

1) 100,000Hz↑, **심부투열이 목적**
2) 장파(long wave) : 3～30MHz, 파장 100～10nm, 사용하지 않음
3) 단파(short wave) : 10～100MHz
4) 초단파(ultra short wave) : 30～300MHz
5) 극초단파(micro wave) : 300～3,000MHz

❋ 초음파는 전류가 아님 → 탄성파

PHYSICAL THERAPY

전기가 인체에 미치는 영향

EXPLANATION

전기가 인체에 미치는 영향

- 전류의 효과는 전자의 흐름으로 인하여 발생되는 효과
- 전기회로의 모든 부분에서 열이 발생
- 전기회로의 모든 부분에서 자장이 발생
- 적절한 조건 하(직류와 이온의 포함 시) 화학적 작용이 나타남

1. 열 효과(thermal effect)

1) 전자는 전압에 의해 물질의 원자나 분자 사이로 이동하게 되고 이 과정에서 마찰에 의해 열이 발생
2) 모든 전류는 도체 내에서 전기 에너지 발생 → 열로 전환 → 온도 상승
3) 열량의 크기는 줄의 법칙(Joule's Law)에 의존(전기 E가 → 열 E 변화)
4) 총 열량은 전류 강도의 제곱(I2), 저항(R), 통전시간(t)에 비례

> - 열량은 전류의 제곱과 저항을 곱한 값에 비례
> - 초간 발생한 열 $H=I^2 Rt(J)$ (1J=0.24cal, 1cal=물 1g을 1℃ 올리는 데 필요한 열량)

5) **금속**
   (1) 온도가 높으면 저항도 높음(구리 : $1.7\times10^{-8}\Omega$).
   (2) 금속 원자들이 열 흡수 → 움직임 활발 → 전자와 충돌이 큼
6) **인체**
   - 피부 온도가 높으면 피부 저항은 낮음
   - 같은 전류일 때 저항이 높은 쪽에서 열이 발생하고, 전해질 화상이나 조직에 손상을 유발할 수 있음

   (1) 인체조직의 전도
      ① 건조 : 1,000,000Ω
      ② 습한 피부 : 200,000Ω
      ③ 열 적용 후 : 20,000Ω

(2) 직접 효과(direct effect)

직류나 저주파 전류를 통전 시 인체 조직에 전기적 저항에 의해 열이 발생

(3) 간접 효과(indirect effect)

① 고주파 전류를 통전 시 인체 조직의 분자들을 심하게 요동시켜 분자들의 충돌에 의하여 전기 에너지를 열에너지로 전환

② Electro energy → electromagnetic → heat

2. 전자장 효과(electromagnetic effect)

1) **전자석의 원리**

(1) 고주파 치료 시 뿐만 아니라 전극 배치 시 전자장의 집중 현상이 일어남. 이 현상을 자기(magnetism)라 하고 이 성질을 가진 물질을 자석(magnet)이라함

(2) faradic current : 패러데이(Faraday)가 이러한 전자장 효과를 이용함

2) 접근되어 있는 회로 내에 여러 강도의 전류가 흐르면 교류가 회로 내에 유도됨

3) 회로 부근에 자석을 움직인다면 교류를 발생시킬 수 있음

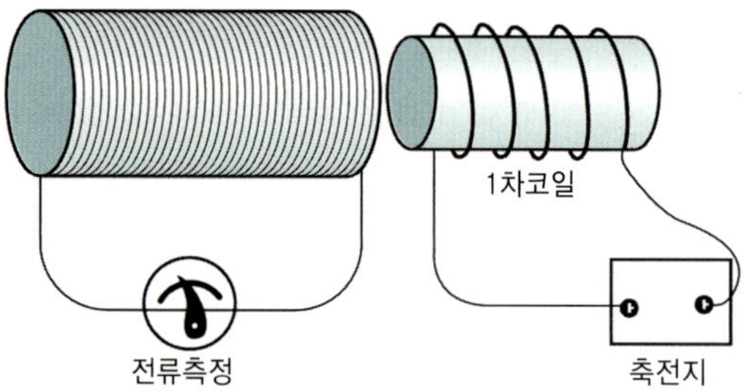

제1법칙

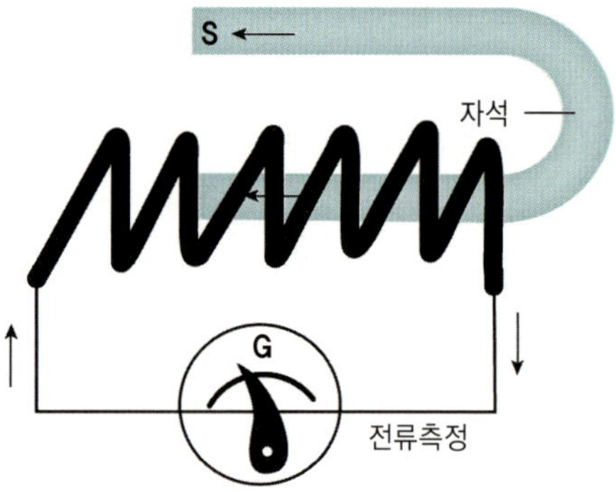

제2법칙

3. 화학적 효과(chemical effect) (기출)

1) 전해질 전기분해

2) 직류에 의해 전해질 내에서 발생

NaCl, HCl, NaOH 등 수용액에 직류 적용 → 이온화 화합물 발생

3) ┌ 음극 : $4Na + 4H_2O \rightarrow 4NaOH + 2H_2 \Rightarrow Na^+$ 이온이 OH^- 이온과 결합하며 중화됨 → NaOH과 H↑

└ 양극 : $4Cl + 2H_2O \rightarrow 4HCl + O_2 \Rightarrow Cl^-$ 이온이 H^+ 이온과 결합하여 중화됨 → HCl과 O↑

(1) 1차적 : $NaCl = Na^+ + Cl^-$(해리)

$H_2O = H^+ + OH^-$(분해)

(2) 2차적 : $Na + OH = H\uparrow$(음극)$+ NaOH$

$Cl + H = O\uparrow$(양극)$+ HCl$

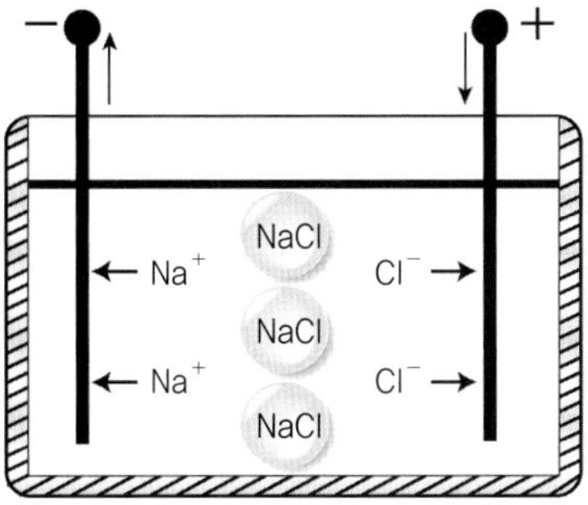

1차

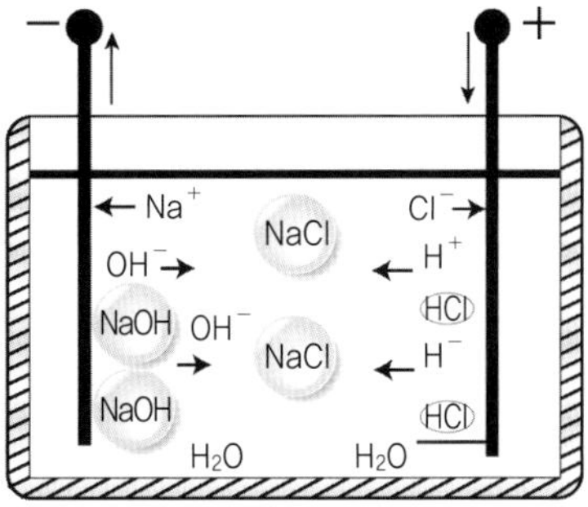

2차

4) 전기(이온도금), 은도금(수저, 칼)

5) 의료용 : 이온도입치료, 평류치료

전기생리학 및 진단

EXPLANATION

전기생리학

1. 근육섬유 및 뉴런의 생리학

■ Neuron

1) 신경계의 구조적, 기능적 단위(정보의 통합자, 지휘자, 전달자)
2) 인체에는 약 1,010개 이상의 신경세포가 있고 복잡한 회로에서 다양한 기능을 수행
3) 1838~1839년 슈라이덴 슈반에 의해 모든 유기체는 세포와 세포의 산물로 구성됨이 밝혀짐
4) 기능 : 자극에 반응을 보이는 특이한 능력
5) 세포의 다른 부분으로 흥분성 자극을 즉각적이며 신속히 전달
6) 다른 뉴런, 근육세포 및 샘(glandula) 세포에 영향을 미침

■ 구조

1) **세포질**

   세포체(cell body) : nissle body 신경섬유 같은 세포내 소기관, 받아들인 정보를 통합하고 해석

2) **신경섬유**

   (1) 축삭(axon) : 세포체 인접신경세포로 흥분전달 → 날신경섬유

   (2) 가지돌기(dendrite) : 다른신경세포에서 신호를 받아 세포체로 전달 → 들신경섬유

   (3) 신경충격(nerve impulse)은 전기화학적 현상에 의하여 이루어짐

   (4) 말이집유무에 따라
   - 민말이집신경섬유(unmyelinated never fiber) : 국소전류(local current)
   - 말이집신경섬유(myelinated nerve fiber) : 도약전도(jumping conduction)

■ 신경근 시냅스(neuromuscular synapse)

1) 축삭의 작은가지(twig)와 근육섬유의 접촉부분
2) 시냅스 밑의 근섬유가 있는 영역을 운동종판(motor end plate)이라고 함

> ❋ 운동종판 돌기 기능
>
> 운동 종판에는 칼슘이온이 존재하여 화학적 연결인자인 아세틸콜린(acetycholine)을 작용하게 함으로 신경섬유의 자극이 근 섬유로 전달되도록 함

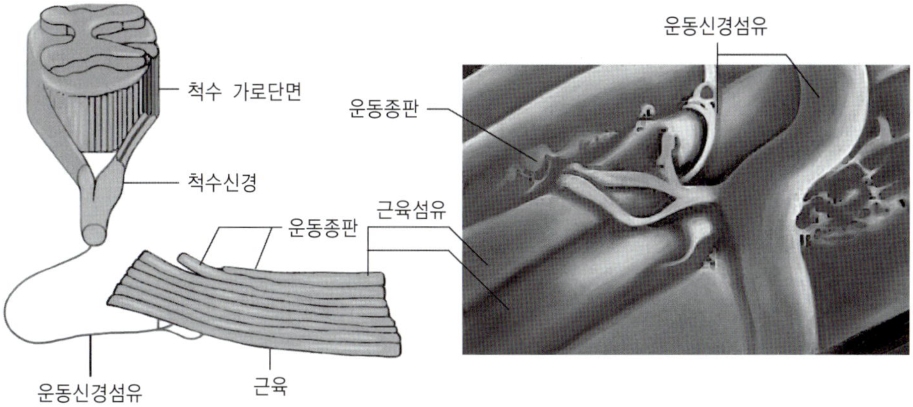

신경근 접합부의 구조
종단면도와 주시전자현미경(SEM) 사진(×900)

■ 말초신경(peripheral nerve)

축삭(axon), 신경집세포(neurolemma cell)가 있는 말이집(myelin sheath) 및 결합조직(connective tissue)으로 구성

1) **말이집신경과 민말이집신경의 차이점**
   (1) 말이집신경 섬유는 도약함
   (2) 말이집신경은 민말이집신경보다 신경전도 속도가 빠름
   (3) 말이집신경은 랑비에 결절이 있고 민말이집신경은 없음
2) **결합조직(connective tissue)의 기능**
   (1) 신경섬유를 지탱함
   (2) 결합조직 안에 놓여 있는 혈관그물을 통해서 영양을 공급함
   (3) 자체의 전해질(Electrolyte)을 통해서 신경섬유의 전도적인 활성을 부여함

■ 신경섬유의 종류(type of nerve fiber)

1) **말이집신경섬유**
   (1) A섬유 : 크고 빠른 전도, 운동 및 감각의 신경섬유
      ① α : 근육의 운동종판(motor ending plate)으로 가는 날신경섬유
      ② β : 촉각, 압각, 골지힘줄기관(golgi tendon organ)에서 받아들이는 들신경섬유(관절 위치, 움직임, 감각 등을 감지)
      ③ γ : 근방추의 체내섬유로 가는 날신경섬유
      ④ δ : 빠른 통증, 온도, 경한 촉각 등을 감지하는 들신경섬유
   (2) B섬유
      ① 작고 전도가 느리며 날신경섬유
      ② 자율신경계(Autonomic Nerve System)의 신경절전섬유(pre-ganglionic fiber)

2) **민말이집신경섬유**

(1) C섬유

① 들신경섬유에 말초신경 그리고 dorsal roots(free nerve ending)

② 자율신경계(Autonomic Nerve System)의 신경절후섬유(post-ganglionic fiber)

신경섬유별 전도속도

	신경섬유	지름(m)	전도속도(m/s)
A	alpha(α)	12~20	72~120
	beta(β)	6~12	36~72
	gamma(γ)	2~8	12~48
	delta(δ)	1~6	6~36
B		3	3~15
C	d. r. f.	0.4~1.2	0.5~2
	s. c. f.	0.3~1.3	0.7~1.3

drf : dorsal root fiber(뒤뿌리섬유)

scf : sympathetic C fiber(교감신경 C 섬유)

■ 운동단위(motor unit)

신경근계의 기능적 단위를 의미

운동단위＝운동신경＋근육섬유

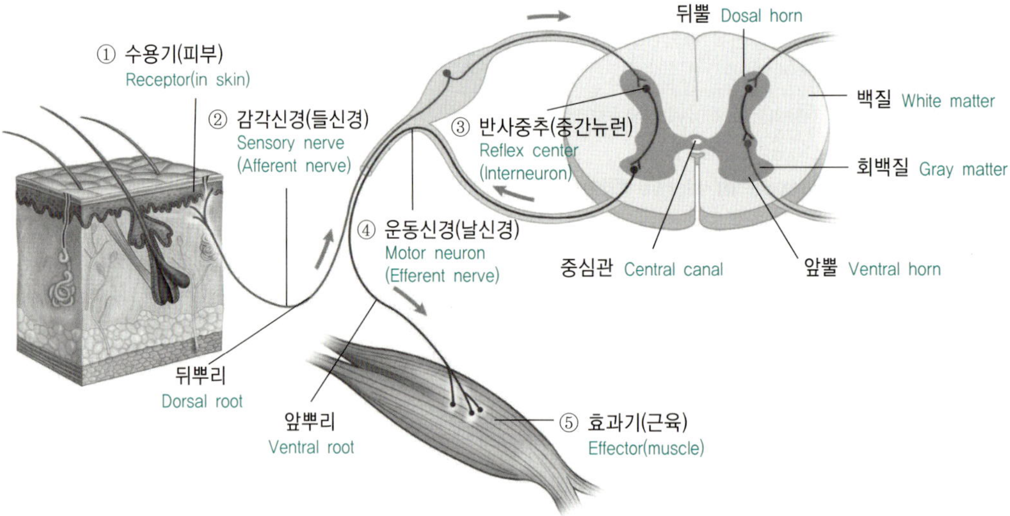

반사활의 전도과정

2. 안정막 전위(Membrane potential)

■ 안정막 전위

1) 세포 안과 밖은 외부자극이 없을 때는 일정한 전위로 유지
   −60∼−90mV(−85mV)
2) 신경 : −60∼−100mV, 근육 : −70∼−100mV

■ 정전용량성(capaitve property)

1) 세포막의 한쪽은 음전기가 쌓이고 다른 한쪽은 양전기가 쌓여 세포막을 사이에 두고 정전기적 상호작용을 유지하게 되는데, 이와 같이 세포막이 전하를 축전분리 시키는 능력을 말함
   (1) 세포막의 정전용량 : 1μF/cm^2
   (2) 전기용량(farad) : F=C/V
   (3) 세포가 안정 상태에 있을 때 K^+은 세포막을 쉽게 통과하나 Na^+은 어려움(100 : 1). 한편 K^+ 세포내외 30 : 1의 높은 농도로 세포 밖으로 확산하려 함. 이때 세포 내 강한 음전기는 K^+를 세포 내어 붙잡아두는 힘이 됨. 이때, 균형을 이루는데 이것이 Resting potential or membrane potential임
2) Resting potential에 자극을 주면 Na^+ 투과도가 증가하여 막전압이 급격히 변화하여 +30mV가 되는데 이를 가시전압(spike potential)이라 함
3) 탈분극(depolorization) 15mV 쯤에서 감소되어 안정막 전압으로 회복되는데 이것이 재분극(repolorization)임

> ❋ 세포막의 3대 특성
> • 극성유지의 특성
> • 전기저항의 특성
> • 전기농축의 특성

3. 활동 전위(Action potential)

■ 활동전위(Action potential, AP)

흥분성 세포들이 자극을 받아 막의 투과성이 일시적으로 변화됨

■ 불응기

1) 막에 활동전위가 한번 지나가면 얼마동안(0.1∼0.5sec)은 다음 자극에 의해 활동전위가 발생하지 못함
2) ┌ **절대 불응기** : 상행각 동안 어떠한 자극에도 반응을 안 함
   └ **상대 불응기** : 하행각 동안 선자극보다 더 강한 자극은 활동전위를 발생시킴
3) 잠복기 지나고 역치(어떤 자극이 반응 유발하는 데 필요한 최소의 크기) 이상 자극
4) 탈분극 : Na막 내로 유입하고, K^+에 대한 투과성은 증대하지 않으며, 막내 양성 변화가 나타남

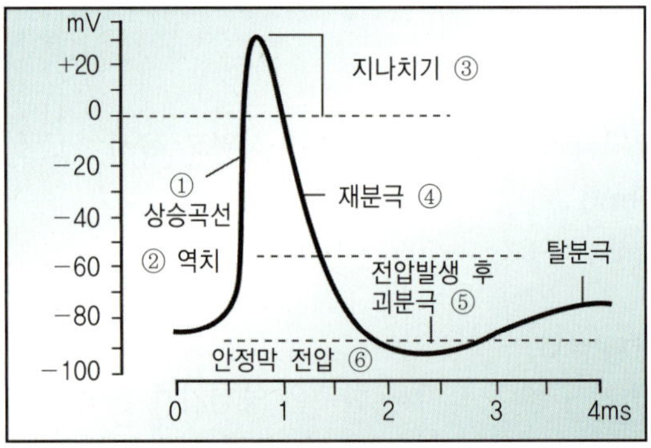

5) 재분극 : Na^{+}채널은 닫히고, K^{+}채널은 열림
6) 과분극 : 원래 MP(안정막전위)보다 낮은 전압임
7) 안정막 전압

■ 손상전류(injury current, positive potential of injury)

1) 조직이 손상되면 세포막이 단절되고 세포의 구성변화가 옴
2) 손상부위와 정상부위간의 전위차가 발생되는데 이것을 injury current라 함
3) 전기는 양전기를 띠고 있으며 손상 후 48시간에 양전기가 최고로 상승됨
4) 점점 회복 8~9일까지 조직손상에 양전기(positive potential)가 됨
5) 조직 손상부위에 형성된 양전기(positive potential)의 손상전위는 치유과정을 촉진시킴. 즉, 상처 시 진피, 상피의 조직을 이동시켜 치유과정을 촉진함

> ❋ 신경흥분전도의 방향
> • 양방향성전도(double direction conduction)
> • 정행 전도(orthodromic conduction) : to synapse(말초 → 중추)
> • 역행 전도(antidromic conduction) : to soma(중추 → 말초)

4. 신경근의 전달(Neuromuscular transmission)

1) **자극 → 운동종판 → Ca^{2+} 유입 → ACh 방출** → 근막에서 수용기와 결합하여 전위차 발생하는 것을 종판전류(end plate potential)라 함
2) 종판전위는 sodium(Na^{+})과 potassium(K^{+})에 대한 막의 투과성 증가에서 생김
3) 임계흥분전위(critical excitory potential)가 한계를 초과하면 활동전위가 생겨 임펄스가 섬유를 따라 양방향으로 전파함
4) 전달은 효소인 cholinesterase에 의해 이루어짐

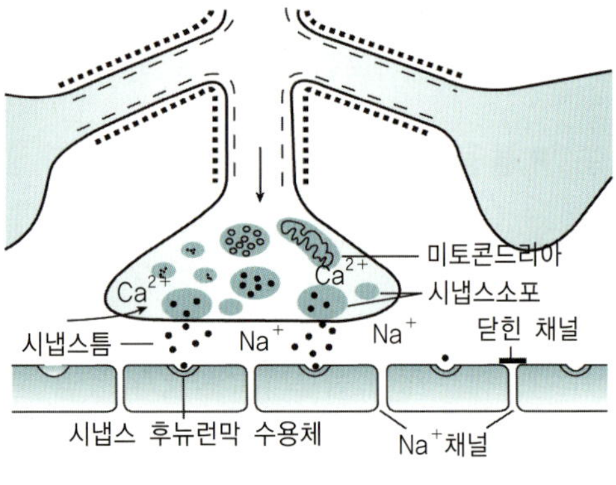

흥분전달모식도

5. 뼈대근육의 전기생리학적 특징

• 안정막 전압 : −90mV

■ 전기적 특성

1) 수축
   (1) **연축(twitch)**
      ① 수축성 반응(contractive responses)
      ② 단일 자극(활동전위) 0.1sec
      ③ 이완을 수반시키는 짧은 수축
   (2) **강축(tetanus)**
      ① 가중(summation)
      ② 계속적(반복적) 자극으로 인한 강축성 수축
2) 자극이 유효하기 위해서는 역치 이상의 충분한 강도로 자극해야함
   (1) 전류의 강도(intensity)
   (2) 통전 시간(duration of current flow)
   (3) 전류가 최대강도에 도달하는 속도
3) 역치 강도는 통전 시간과 최대강도에 도달하는 속도에 따라 달라진다. 즉 위상이 길면 낮은 강도, 위상이 짧으면 높은 강도에서 수축이 일어남
   (1) **근육**
      ① 0.02∼1ms의 짧은 위상은 수축 ×
      ② 100∼1,000ms의 낮은 전류와 긴 시간은 수축 ○
   (2) **신경**
      ① 0.02∼1ms의 짧은 위상과 높은 전압에 수축 ○
      ② 100∼1,000ms의 낮은 전류와 긴 시간은 수축 ×
   (3) **기전류(Rheobase)** : 통전 시간은 고려하지 않고 최소 가시수축(minimal visible contraction)을 일으키는 데 필요한 최소한의 전류강도
   (4) **이용시(utilization time)** : 기전류가 발생하는 데 필요한 최소 시간

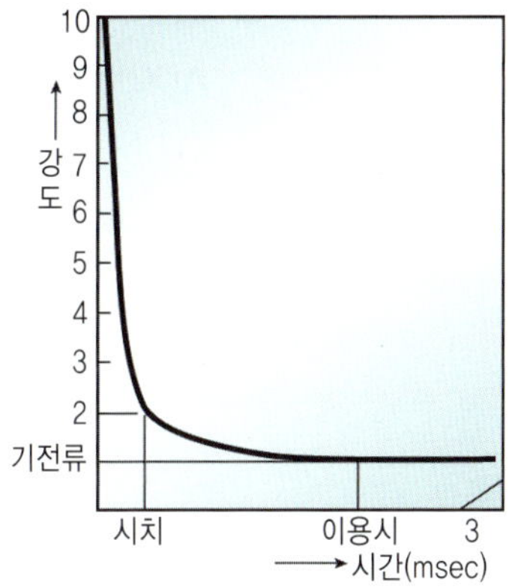

강시곡선

   (5) **시치(chronaxy)**
      ① 기전류의 2배 강도로 최소가시수축을 일으키는데 필요한 최소 통전시간(단위 : ms)
      ② 정상근의 시치는 대개 1ms 이하
   (6) **강시곡선, 강도시간곡선(strength-duration curve)** : 흥분성 조직은 전기자극 조건에서 전류의 강도와 전류의 통전시간 사이의 관계가 대략 역상관 관계로 나타나는데, 이러한 형태의 그래프를 강시곡선이라고 함
   (7) **순응(accommodation)**
      ① 서서히 증가하는 자극의 강도에 대하여 자신을 적응시키는 조직의 본성임

② 자극에 대한 한계흥분수준의 형성을 지연시킴
③ 신경섬유의 순응률은 높고, 근육의 순응률은 낮음
④ 근육이 완전히 탈신경지배로 될 때 사라짐

(8) **극성(polarity)**

① 음극(cathode) : 근처는 negative－전위차 감소가 빠르고 탈분극이 일어남(활성전극)
② 양극(anode) : 근처는 positive－비활성전극

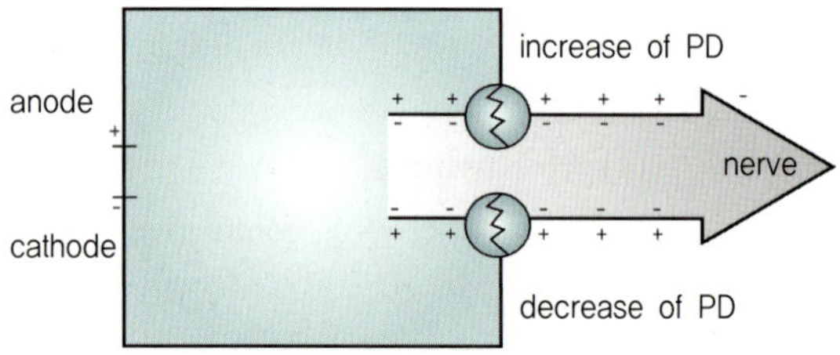

신경섬유의 전기적 자극(Potential of Deflection)

(9) **실무율(all or none law)**

① 자극의 강도나 종류에 관계없이 역치 이하의 자극에는 흥분이 없음(potential of deflection).
② 역치 이상이라도 활동전압의 모습에는 변화가 없음

(10) **극성공식(polar formula)**

① 정현파의 한 주기에서 **양극과 음극**을 나누는데 한 주기를 1/4로 **개방, 폐쇄전류**로 구분
음극＞양극 폐쇄회로＞개방회로
(C : cathode, C : closing, A : anode, O : opening, C : contraction)
- **정상근 CCC＞ACC＞AOC＞COC**
- **변성근 CCC＜ACC＜AOC＜COC**

※ CCC＝cathode closing contraction
AOC＝anode opening contraction

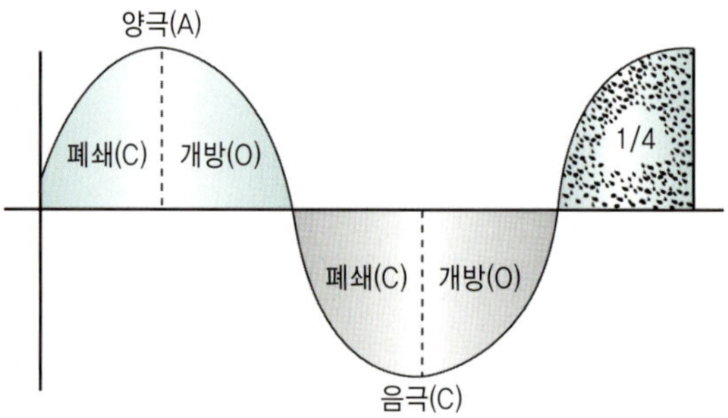

정현파 전류의 극성공식

② 단속 평류로 자극시 스위치 개폐에 의해 근 수축 반응이 다르게 된다는 법칙임

EXPLANATION

전기진단

1. 전기진단의 생리학적 원리

■ 신경섬유의 자극

1) 안정 상태에서 90mV의 전위차를 유지
2) 0.02~1ms의 자극은 신경섬유를 탈분극(단속 펄스파)
3) 100~1,000ms의 장기간 펄스파를 이용(근 수축에 필요한 강도는 감소)
4) 0.1ms 이하이거나 톱니형(삼각형)의 펄스파인 경우 더 많은 전류가 필요

■ 근육섬유의 자극

1) 안정 상태에서 70mV의 전위차
2) 순응력이 적어 서서히 나가는 장기간 펄스파에 반응이 잘 보임
3) 기전류보다 약간 높은 전류에도 쉽게 강축이 보임

■ 변성 반응 검사(reaction of degeneration) (기출)

- 직류전류와 감응전류로 신경 및 근육을 자극하여 나타나는 반응의 질적 변화와 특성을 분석함
  → 손상 및 질병을 진단하고 예후하는 검사
- 양극 기술(bipolar technique) 사용이 가능
- 직류감응전류 검사(galvanic faradic test), 에르브 검사(Erb's test), 탈신경지배 검사

구분		감응전류	평류전류
신경	정상	강축(+)	연축(+)
	부분변성	반응감소(−)	반응감소(−)
	완전변성	반응없음(○)	반응없음(○)
	절대변성	반응없음(○)	반응없음(○)
근육	정상	강축(+)	연축(+)
	부분변성	반응감소(−)	느린수축(−)
	완전변성	반응없음(○)	느리고 완만한 수축(+)
	절대변성	반응없음(○)	반응없음(○)

1) **부분변성(Partial Reaction of Degeneration, PRD)**
   신경이 일부는 근 섬유를 지배하고 일부는 못함
2) **완전변성(Complete of full Reaction of Degeneration CRD)**
   (1) 완전히 탈신경 상태
   (2) 신경에 자극하면 반응이 없음
   (3) 근육에 IGC 자극에만 worm like contraction(벌레가 꿈틀거리는 듯한 수축)
   (4) 근육은 장기간의 직각펄스 또는 서서히 올라가는 톱니(삼각) 펄스파에 반응

3) **절대변성(Absolute Reaction of Degeneration ARD)**

(1) 1년 이상 현저한 변성에 의한 탈지배가 나타나면 근육섬유가 섬유 조직으로 대체된 근위축이 발생

(2) 전기자극에 반응을 보이지 않음

4) **정상(normal reaction)**

감응전류에서는 강축(tetanic contraction)이 나타나고, 단속평류를 이용하여 자극하였을 때는 빠른 단일수축(brisk single contraction)이 일어남

> ❋ 신경흥분 테스트
> • 신빙성의 결여로 사용하고 있지 않음

■ 변성의 경과

정상 ⇄ 부분변성 ⇄ 완전변성 → 절대변성

변성의 경과

2. 기전류 검사(Rheobase test)

• 최소 가시 수축을 유발시키는 데 필요한 최소한 전류 강도＝mA or V

• 정상근의 기전류 2～18mA(5～35V)

■ 기전류(rheobase)

1) **변성(degeneration)** : 신경변성 후 약 10～15일 후 증가

2) **탈신경 지배(denervation)** : 신경이 손상되어 근육을 지배하지 못하게 되면 기전류 값이 정상의 59%까지 떨어짐. 10～20일 후 정상 이하가 되는 경우가 많음

3) **부분 신경 지배** : 아무런 변화 없음

4) **신경 재지배(reinnervation)** : 기전류 값이 급격한 상승(임상적 회복을 의미) → 서서히 하락 → 정상

■ 영향을 미치는 요인

1) **피부 저항** : 손발 14～50V 습한 곳, 건조한 곳 차이

2) **부종 염증** : 부종이나 염증이 있을 때 전기자극이 근육에 도달하기 어려움
즉 액체가 과도하게 밀집된 곳에서는 전류가 분산되기 때문에 자극이 잘되지 않음

3) **국소 허혈 및 통증** : 강도에 견디기 어려움

4) **온도** : 기전류의 값은 피부 온도가 상승하면 작아지고, 하락하면 커짐

5) **피하지방의 양** : 피하지방이 많으면 기전류 값이 증가

6) **탈 신경** : 변성 후 약 10～15일 후 증가, 10～20일 후 정상
부분 변성 : 아무런 변화 없음
신경 재지배 : 급격한 상승(임상적 회복을 의미) → 서서히 하락 → 정상

7) **극(polarity)** : 음극으로 운동점에 자극하거나, 양극배치법에서 근육의 먼쪽부분을 음극자극하면 기전류값이 작아짐

3. 시치검사(Chronaxy test)

- 기전류 2배 강도로 자극하여 흥분이 일어나는 시간(=ms)
- 정상 근육의 평균 시치는 1ms(0.05~0.5ms) 이하

■ 시치

1) **탈신경** : 10~14일 후 정상의 100배(25ms)까지 도달했다가 30~40일 후 15ms까지 하락함
(정상에 50배 이상이면 탈신경)
2) **부분 변성** : 거의 변화 없음
3) **재생** : 점진적인 하락 → 정상

■ 영향을 미치는 요인

1) 피부 저항
2) 부종 및 염증
3) 혈류량 : 국소허혈, 흥분 역치가 커짐
4) 근육피로 : 시치를 두 배로 상승시키지만 피로가 없어지면 정상으로 돌아옴
5) 전극의 위치
   (1) 운동점과 비운동점의 차이 : 10배
   (2) 운동점(motor point)을 2~3cm 벗어나도 기전류는 26%, 시치는 400% 차이로 올라감
   (3) 극성에서 100%까지 변하게 됨(비활성과 활성전극)

4. 강시곡선 검사(Strength Duration Curve, SDC)

■ 강시곡선 (기출)

역치 상태에서 흥분을 일으키고 있는 신경이나 근육의 수축을 알아보기 위하여 전류의 강도와 통전시간의 관계를 표현한 것

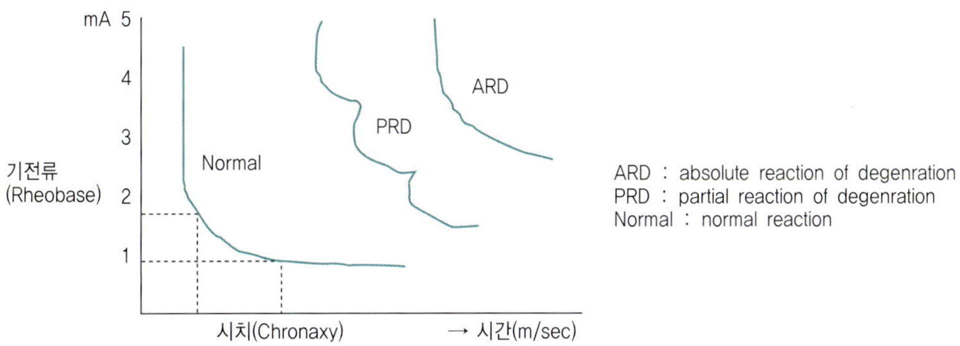

■ **영향을 미치는 요인**

1) 피부의 온도
2) 습도
3) 부종과 염증
4) 자극하는 전극의 위치
5) 피하조직의 양
6) 근육의 크기, 위치, 피로
7) 자극기의 압력
8) 혈류량

> ❋ 강축(tetanus)을 일으키는 조건
> - 자극빈도
> - 근육의 종류
> - 근육의 병변유무
>   - 탈신경근(변성근) : 1~10pps → 잠복기가 길고 느리고 완만한 수축
>   - 정상근 : 20~25pps → 연축 시간이 0.1sec(100ms), 근육에 따라 차이가 있음
>   - 30Hz 이상은 근육피로가 옴
>
>   예외) 가자미근 30pps, 장딴지근 100pps, 안쪽곧은근 350pps

5. 근전도(Electromyography, EMG)

■ **근전도**

근육섬유막의 구조와 기능에 관련된 근육의 미세한 전기활동을 탐지하고 기록하여 말초신경, 신경근 접합부, 뼈대근육에서 일어나는 병변을 진단하고 경과 및 예후를 판정하는 전기생리학적 검사

■ **기기**

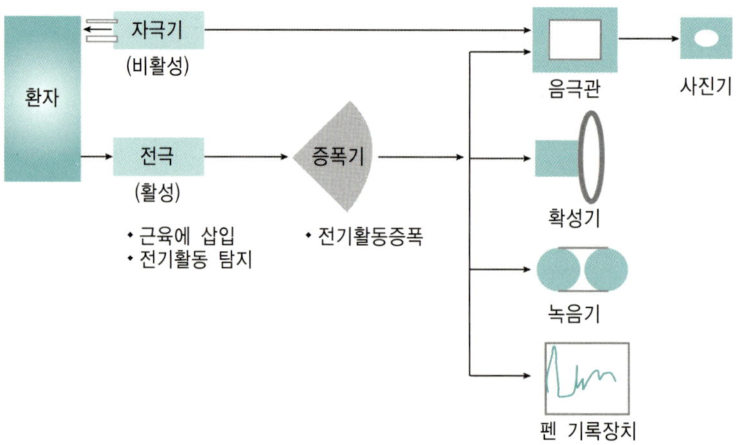

1) **증폭기(amplifier)** : 표면 전극 및 침전극으로 탐지된 아주 작은 근육의 전기 활동을 증폭시키는 장치
2) **감시 장치** : 증폭기에서 증폭된 근육의 전기활동은 음극관, 확성기, 기록장치에 연결
3) **전극**
   (1) 근육의 전기활동을 탐지하는 도구
   (2) 표면전극, 피부전극
      ① 피부 표면에서 근육의 전기활동을 탐지하는 데 사용함
      ② 운동시 근활동을 장시간 감시할 수 있으나 선택적 탐지가 어려운 것 등 단점이 있음
   (3) **동심형침전극** : 근육에 직접 자입하여 전기활동을 탐지하는 가장 일반적인 침전극
   (4) **쌍극침전극** : 동심침전극과 비슷한 것으로, 백금선을 두개 넣음

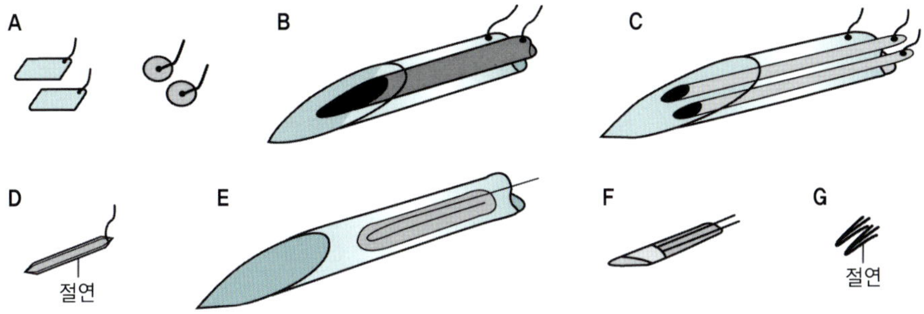

   (5) **단극침전극** : 기준전극은 표면전극을 쓰거나 단극침전극을 피하에 삽입하고 판전극을 접지전극으로 사용함
   (6) **다전극** : 지름 1mm인 침관의 측면에 0.1mm의 백금선 14개를 배열한 전극
   (7) **야누스전극** : 지름 0.6mm인 침관이 양측면에 지름 25μm의 백금선 2개를 연결한 전극
   (8) **연성금침전극** : 지름 0.1mm의 절연된 백금선

■ 정상 근전도

1) 안정시 정상 근전도

> ❋ 안정 시 근전도 소견
> - 침전극을 근육에 삽입할 때나 이미 삽입된 전극을 다시 움직일 때 순간적인 전기적 활동 (근육섬유가 파열이나 기계적 자극)
> - 삽입 활동 전위(insertion action potential)
> - 불규칙하고 큰 가시파 자주 나타나면 300ms의 짧은 기간을 갖음

   (1) **자입활동** : 침전극이 근육안으로 들어갈 때와 근육안에서 침전극으로 이동할 때 근육섬유가 파열되거나 기계적 자극에 의한 근육손상으로 인해 일어나는 자발적인 돌발파임

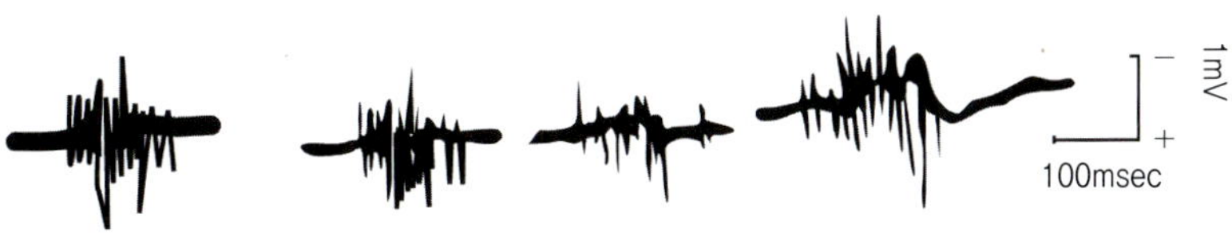

(2) **자발활동** : 안정시 정상근육은 전기적으로 활동이 없지만 실제로 완전한 이완을 기대할 수 없기 때문에 병적 의의가 없는 낮은 주파수의 돌발파를 자발활동이라 함

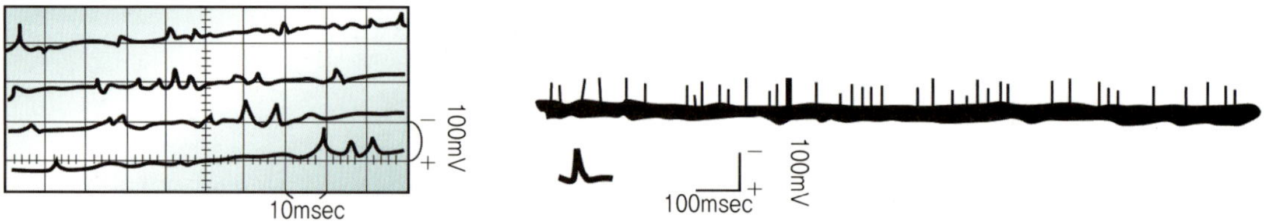

종관단위

> ❋ 신경전위
> - 종판잡음의 한 유형으로 빈도가 30~150/s이나 비교적 규칙적이고 침전극을 움직이면 없어짐
> - 침전극의 끝이 근육내신경을 자극하기 때문에 발생함
> - 진폭은 최고 200μV
>
> ❋ 종판전위 **(기출)**
> - 종판부위에서 발생하는 자발전위임
> - 침전극이 종판부위를 자극하기 때문에 발생함
> - 진폭은 최고 10~100μV

2) 근수축시 정상 근전도

(1) **운동 단위 활동 전위**

① 근육을 수의수축 할 때 나타나는 전위

② 여러 개의 근육섬유에서 발생하는 활동전위가 합해진 것

③ 진폭은 300μV~5μV

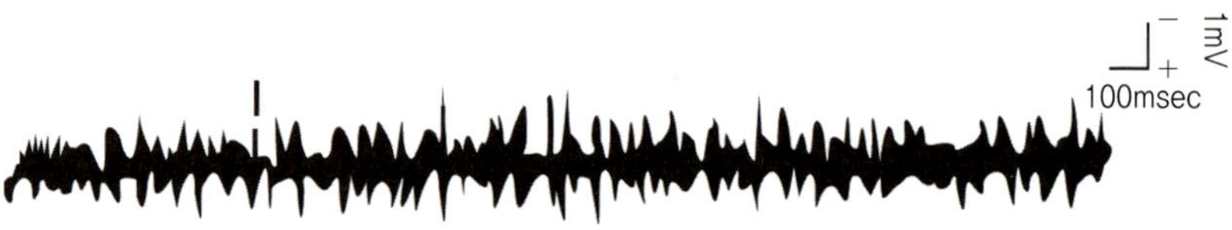

정상 운동 단위 환동 전위

(2) **간섭파**

① 근육을 가볍게 수축하면 5~15/s의 발사빈도를 보이고 한개 또는 두개의 가시전위가 명확하게 분리되는 단일운동 단위파형이 나타남

② 많은 가시파가 발생하는 불완전 간섭파와 전위가 서로 간섭하여 각각의 전위가 구분되지 않는 완전간섭파가 나타남

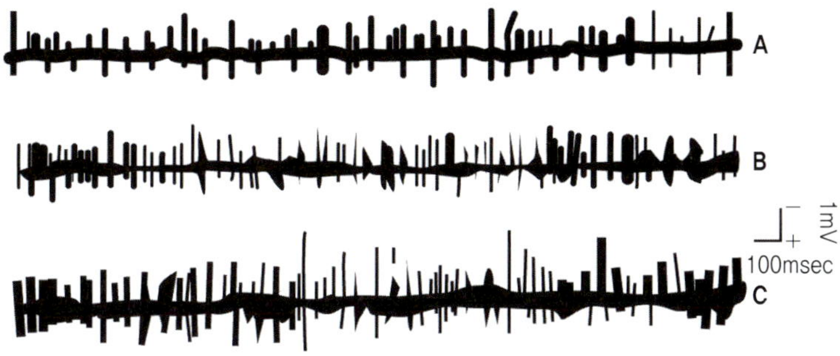

Interference pattern
A, 단일운동. B, 불완전. C, 완전

■ 이상 근전도

1) 안정 시 이상 근전도

- 정상근의 종판대에서 신경전위 및 종판전위와 같이 침전극자입으로 일어나는 자발 활동
- 세동전위, 양성예파, 섬유연축 및 고주파발사 등이 포함

(1) **세동전위**

① 이완된 근육에서 나타나는 자발활동으로 탈신경근에서 나타남

② 근육이완 시 나타나는 전위로 축삭에 손상이 있는 후 1~3주 지나면 왈러변성을 일으키며 나타남

③ 빈도수 : 2~30/sec 매우 불규칙

진폭 : 100~300μV

시간 : 1~4msec

파형 : 이상성, 삼상성

소리 : 높은음, 틱틱, 달걀 튀길 때 나는 소리

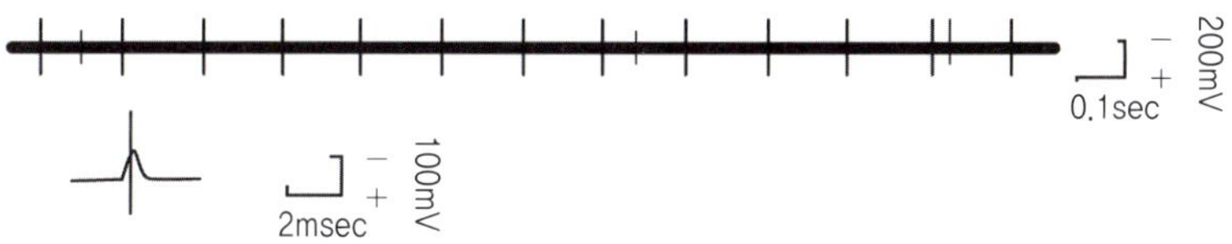

늦은 sweep과 빠른 sweep로 기록한 세동전위

(2) **양성예파**

① 이완된 근육에서 자발적으로 불규칙하게 나타남

② 탈신경근에서 나타나는데 세동전위보다 먼저 나타남(정상근육에서는 나타나지 않음)

③ 침전극을 삽입한 직후 몇 초 동안 나타났다 곧 소실됨

④ 빈도수 : 2~100/sec(보통 10/sec)

진폭 : 100~500μV

시간 : 3~5msec

파형 : 양성으로 날카롭게 올라감
소리 : 둔하게, 쿵하는 소리

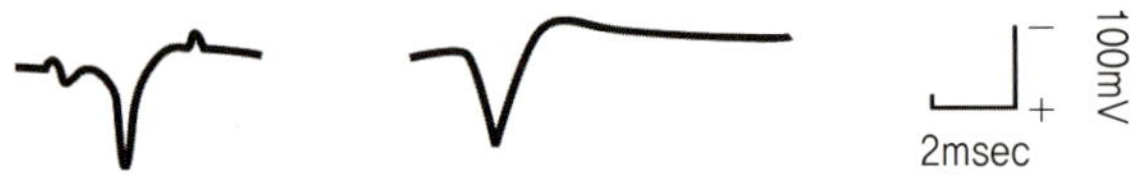

전형적인 양성극파

(3) **섬유 속 연축전위**

① 이완된 근육에서 나타나는 근육섬유속의 자발적 불수의적 단일수축임

② 관절운동은 없지만 피부의 움직임을 관찰할 수 있음

③ 정상근육에서도 흔히 나타나며, 운동신경질환이나 척수앞뿔세포 질환에서 가장 빈번함

④ 일차성 근질환에서는 볼 수 없음

⑤ 빈도수 : 1~50/sec 매우 불규칙

⑥ 파형, 시간 등은 NMUAP와 유사(정상 운동 활동 전위)

(4) **고빈도 발사** : 이완된 근육에서 나타나는 발사빈도와 진폭 및 지속시간이 불규칙한 특이발사현상임

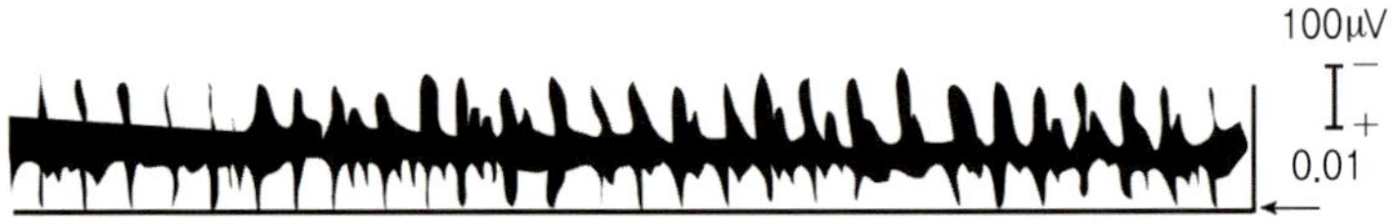

특이한 고주파 전위(bizarre repetitive potential)

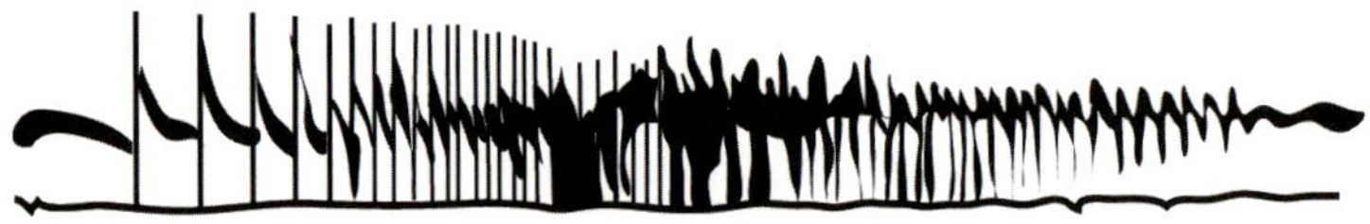

근긴장성전위(miyotonic discharge)

2) 근수축 시 이상 근전도

(1) **다상전위**

① 근수축 시 나타나는 이상전위로 신경재지배 때 특징적으로 나타나며, 척수신경뿌리병변, 온도감소 때를 비롯하여 정상근의 5~10%에서 발현함

② 빈도수 : 5~20/sec
진폭 : 200~500μV
시간 : 5~15msec
파형 : 여러 가지 파
소리 : 거칠게 덜컹거리는 소리

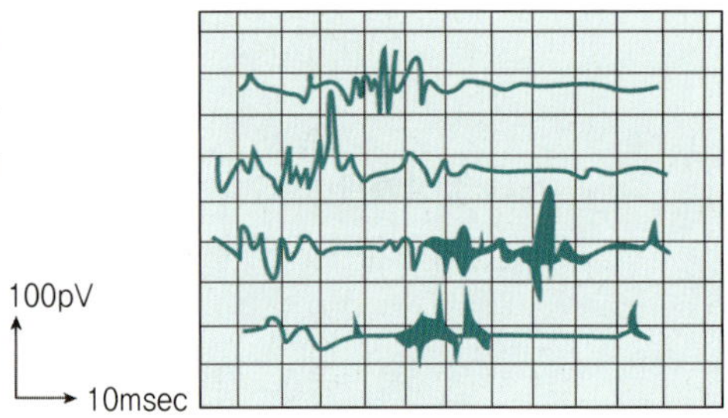

다상전위

(2) **거대전위**

① 근수축 시 나타나는 이상전위
- 신경근 압박(radicular compression)
- 근위축성 축삭 경화증 (amyotrophic lateral sclerosis)
- 소아마비(poliomyelitis)

② 빈도수

진폭 : 5,000μV ↑

시간 : 15ms 이상

파형 : 2~7파(앞뿔 세포 질환에서 특징적으로 나타남)

소리 : 천둥치는 듯한 소리

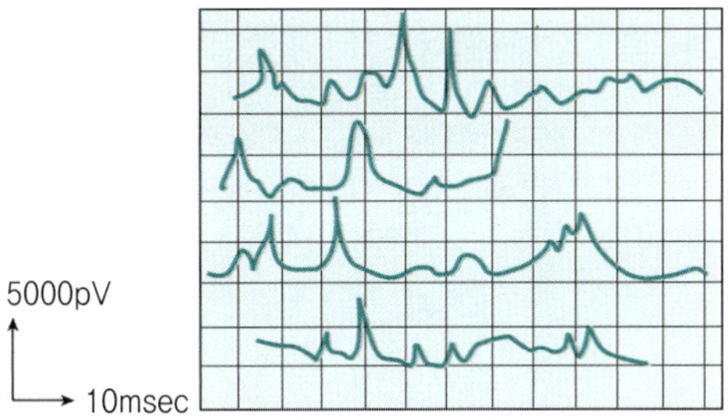

거대전위

(3) **단시운동단위 활동전위**

① 근수축시 나타나는 이상전위로 일차성 근질환에서 특징적으로 나타남

② 빈도수

진폭 : 100~500μV

시간 : 406ms

파형 : 이상성 또는 삼상성

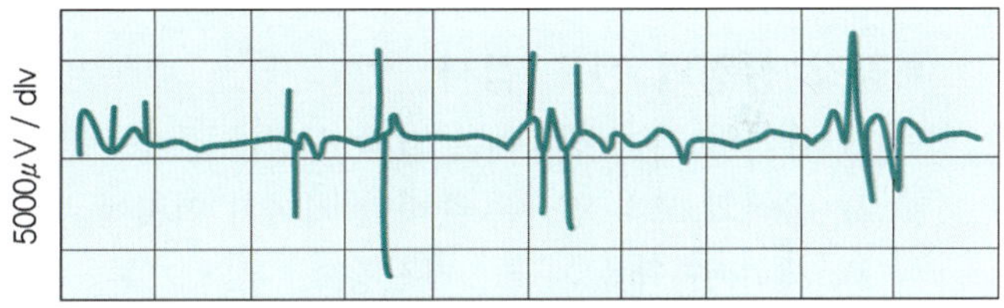

단시운동단위 활동전위

6. 신경전도 검사(Nerve Conduction studies, nerve conduction Velocity, NCV)

- 운동신경 전도 속도와 감각 신경전도 속도를 측정하는 전기생리적 검사로 말초신경의 병변 여부와 부위 및 정도, 예후 등을 파악하는 검사임
- 특히 신경전도 속도는 말초신경 병변, 신경염, 말초신경 질환의 조기진단에 매우 유효함

■ 운동신경의 전도 검사

1) 표면 기록 전극을 사용하는 정중신경 검사
2) **활성 전극** : 짧은엄지벌림근(abductor pollicis brevis)의 힘살(belly) 위에
   자극 전극 : 손목굴 몸쪽부분의 정중신경(음극)
   몸쪽부분 팔꿉관절 주위에 자극
3) 잠복시, 즉 자극에서 근육의 최소 반응까지 경과한 시간 측정
4) 운동신경의 전도 속도 측정

$$속도 = \frac{자극점\ 사이\ 거리}{두잠복시의\ 차}$$

5) 방법 : 전극을 검사하고자 하는 신경과 지배하는 근육에 부착 팔에서는 팔꿉관절과 손목관절의 신경에 자극을 주어 두 잠복시차를 구함

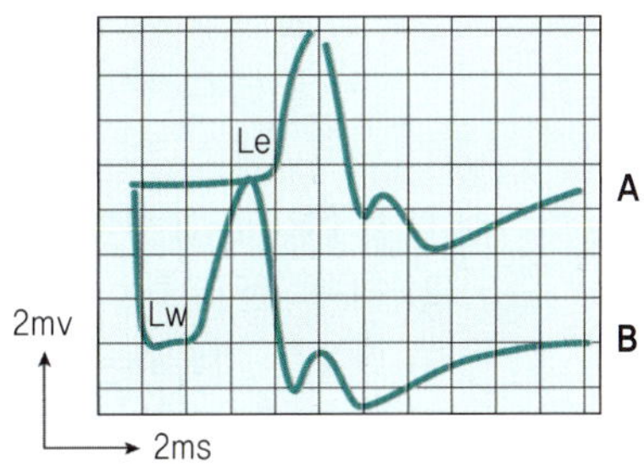

A, Le : 9mv. **B,** Lw : 10mv

6) 영향 인자 : 연령, 온도, 검사할 때의 조심성 신경은 온도 1℃ 하강 시 속도는 2.4m/s 감소

검사신경	활성기록전극	기준전극	접지전극
자신경	새끼벌림근 운동점	근 닿는곳 힘줄	손등
정중신경	짧은엄지벌림근 운동점	근 닿는곳 힘줄	손등
노신경	집게손가락폄근 운동점	근 닿는곳 힘줄	손등
	긴엄지폄근 운동점	근 닿는곳 힘줄	손등
뒤정강신경	엄지벌림근 운동점	근 닿는곳 힘줄	발등
	새끼벌림근 운동점	근 닿는곳 힘줄	발등
종아리신경	짧은발가락폄근 운동점	근 닿는곳 힘줄	발등
궁둥신경	엄지벌림근 운동점	근 닿는곳 힘줄	발등
	짧은발가락폄근 운동점	근 닿는곳 힘줄	발등

■ 감각 신경의 전도 검사

1) 손가락 사이 신경에는 감각 신경만 존재
2) 음극의 고리 전극은 손바닥 가까이 인지에 부착 : 정중 신경으로부터 기록
3) 새끼손가락을 자극 : 자신경으로부터 기록

감각신경의 전도검사 방법

신경	AP 측정부위	자극부위	접지
정중신경	집게손가락(2nd finger)	손목	손등
자신경	반지손가락(5th finger)	손목	손등
노신경	엄지(thumb)	아래 1/3 이하 지점	손등

4) **전극의 종류**

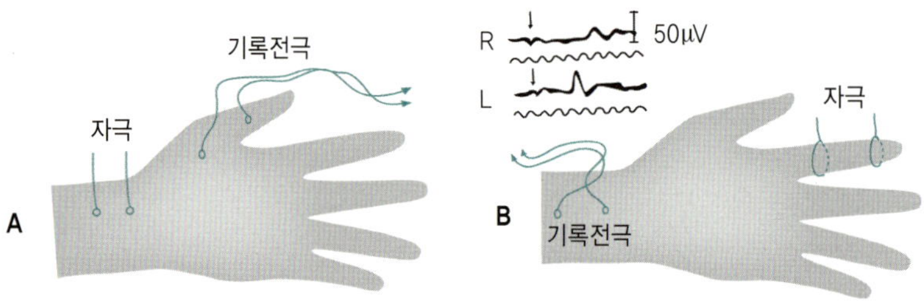

(1) 손잡이형 전극(hand-held unit) 두 개 금속 막대가 달려 있음(침전극도 있음)
(2) 기록 전극
(3) 반응을 기록하는 전극(활성 기록 전극) : 은판을 전선에 연결(침전극도 있음)
(4) 접지 전극
(5) 접지 전극 : 아연과 납으로 만든 전극
(6) 정상성인의 팔과 다리의 신경전도속도(m/s), 잠복시(ms)

	운동신경섬유			감각신경섬유		
신경	전도속도	원위잠복시	근위잠복시	전도속도	원위잠복시	근위잠복시
자신경	58.7 ± 5.1	6.10 ± 0.69	2.59 ± 0.39	64.7 ± 5.4	5.67 ± 0.59	2.54 ± 0.29
정중신경	57.7 ± 4.9	7.39 ± 0.69	3.49 ± 0.34	61.9 ± 4.2	6.46 ± 0.71	2.84 ± 0.34
노신경	62.0 ± 5.1			69.0 ± 5.7		
정강신경	48.5 ± 3.6	12.05 ± 1.53	3.96 ± 1.00			
종아리신경	48.3 ± 3.9	10.79 ± 1.06	3.77 ± 0.86			

7. 질환 및 손상 정도에 대한 평가

■ 운동단위의 병변(motor unit lesions)

1) **Sherrington** : 모든 운동은 개별적인 근육섬유에 의해서가 아니고 운동단위라는 표현으로 계획
2) **병변(lesions)** : 증상과 징후는 그 병변의 CNS or PNS level에 달려 있음
   (Upper motor unit lesion : 전기자극 검사 시 정상적인 반응을 보임)

■ 신경 압박(nerve compression)

1) **급성병변(acute lesions)**
   (1) **Seddon의 분류**
      ① 신경차단(neuropraxia) : 압박이 있어 충격 전달 장애가 있고. 장애가 제거되면 회복됨
      ② 축삭절단(axonotmesis) : 신경 섬유가 파괴되고, 변성이 있고 신경전도도 안 됨
      ③ 신경절단(neurotmesis) : 신경이 절단된 상태로 자극 전달이 안 됨

급성병변의 특징

	신경차단(neuropraxia)	축삭절단(axonotmesis)	신경절단(neurotmesis)
축삭	건재	변성	변성
신경집	경한변성	건재	변성
마비	운동마비	감각 및 운동마비	완전마비
전기 반응	가능	초기음성, 후기양성	음성(2주 후)
근전도	경한 변성	세동 전위(2~3주 후)	퇴행성 변화
회복	완전 회복(6주 내)	회복	불량
예후	매우 양호	양호	불량

(2) Sunderland의 신경 손상 5등급

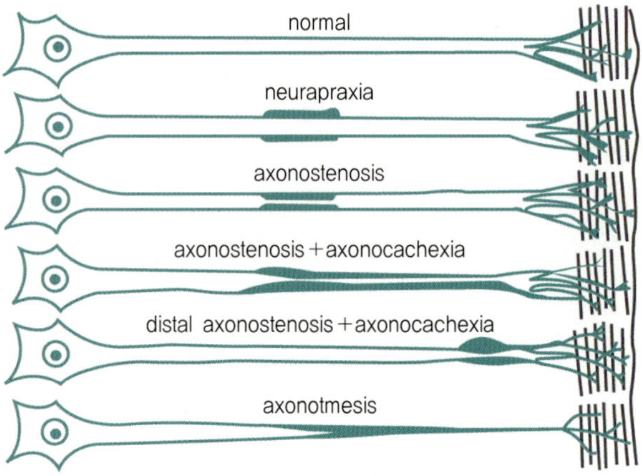

Sunderland의 신경 손상의 분류

① 신경실행증(neuropraxia)
- 압박이나 압좌에 의한 일시적 기능 손실
- 왈러변성은 없음
- 손상 먼쪽부분 자극시 수축 가능

② 축삭협착증(Axonostenosia)
- 축삭의 국소적 압박
- 장기간 격렬함
- 이완된 신경 말단에서의 전도성은 거의 정상

③ 축삭악태증(Axonocachexia)
- 먼쪽부분 전체의 구경(calbre)의 감소
- 이완된 전체의 흥분성 및 전도성의 감소

④ 축삭절단증(axonotmesis)
- 자극 시 수축하지 않음
- 장기간 펄스파를 이용한 근육의 수축은 가능
- 항상 왈러변성이 뒤따름

⑤ 신경단열증(neurotmesis)
- 완전한 절단술에 뒤이어서 나타나는 신경의 전체적인 불연속
- 자극에 대한 반응 없음
- 왈러변성이 뒤따름
- 자발적 재생 불가능

Sunderland 분류 : 손상 5등급 종류와 특징

	1급 손상	2급 손상	3급 손상	4급 손상	5급 손상
신경전도	일시적 차단	차단	차단	차단	차단
축삭	건재	단절	단절	단절	단절
신경집	건재	건재	존재	단절	단절
신경속막	건재	건재	단절	단절	단절
신경다발막	건재	건재	건재	단절	단절
신경바깥막	건재	건재	건재	건재	단절
신경속	건재	건재	단절	단절	단절
회복	완전	양호	부분양호	불량	불량

2) **만성 병변(chronic lesions)**

(1) **포착성 신경병변(entrapment neuropathies)**

① 말초신경이 인접 조직에 의한 신경의 장기간 압박의 결과로 발생함

② 신경은 파손(wear and tear)을 겪는 코스에 따라 손상이 생기기 쉬운 위치에서 손상이 발생함

예) • carpal tunnel syndrome

• 자신경의 포착(ulnar nerve entrapment) : medial epicondyle의 뒤면을 달릴 때 발생

• 노신경의 병변(radial nerve lesion)

– 위팔뼈(spiral groove)의 주위를 감을 때

– 일반적으로 "Saturday night palsy"

• 온종아리신경의 병변(common peroneal nerve lesion)

– "head of the fibula" 가로지르기 때문

– cast로 인해 : 반창고

– 장기간 동안 웅크리고 있을 때

(2) **이중 압좌 증후군(double crush syndrome)** : 근육의 약화에 의한 팔의 지각 이상은 하나의 신경에 두 개의 압좌로 기인할 수 있음

예) C_6~C_8 신경뿌리의 목에 침습 : 자뼈 및 손목뼈 터널증후군의 양쪽으로 진행되는 요인

3) **왈러변성(Wallerian degenration)**

(1) 축삭이 신경단열증 또는 축삭절단에 의해 손상을 입으면 축삭의 해체, 변성이 일어남

(2) 신경의 변성

① 말초신경이 손상을 받아 축삭과 말이집에 지방성 변성으로 파괴와 축삭의 붕괴(schwann cell의 증식에 의해)

② 신경섬유초대의 형성과 신경속집의 응고 수축이 나타남

(3) 축삭손상 후 72시간 정도는 전도 가능

(4) 신경사이보다 근육에서 신경의 변성이 더 빨리 생겨남

(5) 외과술에 의한 양호한 신경말단의 부착이 있으면 재생(성장 속도 결정에 Tinel's sign이 유용)
수술 후 → 보통 4~5mm/day, 압좌 3mm/day, 봉합 2mm, 손발 0.5mm

(6) 기능적 재생속도는 더 느림

■ 탈신경지배의 변화

1) **<u>근위축</u>**
   (1) 혈관 운동성 반응 소실 : 영양공급이 안 됨
   (2) 근질의 감소(saroplasm)
   (3) 근육원섬유감소(myofibrils) : 탈 신경지배 위축

2) **<u>전기자극에 대한 변화</u>** : 불응기가 길어짐. 기전류↓ 시치↑
   (1) 관절 및 주위의 구조, 힘줄, 인대에서의 변화
   (2) 근육의 약화로 관절의 안정성↓
   (3) 폐용으로 인한 섬유종
   (4) 근막면에서 조직액의 체류 : ROM↓

3) 뼈 : Ca^{2+}의 소실로 osteoporosis

4) 대사성 : 기능상의 장애 : 혈류의 감소(전기자극시 전해질 화상에 주위)

5) 피부 : 창백하고 차가워짐. 탄력성 저하

병발의 해부학적 및 기능적 위치

SITE	ETIOLOGY
motor neuropathy anterior horn cell with central connection peripheral neuropathy – nerve root – plexus – peripheral nerve	poliomyelitis : motor neuron disease such as progressive muscular atrophy and amyotrophic lateral sclerosis : syringomyelia prolapsed intervertebral disc : traction injury : trauma penetrating wounds : traction injury idiopathic peripheral neuritis polyneuritis : Guillain-Barre syndrome Landry's paralysis : tumors : trauma
myopathy muscle fiber neuromuscular junction	myopathies : polymyositis : myotonia infection : endocrine dysfunction connective tissue disorders myaesthenia gravis : myotonia congenita electrolytic disturbances : toxins

직 류

EXPLANATION

직류의 특성 및 치료

❋ Galvanic current

- 시간의 경과와는 상관없이 전류의 방향이나 크기가 변하지 않는 전류
- Galvanic current : 평류전류
  Interrupted G.C : 단속 평류 → 방향은 일정하지만 크기가 변함

1. 직류의 효과

■ 물리적 효과

1) 직접적 효과 : Joule's law
   ∴ (1J : 0.24cal) (1cal : 4.2J)
2) 간접적 효과 : 분자들의 충돌

❋ Joule's law

- 저항 도선에 전류가 흐르면 열이 발생(Joule's heat)
- 전기에너지 → 열에너지로 전환
  저항 : R, 전압 : V, 전류 : I, 초(t)에 흘렀을 때 발생한 열량 : Q
- $Q=IVt=I^2Vt=V^2/R\ t(J)$
- Q=그 부분의 전기 저항 R과 전류의 세기 I^2과 전류를 통한 시간 t를 서로 곱한 값에 비례

■ 화학적 효과(전기분해, electrolysis)

1) 전류통과 시 인체조직(체액)은 전해질이 되어 화학적 변화를 일으킴
2) 음극 : $2H_2O+2e^- \rightarrow H_2+2OH^-$ → alkaloid 상태
   양극 : $2Cl^- \rightarrow Cl_2+2e^-$ → acid 상태
3) 인체에 직류를 통전하면 **음극은 알칼리, 양극은 산성**

■ 생리적 효과

1) 국소순환증가
   (1) 염증성 삼출물의 재용해를 촉진
   (2) 관절염, 신경염, 신경통 같은 만성적 염증성 질환
2) 혈관운동 자극
3) 인체조직의 전도
   (1) 건성(1,000,000Ω), 습성(20,000Ω)
   (2) 사람에 따라 차이가 있음. 통전시간에 따라 다름
4) 충혈(hyperemia)
   (1) 평류충혈(Galvanic hyperemia)
   (2) 피부모세혈관의 화학적 자극에 의해 나타나는 혈관운동효과
   (3) 평류 반복 치료 시 : 피부, 깊은 조직에서도 혈액순환증진
5) 주의
   (1) 환자가 편안하게 견딜 수 있는 범위 내에서
   (2) 통증 느끼지 않는 피부의 평균 전류량 : 0.5～1mA/inch^2
   (3) 일반적으로 피부가 견딜 수 있는 범위 : 2mA/inch^2
6) 진정(sedation)
   (1) 양극(anode)에서 만일 30분 동안 0.3mA/inch^{2}로 장시간 통전 시
   (2) 양극 밑에 진정효과, 직류는 신경의 전도속도가 감소

■ 음극과 양극에 나타나는 효과

양극(positive pole)	음극(negative pole)
산소 흡인(attracts oxygen)	수소 흡인(attracts hydrogen)
산성 반응(acid reaction)	알칼리성 반응(alkaline reaction)
조직의 탈수(dehydrates－조직응고)	조직의 액화(liquifies tissues)
혈관의 수축(vasoconstriction)	혈관의 확장(vasodilation)
허혈의 원인(causes ischemia)－빈혈발생	충혈의 원인(causes hyperamia)
살균효과 많음	살균효과 적음
진정효과(sedative effect)	자극효과(stimulant effects)
염기나 금속, 알칼로이드에 반발	산이나 산기, 할로겐 원소에 반발
산화에 의한 금속의 부식	금속의 부식 없음
울혈에 의한 통증의 감소	허혈의 경우를 제외하고는 통증의 원인
출혈의 정지(조직응고)	출혈의 원인
신경흥분감소	신경흥분증가
상처발생시 진피와 상피의 이동－회복유도	상처발생시 출혈이 계속－혈관확장에 의해

* 음극과 양극 모두 가벼운 열 효과 및 혈관운동 자극효과

2. 직류의 치료 양식

• **약물의 유도 없이 양극과 음극에서 나타나는 효과를 이용**

■ 음극 평류 요법

1) 반자극(counter irritant) 효과에 대한 만성 통증완화(유착, 종창, 신경압박 등)
2) 최대 강도로 적용 시 통증감소
3) 혈관이나 교감신경계의 장애로 조직에 허혈이 발생하여 유발된 통증완화에 효과적
4) 단기간 높은 용량 10~20분 0.5~0.8mA/cm^2 2일 1회

■ 양극 평류 요법

1) 허혈 및 염증(imflammation)부위에 비정상적이고 농축된 H^+, K^+ 등의 이온이 제거됨으로써 통증이 감소됨(작은 수소이온들이 양극에서 쉽게 반발하므로)
2) 장시간 낮은 용량 : 15~30분 0.15~0.25mA/cm^2 매일 알맞게

■ 치료의 효과

1) 피부혈관 운동자극에 의한 국소 순환작용의 증가
2) 급성, 만성염증성 산물의 재용해 촉진
3) 허혈, 울혈에 의한 통증의 완화
4) 조직대사 작용의 증진
5) 각 조직에 영양물질의 공급촉진

■ 적응증

1) 외상(sprain, strain, contusion)
2) inflammation & pain : arthritis, neuritis, myositis, neuroglia(신경아교)
3) 유착 : 류마티스성 질환

■ 금기증

1) 개방된 피부
2) 감염부
3) 뼈 돌출부
4) 감각상실부위
5) 건조한 피부
6) 피부병변

■ 적용방법

1) **접촉방법(contract method)**
   (1) 편안한 자세에서 혹은 쉬는 자세에서 환자에게 설명
   (2) 치료부위 검사, 깨끗이 cleaning, 피부를 촉촉하게 함

(3) 치료기기 점검, 환자에게 경고
(4) 전극배치 : 가로(주로 관절), 세로(근육) 방향배치
(5) 전극크기 : 치료부위와 같게(pad를 물에 적셔서 사용)
(6) 적용시간 및 전류강도 : 0.5~1mA/inch^2 15~20분

2) 주의 : 혹 피부에 터진 곳이 있으면 바셀린으로 절연
치료 후 : 양극 및 피부는 핑크색, 음극 밑에서 적색

3) 수중치료
전극배치 : 치료부위 담긴 욕조 안

4) 주의
(1) 물에서 다리를 들어내지 않도록 욕조에서 금속의 전극을 만지면 안 됨
(2) 수면에 있는 피부의 불쾌감을 위해 바셀린을 바름
(3) pad를 대기 힘든 부위 넓은 부위에 많이 사용. 요철부위. 광범위하게 분산

5) **외과적 평류 요법**
(1) 조직파괴의 부식성 효과(caustic polar effects) 이용(극 효과 이용)
(2) 치료효과 : 음극－조직액화, 양극－조직응고
(3) 적응증 : 불필요한 털의 제거, 피부의 점 제거
(4) 의료용 : 평류요법과는 달리 전류의 강도를 높여서 사용

3. 이온도입치료 (기출)

■ 이온도입법

1) 이온이동(ion transfer)
2) 직류 전류를 이용해서 약물 이온을 피부 또는 점막을 통해 신체의 안으로 침투시키는 치료방법

■ 이온도입법의 원리

이온화 될 수 있는 물질(즉, 산, 염기, 염)은 분자를 포함하는 용액, 또 혼합연고(1~5%)의 상태로 존재하는데 이것을 활성전극에 위치하게 하여 전류가 통전되면서 원하는 물질을 유입시키는 방법

■ 치료적 효과

1) 피부의 감염, sinus or cavity의 만성감염치료 : 아연, 구리 같은 부식성 중금속이온
2) 피부 반흔의 소성효과(loosening) : 염소이온
3) 류마티즘 질환 : 혈관확장제
4) 피부마취 : 양극 사용한 국소 마취제(lidocain＋), (procaine＋)
5) 신진대사 특별한 호르몬 효과
피부의 약 1~3cm까지 침투 → 땀샘, 모세혈관, 세포막 이동

❋ 원리에 대한 실험 : Leduc's 실험

- 두 마리의 토끼를 직렬로 연결
- ┌ Anode : strychnine+sulfate
  └ Cathode : potassium cyanide, 40~50mA 전압에 연결
- ┌ Ⅰ 토끼 : 강축, 경련
  └ Ⅱ 토끼 : 죽음
- 전극을 반대로 적용 : 변화 없음

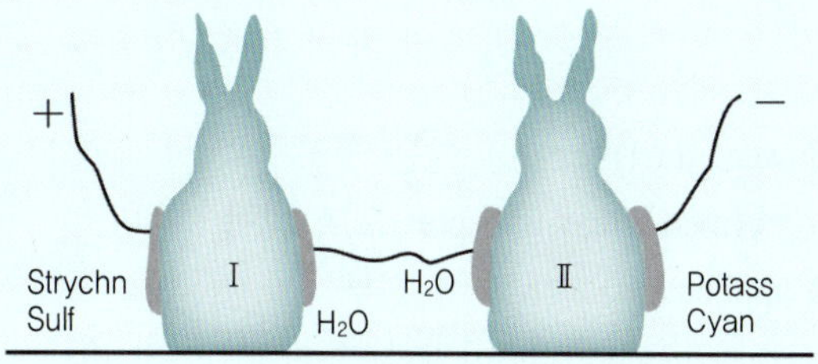

르뒤크 실험

■ 적용기술

1) 전극 : 알루미늄박이나 금속으로 편평하게 모서리는 둥글게
2) 활성패드전극 : 따뜻한 용액에 적심, 패드두께는 약 1/2inch
3) 분산전극 : 활성전극의 두 배 크기(비활성 패드=분산전극)
4) 금속이 피부에 직접 닿지 않도록 용액 패드를 1cm 크게 함
5) $5mA/cm^2$ 이하 점막 1~3분, 피부 5~20분, 깊은조직 30~60분(보통 15분)

■ 이온도입의 약품

1) 초산(Acetic acid) (acetate−) 2~5% 용액
   (1) $5mA/10cm^2$, 20~30min, 주 3회
   (2) 관절주위의 침착된 칼슘용해 흡수효과, 초산반응의 효과, 근경축 완화 효과
2) 구리(copper)(+)
   (1) 황산구리를 이용 1~2%
   (2) 국소적 살균효과 $5\sim15mA/10cm^2$ 10~15min
   (3) 균류감염, 만성자궁목내막염, 손발의 만성균류 감염 → **항진균** 작용
3) 아연(zinc)(+)
   (1) 황산아연, 염화아연 용액 이용 1% sol, 2% jelly
   (2) 국소적 살균효과 $5\sim15mA/10cm^2$ 10~15min
   (3) 무통성 궤양, 과립성 결막염, 국소혈관수축작용
4) 히스타민(Histamine+) 1% 연고
   (1) 혈관 확장제 $5\sim10mA/10cm^2$ 3~5min

(2) 효과 : 강력한 충혈 피부온도의 3～5°F 정도 상승
(3) 연조직의 외상성 류마티스성 질환, 관절염, 삠, 윤활막염
(4) 힘줄윤활막염, 윤활주머니염, 섬유조직염, 근염, 근육통, 말초혈관 질환

5) 메콜릴(mecholyl, choline+) 0.2～0.5%
(1) 5～10mA/10cm^2 3～5min
(2) atropine과 반대 작용 : 혈관 확장제 → 혈액순환 증진을 목적으로
(3) 효과 : 부교감신경의 자극, 강력한 국소충혈, 치료부위 발한, 혈압감소
(4) 관절염, 말초혈관 질환, Buerger 질환, 만성정맥

■ 이온 침투

1) 피부의 땀샘 관(sweat duct)이 이온 이동 통로
2) 모세혈관과 막 수송(membrane transport)으로 깊이 침투
3) 약물외용(topical application)보다 깊이 침투
4) 피하주사(subcutanous injection)와 동일한 침투(약 1～3cm)

약물에 따른 치료효과 및 적응증

약물	약물이온	극성	효과	적응증
calcium chloride 2% sol.	calcium	+	자극역치 안정	근경축, 동결관절, 방아쇠손가락, 경한 떨림
copper sulfate 1～2% sol.	copper	+	부식, 방부, 항진균	진균감염, 알레르기성 비염
lithium chloride 2% sol. lithium carbonate 2% sol.	lithium	+	통풍결절 완화	통풍결절
magnesium sulfate 2% sol.	magnesium	+	항경련, 진통 혈관확장	관절염, 신경염, 근염, 경련성 부종, 유착
zinc oxide 20% oint.	zinc	+	수렴, 부식 방부, 치유촉진	궤양, 개방창, 피부염, 중이염
zinc sulfate 1% sol. 2% jelly	zinc	+	혈관수축	혈관운동성 비염
potassium iodide 2% sol.	iodine	−	섬유용해, 방부, 진통	반흔, 유착, 섬유염, 유착
sodium chloride 2% sol.	chlorine	−	섬유용해	반흔, 유착, 신경통, 다한증
acetic acid 2% sol.	acetate	−	칼슘흡수, 근경축 완화	칼슘침착, 화골성 근염, 동결견, 근경축

■ 도입용량의 결정인자

1) 전류의 강도(intensity)
2) 전류의 밀도(density)
3) 통전 시간(duration)
4) 이온 농도(concentration)

■ 이온도입의 방법

1) 약물의 극성을 확인
2) **Positive로 하전된 것은 anode(+) 밑에**
3) **Negative로 하전된 것은 cathode(−) 밑에**
4) Solution 2∼5%(pad에 충분히 적시고)
5) Jelly 1∼5%(연고는 환부에 바르고)
6) **비활성 pad는 활성 pad의 2배**(부식성 NaOH 발생으로 자극 강함)
7) 활성전극보다 비활성 전극을 2배(약물 침투를 용이하게)
8) 비활성전극은 벡터를 설정하여 적용
9) $5mA/cm^2$ 이하 강도사용
   점막 1∼3분, 피부 5∼20분, 깊은조직 30∼60분(보통 15분)
10) 이온도입의 양 측정 방법
    기본 공식
    (1) I × t × ECE = grams
    (2) I : 전류강도(mA), t : 시간(hr), ECE : 전기 화학 당량(electrochemical equivalent)
    (3) Electrochemical equivalent : 1쿨롱(coulomb)의 전하가 이동하는 물질의 양
    (4) 원자 : 원자량을 원자가로 나눈 값, 1C은 1A의 전류가 1초 동안에 전달하는 전기량
    (5) 분자 : 분자량에 원자가를 나눈 값(1C은 약 6.24×10^{18}개의 전자가 전하)
    (6) 화합물 : 분자량을 H 이온 수 또는 OH 이온 수로 나눈 값
       예) Magnesium sulfate($MgSO_4$)
          Mg^{++}의 원자량 : 24.31, 원자가 : 2
          Electrochemical equivalent = 0.0115
       예) Magnesium sulfate를 5mA의 강도로 30분 도입시
          I × t × ECE = 5mA × 30min × 0.0115
          = 0.005A × 0.5hr × 0.115 = 0.0002875g

■ 이온도입치료의 장단점

1) 장점
   (1) 소화기계 장애가 없음. 장시간 치료 가능
   (2) 피부손상이나 통증이 없음
   (3) 약물을 치료부위에 정확하게 적용가능
   (4) 침범된 기관의 치료 시 간접적인 혈액순환의 증가 가져옴
2) 단점
   (1) 특별한 약품을 제외하고는 사용이 안 됨
   (2) 도입된 이온의 양을 정확히 측정할 수 없어 부작용 주의

■ 직류 치료시 위험 및 주의 사항

1) **전기화상(전류집중) 예방**

(1) 전극의 금속과 피부의 직접 접촉 방지

(2) 피부의 찰과상이 있거나 박리부분이 있을 때 직접 통전해서는 안 됨

(3) 완전히 용해되지 않은 염이 전극에 붙지 않도록 함

(4) 전극 표면이 고르도록 함

(5) 패드가 고르고 충분하게 습기가 유지되도록 함

(6) 환자의 감각이 마비 시 특히 주의함

(7) 치료 부위의 금속 물질을 제거함

(8) 너무 높은 강도와 오랜 시간 통전은 지양함

2) **과민반응 주의** : 약물에 따른 전신반응, 알레르기 등의 과민반응을 미리 확인함

3) **전기 쇼크**

(1) 전기치료의 접지가 잘 안되어 있거나 바닥이 젖어 있는 부위에 정지

(2) 강도를 갑작스럽게 올리거나 내릴 때

(3) 치료 중 극성을 바꾸거나 환자가 치료기 등 금속을 만졌을 때

신경근 및 탈신경근 전기자극치료

탈신경근 전기자극치료

1. 탈신경근 전기자극

■ **효과** (기출)

1) 신경 재생속도 변화에 영향을 안줌. 그러나 탈 신경지배 위축을 지연시킴
2) 기질(근육) 활용하여 영양을 이용할 수 있게(이완 수축으로)함
3) 영양 공급(1～5개월)이 증가하고, 그 후 감소함
4) 정맥 및 림프관의 순환을 활성화시킴
5) 작업 비대증 유도가 가능함(working hypertrophy)
6) 근육 탄력성을 유지함
7) 말초신경마비 시 적용

■ **방법**

1) 반드시 음극을 사용
2) 매일 치료
3) 수의적 수축이 생기면 중단

■ **금기증 및 위험요소**

1) 금기증(contraindication)
   (1) 부종, 동통
   (2) 반흔 조직과 구축
   (3) 한랭, 피부의 병변, 감각 이상이 있는 자
   (4) 활성결핵 또는 궤양
   (5) 심박 조절기 착용자
   (6) 혈전증과 혈전성정맥염
   (7) 신뢰할 수 없는 자
   (8) 표재의 금속
   (9) 감염

2) 위험요소
   (1) 화상(돌기, 금속)
   (2) 쇼크
   (3) 조직 손상

EXPLANATION

신경근 전기자극치료

1. 신경근 전기자극(기출)

- 말초신경을 전기자극하여 근수축을 일으킬 수 있는 신경지배근을 여러 가지 목적으로 전기자극하는 방법으로 신경근 전기자극이라 함
- 신경근전기자극 중 측부전기자극, 기능적 전기종아리뼈보장구 등 보장구 대치용으로 사용하는 전기자극은 기능적 전기자극이라 함

■ 특성

1) 병변의 종류
   (1) 중추신경계의 장애, 말초신경손상 초기, 말초신경병 초기에는 고흥분성으로 변함
   (2) 근위축성 측색경화증과 같은 아래운동신경세포 질환, 장기간 고정, 진행중인 말초신경염, 말초신경 손상 후기에는 저흥분성
2) 극성 : 극성공식에 따르는 음극폐쇄 전류(CCC)로 자극하는 것이 효과적임
3) 순응
   (1) 신경지배근육을 전기자극할 때에는 순응이 일어나지 않도록 정점 강도에 빠르게 도달해야 함
   (2) 역치강도에 도달하는 시간이 적어도 60μs 이내가 되어야 함
4) 전류밀도 : 전류강도를 증가시키고 전극의 크기를 작게 하면 전류밀도가 높아짐

■ 신경지배에 미치는 영향

1) 조직화학적 변화
   (1) Ⅱ형섬유가 Ⅰ형섬유의 특성을 띠게 됨
   (2) Ⅰ형섬유의 효소활성 변화가 나타남
2) 생화학적 변화 : 14~28일 이상 근육에 장기간 전기자극하면 호기성 대사가 뚜렷하게 증가되고 근육의 기능이 증가함
3) 생리학적 변화 : 전기자극은 근 수축력, 근 피로지수, 근 수축시간, 절반이완시간 등 뼈대근육의 기계적 특성에 영향을 미침
4) 근기능 증가 : 근력, 근 수축력, 근육섬유의 크기를 증가시키는 등 전반적인 근기능을 증진 또는 유지시킴

■ 치료조건

1) 파형
   (1) 정현파 전류 : 근력 증강을 목적으로 하는 자극에 사용함
   (2) 가시전류 : 위상기간이 매우 짧아서 근수축을 유발시키기 위해서는 높은 강도로 자극해야 됨
   (3) 맥동전류
      ① 비교적 낮은 강도로 자극해도 근수축이 잘 일어남
      ② 단상직사각형맥동, 단상직사각형을 변형시킨 비대칭성 이상파, 대칭성이상파, 교대대칭성 이상파 등이 속함

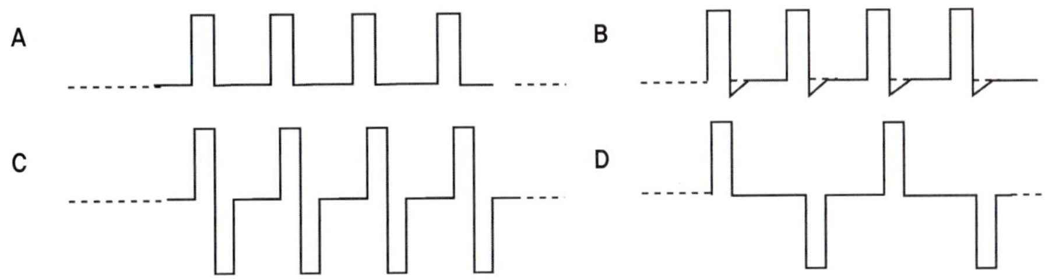

2) 맥동빈도
   (1) 근수축의 형태와 근피로 유발에 영향을 미침
   (2) 10∼35pps에서 강축은 유발되고 35pps 이상은 근피로를 일으킴
3) 맥동기간
   (1) 맥동기간이 길 때는 낮은 강도에도 수축이 일어나지만 짧을 때는 높은 강도로 자극해야 됨
   (2) 200∼500ms의 맥동기간이 효율적임

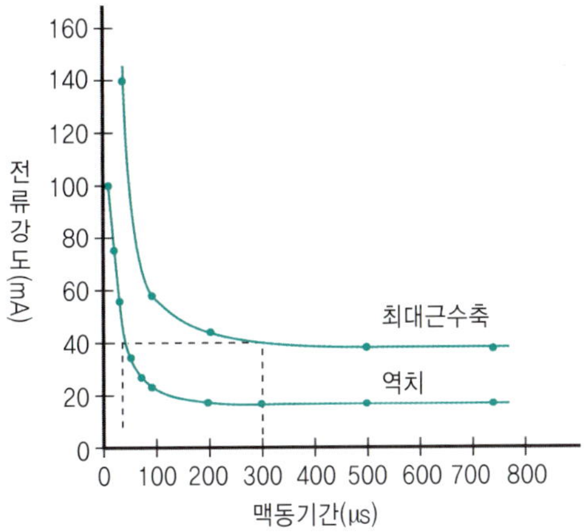

4) 자극강도
   (1) 치료목적에 따라 달라짐
   (2) 근력 증가, 관절운동 범위 증진 등에는 강한 전류 강도, 근재교육, 경련성 치료 등에는 중등도의 강도를 사용함

5) 경사 시간 : 자극 강도가 정점에 도달하는 시간
6) 단속시간비
   (1) 근수축반응을 관찰하면서 자극시간을 늘려가면서 치료함
   (2) 1 : 1~1 : 5까지 사용
7) 치료시간과 빈도
   (1) 1일 1회 또는 2회로 제한
   (2) 수축 능력의 저하, 수축시 근육의 세동, 수축 후 통증 등의 근피로 징후나 나타나면 치료를 멈춤

■ 전극배치방법

1) 단극배치방법 : 작은 활성전극과 큰비활성전극을 사용하여 개개의 근육을 자극할 때 사용함
2) 양극배치방법
   (1) 활성전극과 비활성전극의 구분 없이 같은 크기, 같은 모양의 비교적 큰 전극을 사용하여 큰 근육이나 근육군을 자극할 때 사용함
   (2) 힘살부의 양쪽 끝 부위쪽 이는곳과 닿는곳에 근육에 대고 자극함
3) 근육군 자극
   (1) 양극배치방법과 같은 형태임
   (2) 큰 근육군을 자극할 때 사용함

■ 신경지배근육의 전기자극의 문제점

맥동빈도, 자극기간, 단속시간비 등에 의해 근피로가 유발될 수 있음

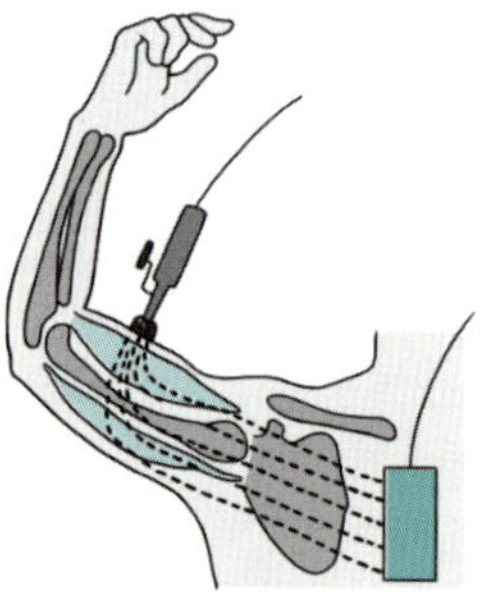

단극배치방법

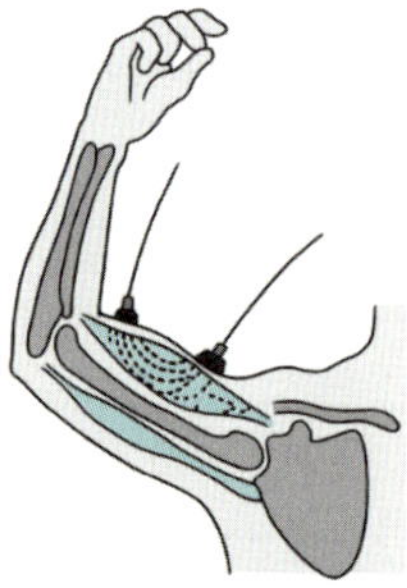

양극배치방법

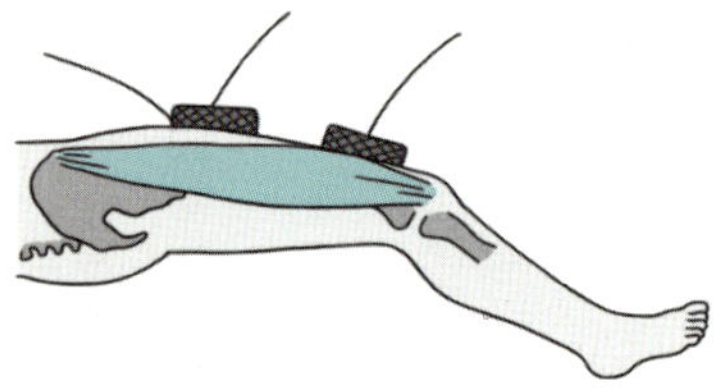

근육군 자극

저주파

EXPLANATION

저주파 치료

1. 저주파의 개요

■ 전류의 종류

1) 감응전류(faradic current)
2) 정현파 전류(sinusoidal current)
3) 단속 평류전류(interrupted galvanic current)

― 기본 전류를 변조

■ 정의

화학적 부작용을 방지하고 역학적 효과로 치료하는 파형

■ 자극의 3대 요소

1) 자극강도
2) 자극시간
3) 전류 강도의 변화

2. 저주파 치료의 목적

■ 신경지배가 정상일 때(정상근)

1) 정상적인 근육의 활동과 관계있는 물리적, 화학적 현상의 재현
2) 근육의 생리적 활동회복의 촉진
3) 혈액과 림프액의 순환유지 및 증진
4) 유착형성의 예방
5) 비정상적인 근 경련의 감소
6) 부종의 감소 및 림프액의 정체현상 방지
7) 근재교육 또는 급성기 질환의 마사지

■ **변성근일 때**(신경지배가 비정상)

1) 근위축 예방이나 진행속도를 낮추기 위함
2) 근수축과 이완에 의한 혈액순환증진
3) 신경재생이 진행되는 동안 정신적 안정 : 근수축 감각유지
4) 근육 구축 단백질성분의 감소방지
5) 신장성 감소의 방지
6) 섬유종 같은 조직변화의 방지

3. 맥동전류와 교류전류의 변조특성

■ **위상변조(phase lmodulation)**

- 여러 가지조건을 증가 또는 감소시키는 것
- 위상강도 위상기간 주파수 자동으로 변조(보통 10~20% 정도 증가 감소)

1) **진폭변조(amplitude modulation)** : 맥동전류에서 정점강도를 단계적으로 변화
2) **기간변조(duration modulation)** : 위상기간 또는 맥동기간을 단계적으로 다양하게 변조
3) **주파수변조(frequency modulation)** : 맥동전류에서 주파수를 단계적으로 변화

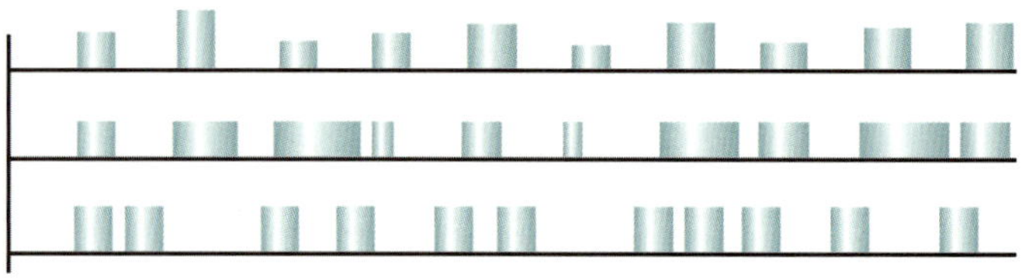

위상강도, 위상기간, 주파수의 변조

■ **경사변조(ramps or surge modulation)**

위상의 전하량을 주기적으로 서서히 증감시켜 주는 변조방법

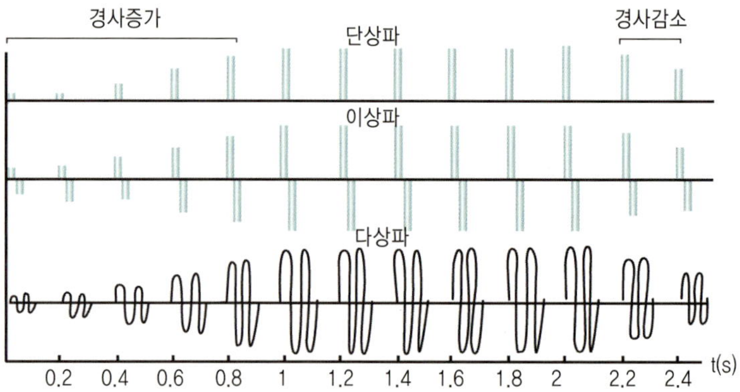

단상파, 이상파, 다상파의 경사변조

■ 시간변조(timing modulation)

1) **맥동렬(pulse train)**

맥동 연속 또는 교류전류의 순환을 계속 반복하는 것

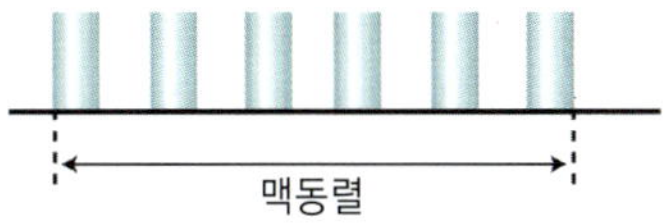

2) **돌발(burst modulation)**

맥동 전류 또는 교류전류를 일정한 주기로 흐르게 하였다가 멈추게 하는 변조방법

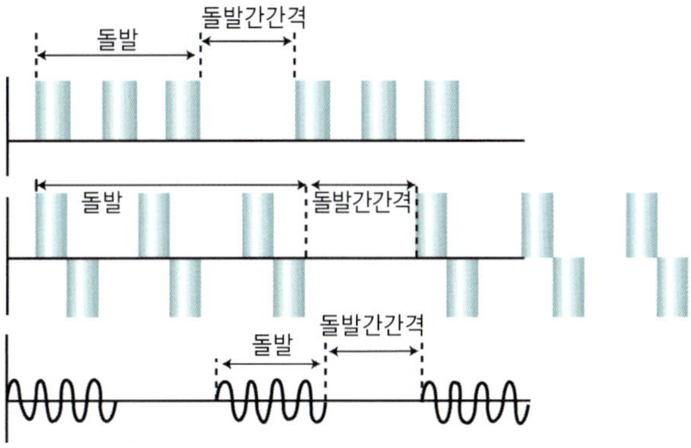

단상파, 이상파, 다상파의 돌발변조

■ 단속시간비(on-off ratio)

1) 단속시간(on-off time) 또는 단속변조(interruption modulation)를 일정한 기간 동안 전류를 통전 시켰다 일정기간 동안 통전하지 않는 변조방법임. 즉 통전 시간비와 비통전시간의 비를 말함

예) 10s 동안 전류를 흐르게 하고 20s 동안 전류를 흐르지 않게 하는 경우

→ 단속시간비=1 : 2

2) 임상에서 단속 시간비는 1∼60s : 1∼120s로 다양함

■ 순환주기(duty cycle)

1) 순환주기는 맥동렬 또는 돌발의 총시간에 대한 통전의 백분율임

2) 맥동렬 기간(train duration)을 총 주기시간(total cycle time)으로 나눈 값에 100을 곱하여 산출함

예) 단속시간비가 10s : 20s인 경우 순환주기는 33%임

순환주기=맥동렬 기간×100/총주기 시간

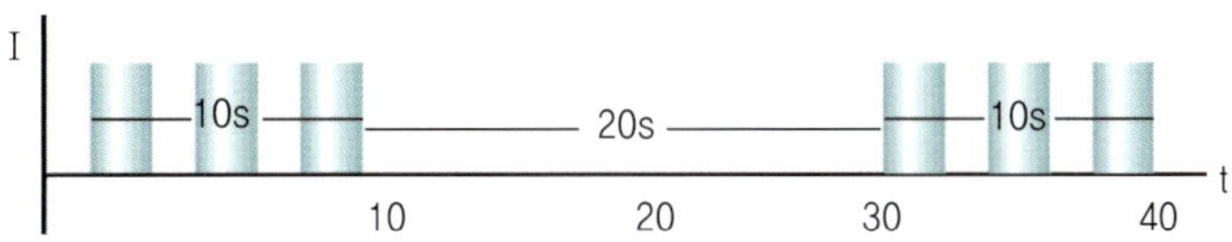

단속시간비와 순환주기

4. 전극배치법

■ **단극식(monopolar technique)**

1) 활성전극(1개) : 보통 음극 motor point 위(활성 : 지름 1.88cm)
2) 분산전극(비활성, 1개) : 운동장애가 없는 부위(비활성 : 3.75cm)
3) 보통 단일근 자극에 쓰임(단속직류는 음극이 활성전극)

■ **양극식(bipolar technique)**

1) 활성전극, 분산전극의 크기가 같은 전극
2) 각각, 근육의 시기부와 닿는곳에 배치함. 2개 이상 근육에 적용

■ **상향전극배치법**

말초에서 중추로(음극을 몸쪽부분)

■ **하향전극배치법**

중추에서 말초로(양극을 몸쪽부분)

■ **근육군자극(group stimulation)**

양극배치방법과 같은 방법(큰 근육군을 자극할 때)

5. 정현파 전류(Sinusoidal current)

■ **정현파 전류**

1) ┌ Surged sinusoidal current : 파동정현파, 격동정현파
   └ Unsurged sinusoidal current : 비파동정현파, 비격동정현파

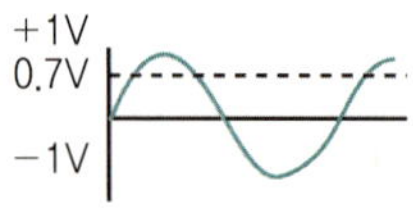

비격동정현파

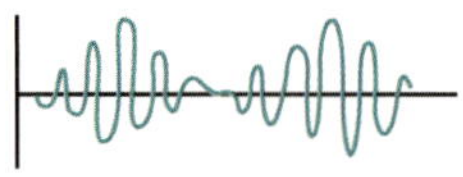

격동정현파

2) ┌ Rapid sinusoidal(1,000Hz) : 0.00025sec(0.25) → 정상근에 사용
   └ Slow sinusoidal(100Hz) : 0.0025sec(0.25) → 부분 정상근 사용, 부분변성근 순간 통전 시간

❋ • 대칭성 교류 저주파는 보통 50Hz 10msec
 • 신경이나 근육의 역학적 자극 효과 얻기 위하여 적용

■ **생리적 효과(physiological effects)**

1) 운동점 자극 : 근육수축과 이완
2) 종창이나 염증성 산출물이 있을 때 삼출물의 흡수촉진
3) 감각신경의 자극으로 인해 피부표면의 혈관(충혈)

❋ 전류강도가 높지 않은 한 직류와 같은 전해질 화상은 드묾(교류로 자극하기 때문)

■ **적응증(indication)**

1) 동통(pain)
2) 근 경련(spasm)
3) 종창(swelling)

■ **금기증(contraindication)**

1) 피부 병변 : 창상, 박리, 습진, 건성, 좌창
2) 감염 : 확산의 위험
3) 손상된 감각

■ **적용기술**

1) 근 수축 목적 : 50Hz, 10msec
2) 통증이나 근 경련 감소 위해 사용(surged sinusoidal current)
   단, 전류강도가 높으면 통증을 유발할 수 있음
3) 4~6일간 매일 치료(주 3회 치료 시 진전 없으면 중단)

EXPLANATION

경피신경전기자극(TENS)

1. 통증조절 이론

■ **정의**

• 통각과 감정이 복합적으로 작용한 증후로써 실제적 또는 잠재적인 조직의 손상에 수반되거나 또한 그 손상의 면에서 기술된 불쾌한 감각적이고 감정적인 경험임
• 통증은 유해한 자극으로부터 인체를 보호하려는 방어기전임

1) 잠재적인 조직 손상을 알리는 통증 : 바늘에 찔리거나 불에 데이려는 순간에 느끼는 것과 같은 일차적인 통증
2) 실질적인 조직 손상으로 일어나는 통증 : 골절상을 입었을 때의 이차적인 통증에서와 같이 움직이면 통증을 더 느끼는 것
3) 방어적인 역할을 다한 뒤에도 지속적 통증
   (1) 하나의 질병으로 간주함
   (2) 말초신경계나 중추신경계의 이상으로 통증유발자극이 없이도 통증을 일으킴
   (3) 구심로 차단성 통증(deafferentation pain)이나 신경병성 통증(neuropathic pain)임

■ **분류**

1) **발생 부위에 따라**
   (1) 표층통각(superficial pain) : 주로 피부점막 등 체표면에서의 통각

(2) 심부통각(deep pain) : 근육, 관절 등 신체 깊은부위에서의 통각

(3) 장기통(visceral pain) : 각종 장기의 통각

(4) 연관통(referred pain) : 깊은부위의 내장기에 분포하고 있는 통각섬유가 자극되었음에도 불구하고 병변 부위에서 통증을 나타내지 않고 멀리 떨어진 체성조직에서 통증을 나타내는 것

2) **전도 속도에 따라**

(1) 빠른 통각(제1통각)

① Aδ섬유(말이집신경섬유)

② 특히 피부에 분포

③ 지름 2~5μm, 전도속도 4~20m/s

④ 핀이나 바늘로 찌르는 듯한 통증

⑤ 고강도의 기계적 자극(pin prick)에 반응하고 때로는 열(>44℃)

⑥ 날카롭고 화끈하면서 통증 부위가 명확한 국소통

⑦ 사회적, 문화적 배경의 영향이 없음

⑧ 주로 잠재적인 조직손상을 알리는 통증을 전달

(2) 느린 통각(제2통각)

① C 섬유(민말이집신경섬유)

② 지름 0.4~1.2μm 전도속도 0.5~2.5m/s

③ 기계적 자극, 열 자극, 화학적 자극 등

④ 실질적인 조직손상을 알리는 통증을 전달

⑤ 주로 작열통, 둔통(dull pain) : 둔하고 무지근한 느낌의 통증

⑥ 통증 부위가 명확하지 못함, 지속적인 견디기 어려운 원시적 통증

⑦ 사회적, 문화적 배경에 개인적 차가 있음

3) **통증의 기간에 따라**

(1) **급성 통증(acute pain)**

① 질병이나 외상(자극)에 따른 조직 손상에 대한 생물학적 증상

② 국한적(때로는 방사할 수 있다)

③ 날카로운 통증

④ 3개월 지속(병소가 있을 때까지)

⑤ 유해자극의 감소되면 완화

⑥ 효과적으로 치료가 되지 않으면 만성통증으로 진행

(2) **만성 통증(chronic pain)**

① 질병으로 급성 및 손상의 보편적 과정보다 길게 지속

② 손상, 회복 후 지속적임

③ 성질이 대개 무디며 길고 지속적인 통각

④ 경계 부위가 분명하지 않음

⑤ 정서불안과 우울증이 수반

⑥ 효과적 치료로 치유되지만 비신경학적 인자들에 대한 이해와 분석이 필요

(3) **아급성 통증(subacute pain)**

① 임상적으로 수일에서 수주까지 통증이 지속

② 신경생리학 관점에서 급성 통증과 유사

(4) **재발성 급성통증(recurrent acute pain)**

① 급성통증이 반복적으로 일어남

② 편두통, 류마티스성 관절염통증

(5) **지속적 암 통증(ongoing cancer pain)**

종양세포가 증식하면서 정상조직의 손상을 일으켜 통증이 나타남

(6) **만성 통증 증후군(chronic pain syndrome)**

Coping(극치, 한계) 기전이 깨져 만성통증으로 완전 장애가 된 상태

4) **원인에 따라**

(1) 기질적 통증(organic pain) : 조직손상과 같은 생물학적 요인으로 유해자극 수용 증가, 통증 역치 감소(예, 관절염, 창상, 신경손상, 암)

(2) 심리적 통증(psychological pain)

① 조직손상 없이 불안, 불면 등 정신적인 요인으로 유해자극 수용 증가

② 통증 역치 및 통증내성 감소로 인해 나타나는 통증

(3) 기질적·심리적 통증 : 기질적, 심리적 요인같이 작용하는 통증(예, 만성허리통증, 작열통, 두통 등)

■ 특수 통증

1) **관절통(arthritic pain)**

(1) **류마티스 관절염**

① 자가면역 질환으로 침범함

② 관절부위에 통증, 염증, 부종, 뻣뻣함(stiffness)을 나타냄

(2) **뼈관절염**

① 체중부하 관절의 퇴행성 변화로 인해 생김

② 관절통의 완화를 위해서 aspirin, NSAID(Non-Steroidal Anti-Inflammatory Drugs) 등의 진통제 투여, 물리치료, 활동량 변화, 체중조절 등을 해야 하고, 가능한 한 관절 기형을 최소화시키고 일상생활을 독립적으로 할 수 있도록 도와주어야 함

2) **편두통(migraine headache)**

- 뇌동맥의 확장과 관련이 있다고 알려져 있으며 보통 한쪽 머리가 아픔
- 편두통이 있을 때는 ergotamine tartrate 투여하고 방을 조용하고 어둡게 해주며, 머리를 상승시키거나 아픈 부위가 위로 가도록 눕는 것이 좋음

(1) acute headache : 고열, 감기

(2) chronic headache

① 스트레스

- 수면 부족, 강한 햇빛, 소음, 월경 시 호르몬 장애
- 음식물(기름진 음식, 치즈, 초콜릿, 아이스크림 등이) 뇌혈관을 자극

② 편두통의 증상
- 남자 < 여자
- 시야가 흐려짐
- 설사, 구토, 식은땀
- 주로 한측, 양측, 눈 뒤부분 통증

③ 통증관리
- 심리적 안정
- 정확한 진단과 이해
- 약물남용 금물
- 규칙적 생활 중요
- 초기에 적극적 치료

3) **허리통증(Low-back pain)**
- 척수신경의 이상이나 허리부위 근육 긴장으로 인해 생김
- 침상안정과 보조기(brace)나 코르셋(corset)을 통한 고정이 필요하며, 신체역학에 맞는 체위와 허리통증 체조를 해야 함

(1) 원인

① 척추원반성 원인
- 허리뼈 불안정
- 척추원반 탈출증, 퇴행성 척추원반 질환
- 척추관 협착증

② 척추뼈성 원인
- 선천성 발육이상
- 척추 분리증 및 척추앞전위증
- 염증, 종양, 외상
- 대사성 질환, 뼈엉성증

③ 복부 장기에 의한 원인

④ 신경조직에 의한 원인

⑤ 맥관성 원인

⑥ 심인성 원인

(2) 치료

① 급성 : 안정, 약물, 물리치료

② 만성 : 물리치료, 수술(적극적 치료방법)을 통해 통증강도나 횟수를 줄여줌

③ 약품
- 비스테로이드(non-steroid)제의 소염, 진통제 : 일시적 효과
- 마약성 : 수용체 작용
- 항경련제, 항부종제, 스테로이드 : 시중의 비스테로이드제 위장장애, 콩팥, 간 등 장애 유발 가능

④ 최신 치료방법
- 경질막 외강 내시경술(2.7mm의 바늘사용)
- 경질막 외강 제거술 : 강력한 진통제 사용(3～4일 소요)
- 척추 자극술(전기침으로 자극)
- 광선치료(laser 치료)
- 냉동치료법
- 고주파 투열 치료법(통증원인의 조직을 약간 파괴)

4) **환상지통(phantom limb pain)**

팔다리가 절단된 후에 손실된 부위가 가렵거나 아프게 느껴지는 것

(1) 원인

① 신경이 일부 절단되었으나 남아있는 신경단위가 전과 같이 손실된 부위에 계속적인 자극을 보내기 때문

② 환자가 받아들이기 힘들어하고, 피로, 흥분, 질병, 날씨변동, 긴장 등에 의해 더욱 심해지는 경향이 있음

(2) 치료 : 신경절단술로 완화되며, 절단 부위 가볍게 눌러주기, 의수족 착용 등에 의해서도 완화됨

5) **작열통(causalgia)**

(1) 작열통은 말초신경의 손상 후에 나타나는 타는 듯한 따갑고 아프고 지속적이며 범발성인 통증

(2) 사소한 자극, 접촉, 정서적 불안 등이 요인이 되므로 바람이나 온도 변화 등에도 주의해야 함

(3) 흔히 침범되는 신경은 위팔신경얼기, 정중신경, 궁둥신경 등이 있음

(4) 통증이 장기화되면 우울해지고 감정장애까지 초래할 수 있음

6) **대상포진 후 신경통(postherpetic neuralgia)**

(1) 수두대상포진바이러스(Varicella zoster virus)에 의한 대상포진이나 수두를 앓고 난 후에 그 수포가 완전 소멸된 다음에도 수포가 있었던 부위에 심한 통증이 지속됨

(2) 이 통증의 기전은 아직 불분명함

7) **암 말기 통증**

(1) 암 관련 통증은 다양한 기전에 의해 유발됨

(2) 동맥 허혈, 정맥 울혈, 신경 압박, 감염, 염증, 괴사, 궤양 등의 이유로 역시 암 관련 통증이 유발됨

(3) 주로 심부체성 조직이나 내장성 조직에서 일어나며 통증부위가 국소화되지 않음

8) 기타

(1) **라마즈 요법(분만통을 위한 방법)**

① 연상법 : 기분 좋은 생각으로 endorphin 생성

② 이완법

③ 호흡법 : 산모와 태아에게 산소 공급

(2) **향기 치료**

① 후각을 자극하여 긴장 완화

② endorphin 생성

■ **통증전달 경로**

일반 체성 감각과 같이 3단계의 신경세포 경로를 거친다.

1) **제1차 신경세포(first order neuron)**
   (1) free nerve ending : substantia gelatinosa(척수)
   (2) free nerve ending : terminal nucleus(뇌신경)
2) **제2차 신경세포(second order neuron)**
   (1) substantia gelatinosa : thalamus(척수신경)
   (2) terminal nucleus : thalamus(뇌신경)
3) **제3차 신경세포(third order neuron)**
   thalamus : cerebral cortex

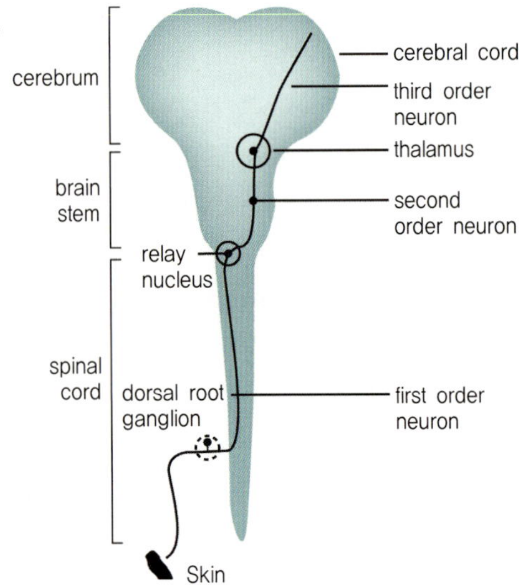

■ **통증의 원인**

1) 혈액순환장애(impaired circulation)
2) 부종(swelling)
3) 신경손상(nerve injury) : 저린 것도 만성 통증으로 인정
4) 자율신경계의 부전(incomplete autonomic nerve)

■ **통증의 진단**

1) **내인성 진통물질** : 베타엔도르핀(β-endorphin), 엔케팔린(enkephalin), 다이놀핀(dynorphin)
   (1) 척수 뒤뿔, 중간뇌 중심회색질, 시상하부, 시상내측부 : 내인성 진통물질의 수용기 존재
   (2) 말초 유해자극이 대뇌겉질에 통증으로 지각되기 전 중추의 몇몇 부위에서 억제
   (3) 염증 시에 진통효과가 더욱 증대
2) **통증의 정도 및 질 측정법**
   (1) 지혈대 통증 시험(tourniquet pain test) : 혈압계의 압을 최대압 이상으로 높여 혈류 차단
      ① 악력계를 반복하여 잡으면 통증 유발
      ② 이때 통증을 실제 통증과 비교
   (2) 맥길 통증 질문표(McGill Pain Questionnaine, MPQ) : 감각구분영역, 동기유발감정영역, 인식평가영역에 따라 통증에 관한 어휘를 제시하고 환자가 선택하도록 함
   (3) 시각상 사상 척도(visual analogue scale) : 10cm의 직선에서 통증 정도를 거리로 표시
   (4) 언어 평가 척도(verbal descriptor scale) : 언어 강도를 측정(약하게, 중간정도, 심하게)
   (5) 수치 평가 척도(numeral rating scale) : 0에서 10까지(0은 아프지 않음, 10은 이 이상의 통증은 참을 수 없음) 표시
   (6) 얼굴 통증 평가 척도(Facial Action Coding System, FACS) : 얼굴표정을 관찰하여 통증의 정도를 4척도로 구분함

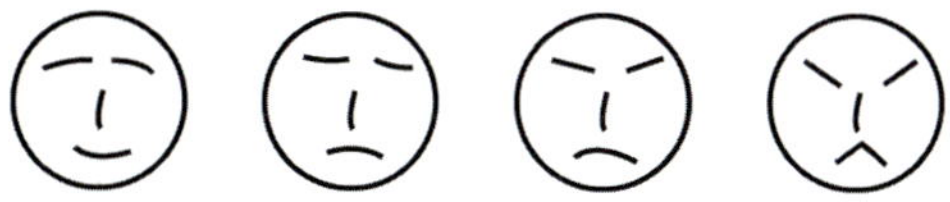

얼굴표정점수(Facial Action Coding System, FACS)

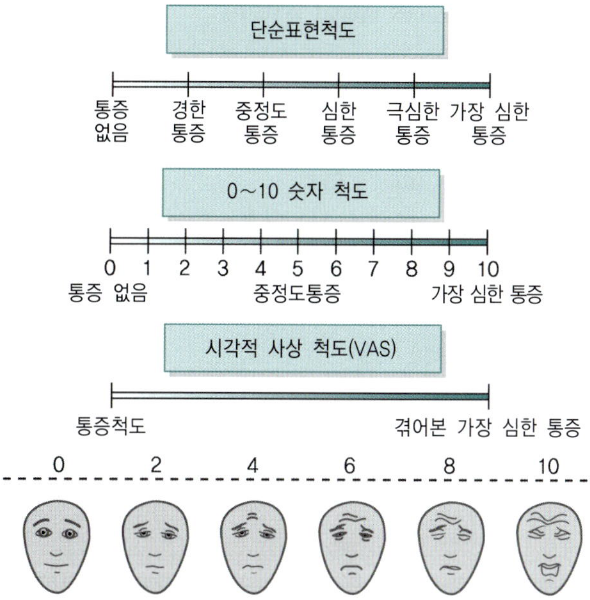

통증 척도

(7) 생리적 기능에 의한 측정

① 맥박

② 발한검사

③ 생화학 측정

④ 체열 촬영(thermograph) : 혈관의 수축, 확장으로 체온변화

⑤ 근전도(EMG) : 신경염, 경련, 공간압박, 종양

⑥ 방사선 검사 : MRI, CT, X-ray

■ 통증기전에 대한 가설

1) **특이성 이론(specific theory)**

(1) 자극되는 수용체의 종류와 그에 따라 나타나는 감각과는 일정한 관계가 있음. 파치니(Pacinian) 소체가 자극되었을 때 압각을 느끼며 자유신경종말(free nerve ending)이 자극되었을 때 통각을 느낌

(2) 모든 통각은 감각의 수용체와 1대 1의 관계를 가짐

(3) 문제점 : 정서적, 정신적 면을 포함한 중추신경계의 통증조절을 고려하지 않은 단점이 있음

2) **양식 이론(pattern theory)**

(1) 통각 및 감각은 신경섬유 크기의 해부학적 다양성에 의해 생김

(2) 큰 신경섬유로 전달되는 자극은 촉각이고 작은 신경섬유로 전달되는 자극은 통각

(3) 이 학설은 통증을 감각적인 면에서 고려했고 감각 수용체를 무시 또는 부정함. 중추신경계 통증조절은 고려하지 않음

3) **생화학적 이론(biochemical theory), 내재성 이론(endogenous theory)**

(1) 내재성 아편양 계통(endogenous opioid system)

① β-endorphin : 주로 뇌하수체, 시상하부에 집중되어 있음. 매우 강한 진통 작용을 함

② enkephalin(dynorphin, neoendorphin) : 미상핵, 편도, 수관주위 회색질, 척수의 뒤뿔을 비롯한 중추신경계에 존재함. 복잡한 조절 체계의 통증을 조절하고, 아편과 유사한 작용을 하지만 효능은 약하며 진통 효과가 짧음

(2) 통증유발 초기에 엔케팔린(enkephalin)의 작용으로 진정효과(단시간)

enkephalin 자극 → β-endorphin 방출 → 지속적 통증완화

(3) Endogenous morphine : Endorphin(내인성 모르핀)

4) **관문 조절설(gate control theory)** (기출)

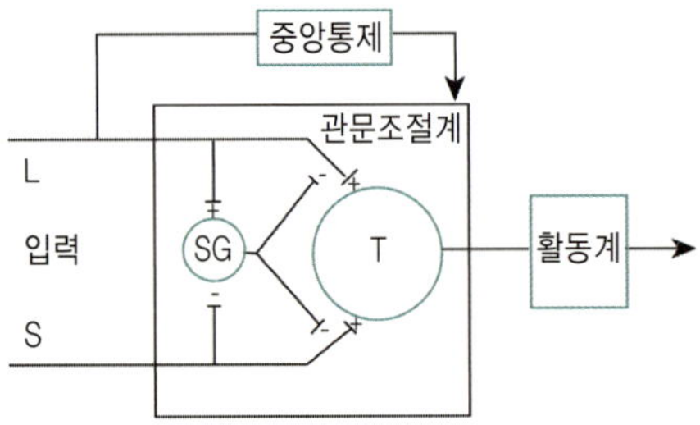

큰 신경섬유(L)와 작은 신경섬유(S)를 통해 아교질(SG) 안에 들어온 통각은 전달세포(T)에 투사된다. 작은 신경섬유를 통해서 들어온 입력은 아교질의 기능을 억제(−)하여 관문을 열어주는 작용을 하고, 큰 신경섬유를 통하여 들어온 입력은 아교질 세포의 기능을 항진시켜(+) 전달세포의 기능을 억제하기 때문에 관문이 닫혀 통증의 전달이 차단된다.

관문조절설의 모식도

SG : 아교질 세포, T : 후각의 control transmission cell(T cell), + : 흥분(항진), − : 억제

(1) 통각성 임펄스가 고위중추로 전달되는 과정에서 척추뒤뿔에 위치하는 gate control system에 의하여 1차적으로 제어를 받음

① 관문의 역할

- substantia gelatinosa(SG, 아교질 세포)
- transmission cell(T, 전달세포)

② 통각에 관여하는 척수 뒤뿔 신경세포

- 척수 : 10개의 층판(lamina)으로 구성
- 뒤뿔 ┌ Ⅰ층 : marginal neuron → Aδ 연접
  ├ Ⅱ～Ⅲ층 : SG → C fiber 연접
  └ Ⅳ～Ⅵ층 : 속질핵
- SG : presynaptic control

(2) 기전

① large(Aδ, Aβ) fiber를 통하여 들어오는 input 속도가 빠르나 SG작용이 항진(+)됨

→ negative feedback(음성피드백기전)에 의해 관문이 닫힘

→ 아교질 세포의 역할을 촉진함

② Small(C) fiber를 통해 input SG의 작용을 억제(−)함
→ positive feed back(양성피드백기전)에 의해 관문이 열림
→ 아교질 세포의 역할을 억제함
→ 전달 세포의 흥분이 서서히 증가함

(3) 자극의 강도가 어느 정도 이상(증가)이면
① Aδ fiber는 적응 현상을 일으켜 반응을 보이지 않음
② C fiber는 적응이 느려 작용이 상대적으로 증가 → 관문을 더욱 open → 전달세포의 흥분 증가 → 통증의 원리

5) **임상적 적용**
(1) anodal block technique을 이용하여 large(Aδ, Aβ) fiber만 선택적으로 영향을 줌 → 관문을 Close → 통증을 차단
(2) 현재 SG에만 선택적으로 작용하는 약물 개발

2. 치료시 일반적 사항

■ 기계의 선택

1) **치료기구의 종류** : 환자특성에 따라 기종구비
(1) **전극의 형태**
① 탄소실리콘 전극 : 전도용 젤 사용해야 유연성이 있고 값이 싼 반면 장기간 사용 혹은 목, 허리부위는 적용이 힘듦
② Karaya 전극 : 수분 보존력이 있어 hot spots(전극 아래 피부가 건조되어 일으키는 현상)는 잘 일어나지 않으나 비쌈. 인도 지방에 자생하는 카라야나무 액을 추출하여, 알코올과 섞어 만듦

(2) **전극 선택 시 일반적 기준**
① 자극할 부위나 목적에 따라 선택
② 큰 전극은 수술 후 절개통 감소
③ 작은 전극은 침전전극
④ 환자의 피부 형태에 적당한 것, 취향에 맞게 선택

■ 파형

A 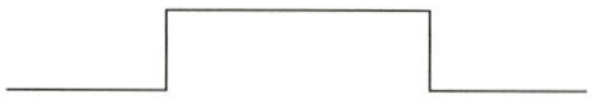 단상 직사각형파(monophasic rectangula wave)

B 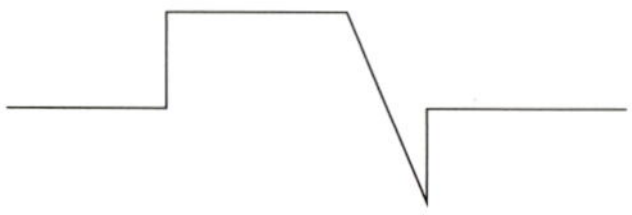 비대칭성 이상 직사각형파(asymmetrical biphasic rectangular wave)

C 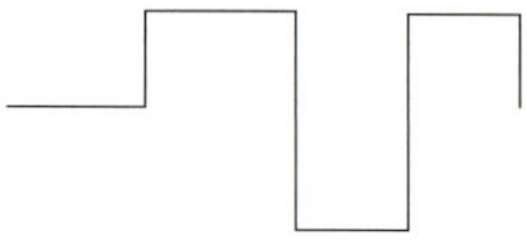 대칭성 이상 직사각형파(symmetrical biphasic rectangular wave)

D 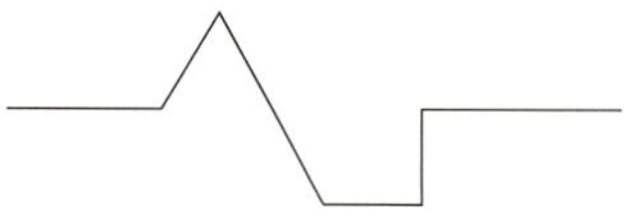 변형가시파(modified spike wave)

E 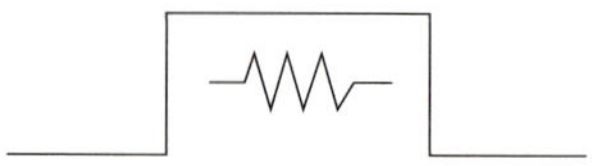 단상 직사각형 고빈도파(monophasic rectangular high frequency carrier)

3. 경피신경자극의 유형

- Pulse rate : 100～150(0～200)pps, pps＝pulse per second(진동수)
- Pulse width : 40～500(20～600)μs

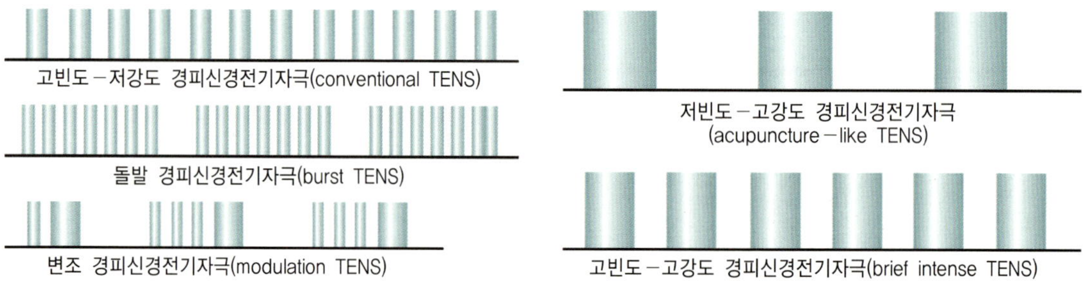

경피신경전기자극의 유형별 특징

■ **고빈도 - 저강도 TENS(conventional TENS)**

1) 전통적으로 흔히 사용하는 방법으로 75~125pps의 높은 맥동빈도, 100μs 이하의 짧은 맥동기간, 가시수축이 유발되지 않는 범위에서 시행함
2) 편안한 감을 느끼는 낮은 강도로 15~45분 자극함
3) 진통은 빠르게 나타나지만 지속시간이 짧음
4) 주로 **급성기**에 많이 사용함

■ **저빈도 - 고강도 TENS(acupuncture - like TENS)**

1) 10~20pps 이하, 주로 1~4pps의 낮은 맥동빈도와 맥동기간은 길게 하여 강한 강도로 자극함
2) 진통 2~6시간 정도로 지속하고, 진통 유발이 느리지만 진통 지속시간이 길
3) **엔도르핀 분비**가 증가하는 것으로 알려져 있음
4) 주로 **심부 통증**과 **만성통증**에 사용함

■ **고빈도 - 고강도 TENS(brief intens TENS)**

1) 150pps 이상의 높은 맥동빈도를 사용하고, 맥동기간은 200μs 이상으로 견딜 수 있는 범위 내에서 근 수축이 일어나도록 하는 매우 강한 자극임
2) 5~15분 이내 진통 작용이 시작하여 전기자극하는 동안 지속됨
3) 주로 **통증을 매우 빠르게 제거할 목적**으로 사용함
4) 통증 몸쪽부분 자극, 혹은 통증부위를 가운데에 두어 교차 통전함

■ **돌발 TENS(burst TENS)**

1) 맥동을 돌발시킴
2) 돌발변조를 주로 **7개의 맥동**을 묶음을 만들어 2~4초 간격으로 변조함
3) 저강도 돌발 TENS, 고강도 돌발 TENS로 구분함
4) **급성 통증 및 표면부 통증은 강한 강도**로, **만성 통증과 심부 통증은 낮은 강도**로 자극함

■ **변조 TENS(modulation TENS)** (기출)

1) ICT와 TENS 특징 : 변조주파수를 이용
2) 맥동빈도, 맥동기간, 강도를 변조
   (1) 맥동빈도 : 100－90－100－90pps로 변조
   (2) 맥동기간 : 150－135－150－135μs로 변조
   (3) 강도 : 10－9－10mA로 변조

경피신경전기자극의 유형별 특징과 생리학적 특성

	고빈도－저강도 TENS	저빈도－고강도 TENS	고빈도－고강도 TENS	돌발 TENS
맥동빈도	50～150pps	1～4pps	100～150pps	70～100pps
맥동기간	40～75μs	150～250μs	1500～250μs	100～200μs
자극강도	저강도, 10～30mA	고강도, 30～80mA	고강도, 30～80mA	고강도, 30～60mA
자극섬유	A－β 섬유	A－δ와 C 섬유, A－γ 섬유		
진통유발	빠름, 10～20분	느림, 20～30분에서 1시간	빠름, 5～15분	중간
진통 지속기	짧음, 20～30분에서 2시간	길, 2～6시간	짧음	중간
순응현상	있음	거의 없음	있음	거의 없음
엔도르핀 분비	없음	있음		있음
날록손반전	없음	있음	있음*	있음
기전	관문조절설 반자극효과 겉질억제	엔도르핀설 (β-endorphin)	양극전도차단 반자극효과 겉질억제	엔도르핀설 겉질억제
채널선택	단일, 이중	단일, 이중	단일, 이중	단일, 이중
전극배치	일측, 양측 선로배치 교차배치 V자배치	일측, 양측 선로배치	일측, 양측 선로배치 교차배치	일측, 양측 선로배치 교차배치 V자 배치
이차전극배치	반대배치 위목뼈 가로 두개	반대배치 무관부위	반대배치 무관부위	반대배치 무관부위
최적자극배치	통증부위 척수분절	관련근육원섬유마디 원격부위	통증 근부위 통증부주위 통증부위교차	통증부위 관련근육원섬유마디 원격부위

* 세로토닌 길항제인 parachlophenylalanine(PCPA)에 진통작용이 반전됨

4. 전극배치 방법 (기출)

■ 특수점(specific placement point) 배치법

1) 경혈점(acupuncture point) : 12경락(피부의 저항이 낮다), 말초신경 위치에 많음
2) 운동점(motor point)
3) 발통점(trigger point) : 동통이 있는 근육에 나타나는 비정상적 부위로, referred pain이 나타남

■ 통증부위(painful region) 배치법

1) 현재 통증이 발현되어 있는 부위에 전극을 배치하는 방법
2) 가장 많이 사용함
3) 특수점과 일치하는 경우가 많음

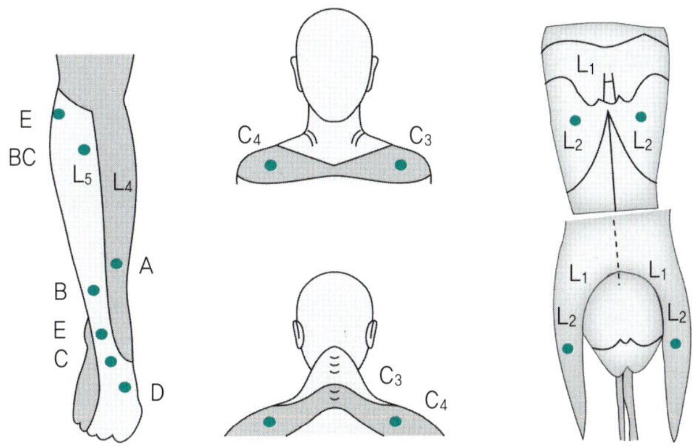

피절의 전극배치

피절의 비특수부위(A), 앞정강근 및 짧은종아리근의 운동점(B), 경혈(C), 발통점(D), 신경주행부위(E) 등에 전극을 대준다(왼쪽). 3, 4번째 목척수신경의 피절 안에 전극을 대준다(가운데). 1, 2번째 허리척수신경의 피절에서 양쪽에 전극을 대준다(오른쪽).

■ 피부분절(dermatome) 배치법

한 척수신경뿌리(nerve root)의 감각신경에 의해 지배되는 피부영역, 즉 피절에 전극을 배치하는 방법임

■ 척수구획(spinal cord segment) 배치법

척추뼈몸통과 가시돌기, 척추사이구멍, 신경뿌리 사이의 해부학적 관계를 이해하고 이를 통해 정확한 척수수준(level)에 전극을 배치하여 통증을 전달하는 신경근의 작용을 억제하는 방법임

■ 말초신경(peripheral nerve) 배치법

신경 주행경로를 따라 상에서 피부에 가깝게 위치한 부위에 전극을 배치하는 방법임

■ 신경얼기(nerve plexus) 배치법

motor line을 따라 한 전극은 현재 발현되고 있는 통증과 관련이 있는 신경얼기에 배치하고, 다른 한 전극은 말초신경이 있는 부위에 배치하는 방법임

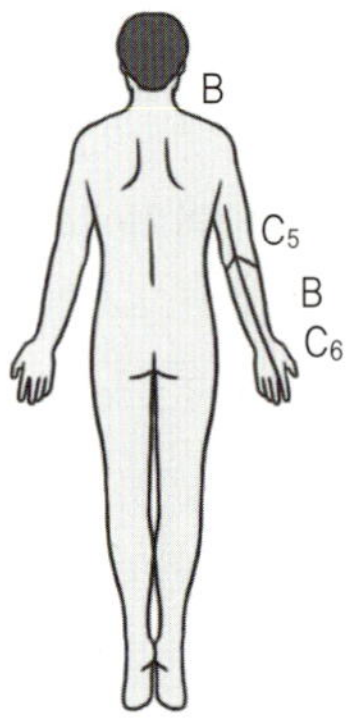

척수구획 배치법

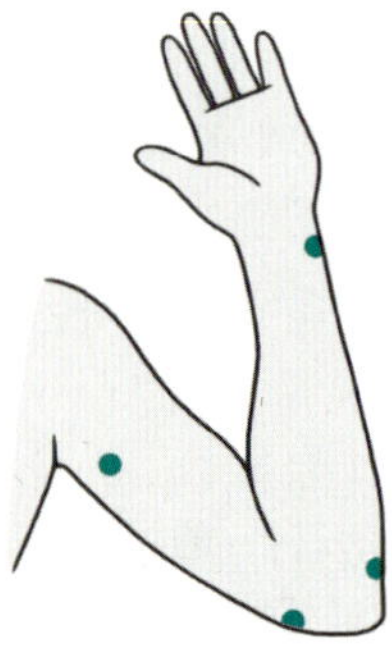
말초신경 배치법

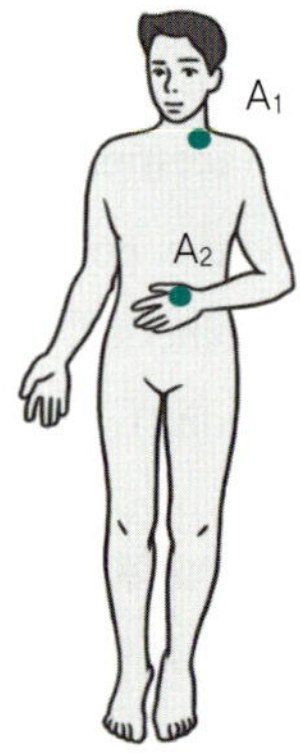

신경얼기의 전극배치

5. 경피신경자극의 임상적 적용

■ 적응증(indication)

1) **급성통증**
   (1) 경미한 목타박상, 갈비뼈 타박상
   (2) 경미한 발목 삠
   (3) 급성척추통, 턱관절의 근막통증 부전, 급성치통, 급성힘줄윤활막염에 의한 통증, 무릎넙다리통증, 기타의 급성통증
2) **만성통증**
   (1) 만성허리통증
   (2) 만성 류마티스관절염(RA), 만성 퇴행성관절염
   (3) 만성 작열통
   (4) 말초신경손상으로 인한 만성 환지통
   (5) 암으로 인한 만성편두통
3) **수술 후 통증** : 보통 절개부 주위에 고빈도 자극
4) 기타 부수적 효과 이용
   (1) Raynaud's disease
   (2) 다발성 신경병
   (3) 암 치유

■ 금기증(contraindication)

1) pacemaker 착용자
2) 목동맥팽대위의 전극배치
3) 임산부
4) TENS를 싫어하는 환자
5) 피부를 자극할 우려가 있는 환자

EXPLANATION

은전극자극치료(SSP)

1. 은전극자극치료(silver spike point therapy) (기출)

1) SSP(Silver Spike Point) 전극을 사용하여 치료하는 방법
   (1) Silver Spike Point Electrode를 효과점(급소)에 배치하여 저주파를 통전시키는 요법
   (2) 표면전극을 사용한다는 관점에서 SSP치료법을 경피전기침점 자극요법(Transcutneous Electrical Acupuncture point Stimulation therapy, TEAS)이라고 함
2) SSP요법의 탄생 : 침 마취 → 저주파 침 요법 → SSP요법
3) 역사
   (1) 1971년 닉슨 대통령과 다나카 수상이 중국방문계기로 중국의 침 마취가 전 세계에 보도(40만 명의 수술 성공, 90% 성공률, 수술 종류는 250가지로 보고)
   (2) 일본 : 오사카 의대, 통증 센터에서 수년 전부터 통증 연구 또는 치료(1972년 수술에 첫 성공)
4) TENS와 SSP의 차이점
   (1) TENS와 SSP는 체표면을 저주파 전기로 자극함으로써 약물 등으로는 기대할 수 없는 진통효과를 얻는다는 점에서는 같음

TENS와 SSP의 차이점

	SSP	TENS
개발의 유래가 다름	침 마취라고 하는 실천을 통하여 생겨남	관문조절설(gate control theory)이라는 이론의 산물로서 생겨남
치료점이 다름	효과점을 지향함	단순히 동통 국소, 또는 신경지배에 의거하여 치료점을 잡는다는 차이가 있음
전극의 형상이 다름	치료효과는 특수한 형상을 갖춘 SSP 전극을 사용함	단순한 평판전극으로서 그 효과도보다 단순함
통전 방법이 다름	저빈도저주파를 주로 사용함	중간 또는 고빈도저주파를 사용함

   (2) 파형
      ① SSP에서는 침 마취 특유의 쌍극성 대칭파를 사용함
      ② TENS는 반드시 그렇지는 않음

2. SSP 전극

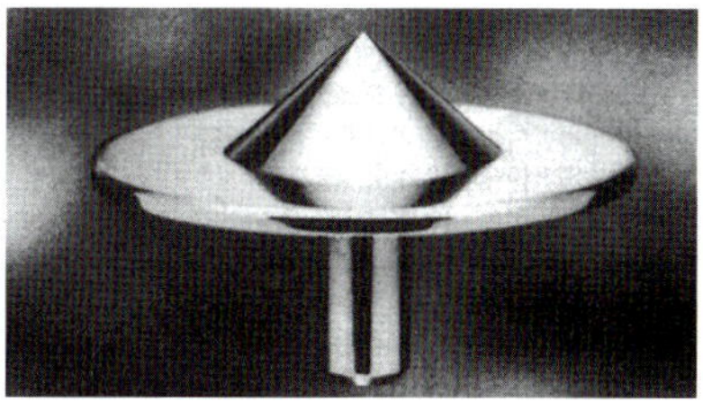

1) **은전극**
   (1) SSP전극이란 Silver Spike Point Electrode의 약자로 전기 통전성을 좋게 하기 위하여 은도금한 원뿔 모양의(spike like) 삼각원추형전극을 말함

(2) 치료 시에는 SSP전극을 효과점에 배치하고 반창고나 밴드 등으로 고정하는데 이것은 효과점에 압박자극을 가함으로써 침을 삽입한 경우와 비슷한 자극효과를 얻을 수 있게 하기 위한 것. SSP요법은 “침이 없는 침요법”(needle less acupuncture)이라고 흔히 일컬어지고 있음

2) **SSP 전극의 형태**

(1) 표준 SSP 전극

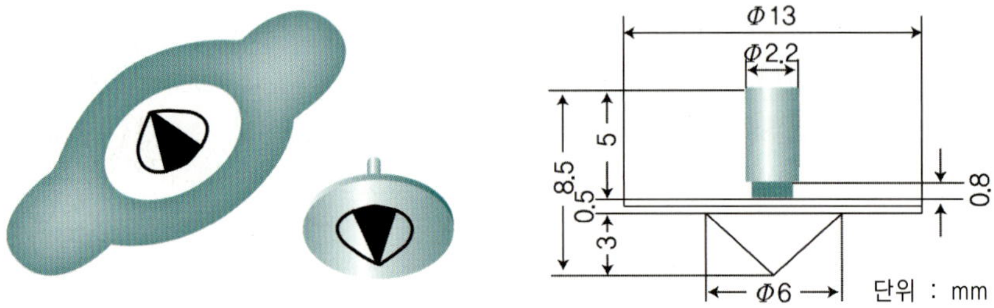

(2) 이개용 SSP 전극

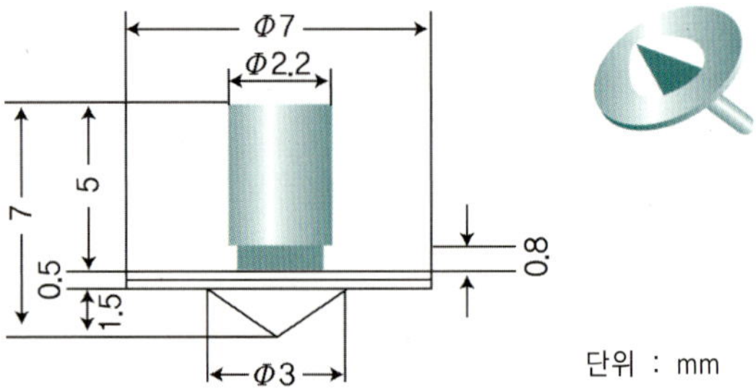

(3) 흡입식 SSP 전극

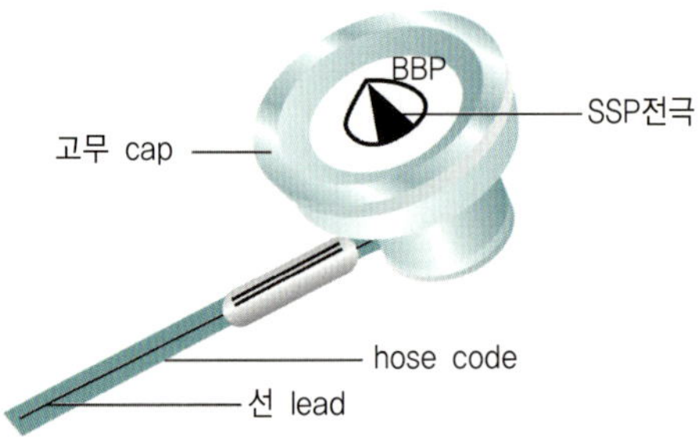

① 흡인의 강도는 H(강), M(보통), L(약)의 3단계로 나뉘어 있음
- L : 100～140mmHg
- M : 145～195mmHg
- H : 260～300mmHg

② 일부기계
- 처음에 H로 흡인하여 3분이 지나면 M으로 내려가도록 되어 있음
- 장시간(30분 이상) 통전하는 경우에는 낮은 흡인력을 사용하도록 함
- 흡입력에 의해 수포가 생길 가능성이 있음

3) **SSP 전극의 전류분포**

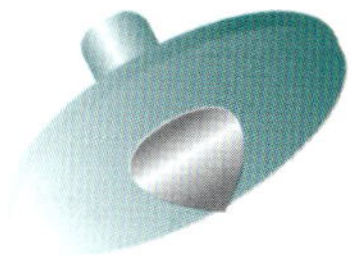

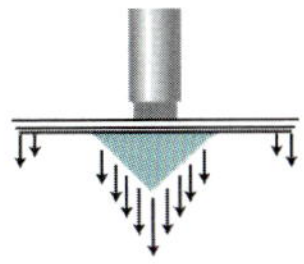

3. SSP 치료의 적용

1) SSP 치료의 장점
   (1) 환자에게 안도감을 줌
   (2) 쾌적한 자극으로 치료
   (3) 특히 어린이 치료에 적합
   (4) 과민증환자에게 적합
   (5) 부작용이나 합병증이 없음
   (6) 자유로운 체위의 치료가능
   (7) 수단이 용이하고 치료가 간단함
   (8) 자극 강도를 적절히 조절할 수 있음
2) SSP 치료의 단점 : 거의 단점을 발견할 수 없는데 모발제거가 문제점
3) SSP 치료의 적응증
   (1) 두통(근긴장으로 인한 두통)
   (2) 얼굴통(부정형 얼굴통이나 증후성 3차 신경통)
   (3) 얼굴신경 마비
   (4) 아래턱관절증
   (5) 목통증(충돌로 인한 손상이나 목뼈 연골증)
   (6) 어깨결림
   (7) 유착성 관절낭염
   (8) 허리통증(변형성 무릎 관절증)
   (9) 류마티스성 관절염
   (10) 근막성 통증
   (11) 외상후 창부통
4) SSP 치료의 금기증
   (1) 피부염
   (2) 심장에 pacemaker 장착 시
   (3) 심장질환
   (4) 뇌혈관장애 직후
   (5) 고열 환자
   (6) 임신초기
   (7) 저주파 금기증

EXPLANATION

고전압맥동평류(High voltage galvanic stimulation)

1. 특성(기출)

1) 고전압 펄스형 평류를 이용한 자극
2) **높은 전압과 짧은 전류를 특징으로 하는 쌍극파(이중 펄스파, twin pulse)**
3) 100~500V 전압, 최대강도 300~400mA 전류
4) 50~100μs 펄스지속시간
5) 자극시간이 매우 짧고 대신 순간전압이 높아 조직손상 없이 깊은조직 자극이 가능
6) 변성근 수축유발 안 됨. 그러나 부분변성이나 전체근육들은 반응을 보임
7) 양극이나 음극이나 발생하는 화학적 산물의 생성이 없고, 피부의 pH 변화가 없음

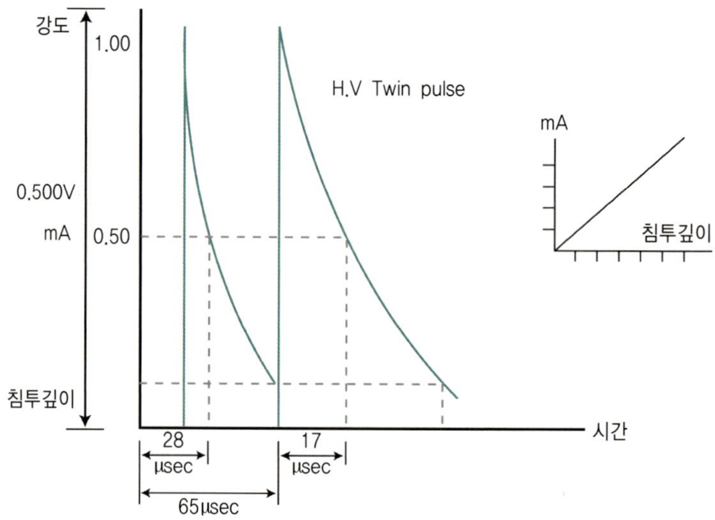

고전압평류자극법에서 주로 이용되는 트윈파크단상파

2. 적응증(indication)

1) **통증감소(완화)**
   (1) 아주 작은 전극사용 : 좁은 부위에 극도의 통증 있는 자극제공(counter irritation)
   (2) 큰 전극사용 : 통증 있는 섬유의 자극최소화, 감각섬유의 자극을 최대로 함
   (3) 관절염, 척수 신경근통, 윤활주머니염, 삠, 좌상에서의 통증경감
2) **관절 가동성의 증가(increased joint mobility)**
   (1) 동통감소로 인한 관절가동성 증가
   (2) 골절, 반달연골 절제술, 뼈관절염, 유착성 관절낭염
3) **말초 순환의 증가**
   (1) 간헐성 근 수축으로 인한 근육의 펌프효과
   (2) 교감신경의 뉴런을 직접적으로 자극(심부 침투자극-교감신경자극)

4) **궤양의 치유**

(1) 궤양에 양성전하의 전위가 존재하여 양극전극의 추가로 회복가속

(2) 음극은 bacteria 파괴효과(표재순환 증가로)

5) **근경축의 감소(decreased muscle spasm)**

강한 근 수축 : 큰 근육의 이완, 동통 경감으로 근경축 감소

6) **외상 후 부종감소**

부종완화 방법 : 근육의 펌프작용, 감각(림프계)자극, 체액이동증진

3. 금기증(contraindication)

1) 순환장애가 있는 환자
2) 목동맥 위의 자극
3) 심장을 가로지르는 자극
4) 간질발작환자
5) 임신 중의 여자
6) pacemaker 착용자

4. 적용(dosage)

1) 강도(intensity) : 환자가 견딜 수 있는 범위 내
2) 펄스율(pulse rate) : 질환이나 사람에 따라(80pulse/sec)
3) 시간(treatment time) : 보통 20분 정도, 부종인 경우 30분

5. 전극(electrode)

1) 활성전극(보통 양극)(1개 또는 2개) : 동통, 부종있는 부위, 이환(contract of disease)된 부위

2) 비활성전극(음극) : 허리영역, 목 부위

3) 볼트(volt) : 기호 V

(1) 1A의 불변전류가 흐르는 도체의 두 점 사이에서 소비되는 전력이 1W일 때 그 두 점 사이의 전압 및 이에 상당하는 기전력을 말함

(2) 1V=1W/A

4) 와트(Watt) : 기호 W

(1) 1s(초)에 1J(줄)의 일을 하는 일률을 1W로 정함
1W=1J/s=107erg/s

(2) 주로 전력의 단위로 쓰는데 이 경우에는 1V(볼트)의 전압으로 1A(암페어)임

5) 줄(joule) : 기호 J

(1) 1J=1N·m=107erg

(2) 1J은 1N의 힘으로 물체를 1m 움직이는 동안에 하는 일 및 그 일로 환산할 수 있는 양에 해당하며, 1W의 전력을 1초간에 소비하는 일의 양과 같음

6) 에르그(erg) : 기호 erg

1dyn의 힘이 그 힘의 방향으로 물체를 1cm 움직이는 일이 1erg임

| EXPLANATION

역동전류(Diadynamic current)

1. 정의

교류 정현파를 정류한 형태의 정현 직류로 힘 있는 전류를 의미

2. 물리적 특성(physical properties)

1) **fixed dephase(DF)** : 50Hz의 주파수를 가진 정류된 교류의 전파(full-wave)

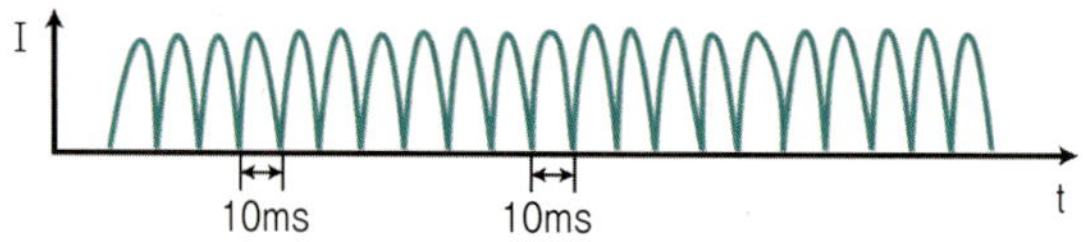

2) **fixed monophase(MF)** : 50Hz의 주파수를 가진 정류된 교류의 반파(half-wave)

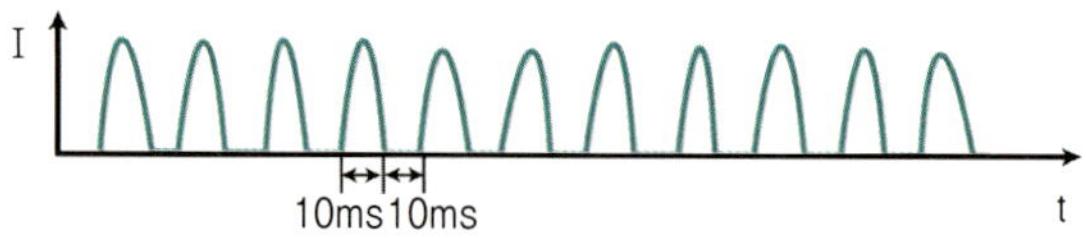

3) **short periods(SP)** : DF 및 MF의 같은 상(phase)이 간격을 두는 기간이 없이 교대

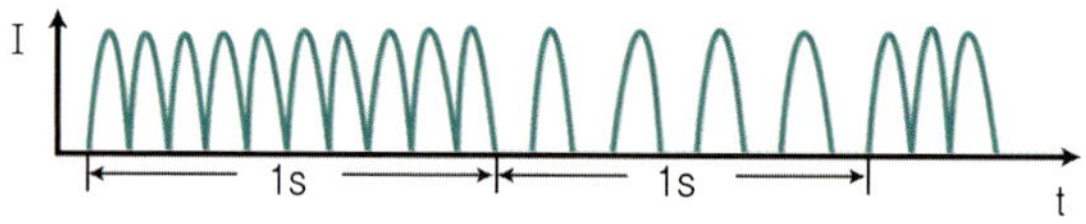

4) **long periods(LP)** : 구성은 10sec의 MF상이 있고 그 뒤를 5sec의 DF상이 따르는데, 거기서는 peak 강도가 상승한 다음에 하락하는 일반적인 경향에 의하여 변화

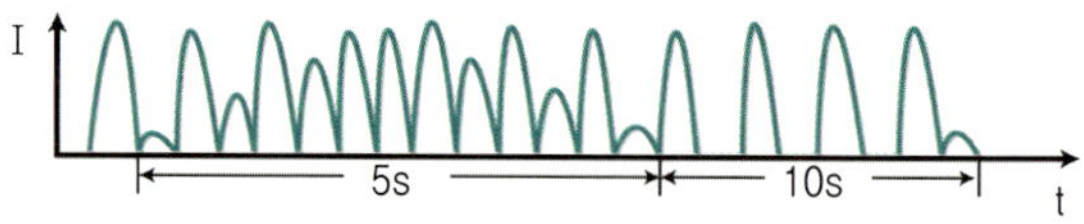

5) **syncopal rhythm(RS)**
   (1) 1sec의 MF 상 다음에 1sec 휴식기가 뒤따르는 것으로 구성
   (2) dynamic current는 기본적으로 정현파(sinusoidal) 전류의 변화

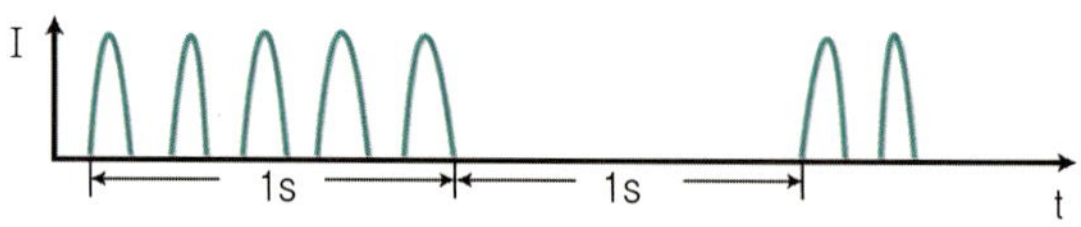

3. 생리적 효과

1) **차폐(masking)**
   (1) 흐름이 중단되거나 차단된 곳
   (2) 감각신경 흥분성이 변화, 즉 역치가 상승하므로 DF전류를 사용하면 효과적임
2) **혈관운동의 효과(vasomotor effects)** : histamine의 유리의 결과로 혈관확장과 충혈(MF)
3) **근육자극** : CP 및 LP 전류사용은 근육의 수축자극을 받아 근육의 혈류량을 증가함
4) **진동감각자극(stimulation of vibration sense)** : 동통의 중추적 차폐를 일으킴(RS)

4. 적응증(indication)

1) 동통 및 부종 경감
2) 연부조직 손상 : 삠, 좌상, 상과염
3) 관절 장애 : 관절염, 관절 고정 후
4) 순환 장애 : 레이노드병(Raynaud's disease), 편두통
5) 말초신경 장애 : 신경통, 신경염, 대상포진, 척수 신경근병
6) Raynaud's disease
   (1) 지지동맥의 혈관성 경련증후군, 혈관운동, 신경장애, 혈액 결핍초래
   (2) 손발이 차가우며 창백해지고 경련이 일어나고 통증(벌레가 기어가는 듯한 촉감)이 느껴짐

5. 금기증(contraindication)

저주파 치료의 금기증과 매우 유사

6. 적용 방법(methods of application)

1) **통점의 적용(pain spot application)**
   (1) Bipolar technique : 양극은 통증부, 음극은 인접부
   (2) 단극식 : 음극은 몸쪽부분 또는 통증부위에 공급되는 신경근 위
2) **신경 간의 적용**
   (1) 두 개의 전극을 적절한 말초신경 경로 따라 자극 시
   (2) 타진통(tingling sensation) 감각을 느낌
3) **척추 주위의 적용**
   (1) 동통이 있는 부위에 공급되고 있는 신경근 level
   (2) 척추 양측 모두
4) **향혈관성의 적용** : 이환된 혈관의 통로를 따라
5) **근육에너지의 적용**
   (1) 2개의 전극을 힘살의 각 말단에 배치함
   (2) 하나의 전극은 motor point에 다른 하나는 몸쪽부분(monopolar technique)에 위치시킴
6) 가로**지역의 적용** : 관절 치료 시 전극들이 관절의 반대에 오도록 위치시킴

7. 치료방법

1) 강도
   (1) 한정된 진통이나 쑤시는 감각이 느껴질 때까지 증가함
   (2) Burning sensation과 강축성 수축이 없어야 함
2) 시간
   (1) 대부분 단일 적용은 3분임
   (2) 전체적용 : 10~12분 ↓
   (3) 횟수 : 총 6~7회, 매일 또는 격일

EXPLANATION

기능적 전기치료

1. 특성

1) 주로 신경근 지배를 받는 근육이나 위운동신경세포(upper motor neuron) 장애 환자에게 전기적으로 자극하여 기립, 보행, 일상생활동작을 치료하는 저주파치료기의 일종임
2) **기능적 전기자극 치료(Functional Electrical Stimulation, FES)**는 pad를 motor point에 부착시키고 높은 강도로 반복적 근 수축을 유발시키는 방법임
3) 보행 또는 작업 중에 자극하여 기능을 보조 또는 대신함

2. 적용

1) 뇌졸중 후 상지 재활
2) 뇌성마비 보행보조
3) 뇌성마비 상지치료
4) 발목처짐 부목
5) 척수손상의 보행 보조
6) 방광과 장의 자극
7) 상기도 자극 및 기침 유도
8) 척추옆굽음증

3. 치료효과

1) 근경련 조절
2) 자율운동기능 촉진과 재교육
3) 국소 혈액순환 작용
4) 어깨관절 탈구시 치료 및 예방

5) 중추신경계 환자의 발처짐(foot drop) 방지 및 감각 능력 증가
   (1) 보행훈련을 위한 기능적 전기자극
   (2) 흔듦기 동안 발등 굽힘 보조
6) 근위축 방지, 지연
7) 근력강화, 지구력 증진
8) 관절가동범위 유지 및 증가

4. 적응증

1) 무용성 위축
2) 관절가동범위의 증진
3) 근 재교육과 촉진
4) 경련성 관리
5) 보행훈련
6) 일차성 척주옆굽음증
7) 어깨관절 아탈구
8) 부종의 관리
9) 근력과 지구력 증진
10) 위운동신경세포성 마비환자(편마비, 대부전마비, 뇌성마비, 다발성 경화증, 척수손상환자)
11) 삼킴곤란

5. 금기증

1) 이완성 마비
2) 다발성 경화
3) 관절 불안정
4) 비만
5) 조절할 수 없는 경련
6) 무용성 위축
7) 뼈엉성증
8) 근육병

EXPLANATION

미세(극저)전류 전기자극

- 전류량 1mA(1,000μA) 이하의 낮은 전류를 이용함
- 전기 자극 감각을 느낄 수 없음(아감각성 경피신경 자극)

1. 특성과 자극원리

1) 일반적으로 직사각형의 단상파 혹은 양상파 맥동전류를 사용함
2) 세포수준에서 세포활성화를 통해 통증, 조직치유 촉진 등에 효과가 있음
3) 매개변수 조절
   (1) 맥동주파수 0.1～1,000pps에서 가능
   (2) 진폭 0～999μA
   (3) 극성조절 스위치 : 극성 선택 혹은 극성교대
   (4) 파형 : 단상직각파형, 급성통증－부드러운 파, 만성통증－날카로운 파

2. 주요전극과 전극방법

1) 패드전극, Y자형 탐침전극, 탐침전극, 집게전극
2) 패드전극을 이용한 방법 : 통증 부위 배치
3) 근육재생 향상방법 : 근육 손상과 약화
4) 조직재생 향상방법 : 근육 삠(염좌) 및 타박상, 화상 관절염, 힘줄염, 윤활낭염
5) 골지힘줄기관 방법 : 골지힘줄기관 치료

간섭전류 및 중주파

EXPLANATION

중주파 전류(Medium frequency current)

1) 3,000Hz와 600Hz 사이의 주파수에서 전자의 흐름 방향을 교대시킴
2) 감각 및 운동신경을 자극하여 피부의 저항과는 거의 대항하지 않음
3) **중주파의 사용 목적은 피부저항을 감소시키는 것**

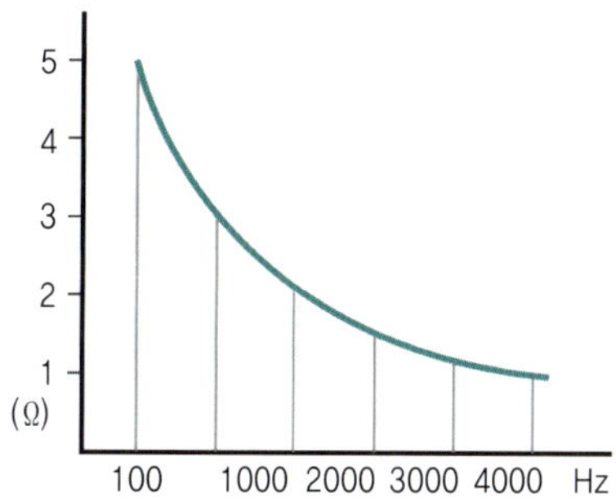

주파수(Hz)와 피부저항(Ω)과의 관계

EXPLANATION

간섭파 전류(Interference current)

- 1Hz와 100Hz 사이의 간섭파를 유발하기 위하여 4,000Hz 안팎의 중주파를 이용
- 주로 사용 전류 : 4,000Hz, 4,100Hz
- Nemec에 의해 처음 소개 : 피부저항을 최소화하면서 깊은조직에 효과적으로 자극

1. 간섭파 전류 치료의 원리

1) 물리적 특성

(1) 파의 진행

① 파동 : 매질 내의 한 지점에서 일어난 진동이 차례로 둘레에 퍼져 가는 현상

② 인접부분으로 규칙적으로 전달되어 나가는 현상

(2) 파의 중첩

① 서로 반대 방향의 두 파가 만나면 그 진행에 교란을 받지 않으나 두 파동이 겹치는 곳에서 파형이 달라짐

② 중첩의 원리 : 두 개의 변위가 같은 방향이면 서로 도와 커지고 반대 방향이면 상쇄되어 작아지게 됨

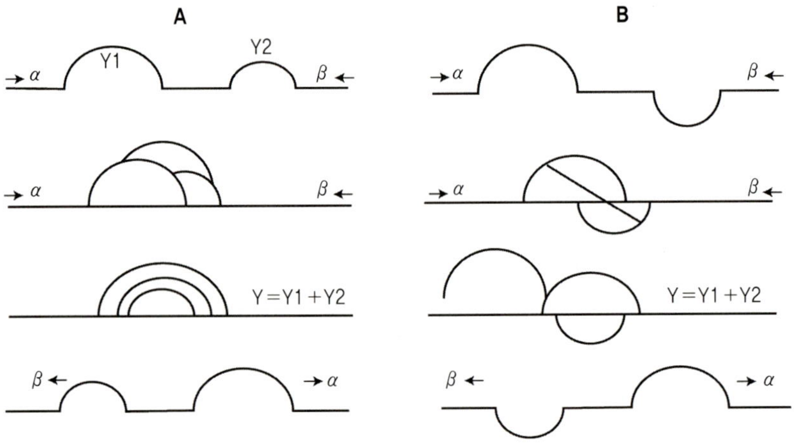

(3) **파의 간섭** : 두 개의 파동이 한 매질에서 전파되다 중첩될 때 강해지는 부분과 약해지는 부분이 생김

① **보강간섭** : 골과 골의 중첩 또는 마루와 마루의 중첩(A)

② **상쇄간섭** : 골과 마루가 중첩이 되면 합성 변위는 약해짐(B)

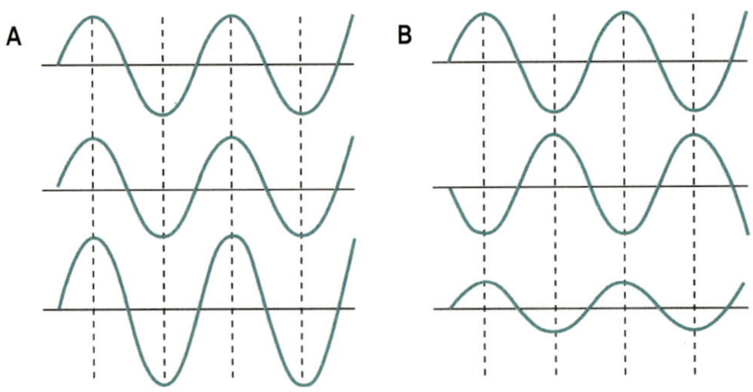

(4) **맥놀이파 간섭전류(beat frequency interference current)**

① 맥놀이(beat) : 음파나 전파에서 모두 관찰됨

예) 진동수의 차가 극히 작은 두 음파가 겹치어 중간이 되는 진동수의 음이 주기적으로 강해졌다 약해졌다 하는 현상

- 맥놀이 주기 : 합성된 두 파의 변화 주기
- 맥놀이의 수/초 : 두 파의 진동수와 같음

예) 4,000Hz에 150Hz 맥놀이파 필요하면 4,150Hz 선택

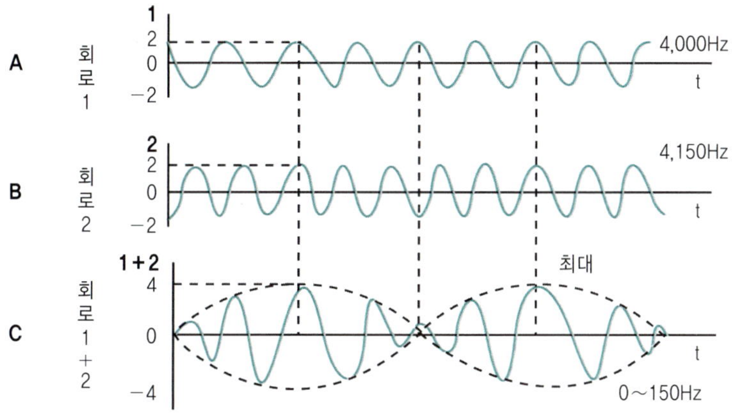

② 2개의 중주파 교류전류가 수직 및 선상으로 교차하면 그 부위에서 간섭현상이 일어나고 새로운 저주파가 형성됨

(5) **변조심도**

① 두 파가 일으킨 간섭이나 보강의 크기를 말하며 백분율(0~100%)로 표시함

② 높을수록 치료 목적에 적당한 전류임

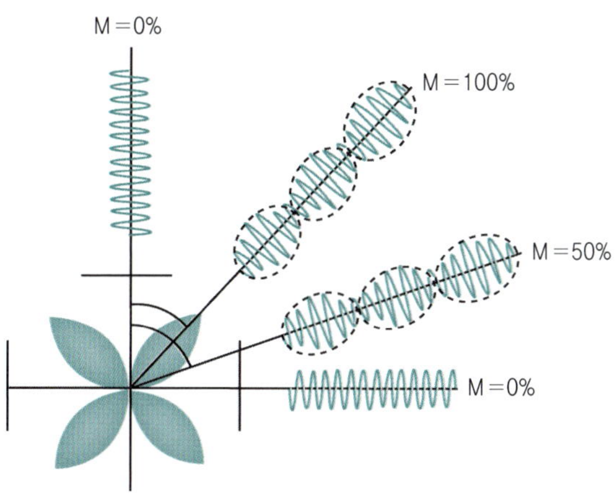

방향에 따른 변조 깊이의 변화

(6) **최대 정적 간섭 효과의 방향** (기출)

① 최대 간섭효과 : 두 쌍의 전극들 사이에 있는 수직선에 대하여 **45°이루는 지점에서 최대**효과

② 정적모드 적용 시 : 4극 전극 배치법에 이용됨

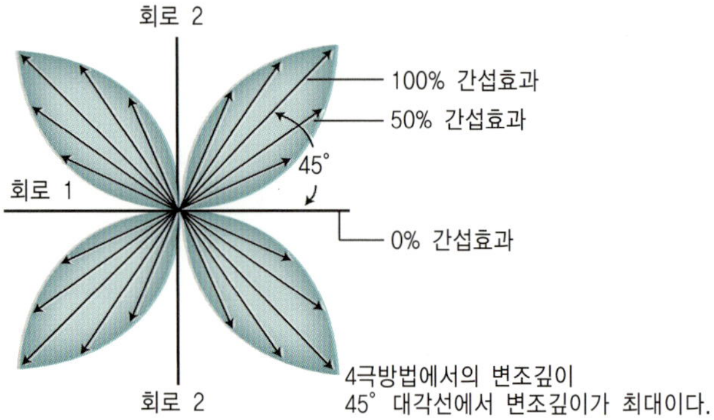

최대 간섭효과

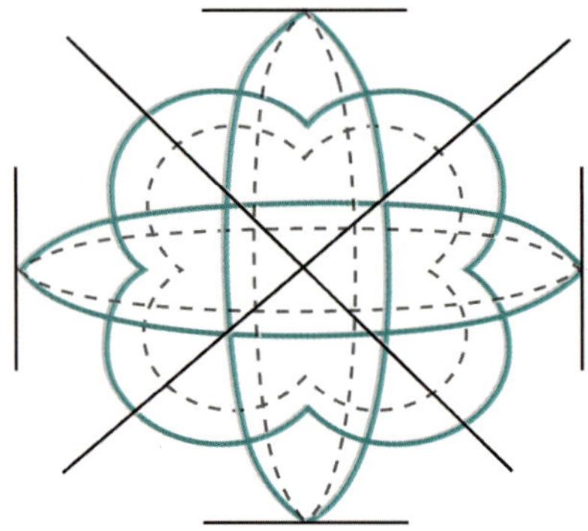

90-120-90Hz
다양한 맥놀이의 주파수를 이용한 내적 자극

(7) **최대 간섭 scanning 효과의 방향**

① 내적 정적 간섭계를 상하로 회전 : 훨씬 큰 조직 부피를 통하여 전류를 흘릴 수 있음

② Scanning 효과 : 한 회로의 전류강도가 일정하게 유지되는 동안 다른 회로의 전류 강도를 다양하게 변화시킴으로써 얻을 수 있음(환자의 치료 부위가 명확하게 드러나지 않을 때 많이 사용)

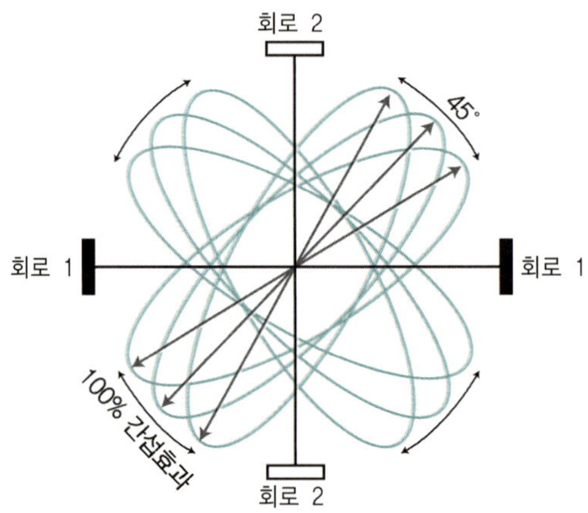

20-70Hz 주파수 필요 시

- 고정 주파수 조절기를 20Hz로 선택
- 진동 주파수 조절기를 50Hz로 선택
- 고정주파(constant) : 눈금에 제시된 것
- 상승 10초, 하락 5초
- 리듬 : 낮은 수치로부터 높은 수치까지 변화하면서 진동을 의미

(8) **입체 동적 간섭전류**

① x, y, z축으로 3쌍 전극으로 입체화시킨 것

② 3개의 진폭이 일정한 5,000Hz의 중주파와 정현전류가 동일 매질 내에서 중첩될 때

③ 3차원 간섭장이 형성 : 세 쌍의 전극 적용, 마사지 효과

(9) **전극의 위치에 따른 치료 전극 배치방법**

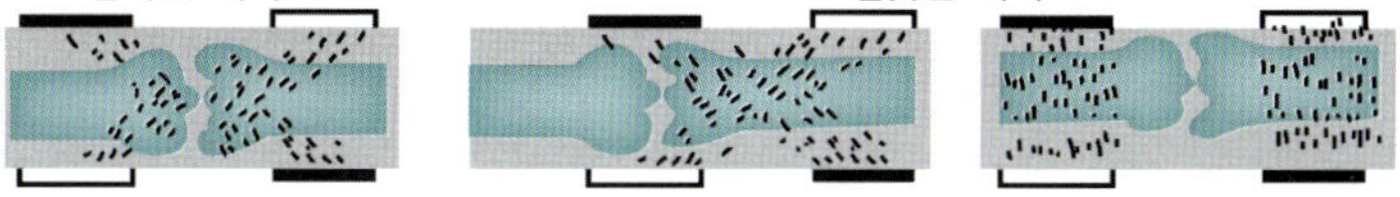

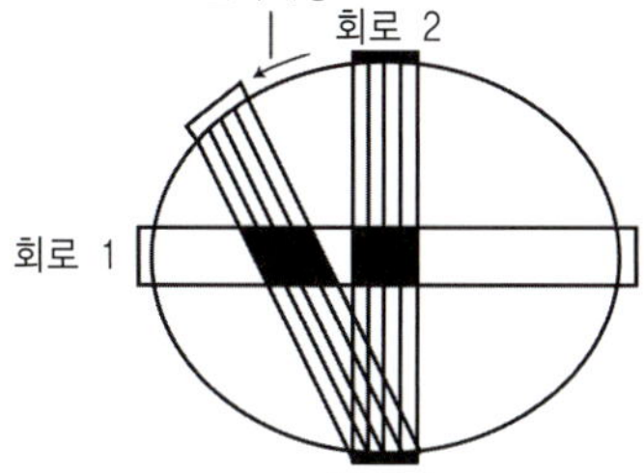

2) 전기운동(electrokinesy) : 장갑형 전극으로 치료 부위 변화(치료사가 장갑을 끼고 시행)
3) 파동전류(surged current)
   (1) 전기 운동 방식으로 더욱 파동치게 됨
   (2) 파동수 2~12/분
4) 평류전류에 의한 간섭전류(interferential current with galvanism) : 직류전류와의 합작으로 간섭전류 치료 효과

2. 간섭 전류 치료의 생리학적 효과

❋ 생리학적 효과에 영향을 미치는 인자들

- 선택된 주파수의 범위
- 사용된 전류 강도
- 병변의 정확한 국소화
- 원하는 효과의 기초를 이루는 병리 생리학
- 리듬 또는 고정적인 진동 주파수 사용
- 양호한 눈금 측정과 전극 배치의 정확성
- 순환 및 신경학상 기능의 존속(patency)

진폭 변조 주파수와 파형에 따른 간섭 전류 치료의 생리적 효과

변조주파수 및 파형	생리적 효과
100 beat Hz 고정파	이온 미세 진동, 혈관확장, 진통작용, 교감신경계의 기능 억제
1. 2.~10 beat Hz 고정파	운동신경 자극으로 근수축 유발
1~100 beat Hz 율동파(리듬)	이온운동 촉진, 국소 충혈, 세포활성 증진, 정맥 및 림프순환 증진, 조직긴장 및 혈관의 긴장증가(부종완화, 치유과정촉진)
90~100 beat Hz 율동파(리듬)	혈관확장 진통 작용
1~10 beat Hz 율동파(리듬)	운동신경 및 조직의 자극효과, 혈관 확장 효과, 펌프 작용 증진(부종 완화)

1) **100Hz 고정주파(100Hz constant)**
   (1) 직접적 자극 : 교감 신경계의 억제
   (2) 혈관 확장 : 동통의 대사산물 제거, 삼출물 이동 → 동통의 경감
2) **1~10Hz 고정주파**
   (1) motor nerve에 특수한 효과를 나타냄
   (2) 조직의 이온 이동, 근육의 수축
   (3) 정상근만 수축 가능함
   (4) 느낌이 좋음
3) **1~100Hz의 리듬주파(1~100Hz rhythmic)**
   (1) 세포 내 이온 운동 촉진, 조직의 율동적인 흥분과 이완을 교대
   (2) 정맥과 림프관의 흐름 증가, 부종의 경감, 치유 과정의 촉진
4) **90~100Hz 리듬주파(90~100Hz rhythmic)**
   (1) 15초의 박자로 변하는 90－100－90Hz의 자동적인 주파수의 변화
   (2) 기본적인 효과는 진동, 혈관 확장의 효과
   (3) 편두통과 위팔 신경통 같은 신경통형의 동통에 유효
5) **1~10Hz 리듬주파**
   (1) 운동신경과 조직에 대한 자극 효과
   (2) 혈관 확장, 삼출물의 흡수
6) **전기 운동(electrokinesy)**
   (1) 4,000Hz의 전류에 의한 50Hz
   (2) 장갑형 전극에 의해
   (3) 동통과 근경축이 있는 환자에게 유용
7) **임펄스 전류(impulse current)**
   (1) 50Hz에서 파동치는 정류된 중주파 직류전류(medium frequency D.C)
   (2) 양극 기술(bipolar technique)에 의해 적용
   (3) 0.1ms의 펄스 기간이 있는 4,000Hz의 주파수임
   (4) 강력하고 지속적인 진통 효과

> **＊ 치료 효과**
> 진통 작용, 근 수축 유발, 이완 유발, 혈류량 증진, 부종 혈종 흡수, 염증 완화, 창상 치유 과정 촉진, 요실금 완화

3. 간섭파 전류의 특성(장점)

1) 주파수와 피부 저항은 반비례를 가짐
   → **간섭 전류는 높은 주파수로 자극하기 때문에 피부저항이 낮아져 전류 통전시 통증이나 불쾌감이 없이 치료 과정 동안 편안함을 느낄 수 있음**

2) 에너지 손실이 없이 체내 전달이 잘됨
3) 전기분해 작용은 강한 강도로 자극해도 화상의 위험이 없음
4) 전극 위치에 따라서 치료 부위는 쉽게 선택하여 자극할 수 있음
5) 특정한 부위, 깊고 넓은 부위를 효과적으로 자극할 수 있음
6) 한 방향이 아닌 두 방향의 강한 자극으로 넓은 부위 자극할 수 있음
7) 역동적으로 자극하여 겹치는 부위 내에서 교차 자극을 삼차원 자극효과로 얻을 수 있음
8) 감각이 저하된 부위도 치료 가능함
9) 연관통을 효과적으로 치료할 수 있음

4. 적응증(indication)

1) **동통**
   (1) 만성통증, 특히 장기간 석고붕대로 고정화 후에 효과적임
   (2) 대상포진(herpes zoster)
   (3) 절단부의 합병증
   (4) 피부 파괴 없는 혈관 폐색 부전 등에 기인하는 통증(급성기 안 됨)
2) **근경축**
   (1) 운동신경 및 근육 자극으로 직접 근 수축을 일으킴
   (2) 강력한 수축제공 : 길항근 군에 임펄스를 유발하는 동통의 대사산물에 대한 주기를 차단(전기운동전류 사용)
3) **부종** : 1~100Hz 또는 1~10Hz의 리듬주파는 삼출물 흡수에 유용
4) **혈종** : 초기 24시간 동안 얼음찜질, 100Hz 고정주파가 용해를 도움
5) **만성인대 병변(chronic ligamentous lesions)** : 간섭파 전류 치료는 초음파와 가동화 기술(mobilization technique)과 함께 이루어지면 동통의 경감에 유효함
6) **근막증후군의 발통점(trigger spots in myofascial syndromes)** : 100Hz 고정과 1~100Hz 리듬주파
7) **긴장성 요실금(stress incontinence)**
   (1) 15분 1~10Hz 리듬주파 또는 1~100Hz 리듬주파
   (2) 감응전류보다 더 효과적, 흡입식 전극(두덩뼈위, 아랫배부위, 넙다리안쪽) 사용
8) **지연된 유합 및 sudeck 위축**
   (1) 지연유합
      ① 2~3주간 매일 15~20분
      ② 중등도의 강한 적용량, 100Hz의 고정주파
   (2) sudeck atrophy
      ① colles 골절의 합병증으로 발생
      ② radius 하단(ulnar) 손의 하얗게 위축
   (3) 무균성 뼈 괴사 : X-ray 상 반점 모양의 위축상

5. 금기증(contraindication)

1) 동맥 질환자 : 전류의 자극으로 혈전 발생 가능
2) 깊은정맥 혈전증
3) 감염성 증상 : 전파의 위험이 있음
4) 임신중의 자궁 : 직접통전은 위험
5) 출혈의 위험
6) 악성종양
7) 심박조절기 착용자
8) 생리중인 여성 : 배위에만 금기
9) 열병 증상
10) 개방 상처
11) 신뢰할 수 없는 자

6. 적용 기술

1) **전극의 종류**

(1) metal plate electrode, pads(금속판 전극과 패드)
① 규격이 매우 다양하며 환부의 크기에 맞게 사용함
② 보통 스펀지에 물을 적당히 적셔 사용함

(2) suction cup(흡입전극)
① 사용이 편함
② 규격이 다양함
③ 컵 내부에 스펀지 패드가 있음
④ 기계 내에 장치된 진공펌프를 이용하여 컵 안이 음압이 되도록 함 → 모세혈관을 확장
⑤ 혈액이 피부 표면으로 모임(옴 저항↓ → 전도성↑)
⑥ 흡입속도 조절 가능
⑦ 전류가 조직을 통과하는 동안 조직에 마사지 효과
⑧ 혈관 확장 효과
⑨ 삼출물 제거 가속

(3) 4극판 전극
① 4극 패드전극 또는 4극 탐침전극
② 사각형 패드 안에 4개의 작은 전극이 배치
③ 국소치료 : 발통점 또는 얼굴치료, 표재성 동통치료

(4) Disk electrode과 point electrode
① 한 지점 자극시 적합함
② 포인트 전극, 통증점을 찾거나 치료하기에 제일 적합함
③ 전극의 크기가 다르면 전류 밀도가 다르게 나타남

(5) Glove electrode
① 치료 중에 이동이 쉬우며 효과적
② 치료 중에 이동이 효과적

2) **전극배치법** (기출)

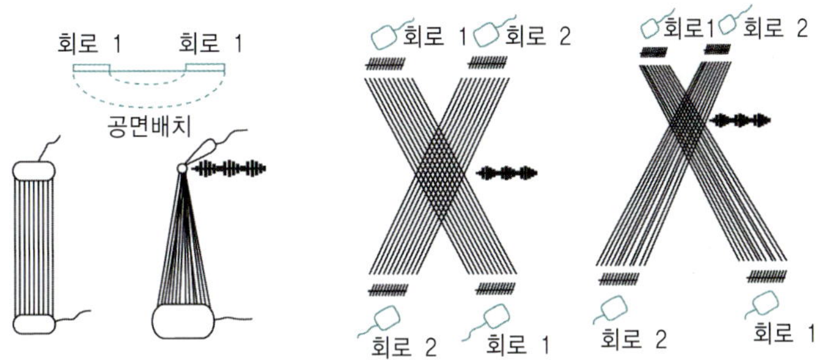

같은 크기의 전극을 사용한 2극 배치 / 다른 크기의 전극을 사용한 2극 배치 / 같은 크기의 전극을 사용한 4극 배치 / 다른 크기의 전극을 사용한 4극 배치

(1) 2극 배치법
① 조직 내 변조 심도는 모든 방향에서 100%의 값을 갖음
② 진폭은 0～100%에서 변함
③ 배치가 편리, 국소에 적당, 4극보다 불쾌함
④ 두 개의 교류가 중첩을 일으키면서 변조됨

(2) 4극 배치법
① 진폭이 변조되지 않은 두 교류가 조직 내에서 교차되면서 간섭
② 두 회로 교차점의 45° 대각선 방향에서 최대(100%)

(3) 자동 벡터 scanning 4극 배치
① scanning 효과 이용함
② 자극 부위의 크기를 증가시키기 위해 사용함

3) **강도**
(1) 환자의 주관적인 감수에 맞도록
(2) 전극의 크기가 작을수록 전류 밀도의 집중이 큼

4) **용량**
(1) 낮은 용량 : 환자가 지각하지 못함
(2) 중간 용량 : 겨우 지각
(3) 높은 용량 : 활발하고 기분 좋은 감각으로써 분명히 경험
(4) 아주 높은 용량 : 강하며 거의 불쾌한 감각

5) **주파수와 기간**
(1) 무통각증(analgesia)
① 급성통증 : 90～100Hz 리듬주파, 중간용량 10분
② 만성통증 : 100Hz 고정주파, 중간용량 10분
③ 또는 1～10Hz 리듬주파 중간용량 10분

(2) 부종－통증 동반 시 : 100Hz 고정주파, 중간용량 10분, 1～100Hz 리듬주파 중간용량 15분

(3) 끈질긴 삼출물 : 1～10Hz 또는 1～100Hz 리듬주파 높은 용량 10분

(4) 교감 신경계 기능장애에 기인하는 동통

① 100Hz 고정주파, 중간용량 10분

② 90～100Hz 리듬주파, 중간용량 10분

③ 급성인 경우 90～100Hz, 낮은 용량 5분

(5) 정상적인 신경 지배가 있는 약한 근육의 자극

1～10Hz 리듬주파, 높은 용량 5～10분, 만일 필요하면 15분까지 증가

(6) 뒤뿌리 신경절 자극

① 대상 포진이 있는 환자에게 100Hz 고정주파, 아주 높은 용량 5～10분

② 환자에 불쾌감에 대하여 경고해야 함

(7) 지각 이상(paresthesia) : 90～100Hz 리듬주파, 낮은 용량 10～15분

(8) 편두통(migraine) : 90～1000Hz 리듬주파 또는 10Hz 고정 주파, 중간 용량 10분

(9) 자궁주위염(골반 염증)

① 100Hz 고정주파, 중간용량 15분

② 1～100Hz 리듬주파, 중간용량 10분

(10) 별신경절 차단(stellate ganglian block)

① 별신경절 : 목등신경절－아래목 교감신경절과 1번째 등뼈 부교감 신경절은 거의 융합된 상태로 되어 있고 이것을 별신경절이라 함

② 팔의 혈행 개선 목적

③ 동등한 두 쌍의 전극패드를 하나는 별신경절 위에, 하나는 C_7～C_8 위에 놓임

(11) 환상통(phantom pain)

100Hz 고정주파 혹은 90～100Hz 리듬주파, 중간용량 10분

(12) 근육에 대한 적용 : 근육의 장력과 순환 증진을 위한 적용

① 50Hz 이하 진폭 변조, 주파수는 기본 주파수 고정

강도 최대 시 강축성 수축

강도를 약간 낮추면 세동성 수축(fibrillation contraction)

② 근력 증가, 약한 근육 자극 : 1～10Hz 리듬주파, 높은 용량 5～10분(필요 시 15분 증가)

③ 근육의 이완을 위한 적용 : 비정상적 긴장 시 강한 수축과 이완을 반복시켜 이완을 유도함

7. 주의사항

1) **화상(burn)**

(1) 금속전극 피부 접촉

(2) 전극의 반대 극성이 가까이 접근

(3) 피부 전류에 증가된 강도

(4) 패드의 불충분한 습기

2) **혈종(hematoma)** : 흡입 전극을 장시간, 높은 강도로 사용했을 때 진공 펌프 압력이 높아져서 발생할 수 있음
3) **빈약한 결과**
   (1) 전극의 잘못된 설정
   (2) 빈약한 균형
   (3) 기계의 주파수를 잘못 선택

EXPLANATION

러시아 전류(Russian current)

- 미국에서는 운동신경을 활성화할 목적으로는 정현파 전류를 많이 사용하고 있지 않으나 유럽에서는 널리 사용하고 있음. 특히 러시아 전류는 환자보다는 건강인 및 운동선수에게 **근력증강**을 목적으로 하는 자극에 많이 사용함
- 1976년 몬트리올 올림픽 때 소련선수에게 근력을 증가시키기 위해 전기자극을 하는 것이 주목을 끌게 되어 전기자극이 근력, 근수축력, 근육섬유의 크기증가 등 **전반적 근기능 증진 또는 유지**시킨다는 사실이 널리 알려지게 되었고 그에 대한 관심이 고조되기 시작함
- 전기자극에 따른 근력증가의 기전에 대해서 두 가지 이론이 제시되었는데 한 가지는 전기자극이 운동과 같은 기전으로 근력을 증가시킨다는 이론이고 다른 한 가지는 전기자극에 따른 근력증가는 운동에 의한 근력증가와 다르게 Ⅱ형 근육섬유의 선택적 자극에 의한 근력증가라는 이론임

PHYSICAL THERAPY

고주파

EXPLANATION

고주파 전류(High frequency current)

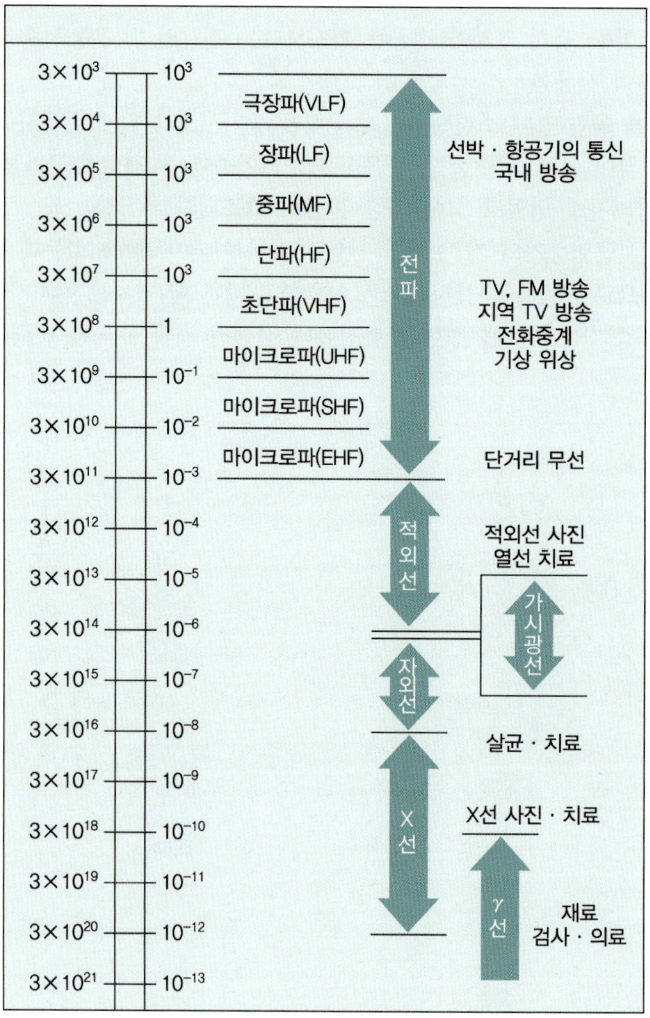

전자기파 스펙트럼과 전자기파의 종류

1. 고주파 전류의 정의

1) 10만Hz 이상
2) 의료용 고주파 전류는 1MHz(100만Hz)

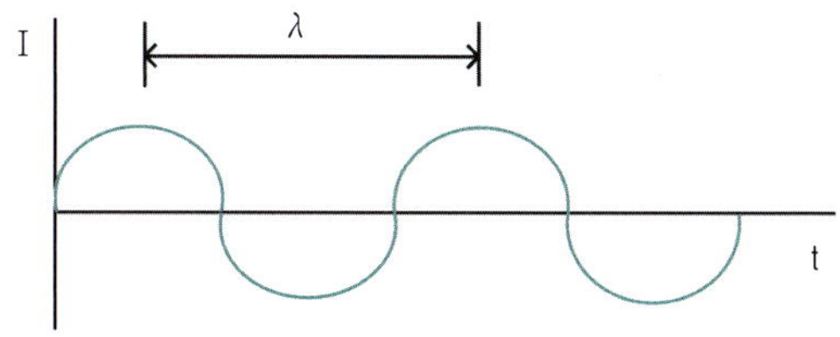

주파수와 파장

2. 고주파 전류의 특징

1) 고주파를 통전시킬 때 진동 폭이 매우 짧기 때문에 이온운동이 거의 일어나지도 않고 전기화학적 반응(electrochemical reaction)과 전기분해현상(electrolytic reaction)
2) 빠르고 짧은 진동전류에너지는 열에너지로 변환되는 특징이 있음
3) 정상근을 자극할 수 있는 맥동기간은 1ms 정도인데 고주파의 맥동 기간은 0.001ms로 감각신경이나 운동신경을 자극하지 않음
4) 조직의 진동에 의해 열 발생으로 특정부위를 가열함
5) 고주파의 열 치료를 **심부투열치료(diathermy)**라 함
6) Diathermy(통하다 뜻을 가진 dia+heat 뜻을 가진 therm이라는 단어의 합성어)는 다른 말로 deep heating(심부가열)이라 함

3. 의료용 고주파의 분류

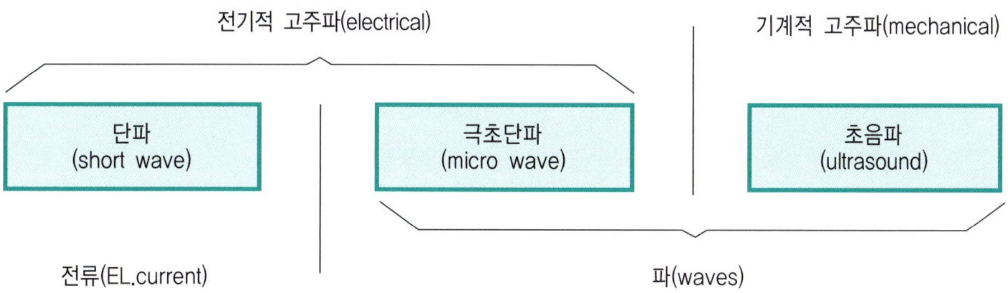

고주파의 분류

4. 고주파의 주파수와 파장

임상에서 사용되는 SWD와 MWD의 주파수와 파장

투열기	주파수	파장
	13.66MHz	22m
short wave diathermy	27.12MHz	11m
	40.98MHz	7.5m
	433.9MHz	69.0cm
micro wave diathermy	915MHz	33.0cm
	2456MHz	12.25cm

- Micro wave의 최대출력 : 300∼30,000MHz
- 비교 : 초음파 – 전도 – 열
  전자 에너지 – 복사 – 열(극초단파)
  전기 에너지 – 전도 – 열(직류)
- 전기진동(oscillation) : 교류전류 회로에서 전자의 왕복 운동을 전기진동이라고 함(파장이 짧을수록 주파수가 커짐)
- 발생 : 전자기파 발생됨

고주파의 주파수와 파장

고주파	주파수(MHz)	파장(실제)
long wave	1(13.66)	300∼22m
short wave	10∼100(27.12)	30∼3(11)m
micro wave	300∼30,000(2456)	1∼0.1(0.12)m
ultra wave	1, 3	12.2m

5. 생물리학적 특성

1) 조직에 전기에너지 또는 전자에너지가 가해지면 조직을 구성하는 분자들이 이리저리 진동하면 서로 마찰로 열에너지로 전환됨. 이것을 전환열(conversion heat)이라고 함
2) 고주파 전류를 신체에 통전하면 조직에서 열이 발생함
3) 분자운동 때문에 조직을 구성하고 있는 분자는 이온분자, 분극분자, 비분극분자 세 가지 형태로 구분함

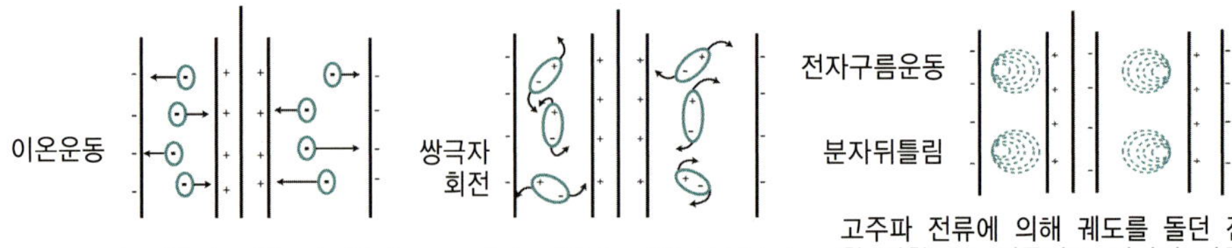

고주파 전류에 의한 양이온과 음이온의 운동

고주파 전류에 의한 분극분자의 회전운동

고주파 전류에 의해 궤도를 돌던 전자가 먼저 한 방향으로 뒤틀리고 이어서 다른 방향으로 뒤틀림에 따라 옆에 있는 분자들도 뒤틀린다.

이온분자(Na^+, K^+)　　**분극분자(쌍극자)**　　**비분극분자**

예) 27.12MHz의 단파를 통전 시키면 전류의 방향이 1초에 54,240,000번 바뀌게 되어 분자의 운동 방향도 54,240,000번 바뀌게 됨

6. 조직의 성질

┌ 전기적 성질 : 유전율(dielectric)과 비저항(specific resistance)
└ 물리적 성질 : 비열, 열전도도가 주요인자

1) **심부가열(deep heating)**
   (1) 깊은조직(피부 1cm 이하)의 온도상승을 일으키는 수단이 됨
      ✻ 2450MHz 약 0.9cm
      900MHz 약 1.8cm
      12.25MHz 약 3.0cm
   (2) 전도
      ① 표면과 심부의 온도차에 의해 온도상승
      ② 표재 온도가 충분히 높아져야 심부온도 상승(표재조직의 위험) : short wave
   (3) 체적 가열 : 가열시킬 조직에 물리적 에너지가 전해져 다시 열로 전환(micro wave)

2) **에너지 흡수(absorption)**
   (1) 인체에 적용되는 고주파 전류 장치의 전기 에너지는 조직의 분자들과 상호작용 : 열로 전환
   (2) 전환열(conversion heat)은 인체 조직의 전기적 성질에 의해 지배함
   (3) 전도는 물리적 성질에 의해 온도 상승시킴
   (4) 심부 투열치료 시 각 조직에 발생되는 열에너지의 전환량이 다른 이유 : 조직의 유전율과 비저항의 차이

3) **전기적 성질** : 10～3,000MHz에 걸쳐 주파수 변화에 따라 유전율과 비저항을 알 수 있음
   (1) 유전율(dielectric) : 우리 몸의 조직에 전기를 저장할 수 있는 능력
      액체가 풍부한 조직일수록 유전율과 전도성이 높아져 열 효과가 큼
      (혈액 > 근육 > 뇌 > 지방 > 피부 > 뼈)
   (2) 비저항(specific resistance) : 각 조직이 가지는 주파수에 따른 여러 가지 저항치
      주파수가 높아질수록 저항치가 낮아짐
      (뼈속질 > 지방 > 피부 > 간 > 근육)

조직의 유전율과 비저항 *건조한 공기를 1로 했을 때

	사용주파수	27MHz	2,450MHz
유전율 (37℃)	근 육	105～110	50～52
	간	138～140	43～45
	지 라	200	
	피 부		40～45
	뇌	160	
	지 방		3.9～7.2
	뼈속질		4.2～5.8
비저항 (ohm·cm, 37℃)	근 육		43～45
	간	185	49～50
	피 부		37～50
	지 방	1,700	500
	뼈속질		100～600

| EXPLANATION |

단파투열의 생성

- 단파심부투열 (기출) : 11m 파장, **27.12MHz의 주파수**(많이 사용)
- 기계회로 : 고주파 전류 발생시키고 그 강도를 증폭시킴
  환자회로 : 도자(inductor)에 의해 기계 회로와 짝을 이루게 되고 환자에게 전기에너지가 **정전장 또는 전자장의 형태로 전달**됨

1. 정전장(electrostatic field)

1) 콘덴서 전계법은 환자의 조직을 콘덴서의 일부분으로 포함
2) 고주파의 교류 전류가 전극에 공급되면 두 개의 전극 사이에 집중됨

2. 전자장(electromagnetic field)

1) 감응전열법에 있어 사용전극은 기계로부터의 회로를 완성하는 두꺼운 절연 케이블임
2) 고주파의 전류가 케이블의 중심을 둘러싸고 전자장이 발생함
3) 정전장은 그 양쪽 말단 사이에서 발생함

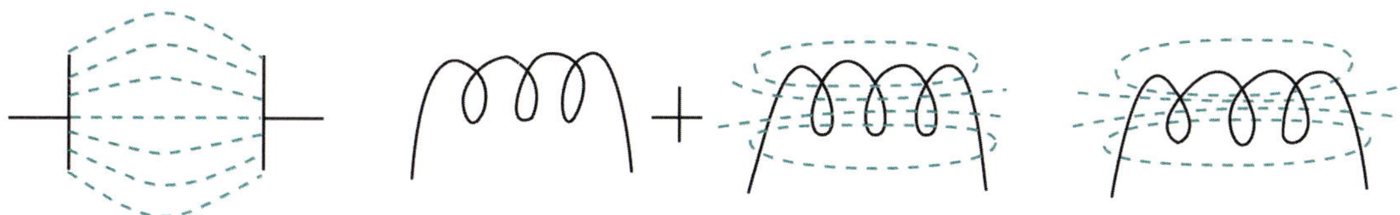

electronic field　　A, electronic field　　B, electronic field　　C, total field pattern

EXPLANATION

단파투열치료

1. 단파투열의 효과

■ 생물리학 및 생화학적 효과

1) 정전장의 효과 : 열 발생
2) 전자장의 효과
   (1) 전자장은 국소 전류를 발생, 이것은 조직의 표재 가까이에 집중
   (2) 조직 입자들의 마찰은 열을 발생
3) 열의 생산
   (1) **물리적 효과**
      ① 정전장 또는 전자장의 효과로써 열의 생산임
      ② 많은 액체 함유물과 같은 낮은 저항을 가진 조직에서 적용함
   (2) **생리적 반응**
      ① 피부에서 열 적용 : 혈류 증가, 혈관 확장
      ② 근육의 증가된 혈류 → 발통 자극 제거, 근 경축 감소

■ 단파투열(short wave)의 치료 효과

1) effect of circulation
   (1) local effect
      ① active arterial hyperemia(동맥성 능동 충혈)
      ② lymph 순환 증가
   (2) general effect : 체온 상승, 신진대사 증가
2) 신경계의 효과 : 진정 작용, 동통 완화(복통 시 배에 치료 → 내부 장기 이완)
3) Bacteria효과 : 식균작용 증가
4) 동통 경감, 근 경축 감소(직접 또는 통증 경감으로), 섬유종 감소(열에 의해) 염증 치유, 지연된 치유촉진, 감염 치유(혈액순환 증가로)

❋ **열 효과** : 국소 Diathermy 4～5°F↑(전신 1°F↑, 맥박 10회 증가)
열 치료 효과 : Vant Hoff's Low

- spasm(경축) : 혈액순환 장애, 국소적, 보호기전으로 일어남
- cramp(경련) : 쥐나는 것, 심한 복통
- spasticity(강직) : UMN 손상으로
- rigidity(경직) : LMN 손상으로 이완성 마비 시

2. 단파심부투열 치료기법

■ 적용량(dosage)

1) **치료 기간**

   국소부위 : 10～15분, 큰 부위 : 10～30분

2) **치료 강도** : 경도의 기분 좋은 따뜻함 50～200mA, 120～130(125)mA 사용 시에 가장 효율

3) **치료 빈도**

   (1) 매일 1회 또는 2회

   (2) 2회 이상 시 : 뼈엉성증 가능성

■ 단파투열치료의 장점 및 단점

1) 장점

   (1) 다른 심부 투열 치료보다 깊이 침투함

   (2) 적용 기구의 광범위한 다양성

   (3) 열을 원하는 대로 깊은 및 표재의 조직에 적용할 수 있음

   (4) 지나친 피부 가열을 피할 수 있음

   (5) 기계의 작동은 비교적 간단함

   (6) 환자에게 편안한 감을 줌

   (7) 적당한 신체의 굽이에 쉽게 적용 가능함

   (8) 관절의 가열이 가능함

2) 단점

   (1) 비교적 복잡한 적용을 필요로 함

   (2) 환자가 받아들이는 열의 양에 대한 정확한 측정이 불가능함

   (3) 깊은 조직의 화상을 일으킬 수 있음

■ 적응증(indication)

1) **근육뼈대계통의 장애**

   (1) 삠(sprain)

   (2) 좌상(strain)

   (3) 근육 및 힘줄의 열상(muscle and tendon tear)

   (4) 윤활주머니 병변(capsule lesion)

   (5) 퇴행성 관절 질환(degenerative joint disease)

(6) 만성 류마티스성 관절염(chronic rheumatoid arthritis)
(7) 관절 강직(joint stiffness)
(8) 혈종(hematoma)

2) **만성염증 혹은 감염증상**
(1) 힘줄윤활막염(tenosynovitis)
(2) 윤활주머니염(bursitis)
(3) 윤활막염(synovitis)
(4) 감염된 외과 절개술(infected surgical incision)
(5) 종창(carbuncle)
(6) 농양(abscesse)
(7) 정맥동염(sinusitis)
(8) 월경 곤란증(dysmenorrhoea)

■ 금기증(contraindication)

1) 악성 조직 : 성장과 전이의 속도를 가속시킴
2) 허혈성 조직 : 조직의 파괴(화상) 또는 산소공급이 잘 안 되어 괴저 발생 가능성
3) 중등도 및 과도한 부종
4) 젖은 붕대 및 밀착한 테이프 : 단파를 더 쉽게 흡수, 화상을 입을 수 있음
5) 금속이식물 : 심박 조절기
6) 결핵성 관절 : 급성 감염, 염증
7) 최근 방사선 치료, 진통제 사용자
8) 정맥혈전증, 정맥염, 심한 심장병 증상, 혈압 이상자
9) 피부과학적 증상
10) 열에 대한 손상된 감각
11) 신뢰할 수 없는 자
12) 임신

■ 주의사항과 예방

1) 모든 금기사항을 충분히 검토, 보청기는 꺼두어야 함
2) 열에 대한 피부감각 테스트는 항상 수행함
3) 뼈의 돌출부는 피하는 것 좋음
4) 옷 위에 적용해선 안 됨, **수건 사용이 좋음**
5) **치료 부위는 건조하게 유지**, 두 치료부가 접촉해 있으면 안 됨(겨드랑이, 손가락 등)
6) 전극과 피부 사이에 적당하고 균일한 공간을 형성함
7) 플렉시블 코일을 교차 : 10cm 이상 떨어져야함

3. 전극 배치법

■ 전극의 종류

1) 플렉시블 패드(flexible pad)
   (1) 정전장 발생
   (2) 금속 전극 부위에 구부릴 수 있음
2) 스페이스 플레이트(space plate) : 정전장 발생, 커버 안에서 전극의 위치 설정
3) 코일(coil) : 전자장 발생
4) 모노드(monode) : 표면의 가열을 위해 사용
5) 마이노드(minode)
   (1) 전자장 발생, 표재치료
   (2) 견고한 코일을 원뿔형으로 감은 후 그 위에 절연덮개를 덮은 전극으로 표면부위의 치료에 적합
6) **디플로드 또는 드럼 전극(Diplode or drum electrode)** (기출)
   (1) 전자장 발생
   (2) 견고한 코일을 두 개의 사각형 절연 덮개로 덮은 후 두 전극이 서로 만나는 부위에 경첩을 달아 자유롭게 움직일 수 있도록 만든 전극

■ 단파투열치료의 전자분포에 영향을 미치는 인자

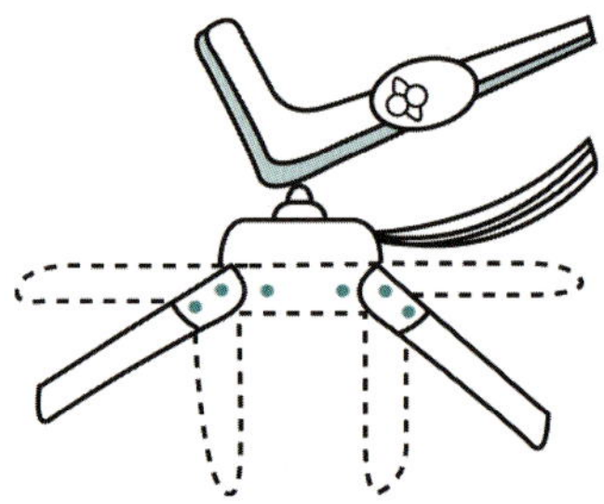

단파투열치료에 있어서 전자 분포에 영향을 미치는 인자들

1) **공간 형성**

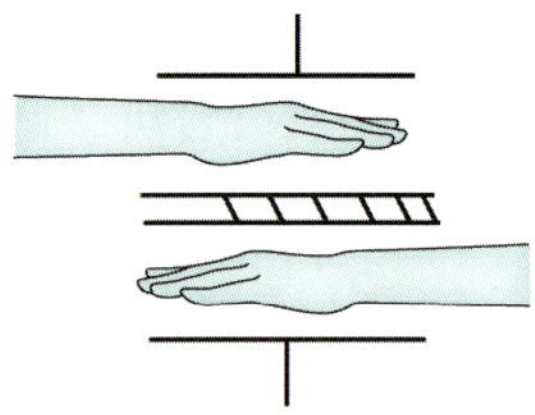

   (1) 정전장에서 역선이 조직에 들어가기 전에 분산시키므로 표면 조직에서 열의 집중방지와 치료 부위의 균일한 가열을 보장함
   (2) flexible pad에 타월로 감쌈
2) **금속**

Metal in the field

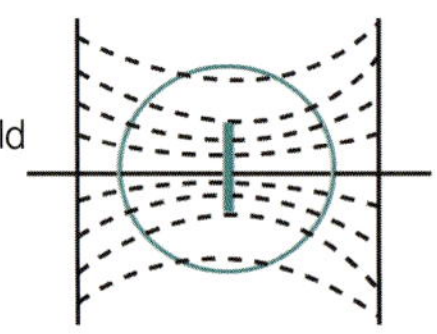

Air in the field

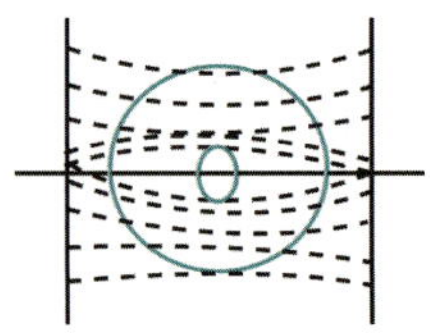

   (1) 조직보다 낮은 저항을 지니므로 열선이 금속에 집중함
   (2) 인접 조직에 화상을 유발할 수 있음

3) **공기**

(1) 혈맥동이나 자궁들은 공기를 피하기 위해 역선 이탈함

(2) 공동의 가쪽만 가열됨(공기는 저항이 조직보다 높다)

4) **전극의 크기**

(1) 치료할 부위의 지름보다 작으면 표면에 집중됨

(2) 체지보다 크면 효과가 상실됨

(3) 체지보다 지름이 약간 커야 효과적임

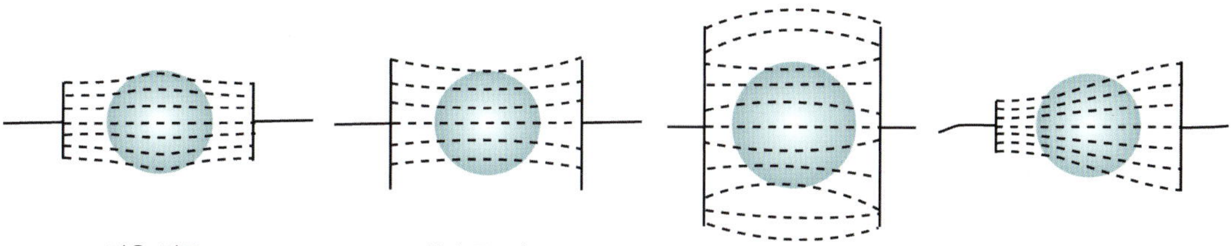

작은 전극　　약간 큰 전극　　큰 전극　　작은 전극과 큰 전극

■ 전극 배치법

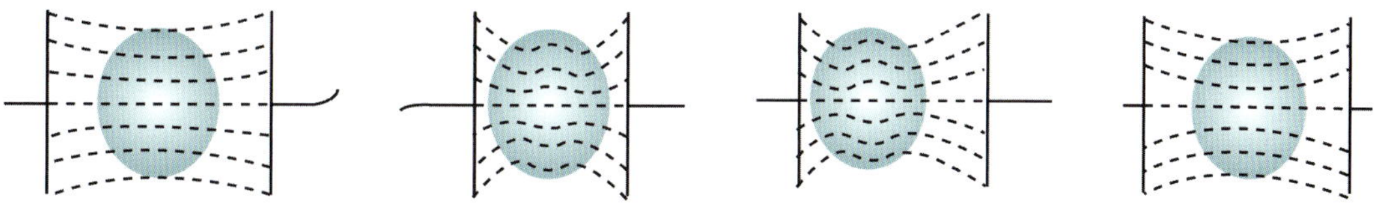

정상배치　　근접배치　　원근배치　　원격배치

1) 정상 배치법
2) 근접 배치법 : 표면 조직에 많은 열을 발생시키고자 할 때
3) 원근 배치법 : 가까운 쪽 표면열, 먼 쪽이 심부열(엉덩관절에 유용)
4) 원격 배치법 : 깊은부위에 열이 많이 발생(관절)

❋ 치료 부위의 한 면에 열을 집중시키려면 원근 배치법이나 전극의 크기를 다르게 전장의 분포에서 'A+B < X'이어야 함

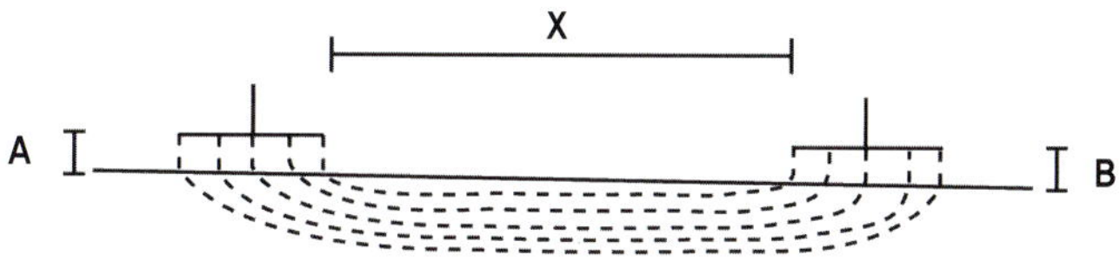

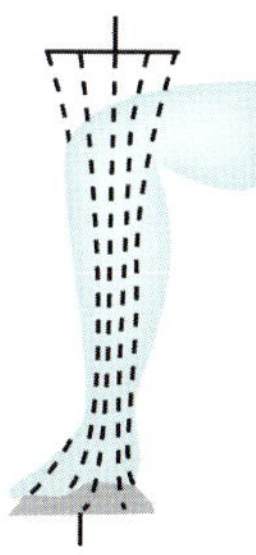

(1) flexible pad와 space plate 동시 사용

① 무릎 장애인 경우 : 무릎 위부분에 space plate, 발바닥 밑에 flexible pad

② 주의 : 발목관절주위 연조직에 역선이 집중(열감의 집중)

(2) coil 전극

① 체지의 주위를 균일하고 확고하게 감는 코일 : 표면 조직을 효율적으로

② Pan-cake법 : 표면 조직치료 위해 감아놓은 코일을 치료 부위에

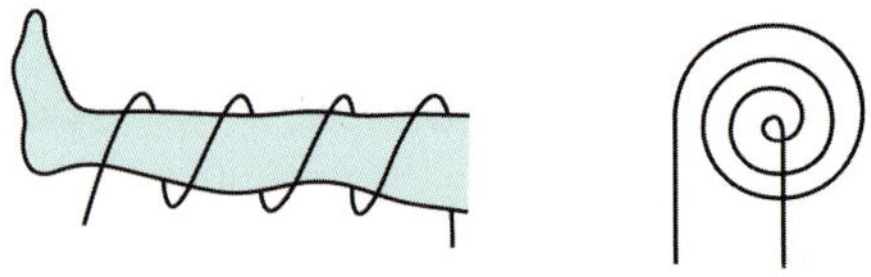

(3) flexible pad 및 coil 사용

① pain이나 flexor contracture가 있어 flexible 또는 space plate 배치가 방해할 때 엉덩관절이나 치료에 좋음
② hip 관절에 국한 : cable 몸쪽부분 말단을 flexible pad와 함께 기계 부착, 다른 cable 말단을 절연
③ 동통이 넙다리부분 아래 : cable 먼쪽부분 말단을 기계에 부착, cable 몸쪽부분을 절연

(4) diplode 사용 : 양쪽 날개를 치료 부위의 표면과 평행하게 함

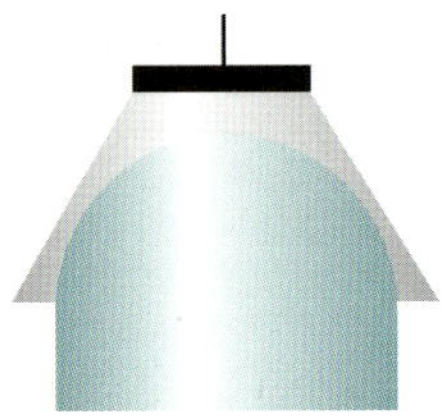

(5) 양쪽 체지의 적용

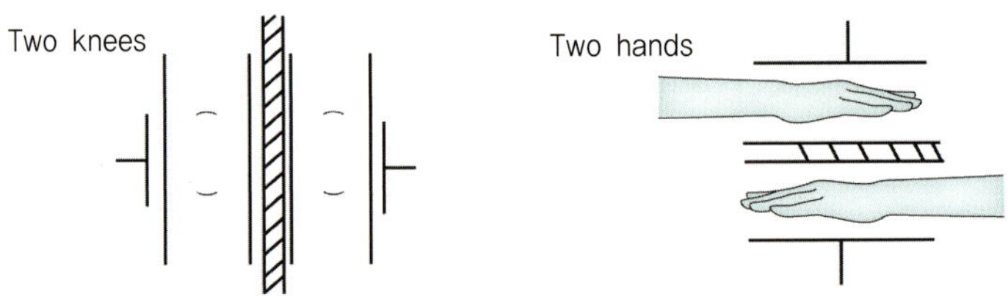

① 양쪽 무릎이나 손등을 치료하기 위해 두 개의 flexible, space 섞어서 사용함
② 양쪽 체지 사이 타월로 감싼 얇은 pad를 놓는 것이 필수적, 발한된 땀 흡수와 화상예방을 위해 사용함

(6) 교차－점화(cross-fiber)의 적용

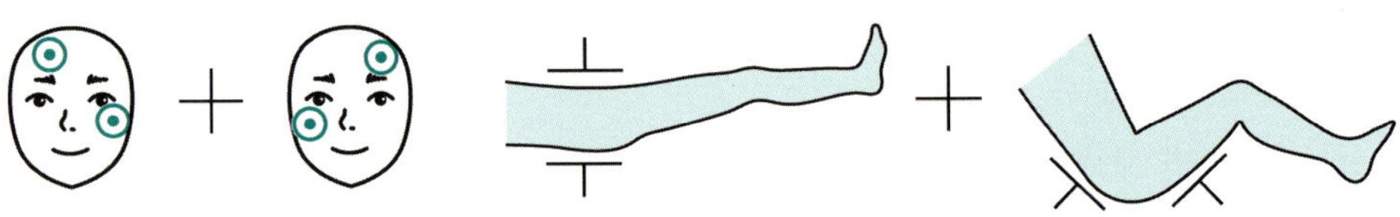

① 혈맥동(sinus)의 치료시 : space plate를 얼굴 위에 대각선으로, 다른 하나는 혈맥동 위에 다른 하나는 반대쪽 위턱굴 위에 위치함(치료 중간에 위치 교대)

② 월경곤란증 등 자궁 질환 치료 시 : 처음 flexible pad와 space plate를 아랫배 영역의 전후로 절반 정도 시간이 경과 후 두 개의 flexible pad를 허리와 샅부위에 사용함

EXPLANATION

맥동단파투열치료(Pulsed short wave diathermy)

- 주파수 27.12MHz의 단파
- 펄스 주파수 범위 15∼20Hz 최대 강도 1,000Watt
- 펄스 기간 0.4ms로 일정하고 정방형 펄스
- 열 효과가 거의 없이 몹시 높은 강도를 투열할 수 있음 → 하나의 펄스에 의해 생산되는 열 효과는 매우 짧은 기간이어서 다음 펄스가 발생하기 전에 순환에 의해 이동되기 때문임

1. 맥동단파의 특징

1) **생물학적 효과**

(1) 온도의 증가를 제외하고 SWD의 효과와 같음

(2) 대사의 증가, 동통 경감, 말초순환의 자극, 상처의 조기 봉합 자극

(3) 혈종형성의 속도 감소, 근경축의 이완

2) 장점

(1) 비펄스단파가 금기로 되어 있는 증상에서 자주 사용됨

(2) 외상 후 및 감염 증상 치료에 효과적임

3) 단점

값이 비쌈

2. 적응증과 금기증

1) **적응증(indication)**

(1) 비펄스 SWD의 금기증인 급성 외상 후 및 감염 증상에 유효함

(2) 삠, 타박상, 혈종(hematoma), 윤활주머니염(bursitis), 정맥굴염(sinusitis)

2) **금기증(contraindication)**

(1) 심박조절기

(2) 종양

(3) 금속

3. 적용

1) 환자는 어떠한 열도 느껴서는 안 됨
2) 콘덴서 전계법 또는 감응 전열법 등 모두 적용함
   (1) 콘덴서 전계법 : 환자를 condenser의 한 부분으로 사용
   (2) 감응 전열법 : 교류전류가 코일을 통해서 통전 될 때 전자장 및 정전장 속에 환자조직이 놓여 있을 때

4. 치료방법

1) 환자는 치료에 적합하고 편안한 자세를 취하게 함
2) **피부 - 전극 틈을 유지함**
   (1) 땀 흡수와 피부 - 전극 틈을 위해 피부와 전극 사이에 여섯 겹 정도(0.63∼1.25cm) 두께의 수건을 댐. 콘덴서 판 전극은 수건을 덮지 않고 2.5cm(1inch) 정도의 틈을 두고 댐
   (2) 콘덴서 판 전극을 사용할 때는 수건을 덮지 않음
3) 전극의 배치방법 및 위치를 결정함

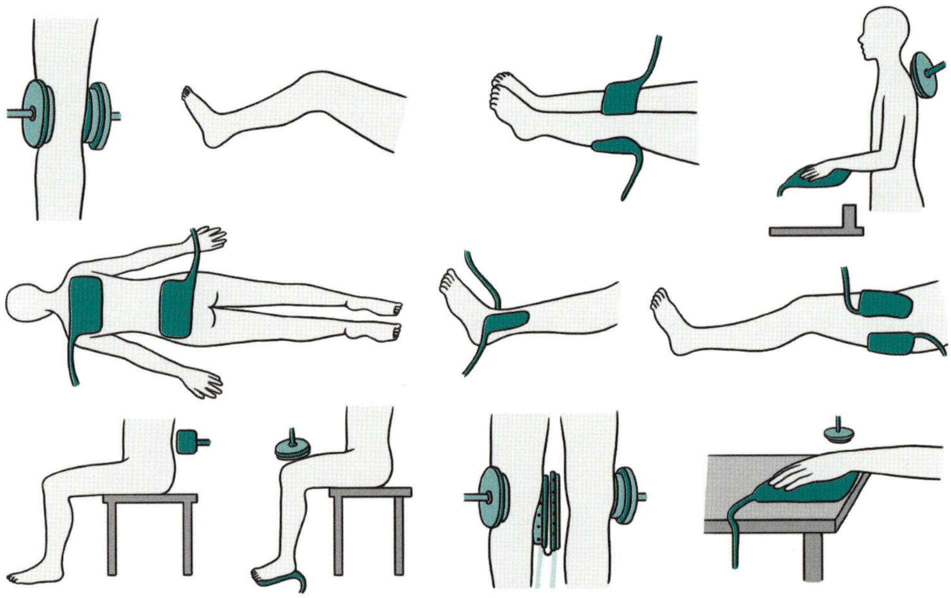

질환별 치료방법

4) 케이블을 치료기에 정확하고 견고하게 연결하고 유격도구로 케이블을 고정함
5) 신체부분이 케이블에 접촉될 가능성이 있는 부위는 수건을 여섯 겹 정도 접어 사이에 끼워 줌
6) 케이블이 교차 또는 서로 접촉되어 있거나 금속에 접촉되어 있는지 다시 확인함
7) 치료 중 움직이지 말고 치료기, 전극, 케이블, 전선, 쇠를 만지지 말도록 말함
8) 모든 조절 다이얼이 0에 있거나 꺼져 있는지 다시 확인함
9) 주 전원 스위치를 켜고 타이머를 조정함

10) 치료목적에 적당한 강도를 선택함
전류강도조절 다이얼을 약간 올리고 2~3분 후 환자가 부드러운 온감(mild comfortable warmth)을 느낀다고 말할 때까지 전류강도조절 다이얼을 천천히 올림
11) 치료강도에 도달하면 치료시간만큼 타이머를 조정함
12) 전류강도조절 다이얼을 0으로 내리고 다른 조절 다이얼을 끈 다음 주 전원 스위치를 끔. 타이머가 자동으로 꺼지는 경우에도 모든 조절 다이얼을 0으로 내리는 것을 잊지 말아야 함
13) 전극과 수건을 뗌
14) 치료부위를 점검

5. 주의 사항

1) 전자장이 형성되는 곳이나 그 부근에 금속이 없어야 함
 (1) 철 침대, 철 용수철이 있는 침대, 철 의자는 사용하지 않음
 (2) 골절 고정용 금속판, 금속 자궁 내 피임도구(metal intrauterus device) 등이 매식 또는 삽입된 부위나 그 주위를 치료하지 않음
 (3) 손 및 팔 치료 시 시계나 반지 등을 착용하지 않음
 (4) 보청기를 사용하는 환자는 보청기를 빼내어 적어도 1.22m(4ft) 이상 떨어진 곳에 두도록 함
 (5) 치료부위 및 그 부근에 허리띠 철 버클, 철 머리핀이나 가발고정용 쇠핀, 브래지어 철 클립, 철 지퍼, 철 단추가 없어야 함
 (6) 치료사도 시계와 반지를 착용하지 않도록 함
2) 콘택트렌즈를 사용하는 환자의 얼굴부위 치료 시 콘택트렌즈를 빼내도록 함
3) 심박조절기를 사용하는 환자는 부위에 관계없이 치료해서는 안 됨
4) 치료 중 환자가 치료기, 전극, 케이블, 전선 및 어떠한 금속도 만지지 말도록 하고 그 이유를 설명해 줌
5) 치료부위에 땀이나 물기가 없도록 함
6) 부목, 반창고, 붕대, 드레싱 등은 떼어내고 치료해야 하며 피부관찰이 어려운 부위나 석고 고정부위 등은 치료해서는 안 됨
7) 임신 및 생리 중에 골반부위를 치료해서는 안 됨

6. 위험

1) **Electrical burn**
Short wave diathermy의 가장 큰 위험은 화상임. 따라서 화상이 발생되지 않도록 하기 위해 치료 전에 다음과 같은 사항을 고려해야 함
 (1) 환자의 병력, 치료부위 점검을 철저히 하고 금기사항을 확인함
 (2) 피부온도감각을 검사하여 정상인지 점검함
 (3) 뼈가 돌출된 부위는 연부조직이 적어 전자장의 밀도가 집중되기 때문에 열 발생이 많을 뿐만 아니라 다른 부위로 열 확산이 잘되지 않기 때문에 화상의 위험이 높음. 따라서 뼈가 돌출된

부위는 치료하지 않거나 꼭 치료가 필요할 때에는 피부-전극거리를 다른 부위보다도 더 충분히 두고 치료함

(4) 옷이나 드레싱 위에 단파 심부투열치료를 하면 피부에서 열 발산이 잘되지 않아 열 과잉이 일어남. 특히 나일론은 땀을 흡수하지 못해 화상이 유발될 수 있음

(5) 피부가 건조한지 확인함. 피부-전극 사이에 수건을 대주었을 때에는 수건이 땀을 흡수하지만 접시전극을 사용할 때에는 치료 중에 땀이 있는지 자주 점검

(6) 겨드랑이나 손, 발가락 등과 같이 피부가 주름진 곳에도 수건 등을 대서 주름이 펴지도록 함

(7) 환자가 치료 중 치료기계, 케이블, 철 등과 같은 전도체를 만지지 않도록 함

(8) 피부-전극 거리를 적절하게 유치함

2) **Shock** : 환자뿐만 아니라 치료사에게도 전기쇼크가 일어날 수 있기 때문에 다음 사항을 준수함

(1) 기계에 전극을 정확하게 연결하고 나서 강도를 올림

(2) 접지가 잘되어 있는지 점검함

(3) 환자가 치료기계를 만지지 않도록 함

(4) 전자장으로부터 30cm 이내에 금속이 있어서는 안 됨

(5) 보청기를 사용하는 환자는 보청기를 작동하지 않고 끄도록 함

EXPLANATION

극초단파 투열치료기

1. 극초단파 투열치료기

■ 특성

1) 전자기 방사의 파형(electro magnetic radiation)
2) 전자기 spectrum에서 short wave와 infra red 사이
3) 2,450MHz의 주파수 122.5mm의 파장
4) 915MHz의 주파수 300mm의 파장
5) 433.9MHz의 주파수 690mm의 파장
6) 광원과 치료하고자 하는 부위의 열 효과는 치료 부위의 거리 제곱에 반비례

$$E = \frac{I\,(\text{강도})}{A^2(\text{거리})}$$

■ Micro wave 투열의 생성

1) **Power supply**
2) **Magnetron** : 특수 2극 밸브-고주파 교류 발생-coaxial cable에 의해
3) **Transducer**

antenna : 송파용, 전기에너지 → 전자에너지 → 열에너지

reflector : 복사용(초점 조절되어 조직으로의 빔을 형성)

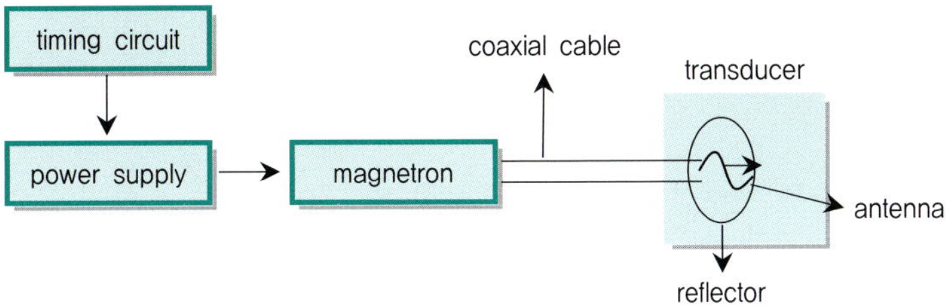

- coaxial cable → MWD, US.
- conducting cable → SWD
- conducting cord, coil → EST, 등.

2. 극초단파의 치료

❋ 극초단파치료에 영향을 주는 요소

- 주파수는 열 전환율에 비례하고 침투깊이에는 반비례함
- 조사되는 에너지량의 50% 이상을 상실하면 생물학적 효과를 거의 상실함
- 반사는 주파수를 낮추거나, 조직과 유전상수가 비슷한 물질로 만든 접촉형 도자를 사용함으로써 줄일 수 있음
- 피하지방과 근육의 경계면에서 에너지 반사가 많음
- 연부조직의 두께가 얇으면 관절 가열이 많고, 두꺼우면 피부나 근육 가열이 많음
- 뼈의 지름이 극초단파의 파장보다 크면 에너지 반사와 정상파의 형성이 많음
- 함수량이 적은 조직일수록 투과가 쉬움
- 함수량이 큰 조직일수록 열의 전환이 많음
- 조직의 깊이가 깊을수록 에너지가 감소되는 이유는 빛의 분산과 표면에서의 에너지 전환 때문임
- 깊은부위에서 혈류 증가량은 단파에 비하여 적음
- 피부의 표면으로부터 0.5~2cm의 범위 내에 금속이 있을 경우 주의를 요함

■ 극초단파의 효과

1) Micro wave diathermy의 생물리학 및 생화학적 효과

(1) **Transmission(투과)**

① 거리가 가까울수록 주파수 낮을수록 증가, 수분 함유량이 적을수록 깊이 침투

② 2,450MHz 효과적 침투 약 30mm(1inch)

③ 915MHz, 433.9MHz(100mm)

(2) **Absorption(흡수)**

① 전자에너지는 다른 조직의 분자와 상호 작용 시 열에너지로 전환

② 조직의 전기적 특성에 따라 흡수량 결정

(3) **Refraction(반사)**

① 에너지의 50% 정도가 공기, 피부의 면에서 반사－반사가 가장 많이 나타남

② 1,000MHz 이하 주파수에서 대부분 깊은 조직에 도달

③ 2,450MHz의 경우, 피부 및 피하지방의 두께에 따라 다름(낮은 다른 부위 열 교환으로)

④ 온도 상승에 대한 조직의 반응과 흡수된 에너지량에 의해 생리적 반응이 나타남
⑤ SW와 같음

2) 치료 효과
(1) 동통 : 표재의 근육, 인대 및 표재의 관절을 침습하는 외상성 및 류마티스성 증상에 유익
(2) 근경축 : 직접 감소 또는 동통경감에 의해
(3) 염증 치유 : 혈액 공급 증가로 만성 염증의 용해 삼출물 재흡수
(4) 지연된 치유 : 피부 순환 증가 세동맥 및 모세혈관에 대한 혈류량 증가
(5) 감염 : 순환의 증가(백혈구 항체 수 증가)
(6) 섬유종 : 온도 증가, 힘줄, 관절주머니, 반흔 같은 섬유 조직의 탄력성 증가

■ Micro wave diathermy의 특징

1) 장점
(1) 적용 간단
(2) 국소부위 정확하게 치료
(3) 기계 조작이 간편
(4) 근육의 선택적으로 치료
(5) 피부 가열 없이 사용
(6) 최대 가열 가능
(7) 환자에게 경쾌감을 줌
(8) 출력 눈금으로 확인

2) 단점
(1) 심부가열 효과가 단파보다 적음
(2) 관절 한 면만 가열할 수 있음
(3) 피부 화상 단파보다 빠름
(4) 환자가 받는 열의 양은 정확하게 측정하기 어려움

■ 적용방법

극초단파 심부투열치료의 치료강도 분류와 특징

구분	특징	비고
최소하강도(Dose Ⅰ)	온감을 전혀 느낄 수 없음	
최소강도(Dose Ⅱ)	온감을 겨우 느낄 수 있음	급성질환
중등도강도(Dose Ⅲ)	중간 정도의 부드러운 온감	아급성질환
정상강도(Dose Ⅳ)	쾌적한 온감	만성질환
최대강도(Dose Ⅴ)	최대로 견딜 수 있는 온감	연부조직신장

1) 치료기간
   (1) 넓은 부위 20~30분
   (2) 좁은 부위 10~15분
   (3) 시간(20분) 조직의 온도가 안정 상태, 순환의 증가 최대 도달
   (4) 내장 장기 : 30분
   (5) 급성기 : 1~5분
   (6) 아급성기 : 10~20분
2) 치료강도
   (1) 환자의 온감이다(따뜻한 느낌 정도). 그 이상 뜨거운 감각이면 화상에 위험
   (2) 125W~100% 효율
3) 치료빈도 : 1일 1회 또는 격일제 또는 1일 2회가 이상적(환자 상태에 따라서)
   (1) 거리 제곱에 반비례 법칙(inverse square law) : 광원의 강도는 광원으로부터 멀어질수록 약해짐
   (2) 극초단파 치료에 통증이 일어나는 부위 : 뼈막부위

■ **전극(Director)의 종류**

1) **large circular field director(대상환 도자)**
   B형 1극 안테나 : 15.3cm 크기(치료넓이 20cm)
2) **small circular field director(소상환 도자)**
   A형 1극 안테나 : 10cm 크기(원형치료)
3) **longitudinal director(장축도자)**
   (1) 2극 안테나, C, D형
   (2) 11.25 × 12.5cm 직사각형 반사경=C
   (3) 13 × 50cm 직사각형 반사경=D
   (4) 250Watt까지 방출
4) **focusing director(초점형 도자)** : 국소부위 가열
5) **반터널형 도자(pyrodor director)**=large field director
   깊은조직에 고르게 가열할 수 있는 도자

도자	안테나	파장	반사경	지름	빔의 형성	최대강도	치료부위
A형	1극		반구형	9.3cm	원형도넛	링 중심부	약 10cm
B형	1극		반구형	15.3cm	원형도넛	링 중심부	약 20cm
C형	2극	6.1cm	직사각형	11.25 × 12.5cm	타원형	중심부	
D형	2극	6.1cm	직사각형	13 × 53cm	타원형	중심부	
E형	2극	12.2cm	직사각형		타원형	중심부	

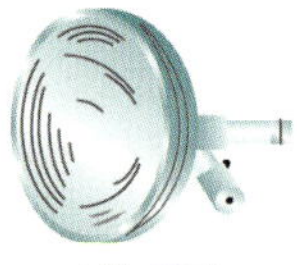

A형 도자

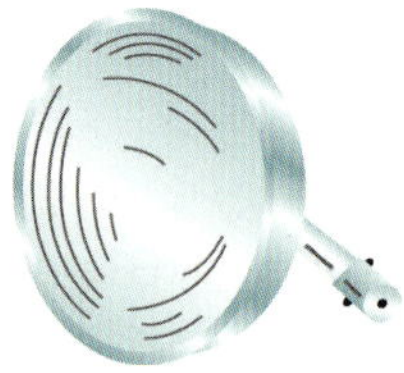

B형 도자

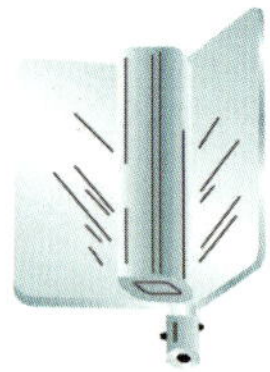

C형 도자

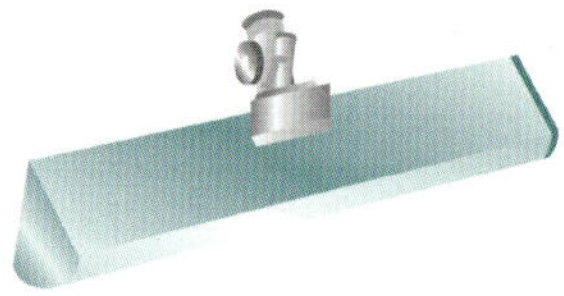

D형 도자

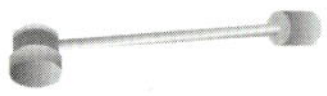

초점형 도자

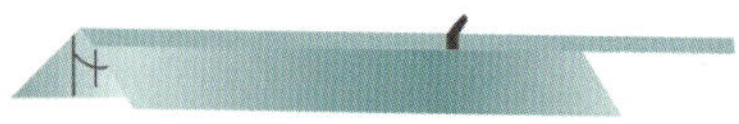

E형 도자

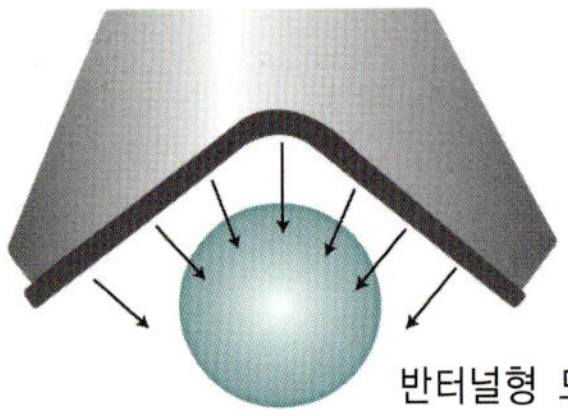

반터널형 도자

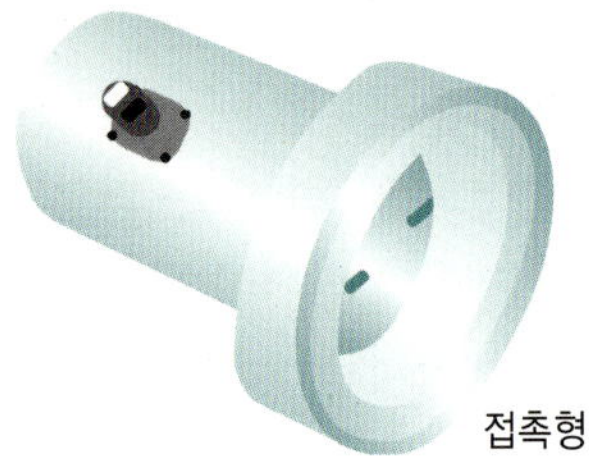

접촉형 도자

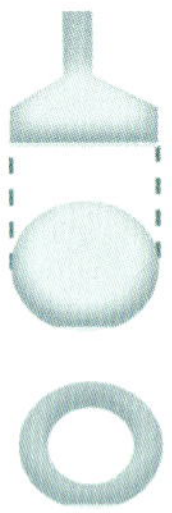

A, B형 도자의 빔 형태

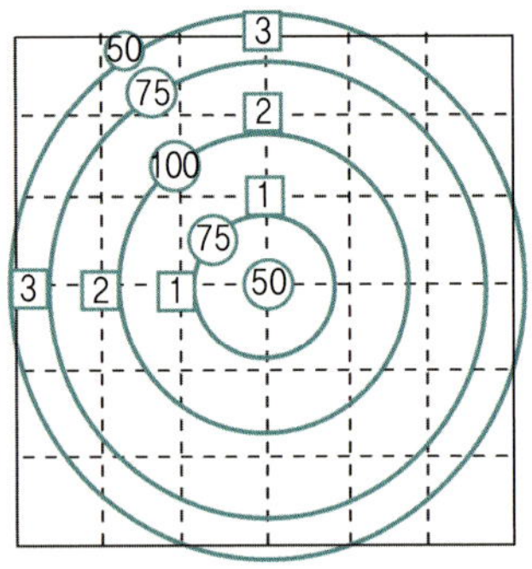

피부－도자 간 2인치 거리를 두고 A, B형 도자로 극초단파를 조사했을 때의 가열 분포 형태

C형 도자의 빔 형태

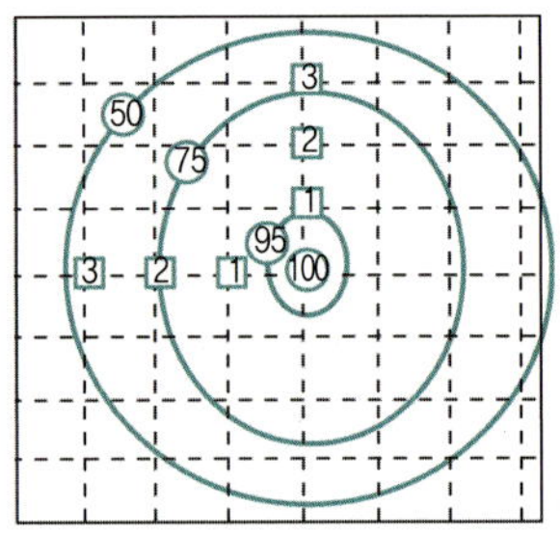

피부－도자 간 3인치 거리를 두고 C형 도자로 극초단파를 조사했을 때의 가열 분포 형태

네모 상자는 중심부로부터의 거리(inch)이고 원상자는 최대강도의 퍼센트이다.

■ 적응증과 금기증

1) **적응증(indication)**

(1) 근육뼈대계통 장애 : 삠(sprain), 근육 및 힘줄의 열상, 좌상(strain), 윤활주머니 병변, 퇴행성 관절질환, 만성 류마티스성 관절염, 표재관절에서의 관절 강직, 혈종

(2) 표재의 염증 또는 감염 증상 : 힘줄윤활막염, 윤활막염, 윤활주머니염, 감염된 외과절제술, 종창, 농양

2) **금기증(contraindication)**

(1) 악성 종양 : 온도 상승으로 종양의 성장과 전이 속도가 빠르다(단, 42℃ 국소온도, 파괴, 전이 지연)

(2) 허혈성 조직 : 열 분산이 무능력 결과로 조직 파괴(화상)

(3) 중등도 및 과도한 부종 : 비염증성 부종 모든 형태에 열의 투여는 더욱 악화

(4) 젖은 붕대 및 부착된 테이프 : 피부에 열 발산이 안 되고 땀을 흡수하지 못하므로 화상 유발

(5) 금속 이식물 : 금속이 부위에 극초단파가 집중되므로 인접조직에 파괴적인 온도의 발생을 가져옴

(6) 심박조절기(pace maker) : 심박조절기의 기능을 방해 또는 억제
(7) 성장하는 뼈 : 과도한 투여량은 뼈의 성장을 제한
(8) 남성 생식기 : 불임증 유발, 치료 시 엉덩관절부 절연물로 보호
(9) 출혈 부위 : 출혈 정도 증가
(10) 결핵성 관절 : 감염 진전의 속도를 증가, 관절 손상
(11) 손상을 입은 열 감각 : 감각 장애로 과열에 조직 파괴
(12) 신뢰할 수 없는 자 : 고령이나 어린이 예측 불허
(13) 눈 : 백내장(cataract)은 비교적 낮은 용량에도 올 수 있음
(14) 최근의 방사선 치료 : 피부감각 및 순환의 감소로 인해
(15) 열에 대한 과민성 : 특히 고약이 부착된 곳, 순환 증가로 인해 공급된 열에 반응이 증가하지 못함
① 급성 감염 또는 염증(열적용에 더욱 악화)
② 비만증 : 특히 2,450MHz의 극초단파 피하 지방층에 과도한 열 발생시킬 수 있음
③ 진정제 치료 : 약물 복용 열 감각이 감소
④ 정맥 혈전증 또는 정맥염 : 이환된 부위에 열의 색전자 형성 결과 초래
⑤ 임산부 : 골반이나 엉덩관절부 출혈 및 유산
⑥ 월경 : 골반이나 엉덩관절 적용 시 혈액 소실의 양을 증가
⑦ 급성 피부과학적 증상 : 증상 악화
⑧ 심장병 증상 : 심박출량 증가 인해
⑨ 혈압 이상 : 광범위 조사 혈압 더욱 악화

3) **위험 및 예방 조치**
(1) 화상 : 가장 큰 위험이 화상
① 환자의 병력, 치료부위 점검 등 철저히 금기 사항 확인
② 피부온도검사
③ 뼈가 돌출된 부위(반사와 순환 부족으로)
④ 두꺼운 지방층은 온점이 됨(hot spot)
⑤ 옷이나 드레싱 부위, 나일론(땀 흡수되지 않음)
⑥ 피부 건조(땀을 확인)
⑦ 치료 중 기계 접촉 금지(케이블)
⑧ 도자는 정확하게
(2) 쇼크 : 환자뿐만 아니라 치료사 주의
① 기계에 도자 연결 후 강도 조절
② 접지 확인
③ 기계 접촉 금지
④ 전자장 30cm 이내 금속 없어야 함
⑤ 보청기 제거
• 눈 주위 치료 시 주의
• 남성 생식기 적용 금지

EXPLANATION

초음파 치료기

1. 초음파 특성

■ **초음파(ultrasound)**

1) 인간의 귀로 듣기에는 너무나 높은 주파수로 종축 압박 파동의 형태로 된 음향진동임
2) 가청음파 20~20,000Hz, 가청영역 이하는 저음파(infra sonic wave)라 함

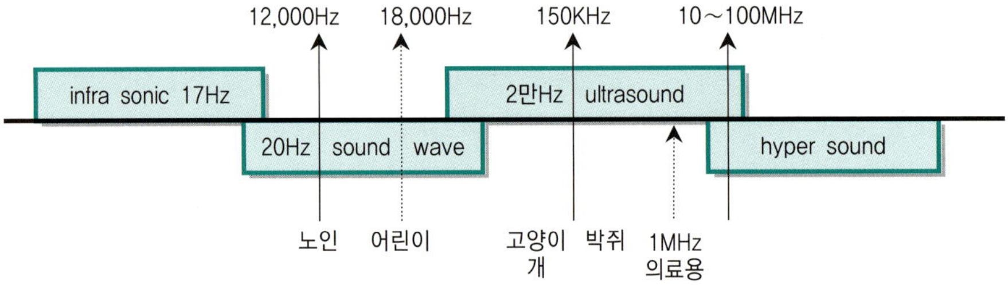

■ **초음파(ultrasound)의 의료용 주파수(frequency)**

1) 1MHz~15MHz
2) 치료용 : 0.75, 0.87, 1, 1.5, 3MHz
3) 진단용 : 1~10MHz, 외과용1~5MHz

■ **전파**

- 압박과 희화(rarefaction)가 교대하는 상태를 일으키면 매질의 성분을 파동의 전파방향으로 이리저리 진동시킴(파동은 고체, 액체 및 기체에서 발생할 수 있음)
- 확인 : 물방울을 head 위에－투열－물의 파동－심하면 분산(튐)

1) **종파(longitudinal wave)** : 초음파가 매질에 도착하면 매질 속에서 분자가 앞뒤로 진동하여 매질의 분자 운동 방향과 초음파의 진행 방향이 평행한 종파가 발생함. 기체, 액체, 연부조직에서 모두 발생 가능함

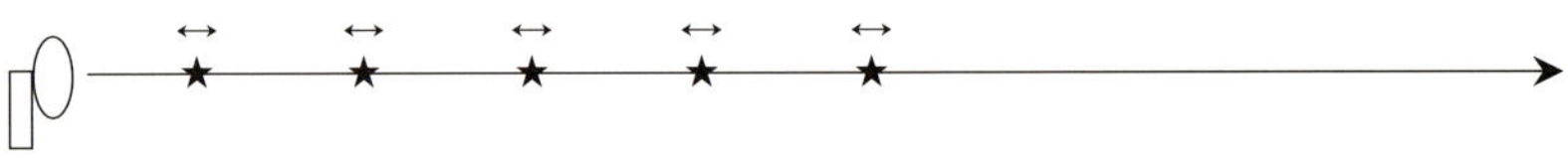

2) **횡파(transverse wave)**

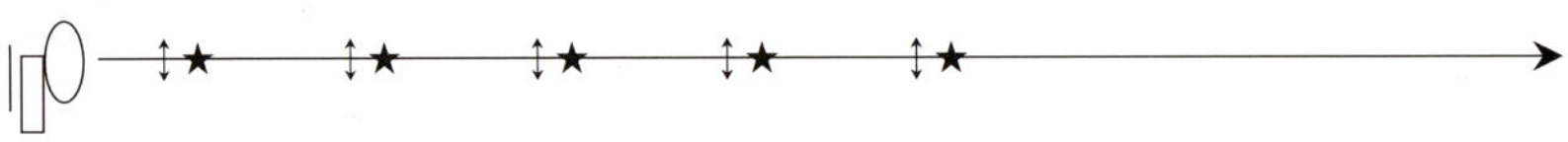

(1) 초음파의 진행 방향에 대해 수직으로 매질분자가 상하 진동하는 파동을 횡파라 함
(2) 기체, 액체에서는 발생되지 못하고 고체에서만 발생
(3) 뼈, 특히 뼈막－뼈 경계면에서 발생하여 전단파(shearing wave)라 함
(4) 밀도가 높은 곳에 도달하면 음파가 멈추게 되고(입사파와 반사파가 간섭) 이것을 정상파(standing wave, stationary wave)라 함

■ 속도

- Velocity = frequency × wave length
- **Z = PV**
  음향 임피던스(Z)는 매질의 밀도, 즉 조직의 비중에 매질 속에서의 전도 속도를 곱한 값
- 전파 속도와 조직의 밀도에 고유 impedance는 정비례함

1) 조직의 임피던스(impedance) : 음에 대한 조직의 저항
2) 흡수계수가 높으면 거의 통과하지 않음 : 흡수계수는 고분자의 내용물 여부에 따라 다름(예, 수중 치료 → 잘 통과)
3) 초음파의 에너지 흐름은 매질의 순수한 움직임이 없어도 발생할 수 있음
   (1) 입자들이 단순히 평균 위치의 주위에서 진동
   (2) 이런 방식으로 에너지가 매질을 통해서 이동

■ 초음파 발생원리

- Pierr & Jacques curie 형제 : 석영 결정체가 압력을 받았을 때 그 면을 가로질러 전위차가 발생 → 압전효과
- Langevin : 고주파의 교류로 석영 결정체 진동 → 초음파 발생

1) **압전효과(piezo-electric effect)** : 결정체가 압력 또는 장력(이완)을 받을 때 반대쪽 결정체의 표면에 전하가 발생함
2) **역압전 효과(reverse piezoelectric effect)**
   (1) 역압전 : 결정체(고유의 진동을 가짐)에 고주파 교류를 주면 → 압축, 비압축 반복, 초음파 발생
   (2) 고주파 교류전류가 역압전 효과에 의해서 기계적인 진동으로 전환되어 초음파가 발생

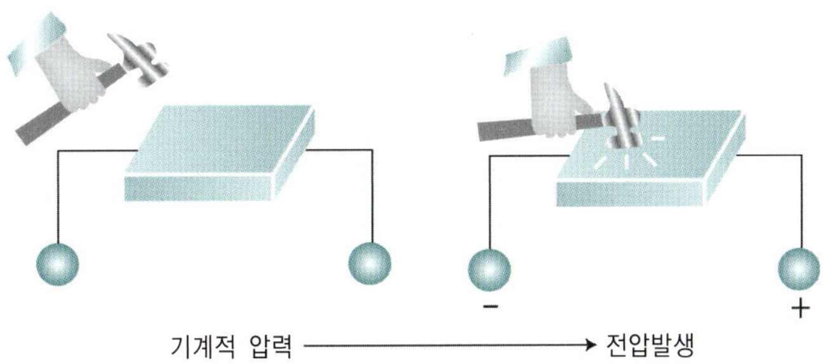

압전효과

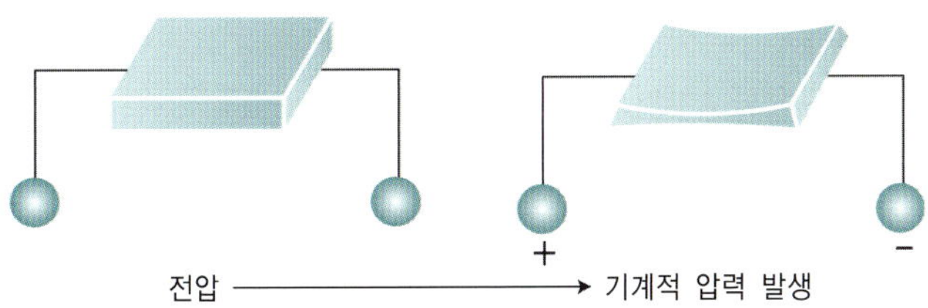

역압전효과

3) **초음파 발생기**

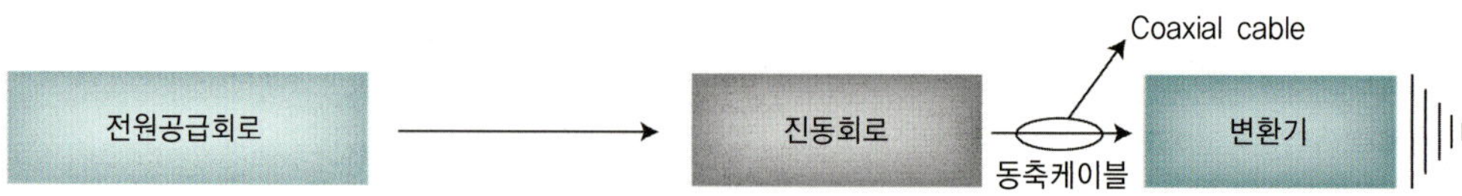

초음파치료기의 구성회로

(1) 전원 공급 회로
① 완파장 정류기(full wave rectification)와 여과기(filter)로 구성
② 진동 회로에 안정된 출력 공급
(2) 진동회로 : 50～60Hz의 교류전류를 고주파 전류로 바꾸고 500V 또는 그 이상의 고전압전류 생성·동축케이블을 통해 변환기의 금속전극에 전달
(3) 변환기
① 변환기의 압전재에 고주파 고류전류가 전달
② 전달 시 압전재가 변형되면서 압축과 비압축이 반복
③ 전극판의 두께 변화, 진동 발생

4) **열발생 유형**

(1) **반사(reflection)**
① 두 매질 사이 음향 임피던스가 다르면 계면에서 어느 정도 반사(70%)
• Bone
- 뼈막의 계면 : 70% 반사, 30% 뼈에 흡수
- 너무 강하게 조사 시 병적 골절 유발

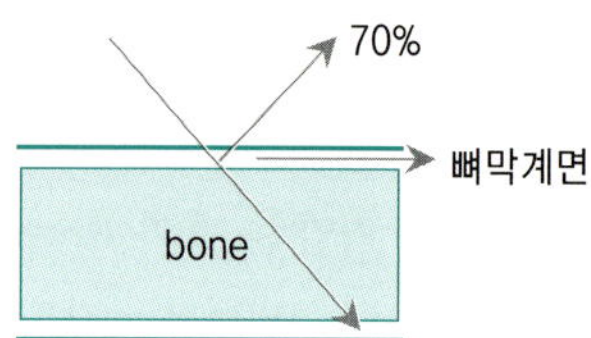

• Tissue
- 공기의 계면 30%
- 공기가 반사기로서 적용, 초음파는 치료 부위 반대 표면에 반사, 피부에서 과도한 가열 발생 : 통증 유발
- 손바닥과 같은 얇은 부위에 투여 시 : 조직을 통해 반대쪽 공기와 만나 발생
- Head의 반대쪽 피부에서 통증 유발

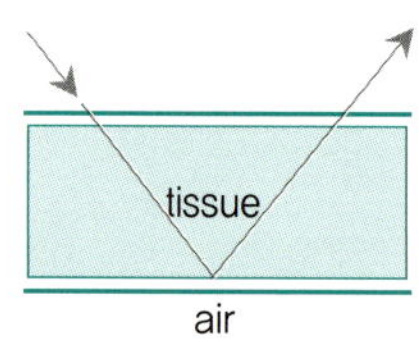

② Head(변환기) : 피부의 계면에 완전한 밀착을 위해 coupling media 사용하지 않으면 Head는 급속히 가열 → 피부에 과도한 가열
③ Coupling media
• ultrasound head의 윤활 작용
• ultrasound 흡수 증가
④ 빛이 물에서 공기로 진행할 때 전반사(total reflection) 조건 : 입사각이 임계각(critical angle)
(2) **굴절(reflection)**
① 음파가 한 조직을 일정한 속도로 진행하다가 다른 조직에 경계면에 도달하면 진행 방향에 굴절 현상이 나타남
② **Head를 조직에 수직으로 적용해야 효과적임**

(3) 전도(transmission)

종 류	공기(기준)	물	glycerol	hydro cortisone	증류수	ultrasound gel
전도율	0	100	67	47	59	72%

① 감쇄 : 초음파가 매질을 주행할 때 전파길이, 주파수, 매질에 따라 에너지의 감쇄를 보임

② 흡수
- 조직의 흡수계수는 주로 고분자 조직에 포함된 내용물의 존재에 달려 있음
- 많은 흡수=많은 열(공기는 물보다 500~1,000배 흡수)

③ 반가층(half value thickness)
- 초음파 강도가 head보다 반으로 줄어든 조직의 깊이를 반가층이라 함
- 주파수가 높을수록, 파장이 짧을수록, 흡수가 클수록 반가층이 감소

주파수(MHz)	반가층(cm)
0.75	10.00
1.0	6.5
3.0	3.0

④ 초음파 에너지의 흡수 인자
- 조직의 음향 임피던스
- 조직의 밀도
- 단백질 함량
- 음향 에너지의 입사각
- 액체의 점조도
- 굴절
- 전단파
- 음파의 전파 속도
- 초음파의 주파수
- 지방과 수분의 함량
- 임피던스 불일치
- 반사
- 회절

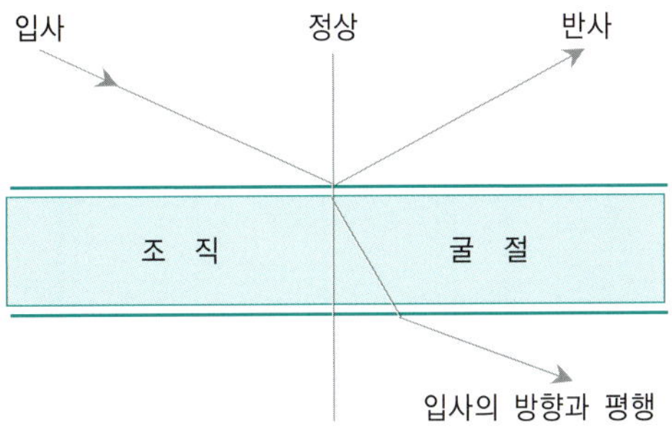

(4) Micro massage

음파의 압력과 조직의 기계적 반응에 의한 조직의 교대하는 압박과 이완

(5) **운동과 진폭(motion and amplitude)**

양성 최대 압력 : 음성 최소 압력 1초당 2백만 번 변화

(6) **마찰(friction)**

압박과 이완은 탄성 초음파로 세포 사이의 마찰 발생(마찰 열 발생)

(7) **공동 형성(cavitation)**

① 생물학적 매질에는 항상 분해된 기체가 존재

② 희화(이완, 저압)기 기간에 조직의 액체 안에서의 순간적인 공동의 발생

예) 초음파를 물에 넣고 강도 높이면 기포 발생

조직의 한 곳을 오래도록 하면 안 됨 : 병적 골절

❋ 조직파괴 반응(destructive reaction)

- stable cavitation(안정공동) : 기포발생, 세포 기능 변화
- unstable cavitation(불안정공동) : 기포가 터져 조직이 손상됨, 혈관손상, 출혈

■ 초음파 음장(field)

1) 방산각(angle of divergence) 발생 : 빔의 확산에 의해, 변환기 지름에 대한 파장의 비율을 말함
2) 인자 : head의 지름, 주파수
3) 음향의 강도 : 주파수 또는 중간 매질에 따라 달라짐

주파수	변환기 크기	방산각
1.0MHz	$1cm^2$	9.3°
	$5cm^2$	4.2°
3.0MHz	$1cm^2$	3.1°
	$5cm^2$	1.4°

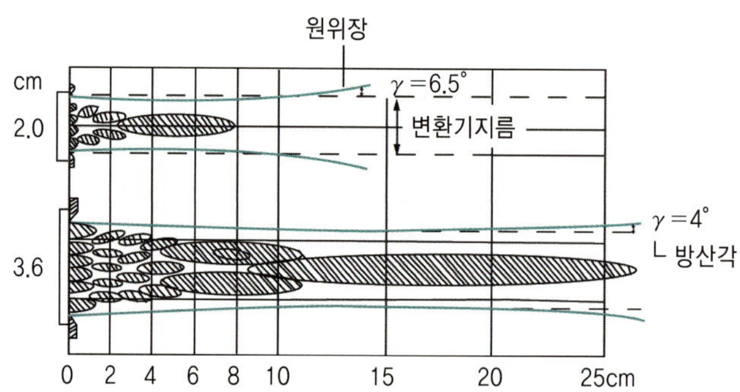

변환기의 크기에 따른 방산각과 근위장 및 원위장

■ **맥동초음파(pulsed ultrasound)**

1) 초음파를 주기적으로 맥동시켜 조직에 전달하는 방법
2) 보통 500Hz의 주파수, pulse wave의 시간 10ms, ultrasound가 1 : 5～1 : 1 비율로 pulse
3) **열 효과 감소 : 열이 pain을 악화시킬 경우 효과적**
   (1) pulsed ultrasound가 pain을 악화시킬 경우 방법
      ① pulse 차지하는 비율을 감소
      ② head를 천천히
      ③ pulse 강도를 증가

전기치료

2. 초음파의 효과

■ **생리적 효과**

1) **기계적 효과(micro massage)**
   (1) 조직에서 작용하는 광대한 기계적(음향적) 주파수에서 양성과 음성압력의 교대는 ultrasound micro massage 효과를 발생함
   (2) 긴장, 압력, 깊은조직 세포의 요동 분산
   (3) 기계적 자극 시 : 투과성 촉진, 단백질 합성력 증진, 창상치유 촉진, 공동 형성, 미세순환 증진, 조직 파괴
2) **열 작용**

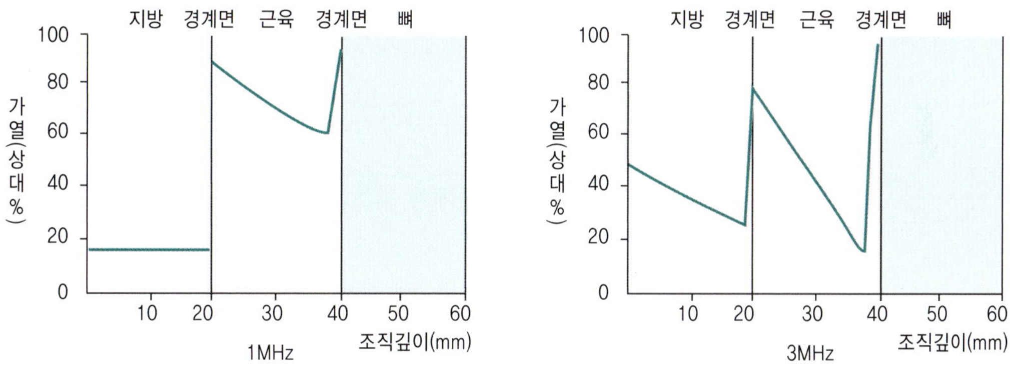

2cm로 만든 지방, 근육, 뼈 모델에서 1MHz 및 3MHz 초음파의 열발생 분포

   (1) 지방은 잘 통과하고, 근육은 흡수, 뼈는 반사, 공기는 통과 안 됨
   (2) 열 효과
      ① 흡수량, 공전 시간, 특수 주파수 : 혈액순환으로 균형
      ② micro massage : 마찰에 의해
   (3) 장점
      ① SW와 MW처럼 피부나 피하의 근막에서 에너지 손실이 없으므로 깊은조직이 효과적으로 가열
      ② **금속이 있는 부위에서 사용 가능**

3) **화학적 효과**

당류의 전환, 결정화의 변환, 가수분해, 과포화된 용해의 결정화, 산화물질의 중합

4) **전기적 효과**

(1) 고체와 전해질 용액과의 사이의 경계에서 이온 교란

(2) 허혈이나 통증이 있는 부위에서 전하를 띠고 있는 단백질을 끌어당기기 때문에 대사산물을 유리시킴

5) **순환에서의 효과**

(1) 충혈

① 혈관 확장과 림프관의 흐름을 가속 : 열 효과에 의해

② 관절 상태에서는 증상을 악화시킬 수 있음(연골의 교원질은 효소성을 용해시켜 파괴 가능성)

(2) 동맥의 초음파에 의한 혈전

① 적혈구는 혈전과 같은 체류를 발생

② 투사가 중지 : 혈전이 분해

(3) 신경계

① 경련에 진정 작용 : 신경의 전도 속도↓

② 신경세포는 음향에 민감 : 높은 강도로 신경근이나 척수에 적용해서는 안 됨

③ 자율신경계 효과 → 교감 신경계를 억제

6) **단백질에서의 효과**

단백질은 연부조직의 분자 성분 중 가장 잘 흡수되는 인자

7) **약물에서의 효과**

(1) **음향 영동법**(phonophoresis)

① 초음파 빔이 매질이나 현탁액 속에 녹아 있는 약품을 피부를 통해 피부 밑에 있는 조직으로 침투시키는 방법

② 초음파 이용한 약물치료, 주로 소염 진통제가 최소한 50mm 깊이 침투(약물은 10% 용액이 효과적임)

③ 이온도입법(음성, 양성)과 달리 침투가 아니라 분자 전체를 투입

3. 초음파의 치료방법

■ ultrasound 적용량의 효과에 영향을 미치는 인자들

1) **주파수**

(1) 침투 깊이 : (100mm) 0.75 > 0.85 > 1 > 1.5 > 3MHz(30mm)

(2) **주파수가 높을수록, 파장이 짧을수록 흡수가 더 커짐**

2) **변환기의 크기**

(1) 빔 : 압전 원판 면적의 1/3 → 클수록 효과 큼

(2) 근 음장(near field) : 간섭 패턴이 있고 불균일

(3) 원 음장(far field) : 균일

변환기 이동 필요

3) **적용량의 범위**

(1) 강도 : 0.1~3W/cm^2

(2) 시간 : 치료 면적 50m^{2}를 기준으로 연속파는 3~10분, 맥동파는 5~15분

■ 치료 방법

1) **이동 치료법(moving technique)**

Head를 계속 움직여야 함

(1) 변환기를 피부에 직접 접촉하고 천천히 원형 이동, 수직 이동, 수평 이동

(2) 하나의 경찰은 다음 경찰의 50%가 겹치도록

(3) 변환기는 신체 조직에 수직으로 밀착

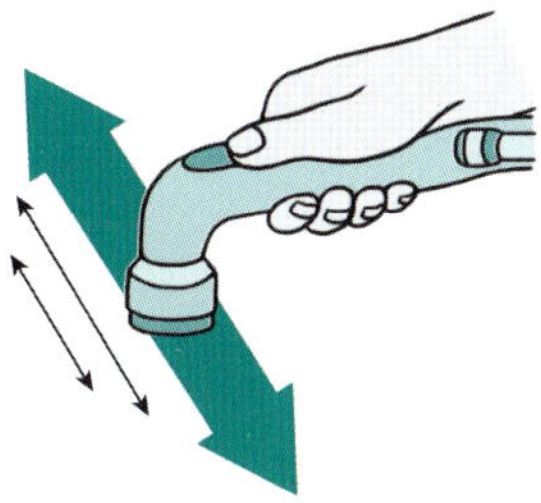

평행이동 치료

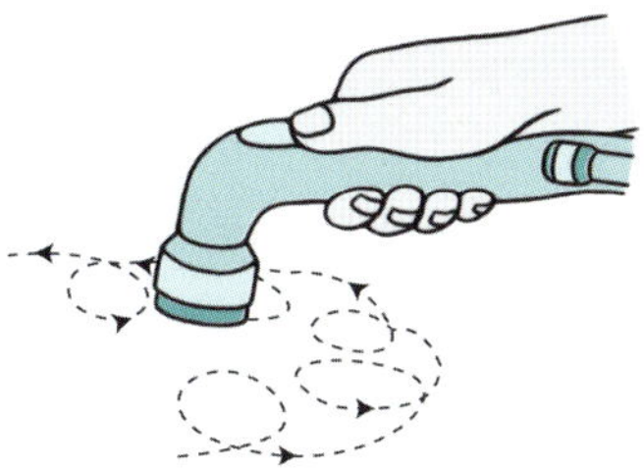

회전이동 치료

2) **고정 치료법**

(1) 직각으로 고정, 국소 부위 0.8W/cm^2

(2) 주로 trigger point사용

3) **수중 치료법**

(1) **head와 환부는 물속에, 치료사 손은 밖에 둠**

(2) 치료 부위와 head 간에 10~20mm 정도 거리를 둠

(3) 물의 온도를 23.9~33.9℃로 한 미온수

(4) 기포발생 시 손으로 닦아내고 알코올을 바름

(5) 물그릇은 플라스틱이나 고무로 만든 것

(6) **뼈가 돌출된 요철 부위, 압박이 견디기 어려운 부분에 적합**

(7) 주로 고정 치료법으로 사용

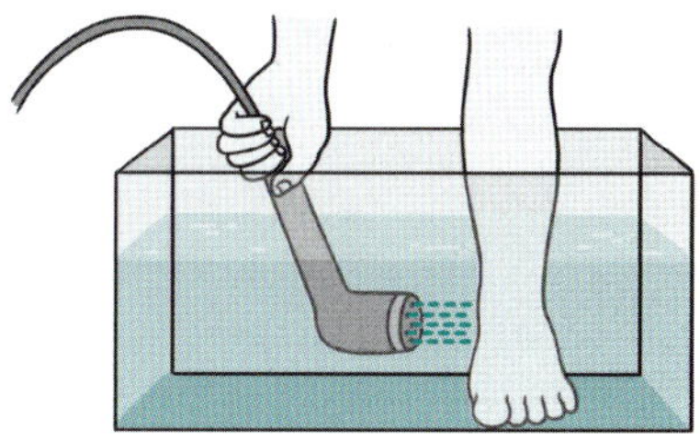

물속에서의 초음파 치료

4) **물주머니 치료법(Bag technique)**

(1) 분사식으로 치료하지 못하는 림프선염, 샛길과 같은 고르지 못한 표면에 완충 주머니를 피부와 head 사이에 끼우고 치료함

(2) 기포가 생기지 않도록 치료 부위가 밀착시킴

(3) 열에 잘 견디는 얇은 고무나 플라스틱 주머니, 또는 콘돔 등을 사용하여 만듦

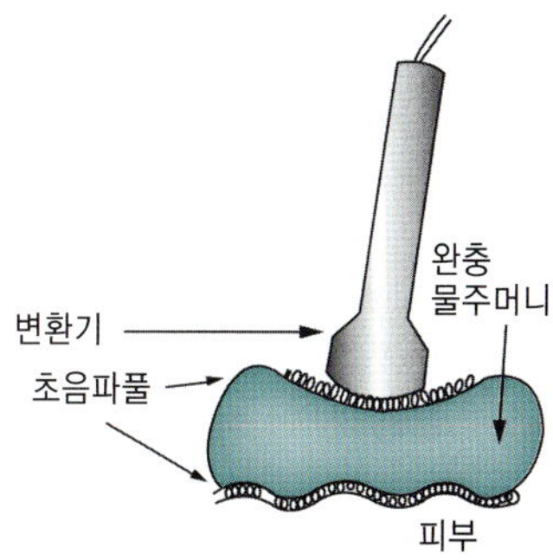

초음파의 완충치료

■ 치료 빈도

1) 주로 1일 1회, 경우에 따라 1일 2회, 주당 3회 치료 권장함
2) 일반적으로 3~4일 치료 후 뚜렷한 효과가 없으면 치료를 중단함
3) 급성질환 : 맥동 초음파로 1일 1회, 6~8일간
4) 만성질환 : 연속초음파로 격일제, 10~12회
5) 14일 이상 계속 치료는 백혈구, 적혈구 감소 보고가 있음

■ 주파수와 ultrasound 유형의 선택

1) **주파수의 선택**
   (1) 0.7MHz의 ultrasound는 깊은조직을 치료할 때 사용
   (2) 1.0MHz의 ultrasound는 중간층조직을 치료할 때 사용
   (3) 3.0MHz의 ultrasound는 표면조직을 치료할 때 사용
2) **초음파 유형의 선택**
   (1) 연속 초음파(CUS)는 열 효과를 얻을 목적으로 사용
   (2) 맥동 초음파(PUS)는 비열효과를 얻을 목적으로 사용

■ 치료강도(intensity)

1) **초음파의 치료강도**
   (1) 초음파의 치료강도의 범위는 0.1~4W/cm^2
   (2) 그러나 변환기와 치료부위의 크기, 치료부위의 연부조직 두께, 초음파의 주파수, 치료방법, 치료목적 및 병변의 특성에 따라 결정
2) **치료부위의 두께**
   (1) 치료부위의 연부조직의 두께에 따라 강도를 선택해야 함
   (2) 넙다리관절, 허리 등 깊은조직은 1.5~2.0W/cm^{2}에서 4.0W/cm^{2}까지 사용
   (3) 손목관절 등 연부조직이 얇은 부위는 0.5~1.0W/cm^{2}의 강도를 사용
3) **초음파의 유형**
   (1) 맥동 ultrasound는 1.0W/cm^{2}의 강도를 사용
   (2) 연속 ultrasound는 0.8W/cm^{2}의 강도를 사용
4) **치료방법**
   (1) 이동 치료시 0.5~4.0W/cm^2 강도를 사용
   (2) 고정 치료시 1.0W/cm^2 이하의 강도를 사용
5) **치료효과**
   (1) 매우 경한 효과를 목적으로 할 때는 0.1~1W/cm^{2}의 낮은 강도를 사용
   (2) 중등도, 경한 효과 목적일 때는 2W/cm^{2}의 중간 강도를 사용
   (3) 강한 효과를 목적으로 할 때는 4W/cm^2 정도의 높은 강도를 사용
   (4) 치료면적이 큰 부위를 최대로 참을 수 있는 바로 밑의 최대강도를 사용하여 치료하나 치료 중 통증을 느끼면 강도를 감소시켜야 함

(5) 통증 및 근 경축을 완화시키기 위해서는 낮은 강도를 사용
(6) 관절 주위조직을 신장시키기 위해서는 높은 강도를 사용
(7) 급성질환은 낮은 강도를 사용
(8) 만성질환은 높은 강도를 사용

4. 초음파 치료의 적응증과 금기증

■ 적응증(indication)

1) 유착
가열 효과, micro massage : 유착의 재흡수를 도와줌
2) 통증과 근 경축
(1) C fiber의 신경전도 속도↓
(2) 허혈과 종창을 일으키는 대사산물의 체류에 기인한 통증 시
(3) 세포막의 투과성 변조
3) 교감신경의 기능장애에 의한 동통
(1) 어깨 손 증후군(shoulder-hand syndrome)
(2) Sudek 위축
(3) 반사성 교감 신경계 기능장애 감소
4) 포진 후 신경통
5) 신경종
하이드로코르티손(hydrocortisone)의 음향 영동법이 효과적(인체에 25mg/day 생산, 항염효과)
6) 외상성 무릎뼈 신경통
7) 석회화된 힘줄염 : 운동금지 → 열 치료 또는 ultrasound
8) 혈종 : 초음파 치료 시 빨리 흡수
9) 종창 : 급성 시 사용 안 됨
10) 세균 : 살균 효과
11) 뼈 : 병리학적 골절, 뼈막밑 손상, 성장 지연(치료용 기계는 불가능, 의문)
12) 금속 : 금속 매입 부위도 치료 가능

■ 금기증(contraindication)

1) 뇌와 척수 : 높은 강도의 초음파는 신경 세포의 비가역적 변화를 일으킨다.
2) 생식기관 및 복부기관
(1) 가스 및 물이 차있는 복부의 기관은 반사가 많아 화상의 위험
(2) 고환의 장기간 온도상승 시 일시적 불임증
3) 임산부의 자궁 : 태아의 온도 상승으로 저체중 출산, 뇌 크기 감소
4) 급성감염 및 패혈증
(1) 조직의 온도 상승
(2) 감염의 확산

5) 종양
6) 방사선 치료 환자
   (1) 심부 X-ray 치료 및 라듐 동위원소 치료
   (2) 피부감각 및 순환기능 저하
7) 깊은정맥 혈전증 또는 동맥 질환 : 국소 부위의 대사량이 과도하게 증가하여 괴사가 초래됨
8) 출혈 부위
   (1) 혈류가 증가되어 출혈이 심해짐
   (2) 혈우병, 출혈성 당뇨병
9) 결핵
   (1) 국소 온도가 상승되어 결핵의 확산
   (2) 폐결핵, 골결핵, 관절 결핵
10) 마취 부위 : 감각이 마비된 부위는 화상의 위험

■ 주의사항

위험	주의
공기가 차 있는 강 물이 차 있는 강 생식 기관 정상파 뼈끝판 금속	화상 뼈막통 쇼크 공동형성

광선치료

퍼시픽 물리치료학 개념서

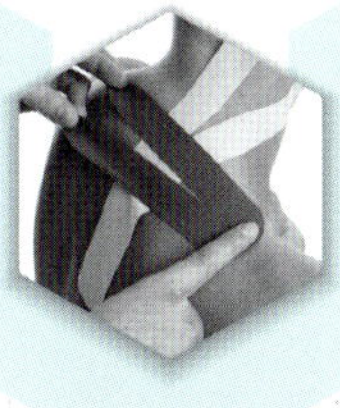
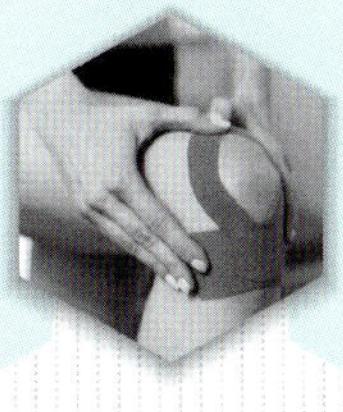
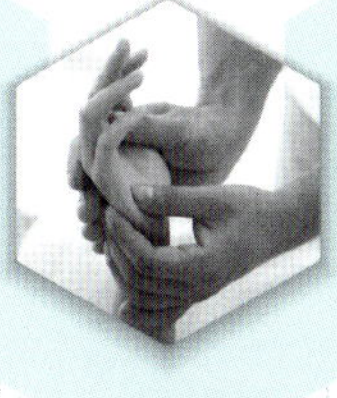
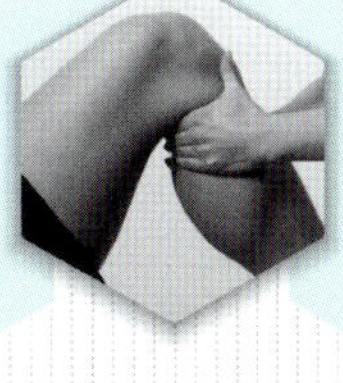
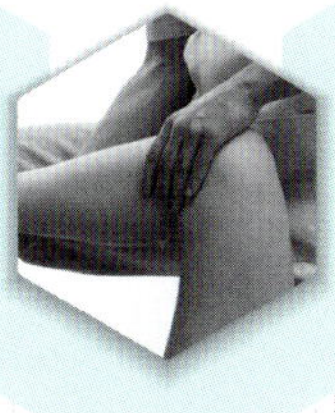

PHYSICAL THERAPY

PHYSICAL THERAPY

광선치료학

EXPLANATION

광선치료학의 개요

1. 광선치료의 정의

- 광선치료는 자외선, 가시광선, 적외선을 이용하여 질병 및 손상을 치료하는 것

1) **자연적인 광선** : 태양광선
2) **인공적인 광선**
   - 불가시광선 : 적외선(열효과), 자외선(광화학적 효과)
   - 가시광선 : 빨강~보라

2. 빛의 특성

■ 빛의 이중성

1) **입자설** : 빛은 미세한 입자로 구성. 광전효과, 광압효과, compton 효과
2) **파동설** : 횡파로서 전자기파의 일종

■ 빛의 특성

1) 전기나 다른 힘에 의해 생성시킬 수 있음
2) 가시 매개체(visible medium) 없이 전파됨
3) 진공 내 진행 속도는 같고, 매개체에 따라 속도가 다름
4) 전파방향 : 정상적으로 직진
5) 매개체에 의해 반사, 굴절, 산란, 흡수됨

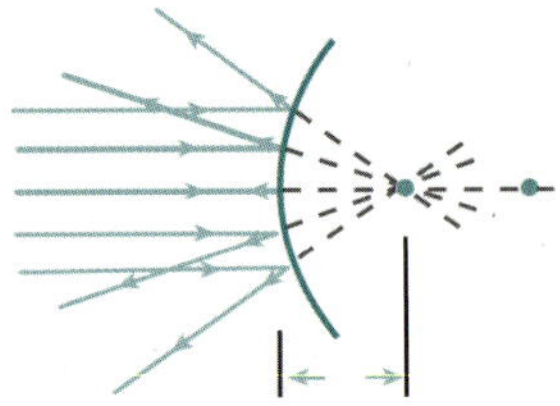

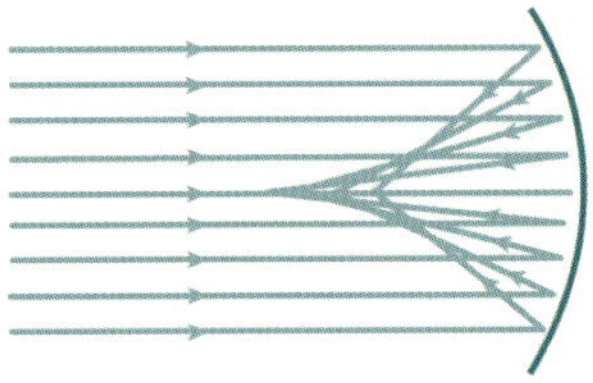

거울 형태에 따른 반사모양

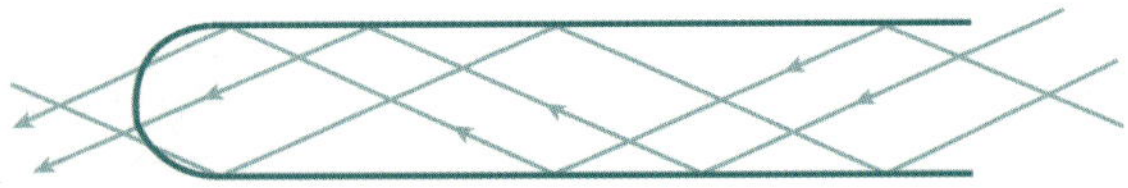

형광등과 같은 수은등 안에서 빛이 전반사하는 현상

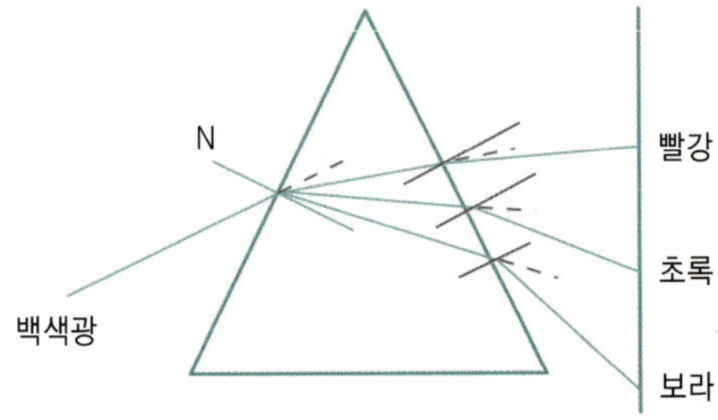

프리즘에서의 굴절

3. 광선치료의 분류

▪ 빛의 단위

1) 1Å = 1mm의 천만분의 1
2) 1μm = 1mm의 백만분의 1, 1cm의 천만분의 1
3) $1\mu m = 10^{-6}m = 10^{-4}cm$
4) $1nm = 10^{-9}m = 10^{-7}cm$
5) $1Å = 10^{-10}m = 10^{-8}cm = 0.1nm$

❋ 속도(velocity) = 주파수(frequency) × 파장(wave)

▪ 광선의 분류

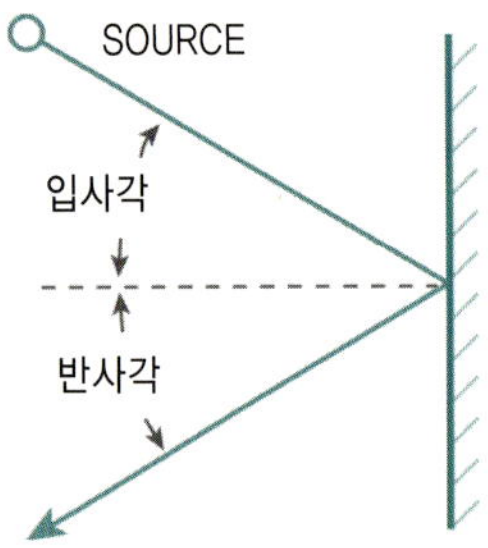

입사각
‖
반사각

원자외선	근자외선	가시광선	근적외선	원적외선
180nm	390nm	770nm	1,100nm	1,500nm

분류	파장 : 290~2,000nm(2,900~20,000Å)	
	적외선(60%)	단파/근=7,700~15,000 장파/원=15,000~150,000 770~2,000nm(7,700~20,000Å) 적색 띠 바깥 부분, 열효과
	자외선(7%)	단파/원=1,800~2,900 장파/근=2,900~3,900 290~390nm(2,900~3,900Å) 자색 띠 바깥 부분, 광화학적 효과
	가시광선(33%)	390~770nm(3,900~7,700Å) 적색 : 가장 굴절률 적음
	r-ray, X-ray, 자외선, 가시광선, 적외선, 극초단파, 라디오파, 전파	
공식	주파수=cycle(주기) / sec(시간)	
	속도(v)=주파수(t) × 파장(w)	

F : 원위, N : 근위, IR : 적외선, UV : 자외선

4. 복사에너지의 물리적 현상 및 법칙

■ 물리적 현상

1) 광선은 물체에 부딪치면 반사되거나 되돌아옴
2) 광선은 물체에 부딪치면 침투함. 진공 중에도 복사의 방법으로 통과가 가능하고, 침투와 흡수는 반비례함
3) Grothus-draper 법칙 : 광선은 물체에 부딪치면 흡수함
4) 광선은 매질의 차이에 따라 굴절함
   (1) 고주파(자외선) : 파장 짧고 굴절 큼
   (2) 저주파(적외선) : 파장 길고 굴절 적음

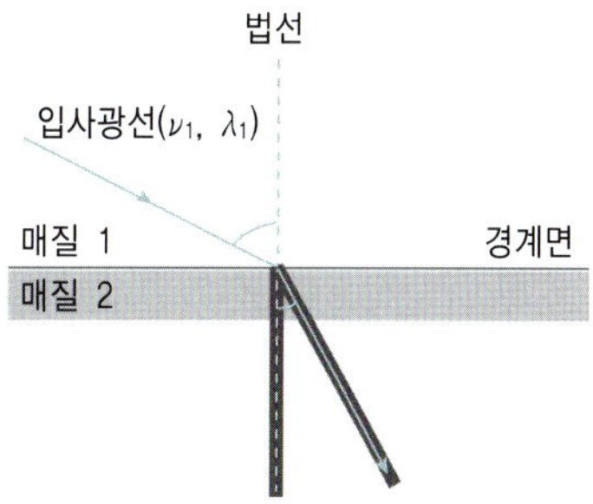

굴절의 법칙

■ 굴절의 법칙

빛은 서로 다른 매질을 통과할 때 꺾이거나 굴절함

■ 반사의 법칙

평면거울에 대한 평면 파동면의 반사각은 입사각과 같음

■ 흡수의 법칙 (기출)

1) 광선이 새로운 매질에 복사되면 새 매질에 의해 흡수가 이루어짐
2) ┌ 그로투스-드래퍼 법칙(Grothus-Draper's law) : 광선은 흡수된 광선만이 광화학적 효과를 나타냄
   └ 코사인 법칙 : 광원과 물체에 이르는 각도에 따라 강도가 다름

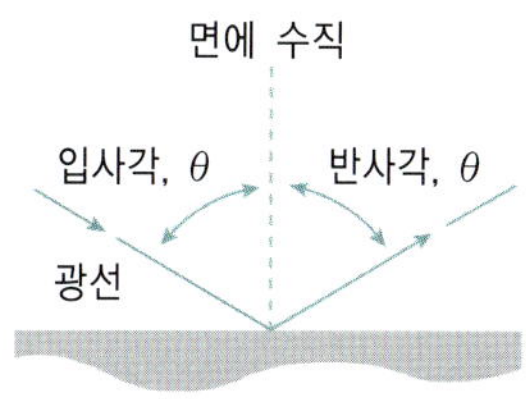

반사의 법칙

※ • cosine각이 클수록 효율은 적어짐(cos 0° → 효율최대)
• cosine값이 클수록 효율은 커짐
• 광원과 환자와 이루는 각이 90°로 갈수록 효율은 커짐

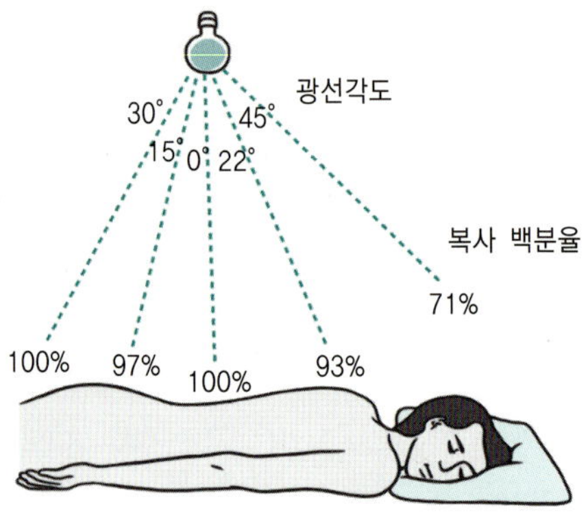

코사인 법칙에 의한 복사열의 효율

■ 거리 제곱의 반비례 법칙

광선의 광도는 물체까지의 거리의 제곱에 반비례하여 발생함

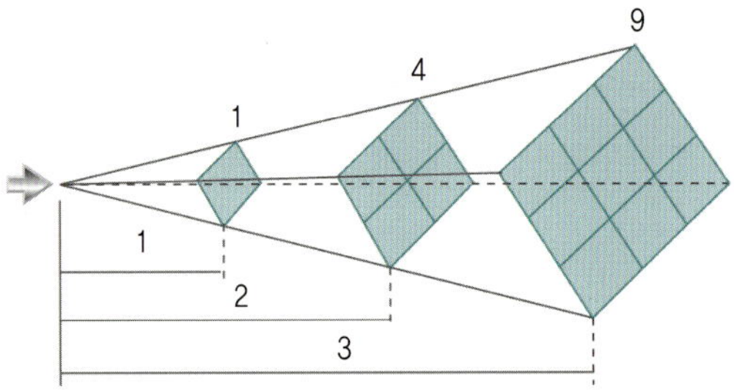

거리 제곱의 반비례 법칙

■ Wein's law(빈의 복사법칙)

최대 방출광선의 파장은 발생 파장 중 최대파장, 절대온도에 반비례함

※ 절대온도

• 절대온도 0K : −273.15℃
• 절대온도 0K 이상 : 에너지 방출(원위적외선)
• 절대온도란 물체의 운동에너지가 0이 되는 상태임
• 0℃는 절대온도로 273°K임

■ Vant hoff's law

1) 신진대사에 관계된 법칙으로 조직온도 상승과 대사량 증가에 관계된 법칙임
2) 온도 10℃ 상승 시 → 산화량(신진대사율)의 2.5배(250%) 증가

PHYSICAL THERAPY

열의 물리학 및 열치료

EXPLANATION

열의 물리학

1. 광생물학

1) **피부의 광반응**

(1) 290nm보다 짧은 파장은 오존층에서 흡수되고, 나머지는 지구에 도달함

(2) 지표에 도달한 태양광선 중 1%가 자외선(290～400nm), 그 중 0.2%(290～320nm)의 자외선이 사람의 피부에 광화상과 같은 손상을 일으킴

(3) 자외선에 대한 피부내성 : 흑인, 동양인, 백인 순으로 내성이 작아짐

(4) 최소홍반용량 : 보통 피부에 한정하여 보이는 최소한의 홍반을 일으키는 데 필요한 자외선의 양

(5) suntan에 관여하는 주된 파장 : 320～400nm

(6) 태양광화상에 의한 급성손상이 체표면의 30% 이상 : 중증질환(일광중독 혹은 일사병)

(7) 1회의 자외선 조사에 의해 급성손상을 받은 표피세포의 생명주기(life cycle) : 1개월 후에 원래대로 회복

2) **광의 간접반응 내인성**

(1) 광과민반응 : 400～700nm

(2) 외인성 광과민반응 : 320～420nm

3) **광독성반응**

광증감물질
- 테트라사이클린(항생물질), 설핀아미드(설파제)
- 페노티아진(정신요법제), 톨부타아미드(당뇨병약)
- 그리오피루빈(항진균제), 클로로사이아제이드(이뇨제)
- 콜타르화합물(안스라센, 아크릴진, 또는 포르말린화합물)

2. 열의 물리학

1) **온도**

(1)
- ℉=9/5℃+32
- ℃=5/9(℉−32)

(2) 평균 피부온도 : 93℉, 33.9℃

(3) 심부온도 : 구강과 항문의 온도차이−0.6℃

(4) 핵심온도 : 체온을 재는 온도

2) **생리적 작용**

(1) 중추 체온조절 기전 : 시상하부

① 앞시상하부 : 발한

② 뒤시상하부 : 체온상승

(2) 체온 소모 방법
- 복사(60%)
- 증발(25%)
- 대류(12%)
- 전도(3%)

3) **열의 단위** : kcal

4) **열의 원천**

(1) 화학적 작용 : 발한, 산화에 의한 열

(2) 전류

(3) 기계적인 일 : 마찰, 압력, 진동

(4) 열의 전달

① 전도(표면열, 접촉열) : 초욕, 온습포, 회전욕

② 대류(환류열 ← 밀도차) : 증기욕, 사우나탕

③ 복사(방사열) : 열등, 적외선(공기를 통해 전파)

④ 전환열 : 심부투열치료, 초음파(열 E → 다른 E)

	매 질	특 성
전도(conduction) 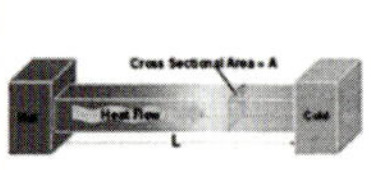	고체	두 물체의 접촉면을 통함 고온체 → 저온체
대류(convention) 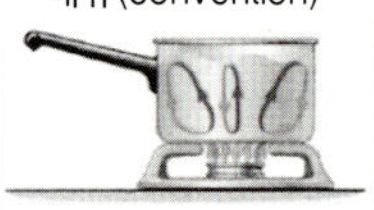	유체 (액체 및 기체)	유체의 순환에 의해 열이 이동
복사(radiation) 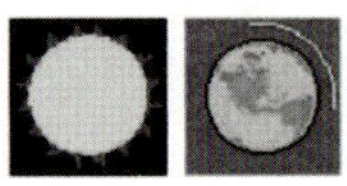	필요 없음	매질의 경유 없이, 전자파(radiowave)의 형태로 에너지가 직접 전파

5) **물의 물리적 효과**

(1) 팽창

(2) 상태의 변화 : 액체 → 고체 → 기체

(3) 화학작용의 가속화 : 반트호프의 법칙

EXPLANATION

열치료

1. 열치료의 방법

1) 전도열
2) 복사열
3) 대류열
4) 전환열

2. 열치료 처방 시 포함되어야 하는 항목

1) 열원
2) 치료부위
3) 치료 시 환자자세
4) 치료시간
5) 열의 강도
6) 주의사항
7) 치료방법에 따른 특수기술

3. 치료기술

1) 치료시간 : 30~40분(20분), 강도는 환자의 온열감각에 따름
2) 치료효과 : 15~20분 정도에서 나타남

4. 열의 생리적인 효과

1) 체온상승
2) 신진대사 증가
3) 신진대사물의 집중 증가
4) 세동맥 확장
5) 말초혈관의 혈류 증가(→ 부종)
6) 혈압의 증가
7) 부종가중
8) 맥박수 증가

5. 치료적 효과

1) 진통
2) 혈류증가
3) 진정

6. 금기증

1) 급성염증
2) 급성외상
3) 심한부종
4) 악성종양
5) 순환장애
6) 감각소실이나 둔한 경우

7. 주의사항

1) 신경손상
2) 정신질환자
3) 쇠약자
4) 심장질환
5) 호흡기질환
6) 비뇨기질환
7) 혈관장애(혈전증, 색전증)

적외선

EXPLANATION

적외선 치료

1. 적외선의 특성

■ 적외선 복사의 특징

1) 적외선은 열효과가 있으며, 복사열을 이용함
2) 적외선은 빛을 내는 등과 빛을 내지 않는 등을 고안하여 사용함
3) 적외선 등의 특징은 건열, 표면열, 복사열임

■ 적외선의 분류 (기출)

원적외선(far IR)	장파 적외선 15,000～150,000Å	"파장이 짧을수록 더 깊이 침투"
근적외선(near IR)	단파 적외선 7,700～15,000Å	

분류	원위 적외선등(longwave IR lamp)	근위 적외선등(shortwave IR lamp)
발생	절대온도 0K 이상의 가열된 물체	빛이 나는 모든 물체
성분	저온체 방출(비발광 : LIR은 90%, SIR은 10%)	고온체 발산(텅스텐필라멘트) - 발광램프
발생파장	15,000～150,000Å 0.5mm쯤 피부 상층에 강하게 흡수	7,700～15,000Å 최대파장 : 1,000nm(10,000Å)
피부에서 견딜 수 있는 온도	113.9°F(45.5℃)	110.9°F(43.8℃)
특성 및 적용	**저온 피부 약간 침투(투과성 약함), 급성 염증, 감정불안정(어린아이, 노인, 정신불안정), Bell's palsy**	고온 깊이 침투(전 진피, 피하조직까지) 악성 관절 반대자극에 의한 진통 효과, 혈관, 신경말단, 피하조직에 영향, 만성 치료(Infrared-rays Therapy)

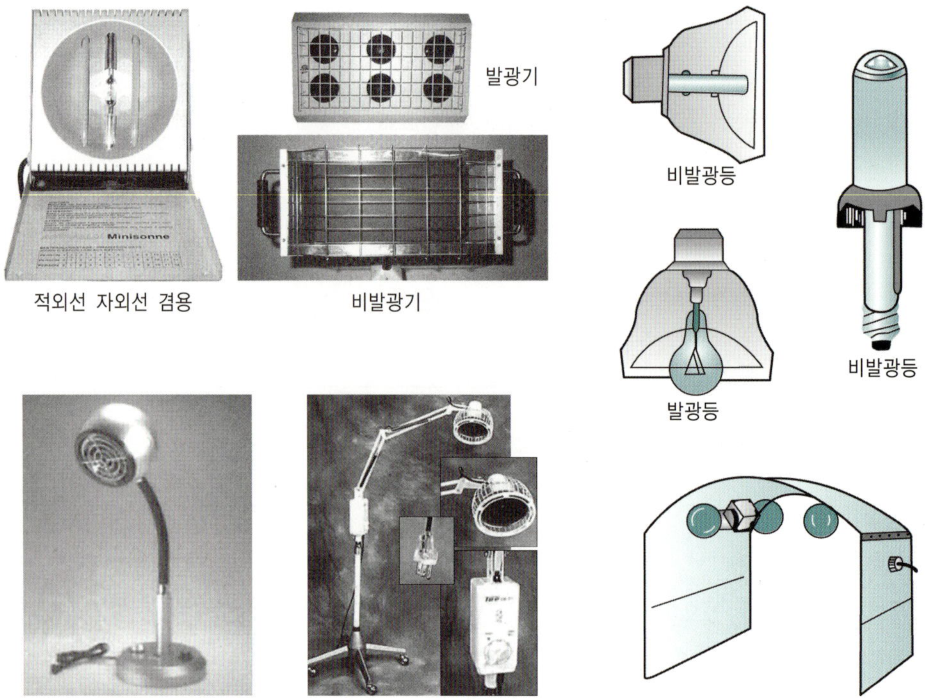

적외선의 종류

1) **단파 적외선(근위 적외선)** (기출)
   (1) 빛을 내는 등
   (2) 모든 빛이 나는 물체에서 방출됨
   (3) 파장 : 7,700~15,000 Å(최대 파장 10,000 Å)
   (4) 침투깊이 : 피부 조직의 5~10mm까지 침투
   (5) 혈관, 림프관, 피하조직에 직접 영향을 줄 수 있음
2) **장파 적외선(원위 적외선)**
   (1) 빛을 내지 않는 등
   (2) 열을 가진 모든 물체로부터 방출되며 특히 저온체에 의해서 방출됨
   (3) 파장 : 15,000~150,000 Å
   (4) 침투깊이
      ① 피부조직의 0.5mm까지 침투
      ② 피부 상층에서 강하게 흡수(단파 적외선보다 뜨겁게 느껴지는 이유)

2. 적외선의 장·단점(기출)

■ **적외선 복사의 장점**

1) 전도열에 비해 열 침투가 깊고 비교적 넓은 부위도 치료가 가능함
2) 치료부위에 압력이 가해지지 않음
3) 치료부위를 치료하면서 계속 관찰할 수 있음
4) 기계조작이 쉬움(가정에서도 사용 가능)

■ **적외선 복사의 단점**

1) 치료부위가 건조해짐
2) 전구파열시 유리조각으로 인한 환자손상의 위험이 있음
3) 전환열에 비해 표면, 비교적 제한된 영역에서 효과가 있음

3. 적외선 치료기구

- 적외선 열등의 발생원 : 텅스텐, 탄소필라멘트, 적어도 250W이어야 함
- 빛을 내지 않는 등 : 급성 염증이나 손상 직후 치료 시는 경미한 열을 위해 선택
- 빛을 내는 등 : 만성일 경우 강한 열에 의해 반대자극을 얻기 위해 선택

광선	파장	침투	생리적 작용
90% 장파 적외선	1,500~15,000nm	0.5~1nm	• 진동에너지 열발생 • 신경자극 • 말초혈관충혈
10% 단파 적외선	770~1,500nm	1~3nm	• 미세한 작용

■ **열등**

1) 빛이 나는 등 : 적외선, 가시광선, 자외선 방출(적외선만 나오는 것)
2) 텅스텐과 필라멘트로 되어 있음
3) 파장 : 7,000~10,000 Å

■ **베이커(Baker)**

1) 광범위한 부위에 적용함
2) 두 개 또는 그 이상의 백열등을 반원형 용기에 장치한 것
3) 전력 : 25~60W로 고안, 전구 2~12개
4) 110°F(43.3℃) 유지하여 안전하게 사용할 수 있음
5) 열전달방법 : 전도열이나 복사열(타월이나 seat를 덮기 때문)
6) 침투깊이는 전구수와 관계없이 일정, 강도가 변화
7) 파장 : 4,000~4,0000 Å

■ **전기 광선욕**

1) 금속이나 나무로 된 캐비닛 속에 여러 개의 백열등 장치
2) 백열등은 텅스텐 또는 탄소필라멘트로 되어 있는 60W 전구

■ **석영적외선등**

전기에너지 115V

■ **빛이 나지 않는 적외선등**

1) 15,000～150,000의 광선 배출(40,000 배출 많음)
2) 90% : 장파적외선, 10% : 단파적외선
3) 출력 : 적은 것(500W), 큰 것(750～1,000W)
4) 치료 : 얼굴신경 마비환자, 감정 불안자, 어린아이에게 적용

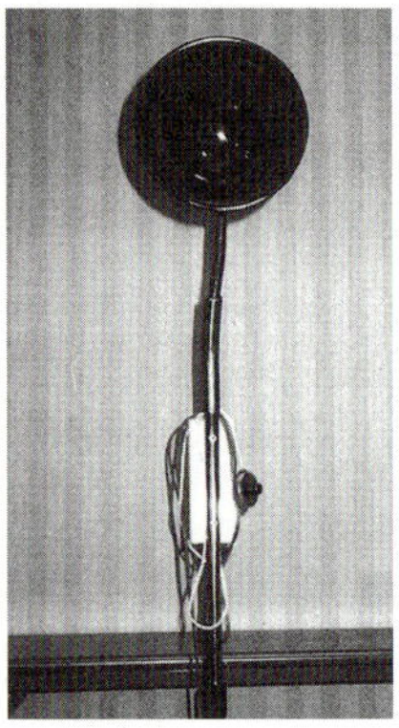
근적외선(국소용)

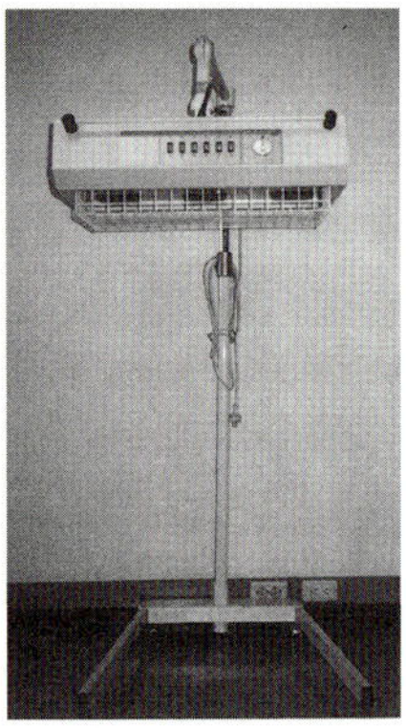
근적외선(전신용)

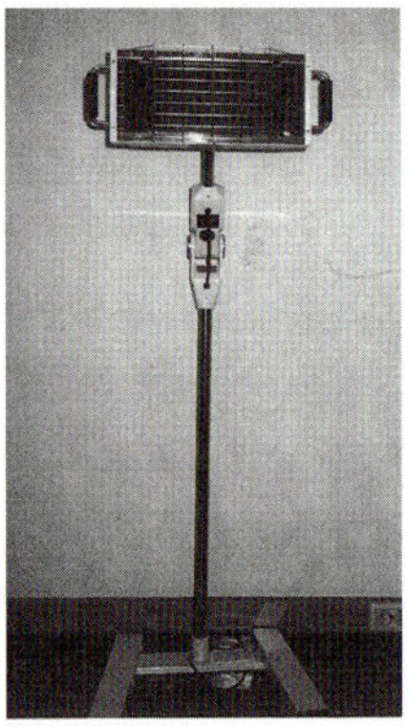
원적외선

4. 적외선의 생리학 효과

• 적외선 복사에 의해 신체의 천층 조직에 전신 또는 국소적으로 열 효과를 나타내게 되는데 열 효과는 신체 내에 국소순환의 자극과 피부의 신경말단의 자극임

■ **순환증가**

• ┌ **홍반** : 말초혈관의 능동적혈관 수축과 동정맥 순환이 증진되어 발생
  └ **반상** : 적외선복사의 반복노출에 의한 영구적 색소침착

• **태움** : 자외선 노출에 의해 살갗이 탄 것

■ **신진대사증진**

반호프의 법칙 : 온도 10℃↑ → 신진대사량(산화량)이 2.5배↑

■ **혈관확장**

축삭반사 → 세동맥확장 → 말초혈관확장 → 일광성홍반 → 반상

■ **색소침착**

적외선의 과도한 조사에 의한 적혈구 파괴 → 건선

■ **감각신경의 효과(피부 신경말단 자극)**

1) 경미한 열 : 진정효과, 통증감소
2) 강한 열 : 반대자극의 원인 → 다른 부위에서 효과(진통효과)

■ **근이완이나 근작용의 효율성 증가**

45℃ 이상

■ **조직파괴**

1) 47℃(116.5°F) : 몇 분내 조직파괴
2) 45℃(113°F)의 표면 접촉으로 30분이 최대 안전 노출 한계

■ **체온의 전신적 상승**

장시간, 넓은 부위 조사

■ **혈압강하**

5. 적외선의 적응증 및 주의점/금기증

■ **적응증**

1) 아급성 만성 외상, 염증 : 타박상, 근좌상, 외상성 윤활막염, 힘줄윤활막염, 부종, 삠, 탈구, 골절, 절단, 섬유 조직염, 무통성 궤양, 화상, 관절염
2) 신경병증 : 류마티즘, 신경염, 신경통, Bell's palsy, 말초신경 손상
3) 팔다리의 순환장애 : 화상주의, 혈전 맥관염, 혈전성 정맥염, 폐색성 동맥내막염, 레이노드병
4) 점막의 급성, 아급성 또는 만성 염증 : 결막염, 코감기, 부비강염, 기관지염, 중이염, 비염
5) 피부질환 : 욕창(빛을 내는 등으로 10～15분 정도 복사 → 욕창의 노폐물 건조), 피부감염, 모낭염, 피부의 농양
6) 신체검사, 마사지, 운동치료(운동마비가 있는 환자), 전기자극치료 전 가열

■ **주의점 및 금기증**

1) 화상(지각마비) : 감각이 둔하거나 손실된 환자, 순환장애가 있는 환자의 화상을 주의해야 함
2) 콩팥염
3) 출혈
4) 전기적 쇼크
5) 두통 : 열에 의해 땀을 많이 흘리거나 더운 날씨에 치료했을 때
6) 변비 : 땀에 의한 수분의 손실이 많을 경우
7) 떨림 : 과다한 복사에 의한 체온상승 후 바로 바깥으로 나가면 오한 발생

8) 어지러움 : 과다한 복사에 의한 혈압강하는 뇌의 혈압을 떨어뜨림
9) 안구손상 : 열 복사를 눈에 할 경우 망막에 손상을 주고 백내장을 유발시킴
10) 통증 : 적외선 복사 후 약 5초안에 발생할 경우가 있음
11) 맥박 : 100/mm 이상, 불규칙 시 중단
12) 기타 : 열이 있거나 심부종양, 출혈이 있거나 출혈성 부위, 몇 가지 심장병, 콩팥염, 악성종양 등
❋ 주의 : 점막부위는 젖은 pad로 보호, 콘택트렌즈 제거, 치료부위에 대한 환자의 감각도, 국소부종, 물집 형성, 심한 발적·궤양·박리 등에 주의

6. 적외선의 치료기법

1) 얼굴 치료 시 눈이나 입술 등은 젖은 솜이나 거즈로 덮어주고 콘택트렌즈도 제거함
2) 등의 위치
   (1) 빛이 나는 등 : 약 18~20inch
   (2) 빛이 나지 않는 등 : 약 24~30inch
3) 조사각도 (기출) : 등의 반사경은 치료 부위와 90°를 이루도록 함
4) 치료 시간 : 보통 20~30분 정도로 함

자외선

자외선 치료

1. 자외선의 특징

■ 자외선 복사의 특징

1) 자외선은 색소침착, 살균효과, 홍반형성, 신진대사 효과, 비타민 D 형성, 강장효과가 있음
2) 자외선 파장 : 136~3,900Å
3) 치료에 이용되는 파장 : 1,800~3,900Å
4) 자외선 치료(ultraviolet therapy)

물리학	반사	진동수=주파수/파장, 원위 적외선 : 투과율이 가장 강함
	통과와 흡수	대부분의 매개체는 자외선에 대해 불투명 통과물질 : 공기, 순수한 물, 수정물질(석영은 1,800Å 이하에서), 창문 유리는 3,200(3,300Å) 이상의 파장만 통과시킴
	침투	그로투스-드래퍼 법칙(Grothus-Draper's law)
생물리학	직접 반응	에너지 흡수, 화학적 변화, 광감각성 증가 예) 홍반 형성, 색소 침착, 상피 형성, 살균효과, Vit. D_3 형성
	간접 반응	에너지가 광수용기에 전달, 신경전달체로 신경신호 들어감 예) 신경호르몬 효과

■ 자외선의 분류

1) 종래 : 원위 자외선과 근위 자외선으로 분류
2) 최근 : UVA(315~400nm), UVB(280~315nm), UVC(280nm 이하)로 분류

구어	신어	강도	투과 깊이
Near UV 300~400nm	UV-A 315~400nm	week	Deep
Middle 200~300nm	UV-B 280~315nm	moderate	Middle
Far UV 122~200	UV-C 100~280nm	strong	Shallow

근자외선 유익한 광화학 작용		원자외선 유해한 무색광선
면역력 강화	강한 색소침착 Vit. D 합성	살균 작용

자외선 파장별 효과	3,400 Å	탄닌효과 최대 → 피부암 우려
	3,200 Å	↓비타민 D_3 생성(2,830~3,200 Å)
	2,900 Å(↑)	유생광선-조직파괴 등 생명에 해롭게 반응(강장, 대내성 효과)
	2,830 Å	항 구루병 효과(2,400~3,000 Å)
	2,700 Å(↓)	히스티딘 → 히스타민 생성(2,400~3,400 Å) 2,652 Å 살균효과, 최대 2,537 Å 90%의 살균효과
	2,400 Å~3,200 Å	홍반형성(2~8시간 노출 시)

2. 자외선 치료기구

• 탄소 방전등, 수은증기등, 형광관으로 구분하며 가장 많이 사용되는 것은 수은증기등

■ 탄소방전등

1) 근 자외선~적외선
2) 두개의 탄소막대 또는 전극으로 구성됨
   (1) 장점
      ① 예열시간이 필요 없음
      ② 같은 시간에 많은 환자를 치료할 수 있음
      ③ 국소부위에 집중적으로 치료할 수 있음
   (2) 단점
      ① 불꽃이 나면서 소리가 남
      ② 불쾌한 연기나 냄새가 남(실내 환기가 필요)
      ③ 전류의 소모량이 많음
      ④ 탄소봉을 갈아야 함
      ⑤ 열금기증 환자는 적응이 안 됨

■ 수은증기방전등

1) **압력 또는 열 발생에 따라 구분**
   (1) 고압(1~10기압) : 열형 석영수은
   (2) 중압(0.1기압) : 중온 수은
   (3) 서압(0.001기압) : 냉형 석영수은
2) **치료 용도에 따라 구분**
   열형 석영수은, 크로마이어등, 공랭식 크로마이어등, 냉형 석영수은등, 태양광선등

(1) 열형 석영수은등
  ① 수은과 약간의 아르곤 가스가 들어가 있는 고압 석영수은등
  ② 국소 부위를 위해서는 크로마이어등, 그룹 치료를 위해서는 센트로솔등이 고안

(2) 크로마이어등 **(기출)**
  ① 공냉과 수냉으로 구분 : 치료부위 화상 입히지 않고 밀착 적용이 가능
  ② 코, 입, 목구멍과 같은 국소부위 치료용
  ③ 예열 시간이 5분 정도 필요함
  ④ 공냉식 크로마이어등은 수냉식 크로마이어등과 동일하나 크기가 작고 총 모양으로 된 금속으로 둘러싸여 있음

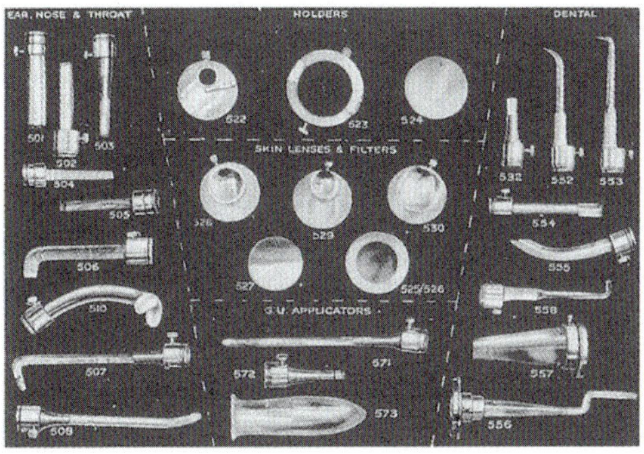

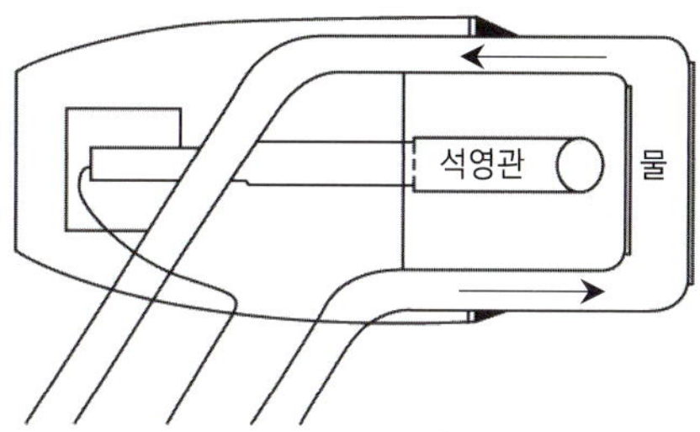

(3) 냉형 석영수은등
  ① 공랭식으로 좁은 석영관으로 되어 있으며 네온 가스와 수은으로 차 있음
  ② 원위 자외선으로 살균을 목적으로 이용(수술실 이용)

(4) 태양광선등
  ① 자외선을 잘 통과시키는 유리로 되어 있음
  ② 가정에서 치료하기에 적합함

■ 형광관

1) 근 자외선

(1) 전신 자외선 복사에 이용됨
(2) 건선 등의 전신성 피부질환에 이용됨
(3) 필립관은 그룹치료에 이용됨
(4) 넓은 부위를 치료하기 위해 터널형으로 형광관을 고안하였음

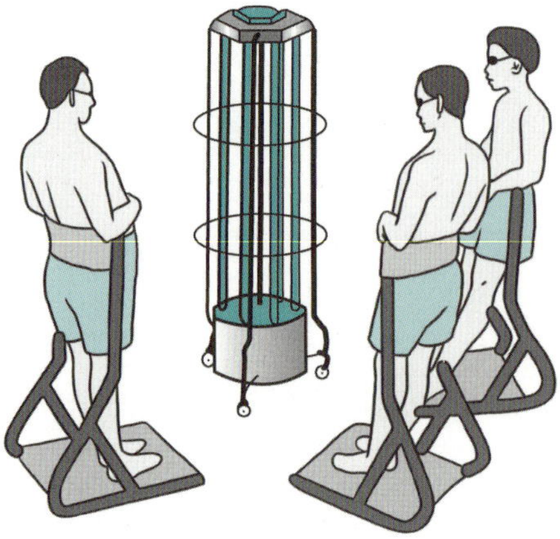

Philip관의 그룹 치료 모형

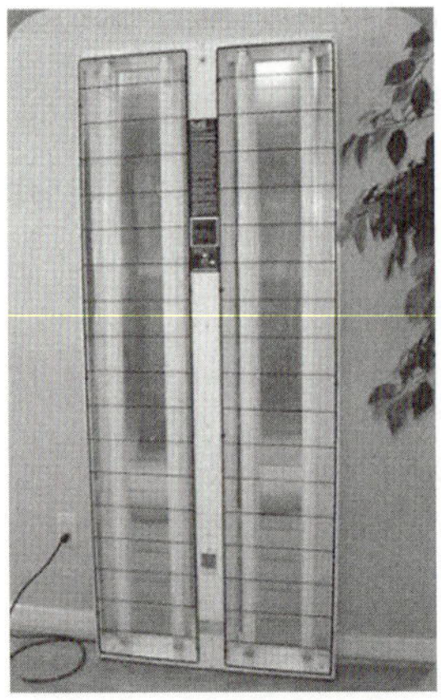

Philip관(벽걸이형)

■ **PUVA** (기출)

1) 감광제로 소랄렌을 복용한 후, UVA광선을 복사시키는 자외선 치료임
2) 자외선 복사기, 암 치료용으로 이용됨

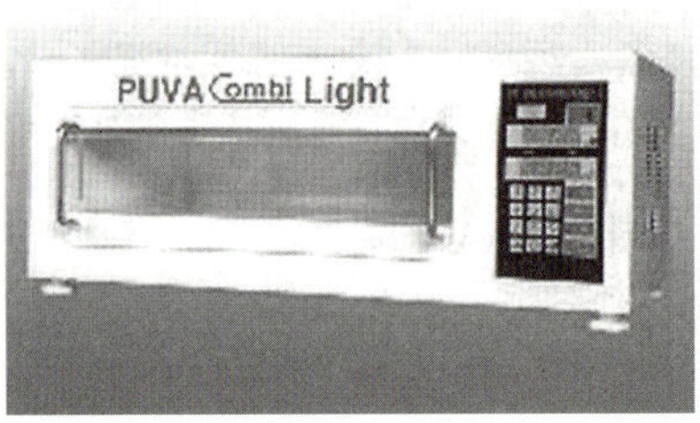

PUVA(손)

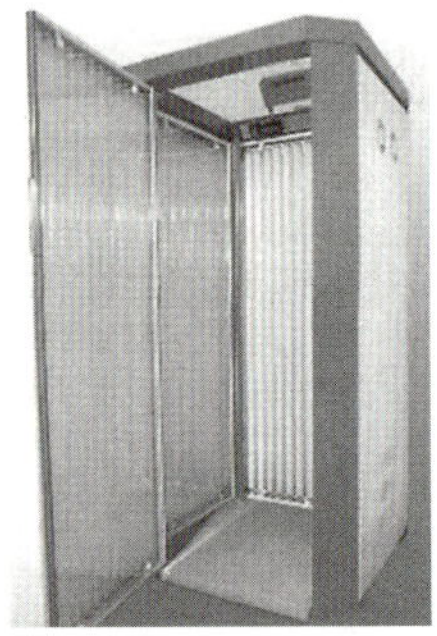

PUVA(전신)

■ **발한증가**

땀샘의 활동성 증가 → 노폐물 제거 증가

■ **전신적 효과(전신적 순환)**

1) 열제거의 증가와 풍부한 발한
2) 순환증진, 맥박증가 : 1℉ 상승 시 10회 정도 증가
3) 혈압강하 : 혈관의 확장으로 말초혈관의 저항이 감소되고 혈압이 강하됨
4) 호흡증가
5) 배설물 증가
6) pH 변화
7) 식균작용 증가 : 욕창환자에게 적용

자외선 치료 기구

<table>
<tr><th colspan="2">등의 종류</th><th>연소기</th><th>방출</th><th>참고</th></tr>
<tr><td colspan="2" rowspan="2">탄소방전등</td><td>탄소전극</td><td>적외선, 가시광선
장파자외선
단파자외선
※전극에 따라 다르다.</td><td>열 금기증
→ 사용곤란
오존발생</td></tr>
<tr><td colspan="3">• 태양 빛에 가장 가까운 복사에너지 만드는 등
• 방출되는 광선의 전체 파장 : 380～810nm(3,800～8,100 Å)
• 중심온도 : 6,000℃
• 단점 : ① 불꽃 ② 번쩍거림
③ 좋지 못한 향기－오존(O_3) 발생 ④ 화상우려
• 장점 : ① 비싸지 않다. ② 자외선 & 열치료를 동시에 할 수 있음</td></tr>
<tr><td rowspan="8">수은증기등</td><td rowspan="2">열형
석영수은등</td><td>공랭식 석영관
아르곤 가스 & 수은</td><td>적외선 52%
자외선 28%
가시광선 20%</td><td>그룹치료용
센트로솔등
넓은 부위</td></tr>
<tr><td colspan="3">• 피부표면으로부터 거리 한계 : 15inch 이하
• 치료한계 시간 : 15분</td></tr>
<tr><td rowspan="2">크로마이어등</td><td>수냉식 고압 전자 방출관
아르곤가스 & 수은
석영창은 2개</td><td>적외선 40%
자외선 60%</td><td>국소</td></tr>
<tr><td colspan="3">• 버너와 맨 밖의 창과의 거리＝25mm
• 접촉 시 화상위험은 없다.
• applicator를 사용 동이나 강을 치료
• 방호용 cap 사용 시 filter의 종류 → 운모(mica)</td></tr>
<tr><td>공냉식
크로마이어등</td><td>공랭식
크로마이어등과 동일
아르곤 가스 & 수은</td><td>2,892～3,900</td><td>크로마이어등보다 무거움
국소용</td></tr>
<tr><td>냉형
석영수은등</td><td>공랭식 좁은 석영관
네온가스 & 수은
표피의 침투력 좋음</td><td>2,537 Å 파장을 방출</td><td>주로 살균용
국소치료 가능</td></tr>
<tr><td rowspan="2">태양광선등</td><td>전구형 텅스텐
필라멘트, 수은</td><td>적외선, 가시광선, 자외선
2,800～4,050</td><td>가정치료용</td></tr>
<tr><td colspan="3">최소 홍반이 나타나는 거리와 노출 시간 24inch－5분</td></tr>
<tr><td colspan="2">형광관</td><td>형광관
• 검은 유리 3,000～4,000
• 맑은 유리 2,800～3,500
형광등과 유사 수은</td><td>적외선, 가시광선
장파자외선
단파자외선</td><td>그룹치료용
필립관(Phillip's tube)</td></tr>
<tr><td colspan="2">PUVA</td><td colspan="3">UVA 광선을 복사시키는 자외선 치료기
환자에게 약물을 복용한 후 2시간 후에 복사시키는 방법으로 적용</td></tr>
</table>

3. 자외선의 생리적 효과

■ 홍반효과

1) 열에 의해 혈관확장으로 피부가 붉어지는 상태
   (1) 자외선 조사 시 최초로 나타나는 효과
   (2) UVB에서 가장 현저하게 발생
2) 2,500Å 부근의 광선 : 표피의 상층에서 흡수
   2,970Å 부근의 광선 : 표피의 깊은층에서 흡수
   2,400Å↓광선과 3,300Å↑광선 : 홍반효과 기대할 수 없음
3) 자외선에 의한 홍반은 간접적인 화학적 작용에 의한 것

❋ 적외선에 의한 홍반은 혈관에 직접 작용하여 발생함

■ 색소침착

1) 피부암에 대한방어로써 작용
2) 피부가 검게 그을리는 것으로 멜라닌의 축적에 의한 것
   2,800~3,300Å의 광선 : 표피층심부(기저세포층)에서 흡수되어 색소침착
3) 2,500Å의 광선은 홍반을 일으키나 색소침착은 없음
4) 탄닌효과(피부탱탱) : 3,000~4,400Å, 3,400Å에서 가장 강함

■ 비타민 D_3의 형성

1) Ca 및 P의 대사에 필수적이므로 결핍 시 구루병이 발병할 수 있음
   반응이 최대로 나타나는 파장은 2,830Å

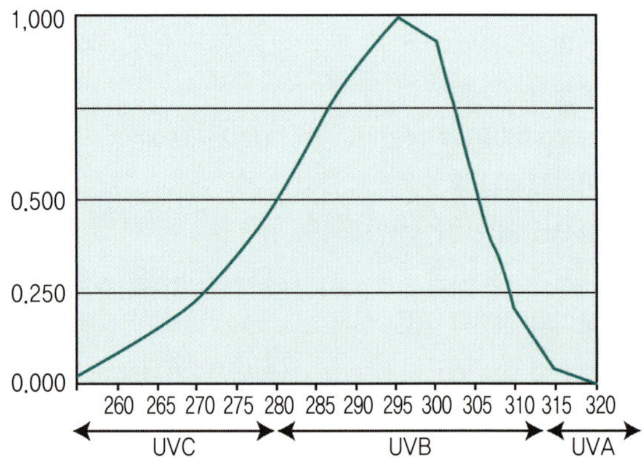

비타민 D의 합성이 UV-B에서 가장 많음을 보여주는 그래프

■ 살균효과

1) 2,652Å : 최고의 살균효과
2) 무생광선이라 불리는 UVC에서 가장 강함
   (1) 2,900Å 이하 파장(무생광선) : 조직파괴 등 생명에 해롭게 반응함
   (2) 2,900Å 이상 파장(유생광선) : 강장효과 등 생명에 이롭게 함

■ 강장효과

자외선 전신노출 시 식욕·수면 증진, 신경성 혹은 자극성의 감소

■ 반자극에 의한 진통효과

1) 3도 홍반용량 적용·만성염증 부위, 외상 후 부작용치료
2) 2도 홍반 적용 : 넓은 부위

■ 피부암

2,800~3,400Å의 광선을 오랫동안 복사할 때

■ 대내성 효과

감염에 대한 체내의 저항이 증가

자외선의 효과

생리적 효과 (국소 효과)	홍반효과	• 자외선 홍반－간접적인 화학적 작용(cf. 적외선 홍반－혈관에 직접 작용) • 2,700Å 이하 광선 : 히스타딘 → 히스타민으로 변화하는데 작용
	조직변화	• 자외선 노출 30분 후 발생, 8~24시간 최대, 96시간 후 재생
	비후	• 48~24시간 표피의 두께가 증가(바닥층 제외) • 72시간 이내 최대유사분열
	탈피	• 표피 배아층 내 재생산 증가, 표피세포 손상 • 2°부터 탈피현상(광선에 대한 방어 작용)
	색소침착	• 피부암에 대한 방어 • 탄닌 효과 : 태양광선(3,000~4,000Å)에 과다 노출 시 피부암 우려, 3,400Å에서 가장 강하게 나타남 • 2,500Å의 광선은 홍반을 일으키나 색소침착은 없음 • 2,540Å 광선에 의한 최대 탄닌 효과도 약 2~3주 동안 유지 • 2,970Å 광선은 최대 탄닌 효과가 약 1~5개월까지 유지 • 피부암 발생 : 2,800~3,400Å의 광선 오랫동안 복사할 때
치료적 효과 (전신 조사)	비타민 D_3 형성	• 3,200Å 이하 자외선 → 비타민 D_3 형성 • 반응 최대 광선 파장 : 2,830Å • 칼슘, 인의 대사, 항구루병 효과－결핍 연골연화, 소아 경직 • 구루병, 유아성 테타닌을 치료, 항 구루병성 효과
	살균효과	• 2,652Å : 최고의 살균효과 • 2,537Å : 90% 살균효과 • 2,400Å : 살균효과 최저 • 2,900Å 이하 파장(유색 광선) : 조직파괴 등 생명 해롭게 반응 2,900Å 이상 파장(무색 광선) : 강장효과 등 생명 이롭게 반응 • 3,000Å 이상 : 살균효과가 아주 적음 • 냉형 석영수은등 : 2,400Å 최저, 3~4도 홍반 용량(팔 감염 시)
	강장효과	• 자외선 전신 노출 → 식욕·수면 증진, 신경성과 자극성 감소
	반자극효과	• 외부 강한 자극 시 감각신경 종말을 자극하여 동통을 완화 • 진통 효과 → RA, OA, 힘줄윤활막염, 섬유증, 깊은조직 동통 • 넓은 부위 : 2도 홍반 용량(전신) • 좁은 부위 : 3~4도 홍반 용량=크로마이어등 사용 • 3도 홍반 용량 적용 → 만성염증 부위, 외상 후 부작용 치료
	대내성효과	• 그물내피계통 자극, 감염에 대한 체내의 저항 증가, 2,900Å 이상 광선

4. 자외선 적응증 및 금기증

적응증	강장효과		불면증, 소아호흡기 질환, 식욕부진, 히스테리, 신경성 질병, 만성 기관지염, 기관지 천식, 감기, 신생아 황달
	결핵		폐결핵 제외, 뼈·관절 결핵
	구루병 및 칼슘부족 질환		소아경직, 뼈연화증, 칼슘대사 관련
	공기 소독		냉형 석영수은등, 2.537 Å 광선방출 : 살균
	피부병	좌창(여드름)	퀘커만 기술 MED 또는 2도 홍반 용량
		건선	퀘커만 기술 PUVA : 박리-호전 증후
		종기	SWD로 순환 증진
		만성궤양, 피부궤양, 욕창	2도 매일, 냉형석영수은등 이용 : 살균효과 증진 2.357 Å
		동상	최소홍반반응, 여러 번
		대상포진	2도 홍반 용량을 적용
		심상성낭창	탄소방전등 사용
		피부상처	감염 : UVB, 비감염 : UVA
		절단	전신 : MED or 2° 국소 : 3~4°, 크로마이어등 강장효과
	류마티스성	국소치료 : 반자극, 통증 감소, 크로마이어등	
금기증	• 결막염 : 자외선에 가장 예민 • 폐결핵 : 활동성, 기관지선염 • 갑상샘 기능항진증 : 눈알돌출증 • 과다용량, 전기쇼크, 화상, 오한, 당뇨병, 급성 및 만성 콩팥염, 홍반성 낭창, 색소성 건피증, Pallagra(입술 주위의 물집), 단순성 대상포진, 급성습진, 주근깨, 근위축, 각질층, 일광성 홍반, 급성기 피부병, 심한 가려움증, 동맥경화증, 괴혈병, 심근염 • 허약체질, 영양부족, 고열, 혈당증, 심부방사선 치료 후 3개월		
위험 및 주의점	• 결막염 : 특수안경 사용 • 자외선에 가장 예민 : 눈(결막) • 백내장, 전기쇼크, 화상, 오한, 광감각, 과다용량, 심한발작, 통증, 뜨거운 느낌 궤양, 물집, 부종, 박리		

5. 자외선의 치료기법

■ 일반관리

1) 특수 안경착용 : 자외선으로부터 눈을 보호함
2) 공기는 따뜻하고 신선하게 유지함
3) 치료부위를 노출 시키고 일반적으로 비스듬히 눕힘

■ 치료강도와 용량의 결정

1) **용량결정방법**
   용량결정의 기본인자 → 노출시간, 등과 환자와의 거리(30inch)
2) **병원용 수술등(열형 석영수은등)**을 이용한 최소홍반용량 검사법

	첫째구멍	둘째구멍	셋째구멍	넷째구멍	마지막 구멍
• 구멍크기 : 2×2cm • 위치 : 아래팔, 배	5				
	10	5			
	15	10	5		
	20	15	10	5	
	35	30	25	20	15
최장 노출시간	35초	30초	25초	20초	15초

❋ 이와 같은 방법으로 자외선을 노출시킨 후 다음날 아침에 어느 구멍에서 최소홍반이 나타났는가를 확인하여 최소홍반이 나타난 구멍의 시간이 곧 최소홍반용량이 됨

3) **치료용량**
   (1) 최소홍반량 : 자외선 처방에서 양을 결정하는 단위가 되는 것
   (2) 두 번째 용량발생 : 최소홍반량 × 2.5
   (3) 세 번째 용량발생 : 최소홍반량 × 5
   (4) 네 번째 용량발생 : 최소홍반량 × 10

❋ 용량 $= \dfrac{\text{알고 있는 시간}}{\text{알고 있는 용량 비율}} \times$ 알려고 하는 용량 비율

■ 홍반 용량과 치료 (기출)

1) 1도 홍반 : 최소 홍반, 강장효과, 약한 발적
2) 2도 홍반 : 경미한 그을림, 약간의 색소침착이 남으며 가려움증도 발생됨
3) 3도 홍반 : 반자극 효과, 국소치료에 주로 처방 약간의 부종이 나타남
   색소침착이 남고 뜨거운 느낌과 궤양이 생김
4) 4도 홍반 : 조직 파괴, 수포, 물집발생 국소부위에 접촉시키거나 가까운 거리에 짧은 시간 적용

등급	1도 홍반용량	2도 홍반용량	3도 홍반용량	4도 홍반용량
반응	최소홍반(MED) 치료량을 결정	태양에 그을린 반응 약간 박리, 색소침착	반대자극 용량	파괴 용량
출현 시간	6~8시간	4~6시간	2~4시간	2시간 내
시각 반응	mild red	moderate red 박리(1~2주)	marked red 부종, 색소침착, 궤양	intense red 물집, 괴사
지속 시간	24~36시간(12시간이 최고)	2~3일	3~7일	1주~1주 이상
치료	홍반하 용량(SED) 치료량이 될 수 없음 전신치료, 검사	전신이나 국소 치료 가려움증이 발생 전신	국소치료에 주로 처방되는 용량으로 궤양치료	살균효과, 국소부위에 접촉 or 가까운 거리에서 치료하의 짧은 시간동안 적용
적응증	구루병, 동상, 욕창, 불면증, 히스테리아, 기관지 천식, 좌창	좌창(여드름), 대상포진, 만성궤양, 피부궤양, 류마티스, 종기, 부스럼, 옹	류마티스, 종기, 부스럼, 옹	

■ PUVA 치료기법과 궤커만 치료기법

1) **Goeckerman technique**
   (1) 건선이 있는 곳에 코르타르 연고를 저녁에 두껍게 바름
   (2) 다음날 자외선 치료하기 전에 올리브기름으로 연고를 닦아냄
   (3) 닦아낸 즉시 자외선을 쬠
   (4) 자외선 노출 후 목욕을 함
   (5) PUVA : 건선치료, 박리가 있으면 호전의 징후임

2) **PUVA**
   (1) 감광제로 소랄렌을 복용한 후, UVA광선을 복사시키는 자외선 치료
   (2) 자외선 복사기, 암 치료용으로 이용

6. 홍반 형성 비교

	적외선		자외선	
	장파(원위)	단파(근위)	장파(근위)	단파(원위)
파장	15,000~150,000 Å	7,600~15,000 Å	3,900~2,900 Å	2,900~1,800 Å
침투	0.1~3mm < 5~10mm		0.3~0.5mm > 0.1~0.3mm	
홍반	• 형성시기 : 즉시(잠복기 없음) • 출혈상태 : 어두운 붉은색, 점과 그물 모양 (Spots Net Work) • 지속시간 : 1시간 이내		• 형성시기 : 몇 시간 후(잠복기) • 출혈상태 : 밝은 붉은색, 분명한 경계 • 지속시간 : 몇 시간~며칠	
색소 침착	반상(Mottled) : 얼룩덜룩		균질의 태움	
내성	가끔 발달		일정하게 증가	

기 타

EXPLANATION

레이저 치료

1. 정의

유도방출에 의한 광증폭장치로 상처치유와 통증완화에 효과적

2. 레이저의 특성

1) **단색성(monochromaticity)** : 단일 파장을 가진 성분이 모여 단색광선을 만듦
2) **지향성(directionality)** : 원거리에서도 분산되지 않고 평행하게 진행함
3) **응집력(coherence)** : 개개 광자의 파동의 위상이 시간적, 공간적으로 일치함
4) **고휘도(brightness)** : 밝기가 높음
5) 그 외 일반적인 광선의 성질(반사, 산란, 전도, 흡수)을 따름

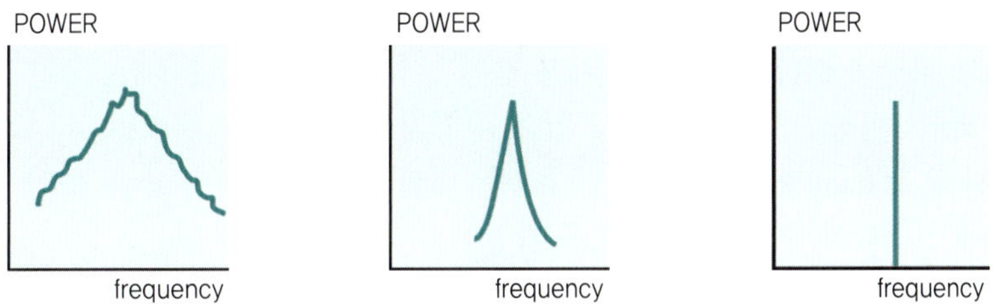

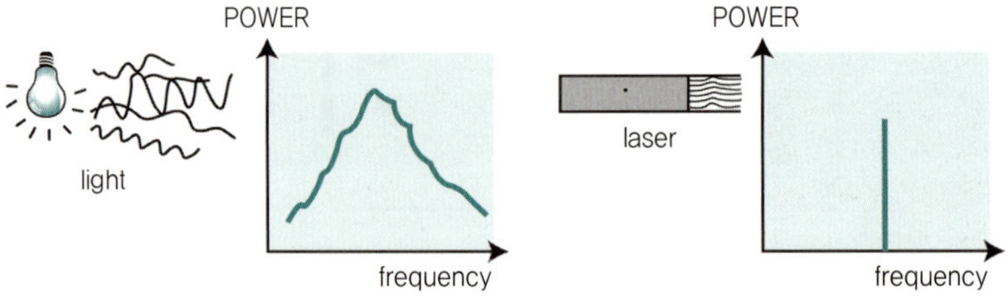

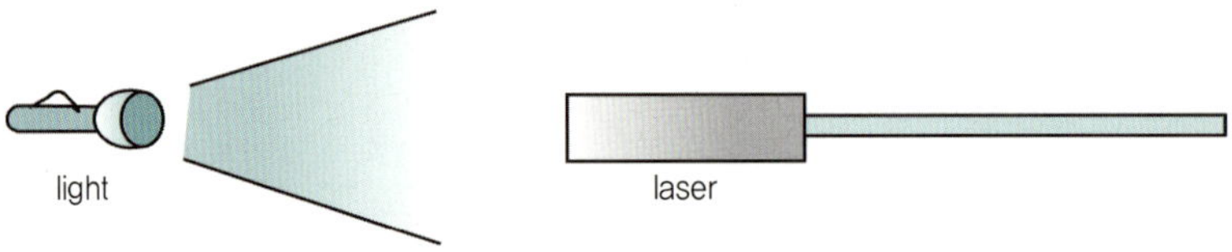

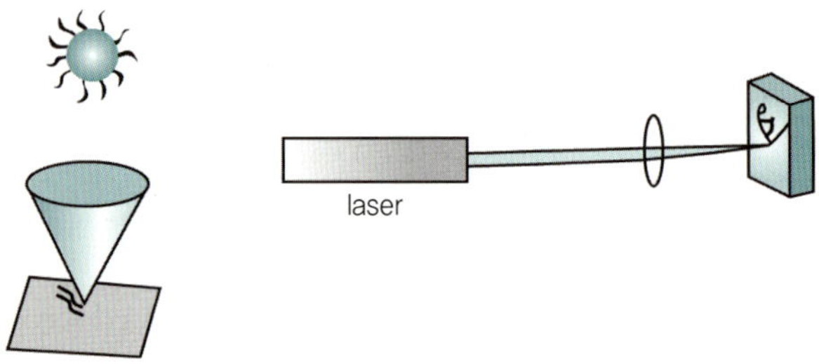

3. 종류

1) CO_2 Laser : 지혈과 동시에 수술이 가능, 파장 10.6μm
2) He-Cd Laser : 파장 4,416Å
3) Ar Laser : 파장 4,885~5,254Å
4) Kr Laser : 파장 6,471Å, 선택적인 세포 응결
5) He-Ne Laser : 파장 6,328Å, 한방의 침술, 온열자극 효과, 물리치료용
6) YAG : 파장 1.06μm 혈우병, 혈소판 감소증, 내신경 같은 출혈이 많은 곳의 수술
7) 루비 Laser : 치과의 충치, 치석제거, 구강종양
8) N_2 Laser : 생화학 기초 연구
9) 색소 Laser : 안과영역, 내과의 내시경 사용, 선택적 응결

4. 장비구조

1) 활성매질 : 파장, 성질 결정
2) 여가장치 : 레이저 광선을 방출시키는 장치
3) 광학광
4) 출력장치
5) 냉각장치

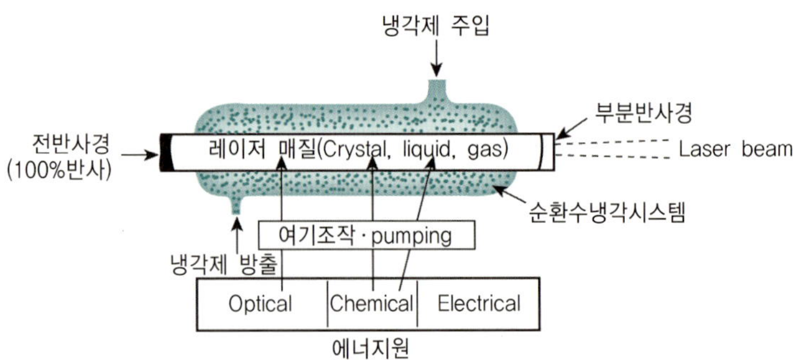

5. 레이저 조사기법

탐침의 접촉 여부에 따라	접촉 기법 (contact method)	• 압통점을 탐침으로 압박 • 침술적 이용
	비접촉 기법 (noncontact method)	• 개방창과 같이 외적 자극을 가해서는 안 될 경우에 적용 • 치료사의 피로가 적음 • 광선의 산란으로 효율이 떨어짐
치료 부위의 면적에 따라	격자 기법 (grid method)	• 치료 부위를 고르게 조사하기 위함 • 정방형($1cm^2$)으로 구획을 나누어 수직으로 적용 • 국소 피하조직에 효과적
	주사 기법 (scanning method)	• 비접촉법의 일종 • 탐침을 치료 부위 1cm 위에 고정 • 막대형으로 이동
	점 기법 (point method)	• 접촉 기법의 일종 • 작은 관절이나 근막통에 유용

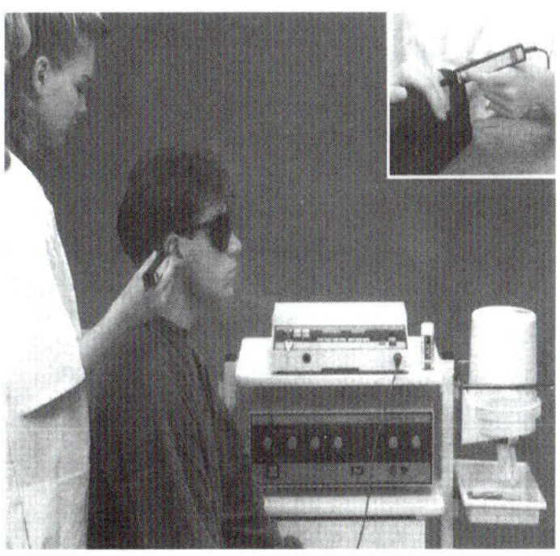

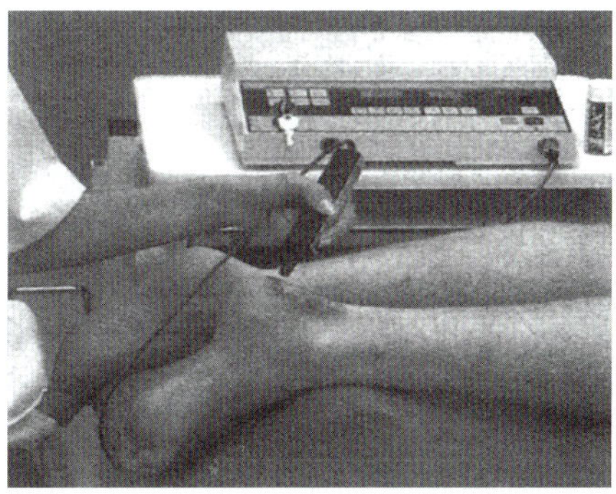

6. 치료강도

치료에너지량 = 장비의 출력(w) × 치료시간 / 치료부위의 면적

7. 치료적 효과

1) 미토콘드리아의 막흥분
2) 핵산의 자극증대, 단백질 합성 증가, 세포분열 증대
3) 조직 치료기간의 단축
4) 세포호흡증대, 혈관확대, 부종 및 혈종감소
5) 동통완화, 말초신경 재생속도 촉진

8. 레이저의 적응증과 금기증

1) 적응증 : 피부질환, 말초신경 병변, 정형외과적 질환, 구강 코안 및 코곁굴 질환
2) 금기증 : 눈주위, 악성종양, 임산부 복부, 바이러스, 고환, 난소 갑상샘, 이자부위, 간질환자, 심장조정기 착용자, 심부전증환자, 소아의 성장판, 월경중 여성

효과	적응증	주의점	금기증
손상조직 치유기간 단축	피부과	pace maker	안구
영양효과 증진	신경과	대상 포진	갑상샘 장애
진통효과	정형외과	눈 주위 치료	남성의 외생식기
말초신경 재생속도 촉진	치과, 이비인후과	월경증	임신부 복부
외상성 부종 혈종감소	성형외과	심장조절기 착용	성장 뼈끝
			이상 종양부

레이저의 정의	유도방출에 의한 광증폭 장치	
특성	결합력, 응집성, 단색성, 지향성, 에너지 집중도, 고휘도	
구조	활성매질, 여가장치, 광학강, 출력장치, 냉각장치	
효과	열효과, 압력 효과, 광의 효과, 전자계 효과, 광화학적 효과	
단위	$\frac{J}{cm^2} = \frac{WS}{cm^2}$ W : 장비의 출력, S : 치료시간(second)	
물리치료용	Cold laser 사용 – I.R, He-Ne laser	
의료용	• CO_2 Laser → 지혈과 동시에 수술이 가능, 파장 : 10.6μm • He-Cd Laser → 파장 4,416 Å • He-Ne Laser → 파장 6,328 Å, 한방의 침술, 온열자극 효과, 물리지료용 • YAG → 파장이 1.06μm, 혈우병, 혈소판 감소증, 내신경 – 출혈 많은 곳 수술 • 루비 Laser → 치과의 충치, 치석 제거, 구강종양 • N_2 Laser → 생화학 기초 연구 • 색소 Laser → 안과 영역, 내과의 내시경 사용, 선택적 응결	
적용방법	치료부위 면적에	격자 조사법, 주사선 조사법, 점조사법
	laser 빔의 형태	연속파, 펄스파(분획파)

EXPLANATION

일광욕

1. 정의

1) 태양광선으로 직접 치료하는 방법으로 강장효과가 있음
2) 적외선이 절반 이상을 차지하며, 자외선은 0.1%에 불과함

2. 롤리아식(Rollier) 일광욕

1) 신체를 다섯 부분(발, 종아리, 넙다리, 배, 가슴)으로 구분함
2) 치료시간을 5분씩 증가시킴

3. 일광의 효과 및 구성

1) **식욕증진, 숙면, 정신적 안정, 강장효과, 활동증진**
2) 여름에는 2~3시간, 겨울에는 3~4시간 노출시킴
3) 인공 일광등 : 자외선(5%), 근적외선(78%), 원적외선(17%)로 구성함

PHYSICAL THERAPY

온열 및 수치료

퍼시픽 물리치료학 개념서

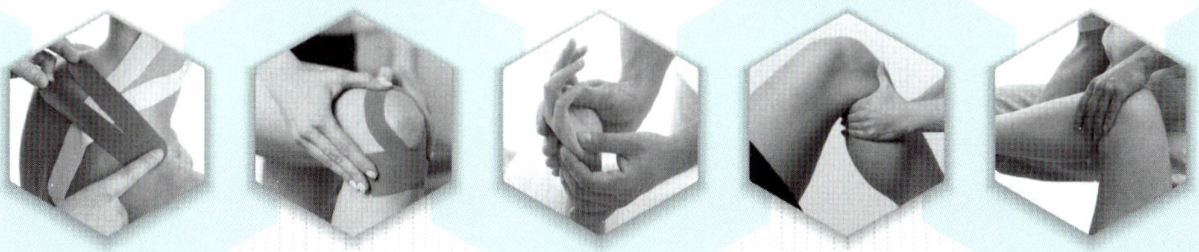

PHYSICAL THERAPY

PHYSICAL THERAPY

온열 및 수치료를 위한 열역학

EXPLANATION

온열 및 수치료를 위한 열역학

1. 열현상

1) 물체를 구성하고 있는 물질들의 무질서하고 불규칙적인 운동에너지, 열은 분자운동을 일으키는 주된 원인으로, 분자운동은 물질상태의 변화를 의미함
2) 비열 : 열에너지를 전달하는 물체의 능력, 어떤 물질 1g을 1℃ 상승시키는 데 필요한 열량
3) 열용량 : 어떤 물체의 온도를 1K 상승시키는 데 필요한 열량, 비열×질량($C=mc$)
4) 온도 : 물체에 열에너지가 어느 정도 축적되어 있는가를 나타내는 방법
5) 열현상 : 대부분의 물체는 가열하거나 충격 혹은 마찰을 가하면 그 물체의 온도가 상승하면서 상태가 변하거나 팽창하는 현상
6) 잠열 : 물체의 상태가 변화하는 데 필요한 열

2. 열의 표현방법

1) **온도계 사용**
   (1) 실생활 : 액체온도계(알코올·수은온도계) – 체적변화 이용
   (2) 고온측정 : 저항온도계
   (3) Paraffin bath, Hot pack 사용 온도계 : 저항온도계, 열전대온도계(열기전력의 변화를 이용)
   (4) 온도계의 종류
      ① 액체 온도계(수은, 알코올 등), 정압, 기체 온도계 : 체적의 변화를 이용한 것
      ② 저항 온도계 : 전기 저항의 변화를 이용한 것, 서머미스터 온도 측정에 가장 적합
      ③ 열전대 온도계 : 열기전력의 변화를 이용한 것
      ④ 광학 온도계 : 광도의 변화를 이용한 것
      ⑤ 증기압 온도계 : 포화 증기압의 변화를 이용한 것
      ⑥ 수은 온도계 : 액체 상태를 유지하는 온도의 범위 넓음, 비열 작음, 열의 양도체이므로 전체가 균일하게 순간적으로 가열
      ⑦ 알코올 온도계 : 알코올은 빙점이 –117℃ 이므로 아주 낮은 온도 측정하는 데 적당하지만 정확도는 떨어짐

★ 2) **온도계 눈금의 구성**

(1) 섭씨(℃) : 1기압 하에서 물의 어는점을 0℃, 끓는점을 100℃로 하여 그 사이를 100 등분함

(2) 화씨(°F) : 1기압 하에서 물의 어는점을 32°F, 끓는점을 212°F로 하여 그 사이를 180 등분함

(3) 절대온도(K) : 분자 운동이 일어나지 않는 온도는 −273℃, 이때를 절대영도라고 하며 절대온도 T=273+t℃로 구할 수 있음. 단위는 켈빈(K)임

- 화씨를 섭씨로 변환하는 공식 : C=5/9(°F — 32)
- 섭씨를 화씨로 변환하는 공식 : F=9/5℃ + 32

3. 열의 발생 원인

1) **화학적인 열** : 화학적인 반응이 일어날 때 발생하는 열(예, 신진대사)
2) **전기적인 열** : 전자와 분자들 간의 충돌에 의해 에너지의 교환과 흡수가 일어나고 이 중 일부가 열의 형태로 방출(예, 전회선, 전기광선욕, 단파 심부투열치료기, 파라핀 Q=0.24i2Rt(cal))
3) **기계적인 열** : 어떤 물질의 내부에 존재하는 운동에너지가 열에너지로 전환되는 열(예, 충격, 압축, 마찰)

4. 열의 이동 방법

전도	특징	서로 접촉되어 있는 물체 사이 분자운동에 의한 열의 이동현상(열 : 높은 곳 → 낮은 곳) 열전도율 : 어떤 물질의 길이 1m, 단면적 $1m^2$일 때 온도차 1K에서 1초 동안에 전도되는 열량
	적용예	파라핀욕, 허바드탱크, 온습포, 와류욕(온도상승까지는 대류열, 그러나 환자에게 적용측면 → 전도열) 난로에 의한 방안의 공기 따뜻함
대류	특징	액체·기체의 밀도차에 의한 열전달
	적용예	증기욕, 사우나탕
복사	특징	열이 물질과 관계없이 공간을 통하여 직접전파
		적외선 등, Baker, Laser, 난로 가까이의 직접적 따뜻함 ① 스테판−볼츠만의 복사에너지법칙 : $E=\sigma \cdot T^4$ 모든 물체는 복사선을 내고 있으며, 온도가 높으면 복사선의 양은 많아지며, 물체의 단위면적당 단위시간에 방출하는 복사선의 E는 물체의 온도 T의 4제곱에 비례 ② 빈(Wein)의 복사선의 파장에 대한 법칙 : 어떤 온도의 물체가 발생시키는 복사선은 여러 가지 서로 다른 파장을 포함하고 있는데 그 중 가장 센 복사선의 파장(가장 짧은 파장)은 물체의 절대온도 T에 반비례

5. 열의 물리화학적 작용

1) 비열과 열용량

(1) **비열** : 어떤 물질 1g의 온도를 1℃(1K) 올리는 데 필요한 열량

① 금속(고체)은 비열이 낮고 액체는 비열이 높음

② 물 : 1.00, 파라핀 : 0.69(기름혼합 : 0.49), 얼음 : 0.5, 수은 : 0.033

③ 비열이 큰 물질은 작은 물질에 비해 온도를 높이기 어려움(열량 많이 필요)

(2) **열용량** : 어떤 물체의 온도를 일정온도 높이는 데 필요한 열량

① 열용량(C) = 질량(m) × 비열(c)

② 1cal : 순수한 물 1g을 온도 1℃ 올리는 데 필요한 열량

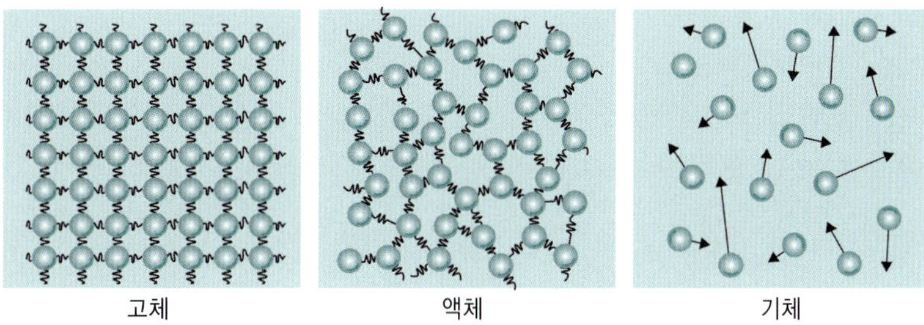

2) 열과 물질의 상태변화

(1) 융해 : 고체의 상태에서 액체의 상태로 전환하기 시작하는 것

(2) 융점 : 처음 융해하기 시작한 온도 1기압에서의 융점을 표준으로 함

(3) 응고 : 액체가 열에너지를 잃고 고체로 상태 변화가 일어나는 현상

(4) 증발 : 액체의 표면에서 일어나는 기화 현상

(5) 응결 : 공기가 이슬점 이하로 냉각되어서 포화상태가 되어 수증기가 물방울로 맺히는 현상

(6) 승화 : 물질의 상태 변화 때 고체가 액체 상태를 거치지 않고 직접 기체로 변하거나 직접 기체가 고체로 변하는 현상

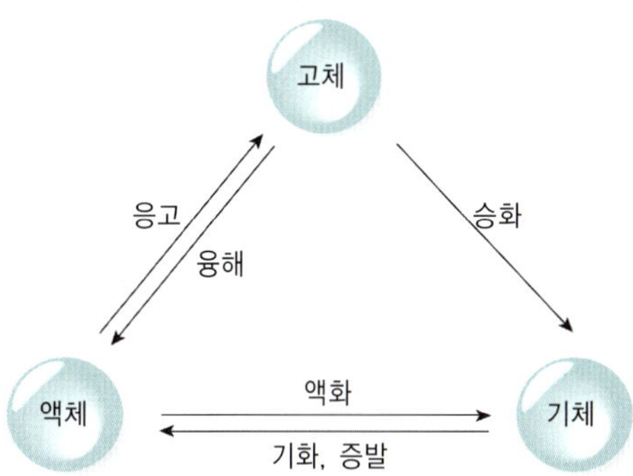

(7) **기화열** : 어떤 물질 1g이 기화할 때 흡수되는 열량

물질명	온도(℃)	기화열(cal/g)
물	100	539
알코올	78.3	205
에테르	34.6	84

(8) **비등** : 증발, 즉 액체의 자유표면에서의 기화는 온도 여하에 관계없이 일어나지만 액체가 일정한 온도까지만 상승하면 액체의 내부에 기체가 발생하고, 이 기체가 액면에 떠올라서 기화하게 됨. 이 현상을 비등이라 함

(9) **비등점** : 비등이 일어나는 온도

물의 물리화학적 성질

EXPLANATION

물의 물리화학적 성질

1. 물의 분자구조와 극성

1) 물의 분자 구조 : 쌍극자의 구조 – 전자가 불균등하게 분포되어 있는 분자
2) 수소결합 : 한 물 분자의 수소핵과 다른 하나의 비공유 전자쌍간의 정전기적 상호작용
3) 물의 이온화 : 수중에 물 분자의 일부는 이온화되려는 경향을 띔

2. 표면장력

1) 표면이 아주 얇고 눈에 보이지 않는 탄성막처럼 작용하는 현상으로 단위 면적의 액체표면을 잡아당기는 데 필요한 힘
2) 모든 액체는 표면장력이 있고, 물의 경우 다른 액체들보다 특이하게 높음

❋ 계면활성제 : 물의 표면장력을 감소시키는 물질(예, 비누)

3. 용매 또는 분산제로서의 물

1) 용액(solution) : 용질이 용매에 녹아 있는 것
2) 용매 : 다른 물질을 녹이는 물질
3) 용질 : 용해되는 물질
4) 교질분산액 : 이온 또는 분자의 덩어리를 이루거나 분자량이 수천에서 수십만의 거대분자인 균질 혼합물
5) 틴달효과(Tyndall effects) : 입자가 빛을 산란시키는 것
6) 현탁액(suspension) : 불균질 혼합물, 입자는 안정 시 중력에 의해 가라앉음
7) 온도에 따른 물의 체적변화 : 대부분의 물질은 온도가 낮아지면 부피도 작아짐(샤를의 법칙)

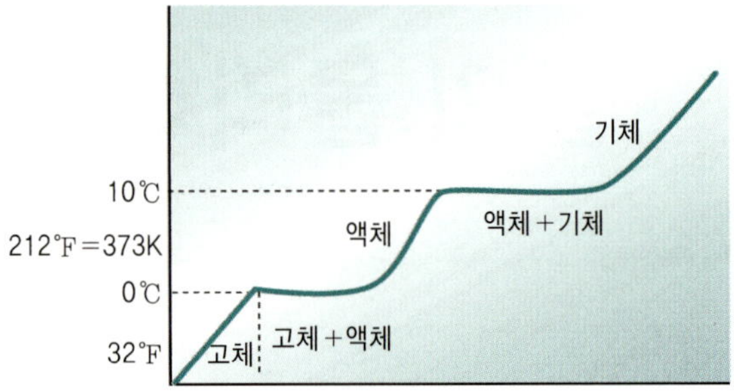

8) 물의 삼중점
   (1) 물의 고체, 액체, 증기 상태가 모두 함께 존재
   (2) 삼중점의 구성곡선 : 기화곡선, 융해곡선, 승화곡선
   (3) 융해곡선과 기화곡선의 합성에서 교차점 : 온도 0.01℃, 압력 4.6mmHg

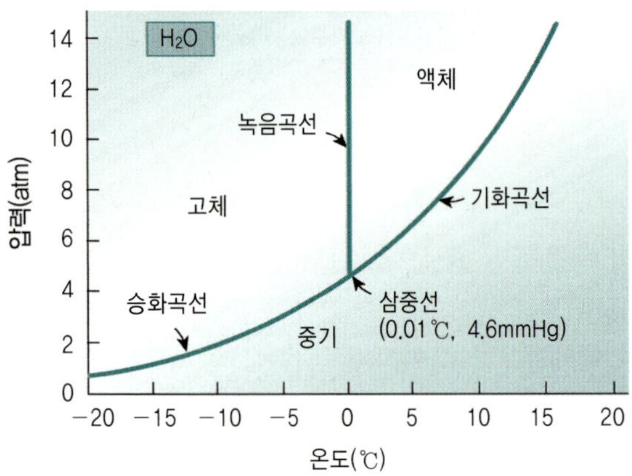

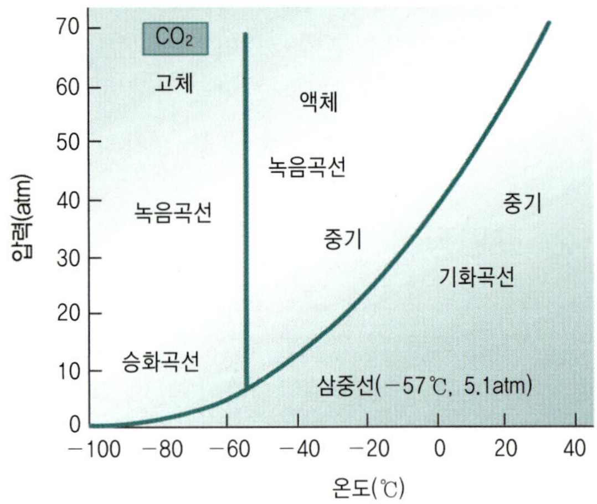

4. 물의 이온과 극성물질의 용해

수화 : 여러 가지 용매 중 물만이 이온 주위에 엉성한 상자 모양을 형성하는데 필요한 극성과 알맞은 작은 분자의 크기를 갖고 있는 현상

5. 용해도

1) 녹는 한계값 자체
2) ┌ 포화용액 : 더 많은 용질을 첨가시켜도 그 이상 녹지 않음
   └ 불포화용액 : 한계값보다 적은 용질이 녹아있는 것

6. 농도의 정량적인 표시법

용액의 몰농도(M) : 1L 용액에 대한 용질의 비율, 몰용질/리터용액

7. pH의 개념

1) 수소이온 농도의 역의 대수
2) 강산성 ← 중성 pH 7(순수한 물) → 강염기

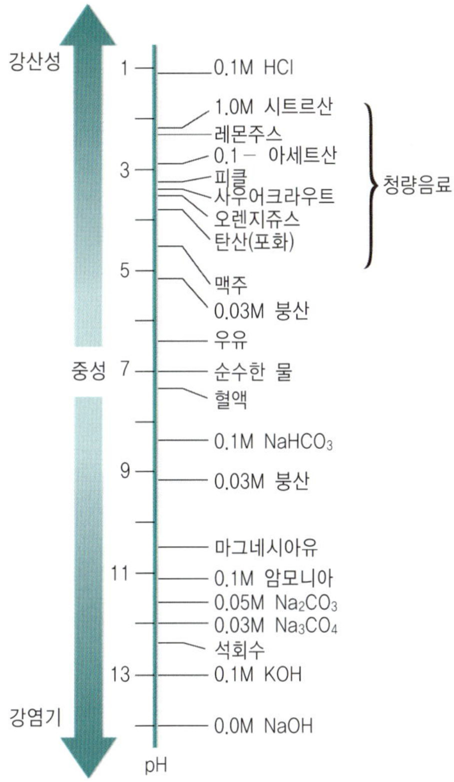

8. 수치료를 위한 유체역학

1) **유체의 압력**
   (1) 정지 액체 압력
      ① 액체의 압력은 임의의 모든 면에 대해 항상 수직으로 작용
      ② 액체 내 임의의 점의 압력의 세기는 모든 방향에 동일
      ③ 액체 내의 동일 수평면 상에 있는 점의 압력의 세기는 동일
   (2) **정수압**
      ① 물체의 단위면적당 작용한 힘
      ② 정지해 있는 유체 내 압력, 깊이에 비례
      ③ 유체 내의 모든 면에 대하여 수직으로 작용
      유체 내의 임의의 점에서의 크기가 모든 방향에 대하여 동일
      유체 내의 동일 수평면(즉, 같은 길이)에서의 크기가 동일
      ④ 수중 운동 시 상체보다 하체에서 더 큰 정수압을 받게 되고, 이에 따라 다리의 부종 감소를 촉진
         • 심질환자에게는 오히려 부담이 될 수 있음
         * 정수압(hydrostatic pressure)의 이용 시 심장질환 환자 주의
         • 회전욕 치료의 효과와 관계가 있음
   (3) 파스칼(Pascal)의 원리 : 밀폐된 용기 안에 들어 있는 액체의 어느 한 부분에 압력을 가하면 이 압력은 동일한 크기로 액체의 각 부분에 전달한다는 원리
   (4) **아르키메데스(Archimedes)의 원리** (기출) : 유체 속에 일부 혹은 전부가 잠긴 물체는 유체 속에 잠긴 물체와 같은 유체 무게만큼의 부력을 받는다는 원리

2) **유체의 운동**
   (1) 연속의 정리 : 액체가 관을 흐를 때 관의 굵은 부분에서는 유속이 느리고, 가는 부분에서는 유속이 빨리 가기 때문에 최종의 흐르는 양은 동일하게 됨
   (2) 스톡스(Stokes)의 정리 : 유체 속을 움직이는 물체가 받는 저항은 물체의 속력에 비례함

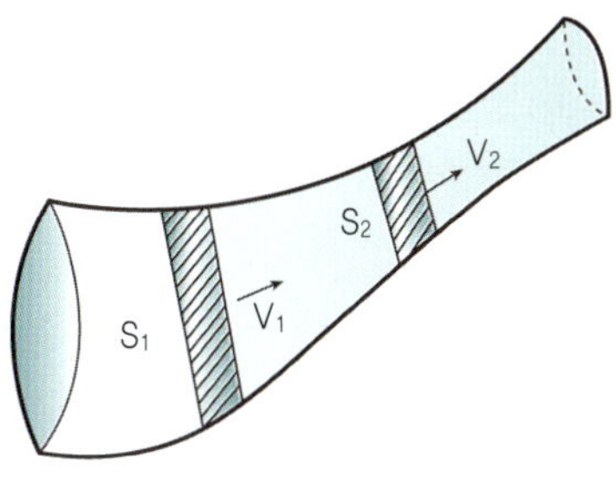

3) 물과 생명 활동

(1) 체액의 조성

① 성인의 물 필요량 : 1일 2L

② 세포외액 : 체중의 20%

③ 세포내액 : 체중의 30~40%

(2) 체액 조성량의 변화

① 세포내·외액의 삼투질 농도 : 모두 약 300m moles/L H_2O(정상 상태)

② 콜레라

체액평형 이상 시의 체액구획의 변화								
체액량의 변화 형태	임상적 실 예	체액구획의 변화			세포외액 내 농도변화		
		ECF	ICF	Na^+	단백질	Osmolality	Hct[a]
등삼투성축소	Cholera	↓	0	0	↑	0	↑
고삼투성축소	사막이나 바다의 표류자, Fever	↓	↓	↑	↑	↑	0
저삼투성축소	부신기능부전	↓	↑	↓	↑	↓	↑
동삼투성팽창	Edema	↑	0	0	↓	0	↓
고삼투성팽창	NaCl poisoning	↑	↓	↑	↓	↑	↓
저삼투성팽창	SIADH[b]	↑	↑	↓	↓	↓	0

[a] Hct : Hematocrit, [b] SIADH : Syndrome of Inappropriate ADH secretion

(3) 체액량의 등삼투성 축소(isosmotic contraction)

① 세포외액의 삼투질 농도는 변하지 않고 용적만 감소

② 세포외액의 구획이 축소

(4) 체액량의 고삼투성 축소(hyperosmotic contraction)

① 인체로부터 심한 탈수현상(수분소실)이 많을 때 발생

② 복사열을 이용한 전신치료시 수분의 공급 없이 다량의 땀을 흘렸을 때

③ 사막이나 바다의 표류자, Fever

④ 세포내·외액 → 모두 감소, 삼투질 농도 → 증가

(5) 체액량의 저삼투성 축소(hyposmotic contraction)

① 체액으로부터 물보다 용질이 더 많이 소실

② 세포외액 → 축소, 세포내액 → 오히려 팽창

(6) 체액량의 등삼투성 팽창(isosmotic expansion)

① 등장성 염화나트륨 용액의 과량 주입시 세포외액이 팽창

② 부종

(7) **체액량의 고삼투성 팽창(hyperosmotic expansion)**

① 물의 섭취량에 비해 염화나트륨의 과다 섭취 시 세포외액의 삼투질 농도가 증가되어 농도가 더 낮은 세포내액으로부터 더 높은 세포외액으로 물이 이동

② 세포외액이 팽창

(8) **체액의 저삼투성 팽창(hyposmotic expansion)**

① 물의 섭취량 > 배설량, 체액이 희석됨으로 인하여 삼투질의 농도가 떨어짐

② 세포외액과 같은 비율로 팽창되어 결국 전 체액 구간이 팽창

9. 부력

중력과 반대되는 의미로 인체가 물에서 뜨는 현상(예, 70kg인 사람이 머리만 남기고 물에 남을 때의 몸무게)

1) 물의 비중 : 1, 사람의 비중 : 1.036

2) 머리 무게(7%) : 5kg → $5+65(1.036-1)=7.34$kg

PHYSICAL THERAPY

열에 대한 인체의 반응과 조절

EXPLANATION

체 온

1. 체온

■ **온각 및 냉각의 전달에 관여하는 해부학**

1) 특수신경 에너지의 법칙 : 각 지각섬유들은 단 한 가지 양식의 지각만 전도함
2) 가쪽척수시상로(lateral spinothalamic tract) : 감수기에 의하여 감지된 온각이나 냉각은 척수의 가쪽기둥에 있는 전도로 중 상행로에 속하는 가쪽척수시상로를 통해 대뇌겉질의 지각영역에 전달되어 해석함

■ **체온**

1) **핵심온도**
   (1) 피부온도나 피부 바로 아래 온도에 대한 심부온도
   (2) 일상생활에서 체온이라 부르는 것
   (3) 측정 : 곧창자온도를 측정하는 것이 가장 정확하고, 구강이나 겨드랑이 등도 측정 가능함
   (4) 곧창자온도 : 34.2~37.6℃, 가장 널리 사용되는 심부온도로 온도가 잘 변하지 않음
   (5) 구강온도 : 곧창자온도에 비해 0.3~4.5℃ 정도 낮고, 환경의 영향을 크게 받음
   (6) 식도온도 : 심장 내 혈액의 온도를 반영 곧창자온도에 비해 0.2℃ 낮음
   (7) 고막온도 : 시상하부의 온도와 유사하고, 체온조절중추로 가는 혈액의 온도를 가장 잘 반영함
2) **피부온도**
   (1) 평균 34℃
   (2) 환경의 영향 크게 받는다.
   (3) 팔다리는 일반적으로 몸통보다 낮음
   (4) 증발은 피부온도를 약 3℃ 정도까지 낮출 수 있음
3) **정상체온의 변화 범위** : 1℃
4) **등온선** : 실온에서 몸의 2/3 → 심부온도
   1/3 → 피부온도

2. 체열평형

■ 열생산

1) 대사작용(안정시) : 성인 ≒ 80kcal/hr 혹은 50kcal/hr/m^2(BSA)
2) 음식물의 특이동적 작용
3) 근육운동 : 안정시의 10배까지 증가
4) 떨림
   (1) 떨림이 심할 때 열생산이 3~5배 증가함
   (2) 불수의적인 뼈대근육의 수축과 이완 반복 : 7~13/sec
   (3) 주동근과 길항근이 한꺼번에 수축하므로 기계적인 효율이 낮음
   (4) 순서 : 상체(씹기근육, 팔이음뼈) → 척추주위근 → 다리

■ 열손실

1) 호흡기 및 피부표면에서의 불감 증발(안정시) : 25%
2) 체표로부터의 대류와 복사 : 75%
   (1) 체심부와 피부사이의 열 이동
      ① 혈액의 대류작용
      ② 조직을 통한 직접 전도
   (2) 임계공기온도
      ① 성인이 옷을 입지 않고 대기노출 시 말초혈관 최대수축온도(27~28℃)로 이때 체조직의 절연(insulation)이 최고로 됨
      ② 나체상태시 기온이 27~28℃까지 순전히 절연도 조절만으로도 체온을 유지할 수 있는 온도임
      ③ 피하지방층이 두꺼워질수록 낮아짐
      ④ ┌ 기온이 임계공기온도↑ → 절연도 감소(∵말초순환증가)
         └ 기온이 임계공기온도↓ → 절연도 감소(∵떨림이 일어나 말초근육조직의 혈액순환이 증가)
   (3) 피부와 외계 사이의 열이동 : 대류, 복사, 전도, 증발, 땀을 흘리지 않을 때 주된 체표의 열발산
   (4) 열평형 : 체열생산량=열손실량

3. 체온조절

■ 체온조절의 원리

1) **물리적 조절**
   (1) 절연도의 변화를 통해 체온조절을 하는 것
   (2) 외계온도가 낮아지더라도 절연도 증가 시 대사량의 변화 없이도 체온유지
2) **화학적 조절**
   (1) 떨림에 의한 열생산
   (2) 열생산량이 안정시의 3배 이상 증가
   → 대기온이 5~10℃ 이하로 내려가기 전에는 체온 보존 가능

■ 한냉에 대한 반응

1) 말초혈관을 수축시켜 신체의 열절연도를 증가시킴(열전도도를 감소시킴)
2) 팔다리의 혈류량 감소는 체열손실량을 줄이는 데 대단히 효율적임
3) 팔다리는 몸통에 비해 표면적 : 체적비가 크므로 열 발산이 용이함
4) 역류성 열 교환(countercurrent heat exchange) : 한냉환경에서 말초조직에 갔던 혈액이 정맥을 따라 되돌아올 때 체표 가까이에 있는 표층정맥이 아니고 동맥 가까이에 있는 깊은정맥을 따라 흐름으로써 동맥혈의 열을 받아 체심부로 이동시키는 작용

■ 서열에 대한 반응

1) 피부혈관을 확장시켜 말초조직의 열전도도를 높임(저항률 낮아짐)
2) 외계온도가 피부온도보다 높을 때는 대류나 복사에 의한 열손실을 기대할 수 없으므로 발한작용(sweating)만이 가장 효율적인 열발산 방법임

■ 한냉적응(cold acclimatization)

1) **행동적 조절** : 신체가 직접 강한 한냉자극을 받지 않도록 미리 조절(보온복 착용, 보조가열수단의 이용 등)
2) **생리적 적응** (기출)
   (1) 기초대사율 증가 : 추운 계절에 30% 증가
   (2) 임계물온도의 감소 : 물속에서 떨면 물의 대류력 때문에 열손실량이 열생산량보다 커져서 체온하강이 가속됨. 따라서 물속에서는 떨지 않는 편이 유리함
   (3) 최대절연도 증가 : 절연도 클수록 체열손실 줄일 수 있음
   (4) 국소 순환 감소 : 일반인에 비해 혈류량 낮음
   (5) 비떨림 열생산 : 떨지 않고 열생산 증가시키는 능력이 있음

■ 서열적응(heat acclimatization)

1) 인체가 갑자기 고온에 노출되면 체온, 땀분비 및 심박수가 증가함
   (1) 쉽게 피로가 옴
   (2) 1주일 정도 지나면 생리적 조절이 일어나 체온과 심박수가 정상으로 돌아옴(땀 분비의 기능 향상 때문)

■ 온·냉열의 생리적 효과

1) 열의 조직에 대한 3가지 중요한 생리학적 효과
   (1) 온도의 상승이나 하강에 따라 혈액순환 증가
   (2) 피부나 조직에 있는 신경수용기 자극
   (3) 대사활동 증가/감소
   (4) 피부－혈관 → 온도조절, 근육－혈관 → 산소공급

		혈관수축	혈관확장
신경성	피부	교감신경	축삭반사
	근육	교감성 수축신경	교감성 혈관확장신경
호르몬성	피부	L-epinephrine norepinephrine	bradykinin acetylcholine
	근육	norepinephrine	L-epinephrine acetylcholine

2) 조직에 대한 온도변화와 국소효과
 (1) 피부, 천근막 : 순환증대
 (2) 근육 : 순환효과
 (3) 지각신경종말 : 반자극의 법칙
 (4) 대사효과 : 대사율은 온도 1℃ 상승에 약 13% 증가
 (5) 교원조직
 (6) Van't Hoff law : 온도가 10℃ 상승함에 따라 신진대사량 또는 산화량이 2.5배 증가
3) 체온 조절의 생리적 기전

★

부위(region)	냉수(cold water)		온열수(hot water)	
	작용(action)	반응(reaction)	작용(action)	반응(reaction)
피부(skin)	활동감소 피부수축	활동증가	활동증가	활동감소
심박동수(heart rate)	감소 → 서서히 증가	수축에 의해 서서히 증가	증가	수축에 의해 갑작스럽게 감소
혈압(blood pressure)	처음 상승하나 부분적으로 하강	혈관의 tone이 증가하므로 올라감	처음상승	낮다
위장(stomach)	운동과 염산이 증가		염산 생산과 운동이 감소	
콩팥(kidney)	충혈되고 활동이 큼		활동이 감소함	
체온(temperature)	짧은 시간 열생산 증가	오랜 시간 열생산 감소	짧은 시간 열생산 감소	오랜 시간 열생산 증가
신진대사(metabolism)	대사율 감소		대사율 증가	
혈액수(blood count)	증가		적혈구 감소, 백혈구 증가	
혈관(blood vessels)	수축 (깊은 혈관은 확장됨)	확장(오래 있으면 마비되어 확장)	확장	수축
신경(nervse)	감각을 잃거나 마비	자극(영구적으로 붉게 됨)	자극적	진정작용
근육(muscle)	짧은 시간 → 톤 에너지 기능력 증가	오랜 시간 → 기능력이 저하시킴	짧은 시간 → 피로를 줄이는 작용	오랜 시간 → 기능력 흥분성을 저하시킴
허파(lung)	헐떡거림	깊은 숨이 증가	빠르고 숨쉬기 편함	호흡률 감소

4) 가열의 깊이와 효과
   (1) 45℃ 이상의 국소가열 : 조직 및 세포변성, 물집, 단백질 변성
   (2) 가열의 일반적 효과
      ① 체온상승(앞시상하부)
      ② 순환증가는 세동맥 확장기전
      ③ 호흡률 증가는 수소이온 농도 변화
      ④ 2차적인 산소와 변화
      ⑤ CO_2의 농축
      ⑥ 맥박은 1°F 상승에 6~10회 증가
      ⑦ 혈액의 pH 증가
      ⑧ 림프성 배액증가는 모세혈관 정수압의 상승
      ⑨ 땀분비 증가 — 순환증가 — 혈압감소 — 헐떡거림
5) 조직을 가열하였을 때 혈관의 확장이 일어나는 데 관여하는 두 가지 기전
   (1) 히스타민과 같은 물질이 분비되어 모세혈관 확장
   (2) 축삭반사로 세동맥의 반사성 확장을 유도

■ 체온조절기구

	열생산	열방출
위치(중추)	뒤시상하부	앞시상하부
환경	한냉환경	고온환경
손상시	저체온증	고체온증
방법	기초대사, 근의 활동 음식물 섭취, 내장기관 운동 촉진 떨림(20분 → 체온 0.8℃ 상승) 말초혈관수축, pilolection 발한작용억제	복사, 전도, 땀증발, 호흡, 내뇨 혈관확장, 순화증진 신진대사 증진 발한작용 증진 아드레날린의 동작성
기준값 보다	낮으면 열생산 기전 활성화	높으면 열손실 기전이 활성화

❋ 체온조절기전의 기준값 : 심부온도 37.0~37.1℃

■ 이상체온(abnormal body temperature)

• 체온조절기능은 정상이나, 열자극이 감당할 수 없을 정도로 클 때
• 체온조절 기능에 이상이 있을 때
  → 두 가지 경우에 정상 범위를 벗어나게 됨

1) **저체온증(hypothermia)** : 정상인의 경우에도 한냉자극을 받으면 저체온증에 빠짐
2) **사고성 저체온증(accidental hypothermia)** : 환경온도가 낮아 체열손실이 체열생산량보다 커지면 체온이 점차 하강하는 경우

3) **체온조절기능에 대한 알코올의 영향**

(1) 알코올중독환자는 저체온증이 쉽게 유발됨

(2) 혈관운동 긴장력 감소

① 체열손실 촉진

② 체온조절중추에 영향 → 떨림의 유발을 억제

4) **고체온증(hyperthermia)**

(1) 심부온도가 정상 이상으로 올라간 경우

(2) 원인

① 환경온도가 높아 최대로 땀을 흘려도 열습득량이 열손실량보다 많을 때(고열을 장시간 전신에 적용하는 경우)

② 체내 열생산량이 지나치게 높아져 열손실량이 이에 따를 수 없을 때(마라톤과 같은 격렬한 운도의 계속)

③ 열손실기전(앞시상하부)에 이상이 있을 때

(3) 증세 : 신경, 근육 및 심리적 변화 → 피로, 무관심, 의욕저하, 환각증세

	열피로	• 발생 : 고체온증의 정도가 약할 때 • 원인 : 피부혈관의 이완이 심하여 말초조직으로 혈액분포가 증가
★	**열사병**	• 발생 : 체내 열저장량이 급격히 증가, 증발에 의한 열손실기전으로 감당 못함 • 원인 : 체온조절의 부조화 → 다습환경과 장시간의 고열치료 • 증상 : 체온이나 뇌온도 상승에 의한 중추신경계의 장애증상, 두통, 현기증, 이명, 복시현상, 혼수, 동공반사소실 • 응급처치 : 생리식염수 주사, 시원한 곳에서의 안정, 머리 약간 높여서 차게 해줌, 시원한 음료수의 공급 • 수반 : 발한억제, 얼굴이 붉어짐, 맥박이 정상보다 빨라짐, 혈압상승, 조직온도 증가, 소변량 증가
	열허탈증	• 발생 – 증발로 소실된 물과 전해질이 보충되지 않았을 때 – 발한으로 인한 체액의 과도한 소실, 염분부족 → 말초순환장애 – 수치료시 98°F 이상이나 98°F 정도의 유지와 장시간 치료 – 고온다습환경에서 통풍을 시키지 않은 채 장시간 노출 → 욕조가 고온이 아니더라도 체열 방출 → 저체온도 상승 • 증상 : 물 부족 → 갈증 → 환각증세 및 정신착란, 전해질 부족 → 메스꺼움, 구토, 근육경련 • 기타증상 : 전신권태감, 현기증, 두통, 이명, 의식상실, 혈압저하, 체온은 정상이거나 약간 떨어짐 • 응급처치 : 환기가 잘되는 시원한 곳에서 안정, 포도당이나 생리식염수 주사, 따뜻한 물마시게 함
	열경련	• 고온에서 활동 시 땀을 많이 흘린 상태에서 물만 보충해주면 체내의 전해질이 부족해짐 • 체액의 삼투압이 저하되므로, 결국 심한 근육통 및 경축 일어남
	열쇠약	• 발생 : 고열 적용 시 Vitamin B_1의 결핍 • 증상 : 현기증, 실신, 오심, 구토증, 헐떡거림(약하거나 빨라짐), 피부가 차고 축축, 땀, 얼굴 창백, 입 언저리가 처짐, 무산소혈증, 조직산소결핍증, 탈수현상, 빠른 맥박, 열경련, 강축(원인 : Ca 결핍), 저혈압, 조직온도의 하강 • 응급처치 : 담요 등으로 환자를 따뜻하게 보고, 머리는 낮게, 흥분제 등을 복용, 0.5g NaCl/pint 농도의 시원한 물을 마시게 함

5) **열증(fever)**

(1) 체온조절중추의 기준값이 높아진 체온의 상승

(2) 체온조절중추의 기능 상실 때문이 아니라 기준값에 맞추어 체온조절을 하고 있는 현상

(3) 기준값의 상승(0.1～4℃)

① 모든 종류의 감염에 의해 유발

② 환자는 마치 추위에 노출된 것과 같은 반응

③ 소름끼침, 말초혈관 수축 → 체온손실 억제 → 떨림(열생산 증가)

(4) 열에 의한 체온의 약간 상승 → 면역반응 촉진

① 감염부위로의 백혈구 이동

② 식작용 및 효소의 분비 촉진

치료적 열의 효과

EXPLANATION

생리적 효과

1. 온열의 효과

1) **가열의 깊이와 효과**

(1) 45℃ 이상의 국소가열 : 조직 및 세포변성, 물집, 단백질 변성

(2) 가열의 일반적 효과 : 순환증가는 세동맥 확장기전, 맥박은 1°F 상승에 6~10회 증가, 림프성 배액증가(모세혈관 정수압의 상승), 땀분비 증가, 순환증가, 혈압감소, 헐떡거림

2) **국소적 효과**

(1) 혈류량 증가

(2) 신진대사의 증가

(3) 백혈구 이동 증가(식균작용 증진)

(4) 근육 이완

(5) 진통효과

(6) 국소 발한 효과

(7) Vant Hoff의 법칙을 따른 국소 대사의 증가

* Van't Hoff law : 온도가 10℃ 상승 → 신진대사량(산화량) 2.5배 증가
  ① 온열적용 시 혈류량 400% 정도까지 증가
  ② 아래팔의 113°F 상승 시 호흡률 5~6회 정도 증가
  ③ 아래팔의 113°F 습열 20~30분 적용 시 혈류율 2배 증가
  ④ 강축증과 알칼리혈증 : 혈액 내 이산화탄소가 농축되거나 이산화탄소가 호흡 중에 높게 유지됨

3) **온열의 전신적 효과**

(1) 혈류율의 현저한 증가

(2) 맥박의 증가

(3) 심박동률 증가

(4) 수축기혈압 초기 상승, 잠시 후 정상 혹은 정상보다 약간 낮게 떨어짐

(5) 확장기혈압 하강

(6) 맥압 상승
(7) 호흡률 증가
(8) 손목과 발의 경련, 강축증, 흉부의 중압감과 흥분
(9) 백혈구 수 증가
(10) 수분, 염분, 요소, 요산, 크레아틴산, 인산, 황, 젖산 등의 감소

2. 냉의 효과(기출)

1) **냉의 국소적 효과**
   (1) 혈관 수축
   (2) 혈액순환 감소
   (3) 백혈구의 이동 및 조직 대사 감소
   (4) 전체적인 감각 떨어짐(둔감)
   (5) 혼몽, 진통 및 마취 효과(특히 급성 통증에 유효)
2) **냉의 전신적 효과**
   (1) 생리적 기능 감소
   (2) 순환 및 대사저하
   (3) 호흡부 및 심박수 감소
   (4) 감각 및 근육 활동의 둔화

EXPLANATION

반사적·공감성 효과

1. 반사적 또는 공감성 효과(consensual effects)

1) 적용된 국소 부위에서 떨어진 원격 부위에서 나타나는 변화로 연관대(referred zone)와 관련, 국소 적용하면 피부표면에 대한 즉각적인 반응뿐 아니라 신경지배를 통하여 신체의 다른 부위에서도 원격반사(remote reflex)나 혹은 공감성 효과를 나타냄
2) 3가지 효과
   (1) 혈관운동 또는 순환에 대한 효과
   (2) 내장운동 또는 근육에 대한 효과
   (3) 분비 또는 선에 대한 효과
3) 얼음주머니의 앞가슴부 적용 : 심박동률 느려짐, 심박동력 증가
4) 고온습포의 배의 피부적용 : 장의 활동과 장의 혈류가 감소, 위산분비 억제

2. 온열과 한냉의 적용시간에 따른 효과

1) **작용(action)과 반응(reaction)의 계통도**

자극의 적용(신체의 방어기전이 자극됨)

→ 작용(즉각적인 응답 혹은 1차적인 효과)

→ 반응(2차적 효과 : 신체의 평형을 회복하려는 노력)

→ 반응의 지연(쇠약이나 체질변화로 발전)

2) **장시간 온열 적용시의 반사적 효과**

(1) 한쪽 팔다리에 장시간 온열을 적용하면 반대쪽 팔다리에서 혈관의 확장이 일어남.

(2) 배벽에 장시간 온열을 적용하면 장의 활동과 혈류의 흐름이 감소되고 위산의 분비가 억제됨

(3) 골반에 온열을 장시간 적용하면 골반기관의 구조물이 이완되고 혈관이 확장되며, 월경성 출혈이 증가됨

(4) 가슴에 온열을 장시간 적용하면 심박동률(heart rate)은 증가되는 반면 심박동력(heart force)은 감소되고, 혈압은 낮아짐

(5) 등에 습열을 장시간 적용하면 호흡과 담의 배출이 증진됨

(6) 몸통에 온열을 장시간 적용하면 요관이나 쓸개관의 명백한 이완이 일어남

(7) 배부위에 있는 콩팥부위나 앞쪽의 아랫배에 장시간 습열을 가하면 요의 생성이 증가됨

3) **장시간 한냉 적용 시의 반사적 효과**

(1) 한 동맥의 줄기(trunk) 위에 한냉을 장시간 적용하면 그 동맥과 동맥의 가지들이 수축함

(2) 코 위의 피부에 한냉을 장시간 적용하면 손과 목의 뒷부분 그리고 비점막의 혈관이 수축함

(3) 얼음주머니를 앞가슴에 일정시간 적용하면 심박동률이 느려지고 대신 심박동량(stroke volume)이 증가함

(4) 배의 피부에 한냉을 장시간 적용하면 내장기관의 운동과 혈류의 흐름이 증가되고 위산의 분비가 촉진됨

(5) 한냉좌욕과 같은 방법으로 골반에 한냉을 장시간 적용하면 골반기관들의 근육이 자극됨

(6) 갑상샘(thyroid gland) 위에 얼음주머니를 적용하면 갑상샘 주위의 혈관들이 수축하고 기능이 감소함

(7) 손과 두피에 한냉을 장시간 적용하면 뇌의 혈관이 수축함

(8) 감염된 관절이나 윤활주머니에 한냉을 장시간 적용하면 혈관의 수축과 함께 통증이 완화되며, 회복이 촉진됨

(9) 타박상이나 삠과 같은 급성 외상의 경우 얼음주머니나 찬물에 외상부위를 장시간 담그면 혈관의 수축과 함께 부종, 조직 내로의 출혈 등이 감소되고 통증이 완화됨

4) **단시간 한냉의 적용 시의 반사적 효과**

(1) 따뜻한 환경에서 약 30초 정도의 단시간 동안 강력한 한냉을 적용하면 전신의 말초혈관들이 수축함

(2) 얼굴이나 손 그리고 머리에 단시간 동안 한냉을 적용하면 정신적 활동이 증가함

(3) 아주 짧은 시간동안 전흉부에 한냉을 적용하면 심박동율과 심박동량이 증가함

(4) 압주(douche)와 같은 방법으로 한냉을 적용하면 그와 관련된 부위들에서 내장기관의 활동이 증가함

★

<table>
<tr><th></th><th colspan="2"></th><th>국소적 효과</th><th>전신적 효과</th></tr>
<tr><td rowspan="2">생리적 효과</td><td>온열</td><td>혈압하강
맥박증가
호흡증가
온열 치료시 유념할 질환 → 맥과 질환</td><td>조홍 ← 혈관의 확장 ← 국소축삭반사
국소 신진대사 증가
백혈구의 이동증가(식균작용 증진)
근육의 이완
국소발한이나 진통효과(← 습열)
모세혈관압 현저증가</td><td>혈류율의 현저한 증가
맥박의 증가
심박동률 증가, 심박출량 감소
수축기 혈압 초기 상승 →
정상 약간 낮게↓
확장기 혈압 하강
호흡률 증가(1°F↑→ 5~6회↑)</td></tr>
<tr><td>한냉</td><td>조직온도 하강
항경련성 효과
혈류량 감소
말초혈관 수축</td><td>혈관수축
모세혈관벽을 통한 백혈구 이동
조직의 대사작용 감소
혼몽, 진통, 마취
국소 한냉치료 : 화상, 침족병, 동창, 급성 통증·삠·외상</td><td>생리적 기능의 감소
전신적 신진대사 감소
체온 하강
심박동률 감소
호흡률 낮아짐
피부감각 둔해짐
근육활동 느려지고 어설픔
소화지연</td></tr>
<tr><td rowspan="3">반사 혹은 공감성 효과</td><td colspan="2">한냉수 : 강장 반응</td><td colspan="2">한냉지속욕
• 1차적 작용 : 말초혈관 수축, 오한, 떨림, 맥박과 호흡률의 증가
– 시간지속 : 근긴장·내장기관의 활동·신진대사 증가
• 2차적 반응 : 말초혈관 확장, 조홍, 온감, 근 이완, 맥박과 호흡률 감소, 내부온도 하강
– 얼음주머니의 앞가슴부 적용 : 심박동률 → 느려짐, 심박동률 → 증가</td></tr>
<tr><td colspan="2">고온수 : 이완 반응</td><td colspan="2">• 고온수 짧게 적용
• 근 이완, 동맥 장력의 감소, 맥박 증가, 얕은 호흡, 체열 생산의 감소
• 고온습포의 복부의피부적용 : 장 활동·장 혈류 → 감소, 위산분비 → 억제</td></tr>
<tr><td colspan="4">※ 작용과 반응의 계통도(생리적 효과순서)
자극의 적용(자극에 대한 신체 방어기전 자극)
작용(Action, 즉각적인 응답 or 1차적 효과) → 3~5분
반응(Reaction, 신체의 평형 회복 노력 or 2차적 효과) → 20분 이내
반응의 지연(쇠약이나 체질변화로 발전) → 1주일 지속 시</td></tr>
</table>

PHYSICAL THERAPY

수치료의 기초

EXPLANATION

수치료

1. 수치료의 정의

1) 의료적 목적 달성을 위해 물의 다양한 물리, 화학적 성질을 이용하여 질병을 치료하는 물리치료의 한 분야
2) Nulin의 정의 : 치료적 목적을 위하여 물을 적용하여 치료하는 물리치료의 한 분야
3) Baruch의 정의 : 물의 여러 형태, 즉 고체나 액체, 기체 그리고 얼음이나 증기 등을 신체의 내적 혹은 외적으로 적용하는 것

2. 수치료의 목적

신체의 외부에 온도, 기계적·화학적 자극을 단일 또는 복합적으로 사용하여 치료 효과를 얻는 데 있음

3. 수치료의 장·단점

1) **수치료의 장점**
   (1) 경제성
   (2) 온도조절 용이
   (3) 가정치료가 가능
   (4) 부력 및 저항을 이용한 운동 치료 가능
   (5) 정수압을 이용한 순환 향상
   (6) 기계적 자극의 이용
   (7) 청정효과
   (8) 각종 첨가제의 적용 가능
   (9) 물의 형태를 쉽게 바꿀 수 있음
2) **수치료의 단점**
   (1) 일시적인 부종 발생
   (2) 넓은 치료 공간과 시설

4. 치료의 양을 결정하는 인자

1) 치료에 사용되는 물의 온도
2) 침수시간
3) 침수되는 부위
4) 환자의 일반적 상태 : 혈액, 맥박, 쇠약정도, 소모성질환, 피부질환 등
5) 연령 : 특히 유아는 온열중추가 아직 덜 발달되어 있어 주의해야 함
6) 환자의 준비상태
7) 기타(노인)

5. 수치료의 분류

■ 온도에 따라 분류

1) 냉적용
2) 중온적용
3) 고온적용
4) 온－냉 교대적용
5) 점진적인 온도상승 적용

■ 적용되는 부위에 따른 분류

1) 전신적용
2) 국소 또는 부분적용
3) 외적 또는 내적적용

■ 적용방법에 따른 분류

1) 침수치료 : 욕조나 풀(pool) 등
2) 분무욕과 압주욕
3) 세정과 관장
4) 관수와 마찰세척
5) 찜질, 습포, 고온습포

■ 사용된 물리·화학적 요인에 따른 분류

1) 열수 적용법 : 목욕 등
2) 유체 동력학적 적용 : 세정
3) 수화학적 적용 : 산소욕, 이산화탄소욕
4) 열수와 우체동력학적 혼용 적용 : 압주욕이나 와류욕
5) 수화학적, 동력학적 혼용 적용 : 염마찰
6) 열수와 수화학적 혼용 적용 : 유황욕
7) 열수, 동력학적, 수화학적 혼용 적용 : 약품을 첨가한 와류욕 등

6. 수치료 적용 시 고려사항

■ 한기

한냉의 전신적용이나 지속적 국소적용시 반사적인 혈관 수축

1) **대상작용 없을시 조직적 변화**
   (1) 말초혈관의 수축이나 울혈
   (2) 무산소혈증(anoxemia)
   (3) 백혈구 반응저하
   (4) 조직세포 식균작용 능력장애
   (5) 인두감염
2) **한기의 원인**
   (1) 너무 짧은 시간 동안의 냉적용
   (2) 치료사의 미숙한 기술
   (3) 환자 자신의 반응능력의 저하
3) **한기 느끼지 않기 위한 치료실의 온도** : 최소 76°F 이상
4) **한기(오한)의 증세**
   (1) 입술이 새파래짐
   (2) 얼굴과 피부의 창백
   (3) 피부의 소름(cutis anserina)
   (4) 떨림(shivering)

■ 한냉에 대한 과민반응

1) 침수 때 심한 혈관경련
2) 발적(redness)
3) 부종
4) 두드러기(urticaria)
5) 국소온도 증가

■ 조직세포의 손상

1) 조직세포의 파괴속도는 고열 적용시보다 냉의 적용시가 느림
2) 한냉 적용시의 손상효과
   (1) 무산소혈증
   (2) 허혈
   (3) 생명활동의 억제
3) 생명활동 억제의 결과로 나타날 수 있는 효과
   (1) 세포의 손상
   (2) 부종
   (3) 국소홍반(원인 → 히스타민과 같은 혈관확장제의 유리)

(4) 무감각증
(5) 운동력의 감소
(6) 혈관운동 감소
(7) 발한의 마비
(8) 통증

■ 열상 혹은 화상

예방 : 치료 전 온도측정, 치료시간 준수

■ 열 허탈증 혹은 열 쇠약증

■ 열사병

■ 열에 대한 과민반응

1) 원인 : 열 조절기전의 혼란
2) 증상 : 극도의 피로나 현기증, 심장의 심계항진, 식욕저하, 오심, 발작

■ 뇌 부종

1) 발생 : 뇌의 기관성 질환으로 고통당하고 있는 환자
2) 증상 : 입 주위 창백, 입술과 손가락의 떨림, 구토, 경련
3) 예방 : 이마에 한냉적용하고 2분마다 새것으로 갈아줌

■ 욕 피진(발진)

발생 : 물속에 장시간 들어가 있을 경우

■ 피부의 박리와 주름 및 침연

1) 발생 : 장시간 물기 있는 상태에서 치료
2) 물기가 있는 상태에서 장시간 치료를 할 경우
   (1) 피부에 기름을 발라준다.
   (2) 치료부위에 인접한 다른 피부는 물에 노출되지 않도록 격리시킴

EXPLANATION

물

1. 물의 온도에 따른 효과

■ 온도의 분류

	Shriber(°F)	Zirslis(°F)	Pressritz(°F)	℃	효과
빙냉(very cold)	32～55	34～55	–	6～12	마취효과
한냉(cold)	55～65	55～65	65 이하	12～18	자극효과
냉(cool)	65～80	65～80	65～75	18～26	자극효과
미온(tepid)	–	80～92	75～92	26～33	진정효과
중온(neutral)	80～92	92～96	92～97	33～36	진정효과
상온(warm)	92～98	96～98	–	–	진정효과
고온(hot)	98～104	98～104	98～104	36～40	자극효과
서온(very hot)	104 이상	104 이상	104 이상	40 이상	자극효과

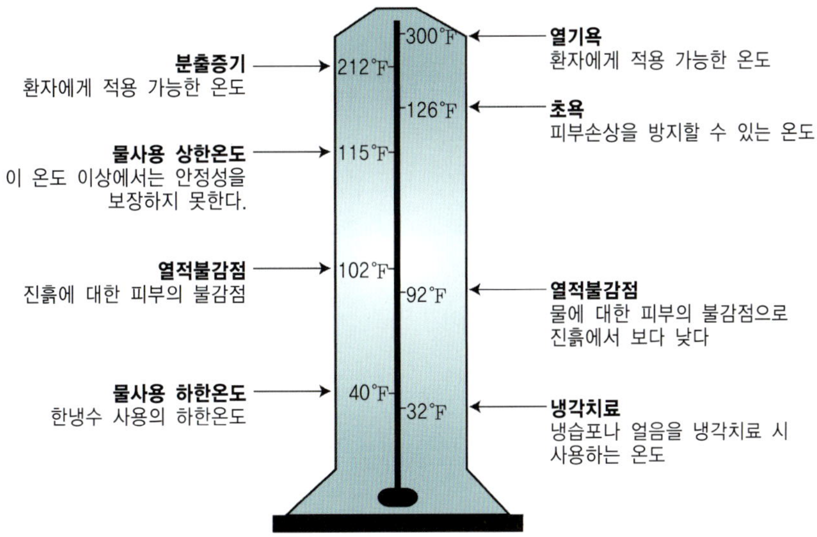

온열 및 수치료

		℃	℉	비고
열기욕	환자에게 적용 가능한 온도	148	300	
분출증기	환자에게 적용하는 온도	100	212	
초욕	피부손상을 방지할 수 있는 온도	52.2	126	물에 비해 열전도율이 적으므로 물보다 높음
물 사용 상한온도	이 온도 이상에서는 안전을 보장하지 못함	46.1	115	
열적불감점	진흙에 대한 피부의 불감점	38.8	102	물보다 열의 전도도가 낮으므로 물보다 높음
열적불감점	물에 대한 피부의 불감점으로 진흙에서보다 낮음	33.3	92	
물 사용 하한온도	한냉수 사용의 하한 온도	4.4	40	
냉각치료	냉습포나 얼음을 냉각치료시 사용하는 온도	0	32	

■ **온도에 따른 수치료의 효과**

온도의 범위	분류	효과
40℉ 이하	저열(hypothermal)	40℉에서는 마취효과 및 생리적 활동의 가벼운 증진 40℉ 이하에서는 조직손상의 위험
65℉ 전후	한냉(cold)	자극효과
75~97℉	미온과 중온	진정효과
104~115℉	고온과 서온	자극효과
115~120℉	고열(hyperthermal)	조직손상의 위험
130℉		점막조직의 손상 상한온도

단, 이 온도의 범위는 학자에 따라 약간씩의 차이가 있음

2. 물의 사용에 따른 효과

1) **자극효과** : (물과 피부의 온도차) 압주욕, 염수욕, 상자욕, 관장, 세장, 한냉욕과 고온욕, 한냉 및 고온 분무욕, 한냉 및 고온 압주욕, 염마찰, 시트욕, 와류욕
2) **진정효과** : 염수욕, 상자욕, 지속욕, 나우하임욕(탄산광천욕), 중온분무욕, 산소욕, 온욕, 습지찜질
3) **강장효과** : 소화, 영양, 식욕, 압주욕, 염수욕, 상자욕, 한냉욕, 한냉부무욕과 스코치식압주욕(냉, 온수 교대사용 압주욕), 나우하임욕, 염마찰
4) **이뇨효과** : 외적으로 냉수를 적용시키면서 얼음물을 마시고, 소변량을 증가시키고 요독성을 감소시킴
5) **발한효과** : 염수욕, 상자욕, 고온욕, 온습포
6) **토제효과** : 다량의 미온수 마시고, 위의 강제적 해독 물질을 토해냄
7) **하제효과** : 세장과 관장을 통한 내장속 정체된 대변을 배설함
8) **대사작용 증진 효과**

9) **방부효과** : 증기, 끓는 물을 사용, 병원성 미생물의 발육과 작용 제거 또는 정지시키는 효과
10) **해열효과** : 마찰세척, 세장, 미온욕, 습지찜질
11) **수면효과** : 생리적 효과에 의한 수면유도, 지속욕조욕, 습지찜질
12) **발열효과** : 인위적인 열 → 체온상승, 염수욕, 상자욕, 고온침수욕, 고열 모포찜질
13) **진통** : 습포, 상자욕, 고온습포, 온찜질, 허바드탱크, 얼음주머니, 관주, 초욕, 온열이나 고온의 압주욕 또는 분무욕, 와류욕, 엘리어트치료(질내에 고무주머니 삽입, 더운물 순환, 골반염증치료법)
14) **국부마취 효과** : 얼음사용(약품에 의한 마취와 같은 효과)

PHYSICAL THERAPY

침수욕

EXPLANATION

완전침수욕

1. 완전침수욕(full immersion bath)

턱을 제외한 신체의 모든 부분을 잠기도록 함

	고온	한냉
개요	• 실시 : 가정, 온천, 허바드탱크 • 온천의 광천수 : 일반상수도 물에 비해 좀 더 자극적, 땀 내는데 효과적	
적용법	• 적용온도 : 98~108°F(약 37~42℃) • 치료시간 : 20~30분 이내 • 머리의 울혈을 막기 위해 머리에 냉을 적용할 것(약 2분 간격으로 교환) • 마사지를 동반할 수도 있으며, 뒤이어 수동·능동운동 및 저항 운동을 실시 • 치료가 끝난 후 냉을 적용하여 피로 현상을 줄일 것	• 적용온도 : 50~80°F • 치료시간 : 4초~3분 이내, 오한을 느끼기 전에 끝낼 것 • 치료 전에 반응을 촉진하기 위해 몸을 따뜻하게 할 것 • 침수 후 몸 전체를 마찰하거나 운동을 실시 • 치료가 끝난 후 타월로 마찰하며 피부를 건조시킨 다음, 운동 및 마사지를 시행 • 심박수는 처음엔 증가하다가 점차 느려짐
효과	• 순환 및 대사증진·심박수 증가 • 혈압은 잠시 상승했다가 점차 하강 • 호흡은 빠르고 얕아짐·발한 증가 • 통증 완화 및 근육 이완 • 내장의 울혈 감소 • 치료 중에 환자는 나른함을 느낌 • 수온이 너무 높거나 장시간 적용 시 피로를 호소할 수 있음	• 호흡은 느리고 깊어짐 • 시간이 지남에 따라 반응이 나타나 혈관 확장, 조홍 등의 보임 • 해열 작용 • 식욕 증진 및 원기 회복 • 면역력 강화 • 너무 오래 적용하면 피부가 푸르게 됨
적응증	• 만성 위축성 관절염·섬유소염 • 만성 근염·뼈관절염·통풍 • 내장에서 유래된 통증·신경통 및 신경염 • 고혈압을 동반하지 않은 콩팥염 • 기관지염·발한 촉진·강직 완화 • 근 피로 경감·월경 불순	• 전신 신진대사의 촉진·비만 • 좌식 생활 및 기능적 활동의 감소로 인한 약증 • 이완성 마비 • 고온적용 후 피부 긴장도를 상승시킬 목적(단시간 적용)
금기증	• 동맥경화 및 고혈압·진행성 무력증 • 동맥류·기능적 신경종·출혈 소인 • 판막성 심질환·노인 및 허약자 • 갑상샘 기능항진증·간질·이상감각	• 고혈압·심장근육 약증·출혈 소인 • 빈혈·동맥경화·콩팥염·경직 • 유아 및 노인(반응이 잘 나타나지 않음) • 허약자

2. 미온욕(tepid bath)

1) 93°F(약 33℃) 이하의 미온수에 침수시킴
   ＊ 물의 열적불감점 : 93°F
2) 기계적 자극은 수반되지 않음(특히, 진정효과가 목적인 경우)
3) 효과
   (1) 해열작용
   (2) 안정 및 진정작용
4) 적응증
   (1) 한냉욕 적용을 위한 적응 훈련
   (2) 해열
   (3) 진정효과(신경불안, 불면증, 기능적 신경증, 경련성 마비)
   (4) 신부전증
5) 금기증 : 진행된 심장질환, 동맥경화증, 어린아이나 노인

3. 지속탕욕(continuous tub bath)

1) 수온이 일정하게 유지되는 침수욕으로, 정신과적 질환에서 흔히 사용함
2) 92~97°F의 중온수를 사용함
3) 적용시간 : 1~3시간씩 하루에 3회 정도 실시, 심한 흥분 시 6~8시간 실시
4) 효과
   (1) 진정효과
   (2) 흥분과 운동 활동 감소시켜 잠을 유도
   (3) 근 경축과 인대성 강직의 이완 유도
   (4) 뇌혈관의 혈액량 감소시켜 뇌울혈을 없앰
   (5) 해열작용
   (6) 청결유지
   (7) 화상치유 촉진
5) 적응증
   (1) 광범위한 화상
   (2) 감각 과민증
   (3) 근 경련이나 통증의 이완
   (4) 정신병과 정신신경증
   (5) 알코올중독
   (6) 불면증
   (7) 뇌막염
6) 금기증
   (1) 저혈압

(2) 쇠약한 사람
(3) 진행된 심장 질환
(4) 노약자나 체온이 정상 이하인 사람

7) 주의사항
(1) 98°F 이상에서 1시간을 넘게 실시할 경우 열 피로가 발생할 수 있음
(2) 실내가 76°F 이하 또는 수온이 92°F 이하일 경우 오한이 올 수 있음
(3) 익사의 위험이 있으므로 환자를 혼자 두어서는 안 됨
(4) 욕 피진 및 피부박리가 나타날 수 있음
→ 며칠간 치료를 중지하거나, 스테아르산아연 분말을 뿌려줌

EXPLANATION

부분침수욕

1. 상지욕(arm bath)

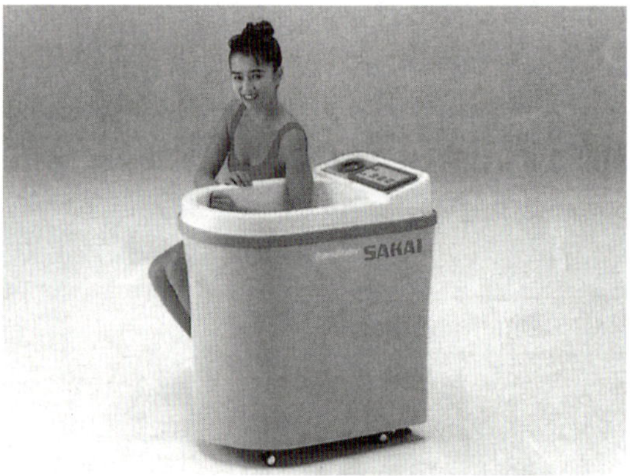

교반기를 끈 상태에서 와류욕조를 이용한 상지욕 모습

1) 온도 : 93~97°F → 110°F까지 온도 상승
2) 시간 : 20분, 호흡곤란이나 오심 시 치료를 끝내도록 함
3) 효과
(1) 혈관확장
(2) 통증감소
(3) 근강직 완화
4) 적응증
(1) 반사적 가열
(2) 관절염
(3) 고혈압

(4) 협심증

(5) 관상동맥 경화증

5) 주의사항

(1) 혈관질환

(2) 고혈압

(3) 심장계통 질환

2. 족욕, 종아리욕

발목 3~4인치(10cm) 깊이까지

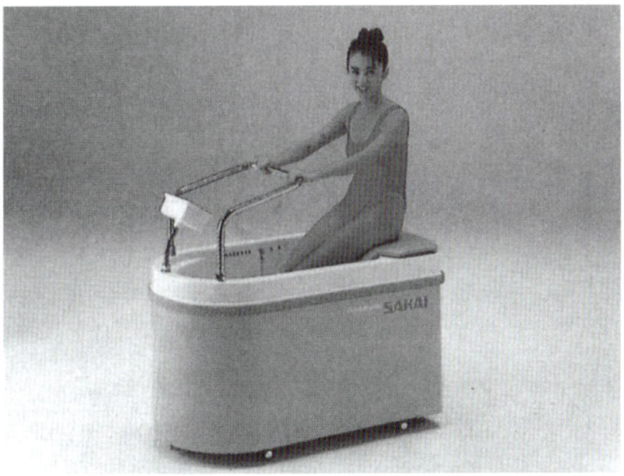

교반기를 끈 상태에서 와류욕조를 이용한 종아리욕 모습

	고온 족욕	한냉 족욕
적용법	• 98°F 이상의 고온수, 점차 110°F 정도까지 올려 줌 • 보통 10~30분 정도 실시, 다른 치료를 위한 준비로서 실시할 경우, 4~8분	• 50~70°F의 한냉수, 5초에서 10분 이내로 실시 • 지속성 : 한냉 > 고온
효과	• 피부의 충혈과 국소순환 증진 • 골반기관, 뇌 상지의 울혈감소 • 경련성 근육의 이완, 통증의 감소	• 반사적 혈관운동 반응에 의해 뇌와 골반 그리고 허파기관의 울혈 경감 • 고온욕보다 효과가 더 지속적
적응증	• 신경통·발목 삠–급성기를 지난 것 • 통증의 경감–통풍 등의 어떤 폐혈성 질환 • 월경곤란증, 자궁과 난소의 울혈 경감 • 동상·심한 감기나 인후통·불면증 • 좌욕이나 전기광선욕 등에서 'μ반응'을 촉진시키고자 할 때 • 류마티즘이나 통풍과 같은 질환	• 뇌와 골반조직의 울혈감소 • 발목의 삠나 타박상 시 혈종의 감소 • 순환장애로 인한 항구적인 발의 한냉
금기증	• 말초혈관 장애 : 105°F 이상의 온도를 사용해서는 안 됨	• 월경 • 방광염 • 급성 골반, 허파, 복부감염

3. 좌욕, 둔부욕(sitz or hip bath)

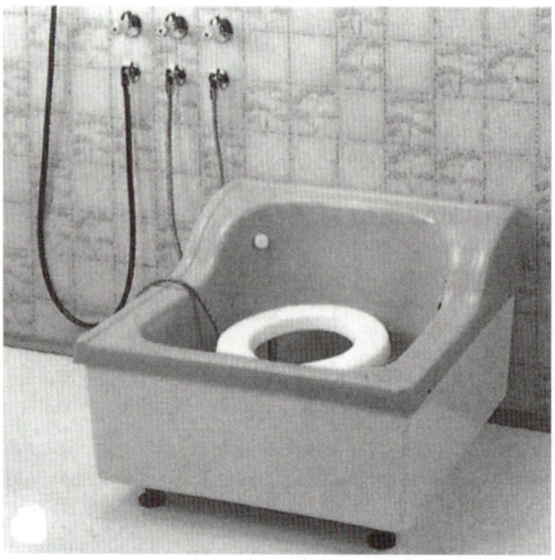

둔부 욕조

	고온 좌욕	한냉 좌욕
적용법	• 볼기뿐 아니라 넙다리 윗부분, 아랫배까지 침수 • 98～115°F의 범위 내에서 점차 상승 • 머리에 냉을 적용하고, 약 2분 간격으로 교환 • 약 3분마다 맥박을 확인할 것 • 수분을 충분히 공급해야 함	• 55～65°F의 범위 내에서 10분 이내로 실시 • 다리를 따뜻하게 하기 위해 마찰하거나 담요로 감싸줄 것 • 냉온 대비 적용 • 고온에서 3분, 한냉에서 1분씩, 6회 정도 실시
효과	• 골반과 배의 순환증진 • 침수된 부위의 근육이완 • 강력한 진통효과	• 소염효과 • 진정효과 • 연동작용 증진 • 골반순환의 증진과 골반장기의 민무늬근육의 긴장력 증진
적응증	• 월경불순이나 무월경·전립샘염 • 수뇨관 산통, 골반염증, 염증성 치질 • 볼기의 섬유조직염이나 근염·궁둥신경통 • 난소, 고환이나 방광의 신경	• 이완성 변비·치질 수술 후의 치료 • 위장기관의 울혈과 혈행정지 • 전립샘루, 정액루, 성신경증, 발기부전 • 이완된 방광 조임근·자궁의 퇴축부전
금기증	• 임신이나 월경 또는 복부나 골반의 심한 울혈	• 생식기의 감응성이 증가되어 있는 경우 • 급성 내감염, 콩팥질환 • 배의 강직

4. 반신욕(half bath)

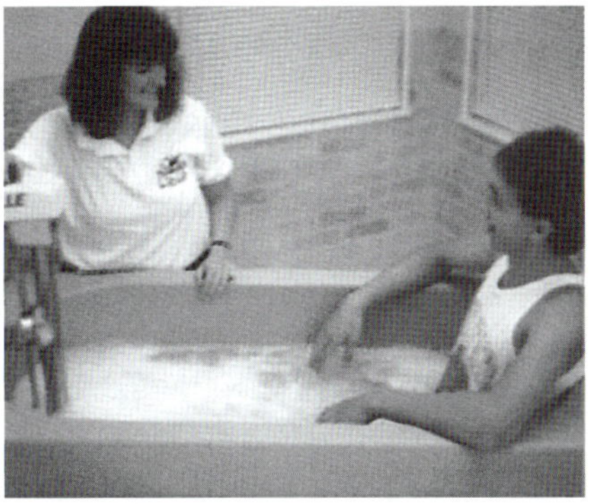
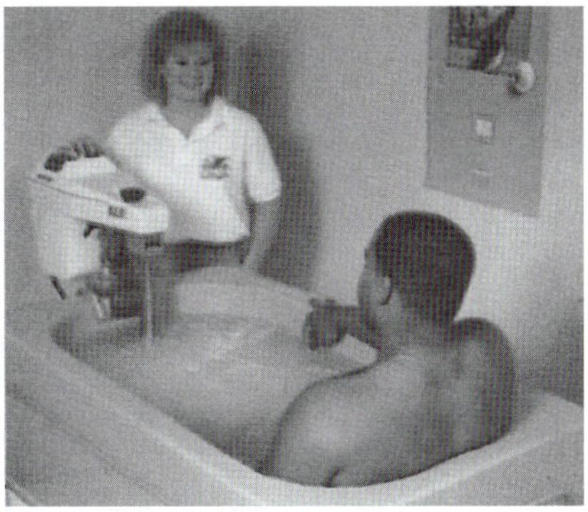

반신욕

	고온 반신욕	한냉 반신욕
적용법	• 배꼽 높이까지 침수 • 103～110°F의 서온수를 적용 • 약 10～15분간 실시 • 치료 중엔 머리에 냉을 적용	• 70～80°F로부터 50～70°F 정도까지 점차 수온을 내려줌 • 약 3～8분간 실시 • 침수 부위를 마찰해주며, 얼굴 및 등을 문질러 줌
효과	• 다리의 말초순환 장애 • 발한작용의 증진 • 침수된 부위에서의 열 손실이 방해되어 체온이 상승	• 자극 효과 • 혈관의 수축 • 심장 흡인작용 증가
적응증	• 급성 궁둥신경통 • 다리의 심한 동통성 질환 • 말초순환의 자극·발한	• 기능적 신경장애 • 만성 혈색소 감소성 빈혈 • 신경쇠약·우울증
금기증	• 동맥경화증·심한 고혈압 • 진행된 쇠약증·동맥류 • 기능성 신경증·출혈성 금기증	• 민감한 사람 • 심한 신경과민증 • 한냉자극에 반응이 잘 일어나지 않는 사람

5. 교대욕, 대조욕, 대비욕(contrast bath) (기출)

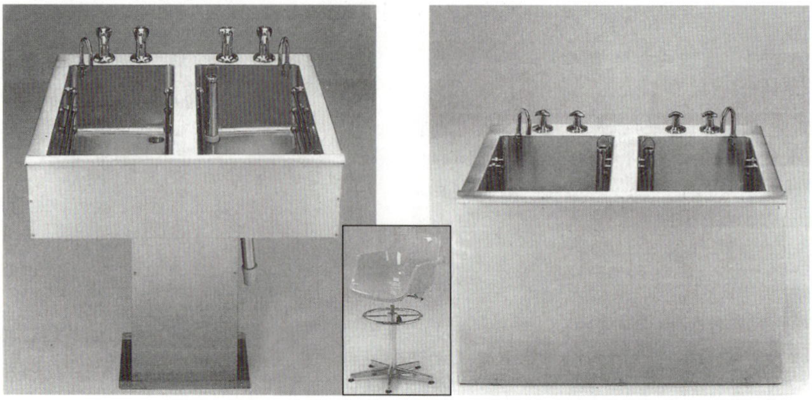

A. B. C.

교대욕조

A, 상지욕. **B**, 치료용 의자. **C**, 하지용

1) 적용 방법
   (1) 고온수와 한냉수에 팔다리를 번갈아가면서 침수시키는 수치료법
   (2) 고온수에서 3분, 한냉수에서 1분씩 9회 정도 반복
   (3) **고온에서 시작해서 고온으로 끝냄**
   (4) 고온 : 100°F(37℃)~115°F(45℃), 한냉 : 65°F(18℃)~50°F(10℃)
2) 효과
   (1) 주된 효과 : 혈관의 능동적인 이완과 수축
   (2) 팔다리에서의 활발한 혈액순환 증진
   (3) 침수하지 않은 다른 부위에 대한 반사적 반응 효과
3) 적응증
   (1) 혈관경련성 질환
   (2) 동상이나 참호족(trench foot)
   (3) 발의 다한증
   (4) 두통
   (5) 관절염
   (6) 골절(칼슘화 촉진)
   (7) 좌상, 삠, 반흔, 차상
   (8) 절단부
4) 금기증
   (1) 동맥부전
   (2) 진행된 동맥경화증
   (3) 진행된 말초혈관 장애
   (4) 당뇨병
5) 주의사항 : 맥박이 80 이상이면 심장에 얼음주머니를 대줌

PHYSICAL THERAPY

기계적 자극을 동반한 물의 적용

EXPLANATION

물의 회전을 동반한 수치료

1. 소용돌이욕, 와류욕(whirlpool bath)

1) 특징
   (1) 팔다리의 국소욕으로서 급속히 회전하는 물에 팔다리를 침수시킴
   (2) 전도열과 물의 마사지 효과를 동반함
   (3) 열수와 유체동력학적 혼용 방법
   (4) **대류열** 이용한 치료방법
   (5) 운동은 할 수 있으나 저항운동은 불가능함

2) 적용방법
   (1) 필요한 경우 방부약품 등을 첨가함
   (2) 교반기를 작동시키기 전에 가능한 옷을 모두 탈의함(∵ 옷이 헐거워졌을 때 교반기에 흡입되어 손상 유발)
   (3) 편안한 자세에서 치료함

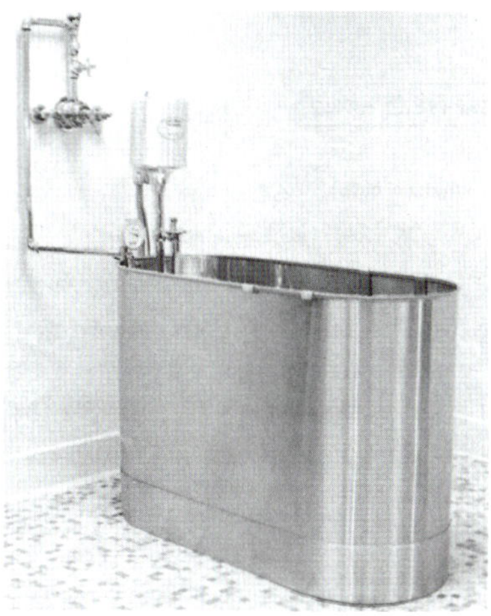

전형적인 회전 욕조

(4) 교반기의 높이와 물의 순환속도, 물의 세기를 조절함
(5) 치료사가 신장시켜 주거나 마사지해 줌
(6) 치료 온도
① 보통 : 96~105°F
② 팔 : 105~110°F
③ 욕창, 정맥 말초혈관 장애 : 105°F
④ 동맥 말초혈관 장애 : 93°F
(7) 치료시간 : 10~25분(치료 효과의 최소한의 시간 : 20분)
(8) 방부제 : Mediforms, Phisohex(하이조 핵스)
(9) 감염성 상처에는 술파티아졸 나트륨(sodium sulfathiazole)을 용해(물 30L에 술파티아졸나트륨 10g을 첨가)
(10) 화상을 위한 정상적인 등장성 식염용액을 사용함

3) **효과**
(1) 청결과 상처치유 촉진
(2) 진정효과 : 통증의 이완이 근경직의 경감
(3) 순환증진 : 전도열과 가벼운 마사지 효과
(4) 마사지나 신장 그리고 운동 전의 준비
(5) 골절이나 삠 후의 오래된 유착증 분해(Colles 골절, cast 제거 후 많이 사용)
(6) 기계적 자극에 의한 괴사조직과 화종의 제거
(7) 적용된 팔다리의 둘레가 약 1/3~1/2 inch 정도 늘어남
(8) 팔다리절단 환자의 말단부 자극치료에 가장 적합함
(9) 대사율 증가

4) **적응증**
(1) 절단부
(2) 삠(염좌)이나 타박상
(3) 정형외과적 수술 후
(4) 말초신경 손상
(5) 관절염
(6) 말초혈관 장애 : 욕창이나 정맥은 105°F, 동맥은 93°F를 넘지 않아야 함
(7) 화상
(8) 동상이나 만성부종, 또는 영양공급이 잘 안 되는 부위
(9) 괴사조직의 분리
(10) 힘줄윤활막염이나 신경염
(11) 유착증

5) **금기증**
(1) 당뇨병이나 오래된 동·정맥 경화증
(2) 진행된 말초혈관증

(3) 말초신경 손상으로 화상의 위험이 있는 환자
(4) 기타 고온 부분욕이 금기증인 모든 질환

6) 주의
(1) 화상이나 욕창부위에 교반기를 직접 적용할 때는 신중을 기하여야 함.
(2) 말초신경 손상 환자나 말초혈관 장애 환자는 화상에 주의해야 함
(3) 와류욕 시에 치료사가 가장 주의해야 할 점 : 치료 후 피부 감염

2. 허바드탱크(Hubbard tank)

1) 특징
(1) 완전 침수욕
(2) 물마사지
(3) 수중운동, 부력 운동, 저항 운동

2) 적용 방법
(1) 물의 정수압이 순환에 이익이 되도록 적용함
(2) 탱크를 청결하게 하여 중복감염을 피하도록 함
(3) 익사 위험이 있으므로 혼자 두지 않음
(4) 온도와 시간
① 보통 : 90~104°F, 10~30분 적용
② 최대사용온도 : 110°F
③ 초기 소아마비 : 98~102°F(12세 어린이 100°F까지만), 36.7℃에서 10분간 처방 운동 실시
④ 반신마비 : 90~98°F, 20~30분 적용
⑤ 골반, 반신마비 : 90~98°F, 20~30분 적용
⑥ 이완성 마비 : 90°F
⑦ 경련성 마비 : 100°F

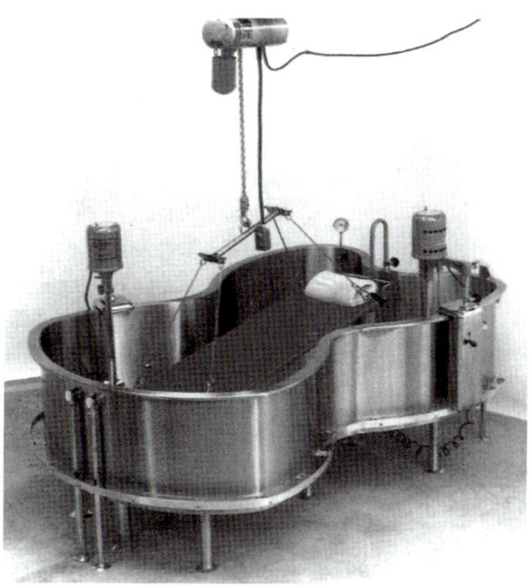

허바드탱크

(5) **류마티즘**

① 온도 : 처음 98～100°F → 5분 후 104～106°F

② 효과와 적응증 : 미열경감(부신겉질에 자극), 관절에 인접한 근육에 열 효과, 기형 방지를 위한 ROM 운동이 기능

(6) **화상**

① 온도 : 94～98°F, 10～30분 적용

② 효과와 적응증 : 괴사성 조직의 세척, 치유자극(stimulate healing), 동통 경감과 완화, 기형 방지를 위한 치료적 운동, 피부 이식 전

③ Saline solution water 량 : 720L(690kg), NaCl : 690kg × 0.9%＝6.21kg

④ 94～98°F, 10～30분 적용

(7) **욕창**

① 온도와 시간 : 94～98°F, 1～30분 적용

② 효과와 적응증 : 괴저성 조직의 세척, 치유자극, 동통과 불안감의 완화와 이완, 기형 방지를 위해 운동 전에 사용, 피부 이식전 사용

③ 염수 용액 : sodium chloride(NaCl) － 5%(720L의 물에 34kg의 소금)
magnesium sulfate($MgSO_4$) － 2.5%(720L의 물에 17.2kg의 $MgSO_4$)

(8) **다발성경화증과 파킨슨병**

① 온도와 시간 : 70～80°F, 10～20분 적용

② 효과와 적응증 : 근육 경련 감소, 간대성 경련 이완, 협응력 증진, 체온 하강, 경한 저체온증

3) **효과**

(1) 이완작용과 청결의 효과

(2) 물의 부력을 이용한 운동

(3) 신장 촉진

(4) 순환증진

(5) 화상이나 욕창에 염수의 효과

4) **적응증**

(1) 류마티스성 관절염

(2) 반신마비, 소아마비, 파킨슨병, 다발성 경화증, 뇌성마비

(3) 정형외과적 수술 후

(4) 화상이나 욕창

(5) 기타

5) 금기증

(1) 급성 염증이나 열성 질병 : 소아마비 등

(2) 급성 관절 감염

(3) 급성 동통성 콩팥염

(4) 결핵이나 부식성 관절 병변

(5) 신경염

(6) 심장기능 대상부전증 및 관상심장병
(7) 진행된 빈혈증

6) 주의점
(1) 익사 위험
(2) 맥박, 호흡 유의 → 쇼크 방지
(3) 교차 감염에 주의

7) 장점
(1) 풀(pool)보다 설치비와 유지비가 저렴함, 좁은 면적 차지
(2) 치료사의 시간이 절약

8) 단점
(1) 다른 수치료기에 비해 고가
(2) 풀(pool) 만큼의 부력을 얻을 수 없음
(3) 풀(pool)에 비해 운동 범위 제한
(4) 치료사의 접근성이 떨어짐

9) 각종 질환에 대한 허바드탱크의 임상예
(1) 소아마비(초기 회복기), 골절 및 편마비 : 운동효과, 부력이용
(2) 류머티스성 관절염 : 통증, 관절 구축 예방, 신장 운동 적용
(3) 화상 및 욕창 : 물의 기계적 자극, 관절구축 예방, 상처부위 청결, 치유, 신장 운동 적용
(4) 다발성 경화증 및 Parkinson병 : 강직 경감, 운동의 효과

EXPLANATION

물의 압력을 동반한 수치료

1. 압주욕(douches)

기계적 효과를 동반한 수치료법

1) **비키식(vichy) 압주, 분무마사지(spray massage)와 에이스식(aix) 압주**

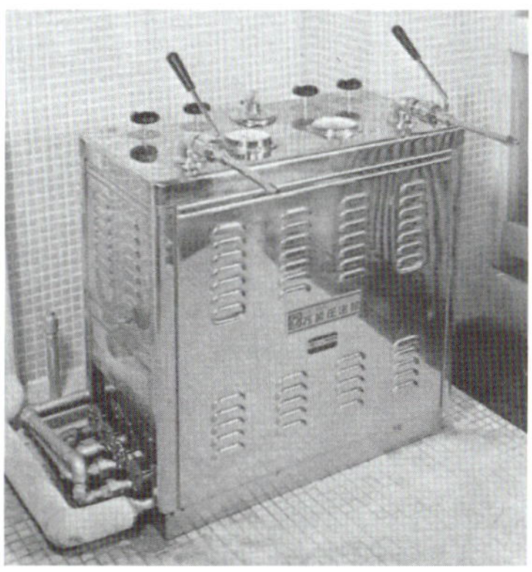

여러 가지 입주욕을 실시할 수 있는 만능 압주기

	비키식 압주	에이스식 압주
개요	• 물의 분무와 도수 마사지를 동시에 실시 • 전신에 적용	• 압주와 강한 마사지를 동시에 실시 • 국소 부위에 적용
적용법	• 98～106°F, 12～24인치의 거리에서 뿌림 • 머리를 제외한 전신에 분무, 마사지 동시 실시 • 물의 압력은 4～6 lbs 정도	• 약 102°F의 고온수를 적용 • 약 20분간 실시 • 압력 6 lbs
효과	• 모세혈관 및 림프순환, 충혈효과 • 충격효과－조직의 유착 깨뜨림 • 활동적이고 편안한 느낌	• 염증성 반점 • 경직된 관절의 운동을 회복
적응증	• 섬유소염, 비만증 • 혈액순환의 불량 • 류마티즘 • 피하섬유염	• 신체의 특별한 부위에 적용만 다를 뿐 비키식 압주와 동일
금기증	• 심장질환 • 동맥경화증 • 마사지가 금기증인 모든 질환들	

2) **스카치식 압주욕(scotch douche)**

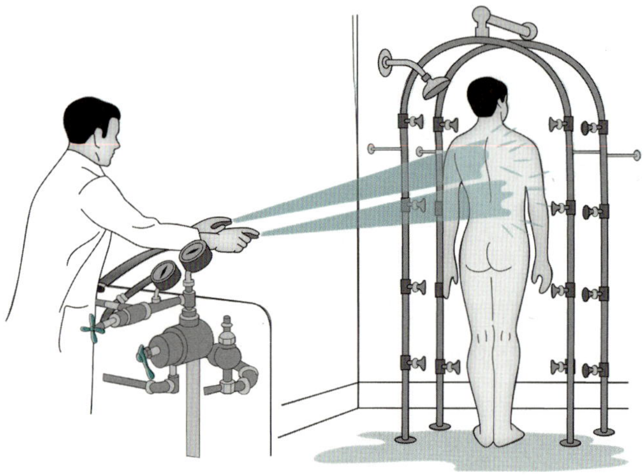

스코치식 압주욕

(1) 고온수와 한냉수를 교대로 몸에 적용하는 교대압주욕

(2) 적용방법

① **치료의 시작은 고온수, 한냉수의 순으로 적용하고 항상 한냉수로 끝냄**

② 온도

- 고온수 : 보통 105°F, 100～110°F의 범위 내에서 적용
- 한냉수 : 보통 65°F, 80～60°F(26～15℃)의 범위 내에서 적용

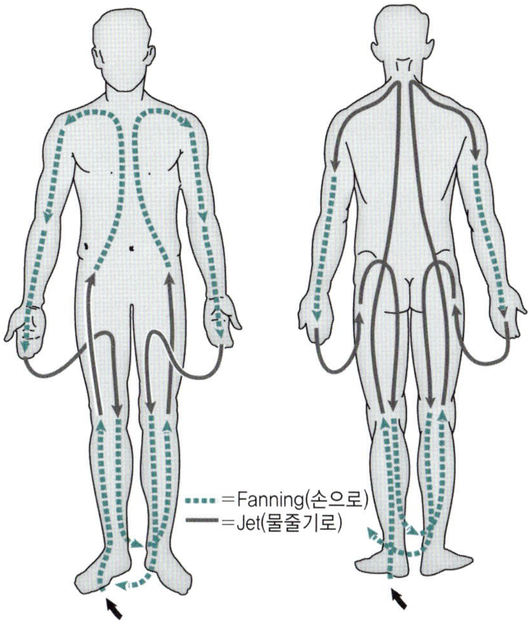

물줄기의 적용 순서

③ 압력
- 고온분출의 압력 : 10∼20lbs
- 한냉분출의 압력 : 15∼25lbs

④ 적용시간
- 고온 : 12∼40초
- 한냉 : 3∼10초
- 전체시표시간 : 3∼10분 정도

⑤ 환자가 서 있는 상태에서 중온 침분무욕으로 시작함

⑥ 특별한 사출장이 필요, 제어판 → 사출장에서 10∼12feet 거리

⑦ 순서(뒤) : 발뒤축 → 장딴지 → 척추 → 팔과 손, 앞도 동일

(3) 효과

① 현저한 자극 : 피부감각신경 수용기 흥분

② 표피충혈 : 피부의 혈관이 수축과 이완을 교대로 일으킴

③ 신진대사의 자극

④ 조직의 유착을 깨뜨림

(4) 적응증

① 혈관신경계 반응 적응 훈련

② 원기 회복

③ 쇠약

④ 정신분열증

⑤ 우울증
⑥ 침두드러기
⑦ 허리통증
⑧ 류마티즘

(5) 금기증
① 심장장애
② 고혈압, 동맥경화증, 정맥류
③ 신경염
④ 눈알돌출증
⑤ 심한 질병이나 신경과민

3) 수중압주(uderwater douche)

(1) 물속에 침수되어 있는 신체에 호스를 통하여 물줄기를 적용함
(2) 호스의 노즐은 치료할 부위에서 약 4인치 정도 떨어져서 적용함
(3) 압주의 온도는 욕조의 온도보다 약 4~10℉ 정도 높게 함
(4) 물줄기의 압력은 10lbs 정도
(5) 10분 이상 적용

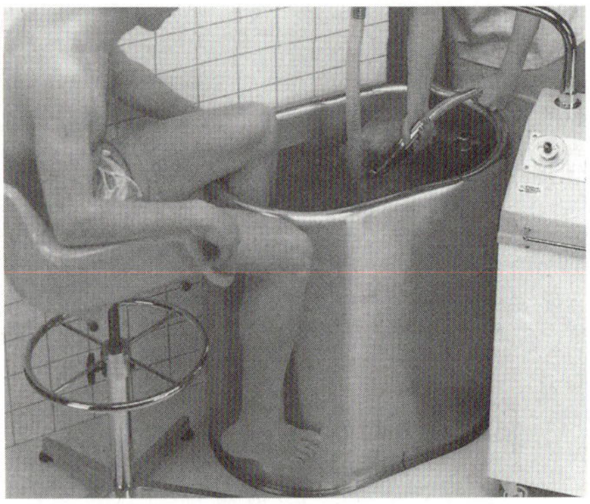

다리에 수중 압주를 실시하고 있는 모습

(6) 국소 또는 전신 치료
① 짧은 압주 → 피부민감성 증진
② 장시간 적용 → 피부민감성 감소

(7) 적응증
① 만성 섬유조직염
② 만성 궁둥신경통
③ 만성 뼈관절염과 통풍

(8) 금기증
① 급성 염증의 상태
② 고혈압. 단, 부채꼴 압주는 고혈압이나 일부 심장 질환에 사용

2. 분무욕(spray)

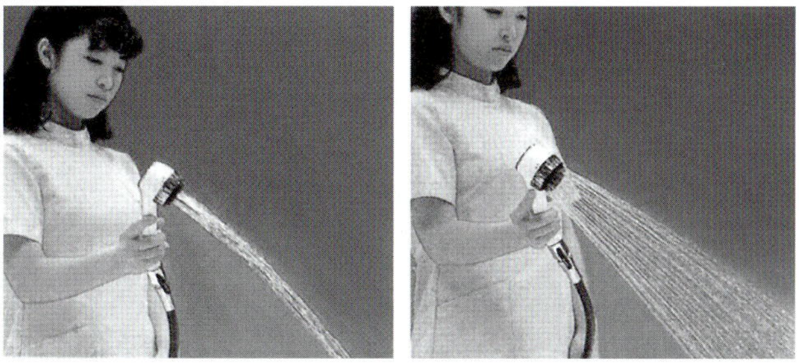

압주와 분무를 동시에 실시할 수 있는 노즐

1) 수개의 침분무 노즐로부터 물줄기를 머리와 발을 제외한 신체의 전 표면에 네 방향에서 수평으로 적용함
2) 효과와 적응증 : 청결효과, 강장효과

3. 관주(affusion)

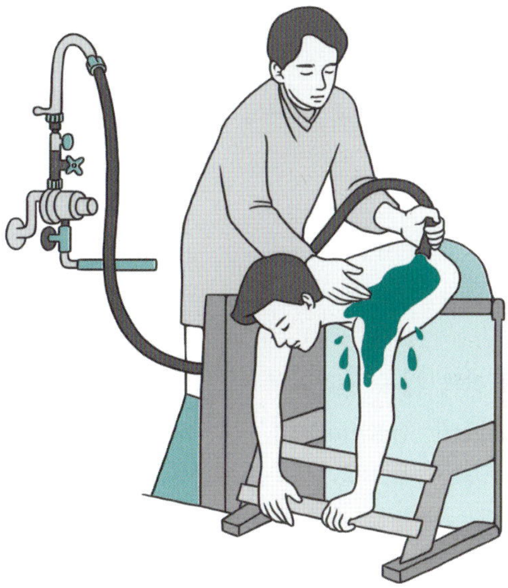

관주

1) 신체에 짧은 시간 동안 한랭수를 적용함
2) 효과
   (1) 호흡이 길어짐
   (2) 신경계 자극
   (3) 혈압이 증가

3) 순서
   (1) 환자를 기립, 앉은 자세, 옆으로 누운 자세 등을 취함
   (2) 옷을 벗음
   (3) 물을 붓는 그릇의 높이를 결정함(보통 30～60cm 높이)
   (4) 치료 후는 피부를 건조시킴
4) 온도 : 26.7～15.5℃(고온욕 실시할 경우 40.5～48.9℃)
5) 시간 : 3～5분
6) 적응증
   (1) 한랭에 대한 적응 훈련
   (2) 환자의 반응 능력 관찰 및 평가
   (3) 신경염, 관절염, 기능적 신경질환과 같은 압주욕을 할 수 없는 환자의 가정치료

EXPLANATION

도수마찰을 겸한 물의 적용

1. 염마찰(salt rub), 염성조홍(salt glow)

1) 특징
   (1) 젖은 소금으로 몸 전체를 마사지 하거나 마찰하는 것(소금의 상태 : 질척거릴 정도)
   (2) 조홍
      ① 화학적 자극 : 소금
      ② 기계적 자극 : 피부 문지름
      ③ 마찰 : 환자가 견딜 수 있을 만큼
2) 적용방법
   (1) 피부에 손상을 줄 만큼 세게 문질러서는 안 되며 민감한 부분이나 돌출부는 부드럽게 함
   (2) 볼기는 강한 회선마찰을 적용하고, 생식기 근처나 얼굴부위는 피함
   (3) 앉아서 하는 경우 고온족욕(102～115°F) 실시함
   (4) 처음 시작 출발온도는 98°F로 시작해서 환자가 견딜 정도로 높임
   (5) 3～12분 정도 적용함
   (6) 천천히 적용하는 것이 혈관의 고갈 없이 피부자극에 더 효과적임
   (7) 종아리 아래에서 시작해서 신체의 앞면보다 뒤면을 실시할 때 더 압력을 가함
   (8) 순서 : 한쪽 종아리 → 다른 종아리 → 양손 → 어깨, 목 → 다른 부분
   (9) 치료종료
      ① 보통 : 살수구 분무(rose spray)
      ② 침대 위의 환자 : 침분무나 부채꼴 압주
      ③ 보다 활기찬 환자 : 물통 압주
      ④ 앉아있는 환자 : 스펀지 사용(고온수)

(10) 운동 필요시 : 염마찰 후 산책이나 운동

3) 효과

(1) 선명한 분홍색 조홍(vivid pink glow)

(2) 피부가 부드러워진 느낌

(3) 순환반응 유도효과, 강력한 온도 반응 → 소금을 얼음물에 적셔 사용

(4) 염성조홍의 효과

① 피부기름샘의 자극

② 혈관이나 신체조직에 대한 이차적 강장효과

③ 피부의 청결과 불순물 제거

④ 신경계나 전체 기관에 대한 원기 회복

4) 적응증

(1) 다발성 경화증

(2) 헌팅턴무도병

(3) 빈혈이나 약간의 가벼운 우울증

(4) 만성 알코올중독

(5) 만성 아편중독

(6) 조울병과 같은 정신질환을 가진 쇠약환자

(7) 감염 후 질환

(8) 히스테리 같은 신경정신증

(9) 만성 콩팥염

(10) 경련성 질병

5) 금기증

(1) 습진이나 다른 피부질환 혹은 상처 난 피부

(2) 다른 습성질환이 있는 환자

2. 수건욕(towel bath), 수건마찰(towel rub)

1) 특징

(1) 단시간 동안 한냉을 적용하는 최상의 방법 중의 하나

(2) 혈관운동계에 대한 가벼운 자극으로 혈관확장을 유도함

(3) 처음 혈관 수축 → (반응) 혈관 이완

2) 적용방법

(1) 준비 : 터키 타월, 60～70°F의 물 담긴 양동이, 담요 1장, 시트 1장, 아마포수건 등

(2) 환자 옷 벗기고 침대 눕힌 다음 시트 1장과 담요 1장으로 덮어줌

(3) 치료할 부위를 노출시키고, 양동이의 물에 수건을 담금

(4) 길게 경찰마찰 → 마른 수건으로 건조 → 분홍색 조홍

3. 마찰세척(ablution)

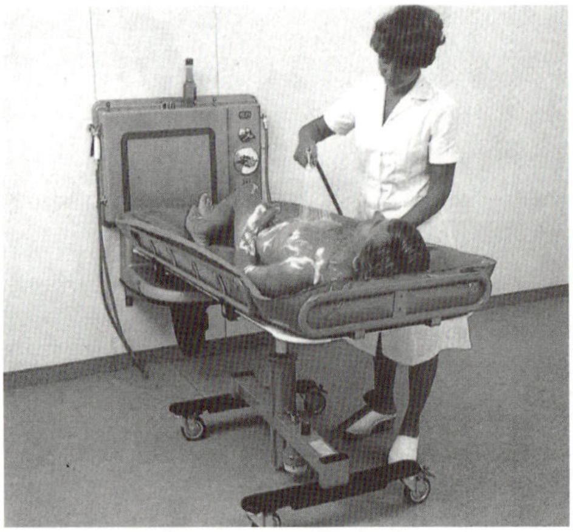

바로 누운 자세에서의 마찰 세척

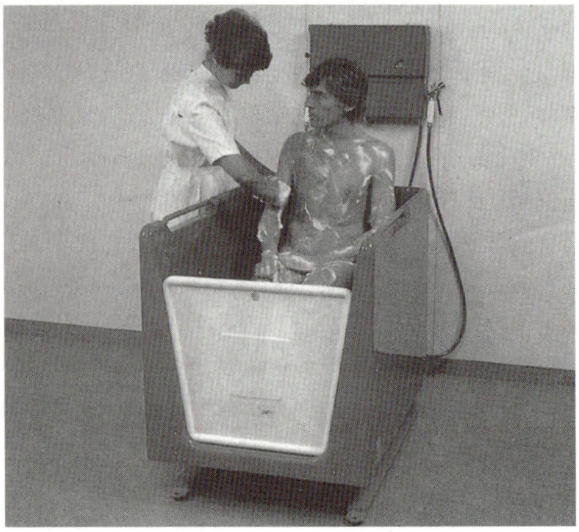

앉은 자세에서의 마찰 세척

1) 손을 사용하여 몸을 씻는 것
2) 적용방법
   (1) 온도
      ① 첫 번째 치료 : 85~90°F 물 적용 → 물의 온도 내림
      ② 두 가지 용기 : 얼굴, 손 → 50~65°F, 신체 나머지 → 95°F
   (2) 5~30분 적용
   (3) 물에 적신 천으로 마찰과 함께 적용
3) 효과
   (1) 피부신경종말의 가벼운 자극
   (2) 호흡이 깊어짐
   (3) 근긴장력의 증가와 혈관의 확장
   (4) 피부를 통한 열손실의 증가
4) 적응증
   (1) 해열작용 : 특히 어린아이의 급성 열성 질환
   (2) 기능적 신경장애
   (3) 만성 혈색소 감소성 빈혈
   (4) 수면을 유도

4. 시트욕(sheet bath)

1) 개요 : 젖은 한냉 시트로 감싸고 몸을 급속히 문지르는 것
2) 적용방법
   (1) 마찰은 반응이 나타날 때까지 계속하며 반응이 일어나는 데는 약 2~3분 정도가 걸림
   (2) 온도
      ① 보통 : 60~80°F
      ② 해열 목적 : 50~60°F의 한냉수를 한 컵씩 붓거나 스펀지에 적셔 물 떨어뜨림
   (3) 시간 : 2~3분 → 반응이 나타나는 시간
   (4) 시트 감는 순서 : 오른쪽 겨드랑 아래 → 등 → 왼쪽어깨 아래 → 가슴 → 목, 종아리
   (5) 치료종료 후 휴식 : 15~30분, 필요 시 운동, 걸음
3) 효과
   (1) 작용효과 : 말초혈관 수축, 피하신경종말의 강한 자극, 한냉수를 짧게 적용했을 때 나타나는 효과
   (2) 반응효과 : 말초혈관 확장, 신경긴장성의 회복, 울혈의 경우 혈액의 재분배, 깊은조직의 충혈이나 정체
   (3) sheet pack의 효과 결정 : sheet 수와 치료시간
   (4) 반응 : 수건욕보다 시트욕이 더 큼(시트욕은 한냉이 동시에 전신에 접촉하므로)
4) 적응증
   (1) 해열
   (2) 불면증
   (3) 가벼운 신경쇠약
   (4) 우울증
   (5) 기능적 신경장애
   (6) 비만증 → 신경대사의 자극
   (7) 압주나 목욕과 같이 강력한 한냉수적용 전단계
   (8) 일반적 열치료 후 냉각의 목적으로 사출욕을 실시할 수 없을 때
5) 금기증
   (1) 피부질환
   (2) 심장질환
   (3) 심한 신경과민

온열적용 기구

1. 온습포(Hot pack)

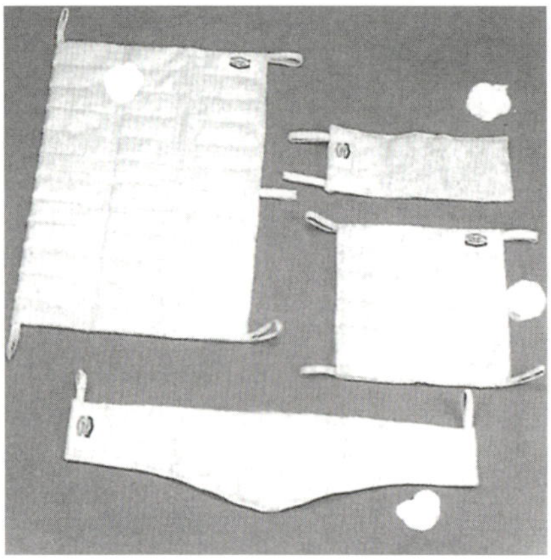

여러 가지 형태의 온습포

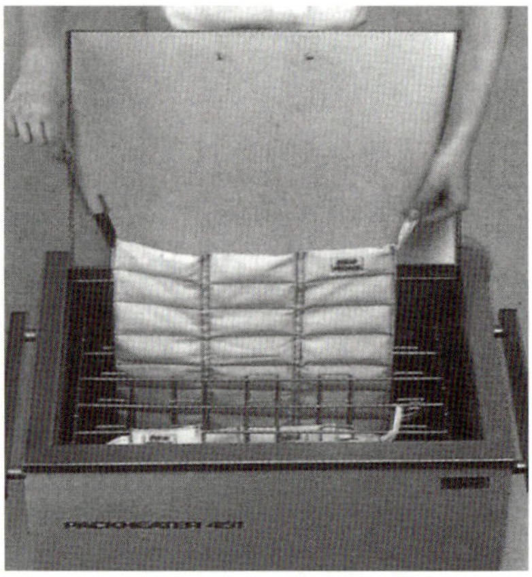

온습포와 온습포 가열기

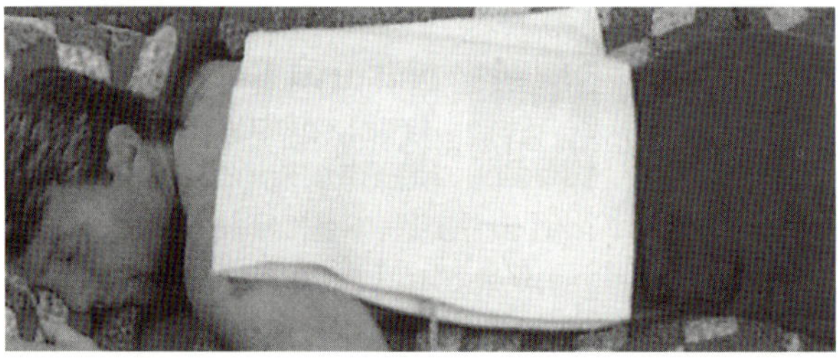

가슴부위에 대한 온습포 적용

▪ 특징

1) 규산겔(silica gel)이 들어있는 팩을 가열하여 규산겔이 흡수한 습열을 신체에 적용
2) 가열된 팩과 피부 사이에 수건 몇 겹을 적당히 넣어 적용

▪ 적용방법

1) 물의 온도 : 170℉(78～80℃) 정도
2) 시간 : 5～30분

3) 팩은 5~15분 정도 재가열하여 사용
4) 습열신체에 적용

■ **효과**

1) 혈관의 확장
2) 피부충혈
3) 통증과 근육의 경직을 이완

■ **적응증**

1) 외상
2) 근육섬유소염
3) 신경－근 질환
4) 아급성 힘줄염과 정액낭염
5) 관절염
6) 근경련

■ **금기증**

1) 말초혈관 질환
2) 말초신경 손상
3) 감각장애

2. 고온습포(Fomentation)

■ **개요**

1) 신체표면의 국소습열 작용
2) 모(wool) 50% : 열보존
   면(cotton) 50% : 수분 유지
3) 습포와 비슷한 점 : 습열을 신체 적용
4) 습포와 다른점 : 항상 고온 적용

■ **적용방법**

1) 가열하는 물의 온도 : 140~180°F, 소독 시 20분 가열
2) 적용시간 : 15분 적용 후 잠시 식혀 30~40분
3) 횟수 : 3~4회/day
4) 근경직 감소 목적 : 1~3분 간격 새것으로 교체
5) 소아마비 : 관절을 자유롭게 움직일 수 있게 함
6) 화상예방조치 : 뜨거워야 하나 습기가 많아선 안 되므로 모포를 몇 번 흔들어서 증기 털어냄
7) 주의 : 쇠약과 갈증(고온습포는 탈수작용이 있기 때문)
8) 반응증가 목적 : 송진유 1/3과 올리브유 2/3를 혼합한 기름을 피부에 마찰

■ 효과

1) 깊은조직의 울혈감소와 순환의 증진
2) 통증의 경감과 발한의 자극
3) 삼출액의 흡수 증가
4) 근경직과 긴장의 감소(근온도가 6~10°F 정도 상승)
5) 2차적 효과 : 진정작용

■ 적응증

1) 소아마비 : 1시간 정도의 고온습포 적용 후 근재교육, 신장
2) 정신병, 정신신경증
3) 월경곤란증 : 아랫배에 1~2시간 정도 실시
4) 비장의 울혈
5) 소변의 억제
6) 허리통증
7) 궁둥신경통, 갈비사이통, 기타 신경통
8) 관절의 경직이나 삠
9) 마사지나 다른 물리치료를 위한 준비
10) 신경섬유염

■ 금기증

1) 말초혈관 질환
2) 말초신경장애

3. Kenny pack

1) 고온습포와 비슷한 것으로 **소아마비 환자에게 많이 사용**함
2) 효과 : 통증의 이완과 근 경련의 감소
3) 적용하였을 때 체온의 상승과 함께 pack은 급격히 식음
4) 체온보다 높은 온도를 유지하는 시간은 불과 4~5분 정도에 지나지 않음
5) 적용 온도 : 110~120°F(물과 증기 제거 시 : 140~145°F)

4. 습포 · 찜질(Compress)

■ 개요

천을 이용해 물을 국소에 적용하는 것, 어느 부위에도 사용 가능

■ 적용형태

1) **냉습포(cold compress)**
   이마, 목, 척추, 심장부, 한냉습포

2) **대비습포(alternate)**

열습포와 냉습포를 번갈아 적용

3) **유도습포(revulsive)**

장시간 동안 고온습포를 적용한 후에 한냉습포를 단시간 동안 적용

4) **가열습포(heating)**

한냉습포를 적용한 후 환자의 몸에 의해서 습포가 따뜻해질 때까지 습포를 계속 적용

	냉습포	열습포	가온습포
적용방법	• 온도 : 42~60°F, 노인 → 70~86°F, 심장 → 60°F • 2분마다 새것으로 갈아 일정 유지 • 시간 : 10~60분 • 빈도 : 1~2회/day	• 온도 : 107~115°F • 시간 : 30분~2시간	• 온도 : 아마포를 70°F 혹은 그보다 낮은 온도 • 시간 : 1~3시간
효과	• 항염증 효과, 충혈 효과 • 신체 부위의 온도 하강 • 통증의 경감 • 부종의 예방 • 깊은조직의 울혈 감소	• 국소순환 증진 • 피부와 피하층 혈액 증가 • 경련과 통증 경감 • 단시간 : 자극 • 장시간의 고온 : 진정효과	• 깊은조직의 울혈 경감과 유도(derivation) 효과
적응증	• 삠(염좌)과 좌상의 응급처치 • 울혈성 두통 • 척수염증, 히스테리성 구토 • 콩팥과 자궁의 출혈 • 빈맥, 기능적 심장 부정맥	• 근육경련과 통증의 경감 • 염증성 삼출물의 증가 • 화농 형성 촉진 • 배 통증	• 후두염, 편도선염, 기관지염 • 폐렴 • 위장장애 • 불면증 • 치질
금기증	• 순환장애 • 한냉과민 • 무력증 • 고령자	• 말초혈관 질환 • 말초신경 장애	• 고령자나 허약한 사람으로서 반응이 빨리 나타나지 않는 사람

5. 파라핀욕(Paraffin bath) (기출)

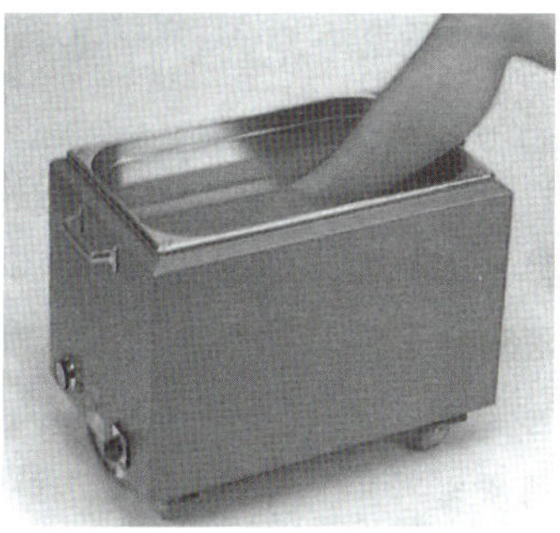

발에 대한 파라핀 욕

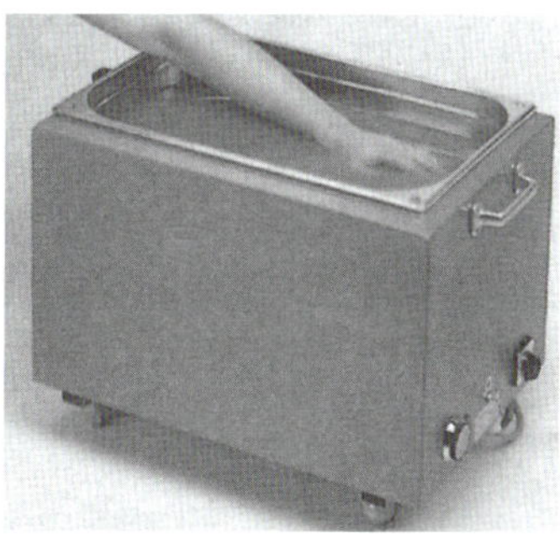

손에 대한 파라핀 욕

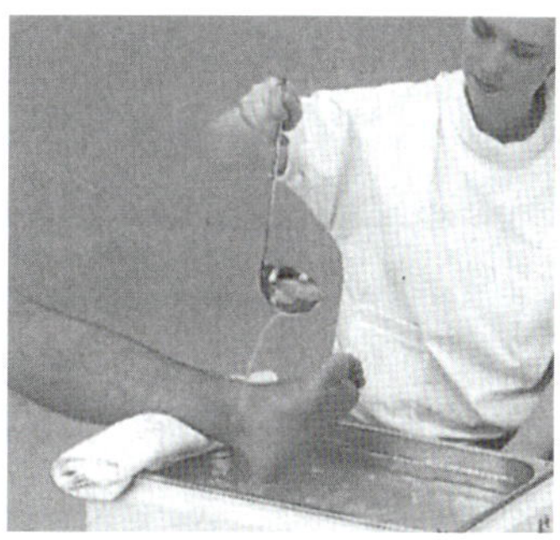

국자를 사용한 파라핀 욕

■ **개요**

1) 파라핀+미네랄 오일
2) 전도열
3) 밀랍욕(wax bath)
4) 초는 융점이 높고, 전도율 낮아 열의 국소적용에 효과적임

■ **적용방법**

1) 치료 온도 : 122~130°F(50~55℃) 정도, 온도계가 없다면 녹은 초의 표면에 응고된 얇은 초의 막이 형성되면 사용함
2) 초의 소독 : 180~200°F, 15~20분
3) 치료 시간 : 15~40분
4) lapping : 6~12회
5) 초욕의 찜질사용 두께 : 1/4~1/2인치
6) 운동 : 응고된 초를 반죽하거나 쥐어짜는 듯한 동작
7) 초의 교체 : 1년에 한번
8) 초 : 미네랄 오일=7 : 1
9) 간헐법, 지속법, 도포법이 있음

■ **효과**

1) 따뜻한 느낌, 피부 충혈 : 30분 이상 지속, 다른 치료보다 지속시간이 김
2) 국소온도 상승
3) 피부 부드럽고 유연, 습기에 의한 촉촉한 상태
4) **화상의 위험이 없음**
   (1) 파라핀과 피부사이에 심한 발한
   (2) 파라핀에 의한 피부와 초 사이의 피막
   (3) 파라핀 자체의 낮은 열전도율

■ **적응증**

1) 경직
2) 오래된 삠
3) 통증이 심한 발목
4) 관절염
5) 윤활주머니염
6) 좌상
7) **류마티스성 비후**
8) 국소의 팽윤
9) 동상
10) 힘줄윤활막염

11) 섬유조직염
12) 타박상

■ **금기증**

1) 피부감염
2) 온도감각장애
3) 노약자나 쇠약자
4) 말초혈관 질환
5) 개방된 상처

6. 증기욕(Steam, Vapor bath)

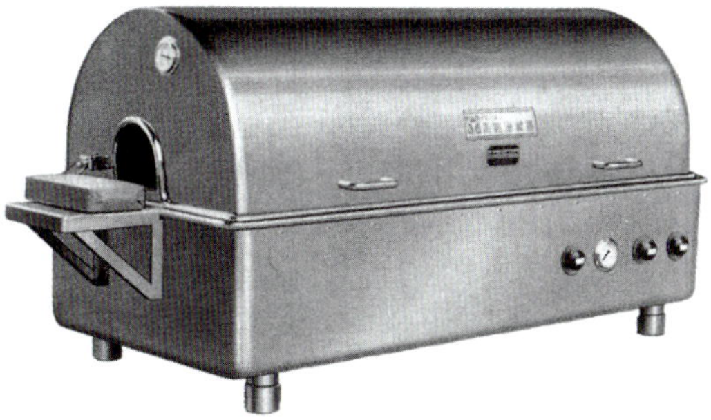

전신 증기욕 기구

■ **개요**

머리 제외한 전신을 고온의 증기가 있는 상자 속에 노출

■ **적용 방법**

1) 온도 : 120°F(적용 끝낼 무렵 130°F까지 올리기도 함)
2) 시간 : 5～30분
3) 빈도 : 3회/1주일
4) 증기욕상자는 치료 전 가열, 상자 속에 들어가기 전에 끔
5) 냉찜질 적용 : 4분 간격으로 교체함
6) 맥박, 호흡수 : 3분 간격으로 재고, 맥박수가 100 이상이거나 현기증이 나타나면 치료를 중단함

■ **효과**

1) 체온의 급속한 상승 : 땀의 증발이 정지되어 일어남
2) 심한 발한 시 독소의 피부 배출
3) 피지분비 촉진 : 피부가 부드러워짐
4) 근육의 이완이 다른 열 치료보다 많이 일어남
5) 기타 : 맥박수, 호흡수 증가, 혈압상승 통증 경감, 혈류체적 증가

■ 적응증

1) 류마티스성 관절염
2) 통증경감
3) 건조한 피부
4) 통풍
5) 허리통증, 궁둥신경통
6) 윤활주머니염, 회백수염
7) 정신병이나 정신신경증
8) 저체온증
9) 강장목적을 위한 한냉 적용의 준비
10) 급, 만성 허리좌상
11) 골절이나 삠
12) 모세혈관상의 반사적 확장을 유도하기 위해 말초혈관 질환에 이용

■ 금기증

1) 노인이나 쇠약자
2) 당뇨병
3) 심한 심장질환
4) 호흡기질환
5) 눈알돌출증
6) 동맥경화증
7) 고혈압

7. 터키욕, 러시안욕, 핀란드욕·사우나

	터키욕	러시안욕	핀란드욕
개요	• **건열기욕** • **세 개의 서로 다른 온도의 열기실로 구성**	• 공기와 증기가 혼합된 **습기욕**의 일종	• **건열기욕**
적용방법	• 첫 번째 건조 공기실 : 130~140°F • 두 번째 건조 공기실 : 160~180°F • 세 번째 건조 공기실 : 180~220°F • 낮은 온도에서 높은 온도로 이동, 세 번째 방은 들어가지 않기도 함 • 시간 : 각 치료실 10~15분 • 목욕 종료 시 : 마사지+강우압주나 침분무(94 → 70°F)	• 강한 한냉실시 위한 예열온도/시간 : 115°F(110~120°F)/5~10분 • 발한목적 수온 : 110~120°F, 5~10분 • 증기실에서의 시간 15~30분 • 맥박을 5분 간격으로 측정 • 맥박이 80 이상 : 심장에 얼음주머니, 필요 시 음료수 • 치료종료 : 가벼운 분무욕	• 열기실온도 : 160~190°F(이상적), 145~280°F 혹은 그 이상 • 상대습도 : 10~30%(습도 조절을 위해 달궈진 돌에 물을 끼얹음) • 습기가 많은 조건의 사우나 목적 : 110~120°F • 시간 : 10~60분, 90분 경우도 있음 • 땀내고 식히는 과정 : 3~4회 반복 • 발한이 시작된 후 2~10분 열기속에 계속 • 치료종료 : 냉수나 미온수의 사출욕
효과	• 발한의 증가 • 내장기관의 울혈 감소	• 강장, 한냉실시의 예열 • 발한 • 온열요법 • 체온상승 • 말초혈관 확장 • 혈압, 맥박, 신진대사 상승	• 노폐물의 제거 • 발한에 의한 청결 유지 • 피로의 경감, 체온상승 • 순환의 증가, 수면 촉진 • 맥박과 호흡수 증가
적응증	• 몸의 청결 • 류마티즘 • 체중을 감량 • 통풍 • 신체 노폐물의 제거	• 류마티스성 관절염 • 통풍 • 비만증 • 알코올리즘	• 몸 세척, 활력공급, 경직이완 • 말초순환장애 • 피로회복 • 체온상승 • 순환증가 • 진정 • 맥박, 호흡수 증가
금기증	• 심장이 약한 환자 • 동맥경화증 • 눈알돌출증	• 고혈압 • 당뇨병 • 심장장애	• 간질이나 정신질환, 신경쇠약 • 진행성 폐결핵, 감염병 • 눈이나 코의 심한 염증 • 콩팥질환

8. 기타 온열적용 기구

■ 파라팽고 버터글리아(Parafango Battaglia)

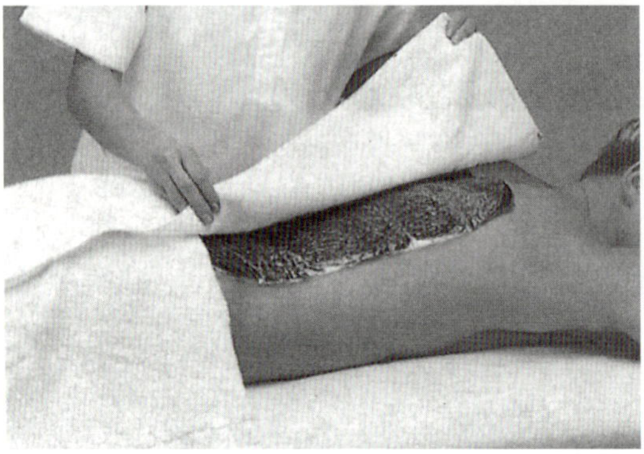

허리에 대한 파라팽고의 적용

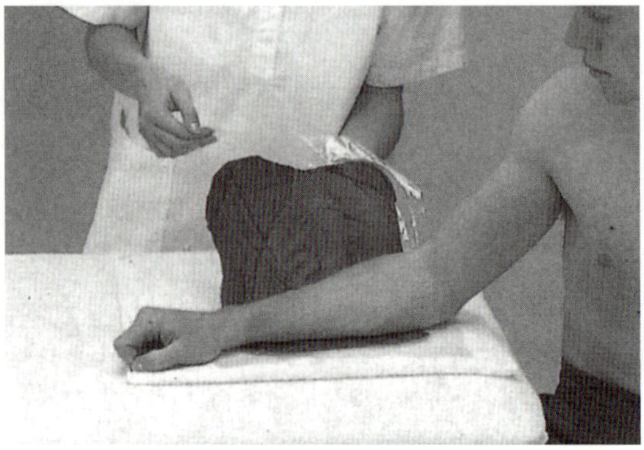

아래팔에 대한 파라팽고의 적용

1) 진흙과 파라핀 왁스 : 다양한 미네랄 화합물
2) 탄산, 철, 석회, 황 등과 같은 다양한 미네랄 화합물들이 풍부하게 함유
3) 사용방법
   (1) 팽고가열기와 팽고혼합기 : 140°F까지 가열 가능
   (2) 단위포장 : 1kg
4) 적응증 및 금기증 : 파라핀욕과 거의 비슷함

수화학적 이용

EXPLANATION

가스욕

1. 나우하임욕. 이산화탄소욕

※ 수화학적 이용
- 화학적 반자극 효과(chemical counter-irritant effect)를 일으킬 목적으로 이용
- 가스욕(gas bath) : 포말욕(form bath), 산소욕(oxygen bath), 이산화탄소욕(carbon dioxide bath)
- 식물 혹은 화학적 반자극체 첨가욕 : 송진욕(pine bath), 염수욕(brine bath), 겨자욕(mustard bath), 밀기울욕(wheat bran bath), 아마씨욕(flaxseed bath)

■ 개요

1) 거품욕의 일종 : 자연 욕, 인공 욕
2) 천연이산화탄소욕(natural) : 치료적 가치=샘물의 경도
3) 인공이산화탄소욕(artificial)

■ 적용방법

1) 적용온도 : 93~98°F → 80~86°F, 두세 번째 실시 때마다 1°F씩 낮춤
2) 신경성 혹은 기능적 심장질환 환자 : 93°F, 5분 → 온도를 점차 낮추어 최저 85°F
3) 심장의 대상능력 강한 자 : 90°F, 10분 → 호흡이 정상으로 돌아가면 86°F
4) 적용시간 : 6~8분 → 점차 증가시켜 12~30분
5) 적용시기 : 아침식사 후 두 시간
6) 처음 입욕
   (1) 95°F 정도의 염수반신욕 : 5~8분
   (2) 거품욕 아닌 다른 목욕 : 8~10분
7) 빈도 결정 : 3일 연속－1일 쉼, 총 20~30회

■ 효과

1) 조홍
2) 따뜻한 느낌 ×
3) 따끔거리는 감각 ○
4) 피부 흡수 ○
5) 진정작용
6) 최면작용

■ 적응증

이산화탄소로 인해 정수압이 낮아짐 ⇒ 심장질환 환자나 쇠약환자 사용 가능

■ 금기증

1) 심한 동맥경화증
2) 열성 심내막염
3) 야행성 호흡곤란증
4) 월경기
5) 심한 심장기능 대상부전
6) 진행된 매독성 심장질환

■ 주의사항

1) 고혈압 : 95°F 이하는 적용하지 않음
2) 대동맥 협착증, 승모판 협착증 : 90°F 이하는 적용하지 않음

2. 산소욕(Oxygen bath)

■ 개요

산소가스를 혼합 적용하는 것에 의해 물의 효과를 증대시킨 침수욕의 일종

■ 적용방법

1) 물의 온도 : 91~98°F
2) 침수시간 : 10~20분

■ 효과

1) 조홍
2) 따뜻한 느낌 ×
3) 따끔거리는 감각 ○
4) 산소는 피부 통한 흡수 되지 않음(이산화탄소는 피부흡수 됨)
5) 진정작용
6) 최면작용

■ **적응증**

1) 고혈압
2) 신경흥분
3) 불면증
4) 나우하임욕을 견디기 어려운 심장신경증과 진행된 심장질환

3. 거품욕, 포말욕(Foam bath)

■ **개요**

1) 욕조 속에 다량의 기포와 물의 혼합
2) 구성 비율 : 기포 : 물=9 : 1(공기 90%, 물 10%)

■ **적용방법**

1) 온도 : 100~110°F, 기포 때문 물보다 포말온도가 약간 낮음
2) 치료시간 : 15~20분
3) 화학적 포말욕은 1 : 10,000의 사포닌 수용액을 통하여 가스나 공기를 통과시켜 실시함

■ **효과**

1) 모세순환증가
2) 감각신경종말자극
3) 전신발한
4) 진정작용 : 100°F

■ **적응증**

1) 통풍
2) 비만증
3) 고혈압
4) 발한촉진
5) 궁둥신경통
6) 신경통 류마티즘
7) 피부활성이 필요한 사람 : 심장질환이나 쇠약환자는 약하게 적용한다.

EXPLANATION

약 욕

1. 염수욕(Brine · Salt bath)

■ 개요

염의 자극효과에 의해 피부혈관의 확장과 충혈, 침수욕의 일종

■ 적용방법

1) 나무로 만든 욕조 준비(염분은 자기 금속 부식물이므로)
2) 목욕 전 맥박, 호흡수를 재고 5~10분마다 관찰함
3) 필요할 경우 냉찜질이나 얼음 목걸이를 적용함

■ 효과

1) 많은 발한, 약간의 내부체온 상승
2) 적용 즉시 약간의 강장효과
3) 2차적 효과 : 진정, 이완, 최면

■ 적응증

1) 류마티스성 질환(통풍, 섬유조직염, 관절염 포함)
2) 정신병(노인성, 조울, 조발치매)
3) 뼈속질염
4) 탈구
5) 근염
6) 골절
7) 만성궁둥신경통
8) 비만증

■ 금기증

1) 심장장애
2) 고혈압
3) 동맥경화증
4) 피부의 염증

2. 밀기울욕(Bland · Bran bath)

■ 개요

1) 피부질환의 완화를 위하여 사용하는 전신침수욕

2) 무자극욕
   (1) 밀기울
   (2) 전분
   (3) 붕사(방부작용)
   (4) 중탄산나트륨(청결, 약간의 방부작용)

■ **적용**

1) 적용온도 : 95～98°F
2) 적용시간 : 20～30분

■ **효과**

1) 피부흥분의 진정, 피부의 연화작용
2) 신경과 피부의 긴장성 높이고 몸에 활기를 줌
3) 피부의 소양을 완화시키거나 멈추게 함
4) 피부표면청결로 인설(scales－벗겨짐)의 발산, 죽은 피부세포를 제거
5) 전분을 혼합하면 가려움증과 피부의 흥분성을 가라앉힘

■ **적응증**

1) 전신소양증이나 피부병과 같은 피부질환 신경성 질환
2) 해수욕 후 끈적끈적한 느낌의 제거

3. 송진욕(Pine bath)

■ **개요**

1) 소나무와 전나무의 수지를 이용
2) 송진유(테레빈유)를 많이 사용
3) 부분침수욕

■ **적용방법**

1) 적용온도 : 92～102°F
2) 치료시간 : 10～20분
3) 적용빈도 : 2～3회/1주일
4) 92°F의 물 3gal에 1～4ounces의 송진유 혼합

■ **효과**

1) 피부의 가벼운 충혈과 적혈구 및 백혈구의 수가 증가
2) 호흡을 깊게, 신장기능 증진
3) 발한의 자극효과

■ **적응증**

1) 빈혈
2) 심한 운동에 따른 독성물질의 신속한 제거
3) 피부미용의 증진, 피부의 모공에 축적된 콜레스테롤에 작용
4) 기관지염이나 천식 등으로 고생하는 환자의 어려운 호흡이완
5) 신경계의 과도한 흥분

4. 겨자욕(Mustard bath)

■ **적용방법**

1) 온도 : 92～106°F
2) 치료시간 : 10～20분, 10분 이후 발한

■ **효과**

만성류마티즘, 근경련

■ **금기증**

불면증, 민감한 피부, 다른 피부병

■ **주의사항**

찢어지거나 째진 피부는 반드시 석고 같은 물질로 잘 보호 후 실시

5. 유황욕(Sulphur bath)

■ **개요**

1) 신체의 치유촉진, 천연유황수 : 내·외적 사용
2) 입자가 미세하여 효과적

■ **적용방법**

1) 온도 : 92～102°F
2) 30～40gal, 황산칼륨 4～10ounce 용해
3) 적용시간 : 10～20분

■ **효과**

가벼운 방부작용, 구충작용, 황화수소는 피부 통해 흡수

■ **적응증**

모든 피부질환, 관절염, 신경염, 만성통풍, 통증완화

특수한 수치료법의 실시 및 검사법

1. 국소 혹은 전신 냉각 치료

■ 개요

1) 조직의 마취를 목적으로 함
2) 독성물질을 투여하지 않는 장점이 있음
3) 한냉을 장시간 동안 적용함

■ 적용방법

1) 치료실 온도 : 50°F
2) 30분 이상 : 혈액유출상승(동맥경화성 괴저를 제외)
3) 얼음조각에 의한 팔다리의 온도 : 33~37°F로 낮아짐
4) 고무지혈대는 혈압을 측정할 때 정도의 강도로 치료할 부위의 바로 위에 적용하여 냉각을 시키는 동안 손과 발이 하얗게 유지되도록 함
5) 지혈대를 적용하자마자 얼음찜질을 실시함
6) 하지냉각 시 조각 얼음량(Allen) : 100lbs
7) 냉각 마취 : 1~3시간(← 신경의 냉각)
8) 지혈대 : 30~60분마다 풀어줌. 몇 분 동안의 혈액이 흐르고, 다시 적용 시 위치를 변경함
9) 장시간의 적용 시 지혈대는 치료부위에 혈액이 유입되지 못하도록 하며 상처의 폐쇄가 일어나기 전에 제거함

■ 효과 (기출)

1) 한냉의 적용으로 일차적인 물리적 효과에 의해 조직온도가 떨어짐
2) 혈관의 수축과 마취, 박테리아 활동의 방지
3) 독성 생성물 흡수의 억제
4) 삼출물과 충격의 조절
5) 근활동과 산소 소비량의 감소
6) 한냉을 장시간 적용 시 병적, 그리고 파괴적 효과가 생성

■ 적응증

1) 국소진통

2) 마취
3) 괴저
4) 팔다리 절단
5) 정신병환자의 진정
6) 악성종양
7) 삠(염좌)
8) 타박상
9) 피부이식
10) 동창
11) 꿈치들린휜발증병
12) 괴저로부터의 보호

■ 주의사항

1) 폐렴의 발생에 주의해야 함
2) 1시간 이상 계속해서 냉적용 시 동상의 위험이 있음
3) 냉젤팩은 직접 피부에 5~10분 적용 시는 주의를 기울임
4) 냉젤팩은 압박붕대 밑에 적용 시 동상의 위험이 있음
5) 냉젤팩은 적용 후 통증을 일으키는 운동 시 추가 부상이 뒤따름
6) 냉팩을 탄력붕대로 덮을 때 마른 사람이나 신경이 표면에 위치한 팔꿉관절과 무릎관절 같은 곳은 붕대를 꽉 묶어서는 안 됨

■ 크리오 커프

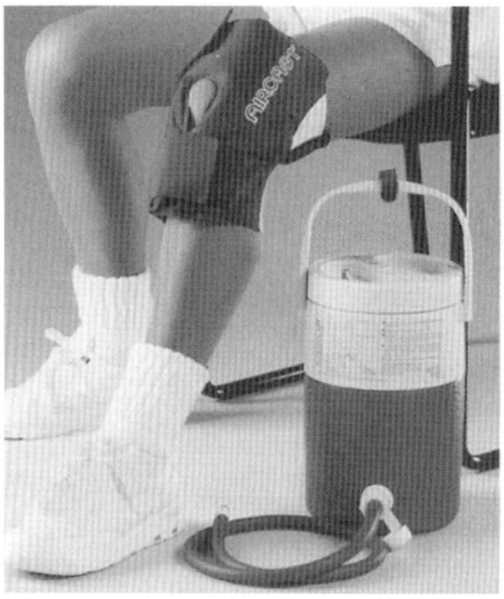
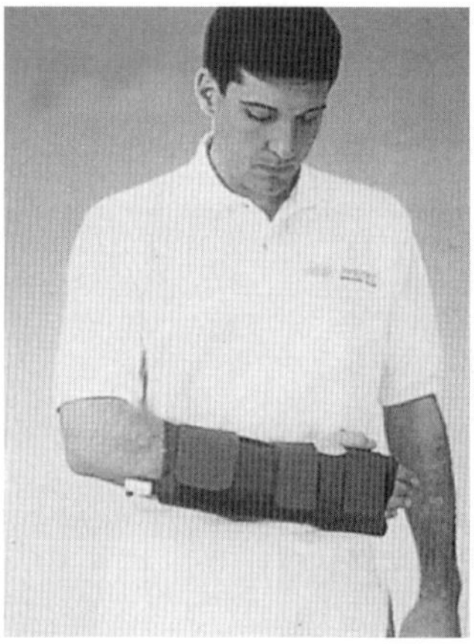

1) 병에 얼음을 채워서 물이 커프로 흘러들게 만든 것
2) 병을 높이 올리면 압력 증가

■ **증기냉각제 분무기**(염화에틸렌 스프레이)

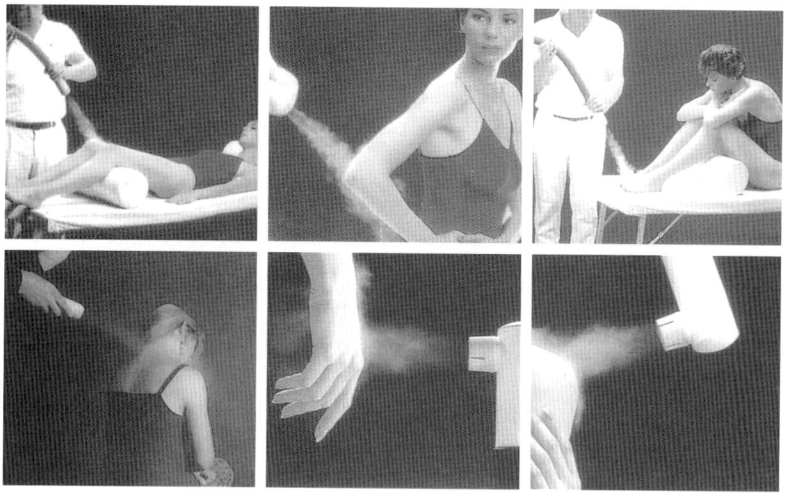

1) 액화 에틸염화합물과 플로메탄을 신체에 적용하여 증발 과정에서 교감신경의 활성화에 의한 근방추 활동억제로 피부로부터 열을 제거하여 통증을 경감시킴
2) 통증과 근육경련에 사용하여 피부로부터 30cm 거리에서 비스듬한 각도로 분사함
3) 초당 10cm 속도로 겹쳐지게 리듬감 있게 움직임
4) 피부가 얼지 않도록 주의해야 함
5) ROM 증가와 통증 제거에 효과적인 한냉 신장기법임
6) 치료부위의 피부가 하얗게 되면 치료를 중단함

■ **얼음마사지**

냉 스트레칭과 담그기가 쉽지 않은 무릎 엉덩이, 어깨 같은 관절 부위의 근육 마비를 시키는 데 가장 효과적인 수단임

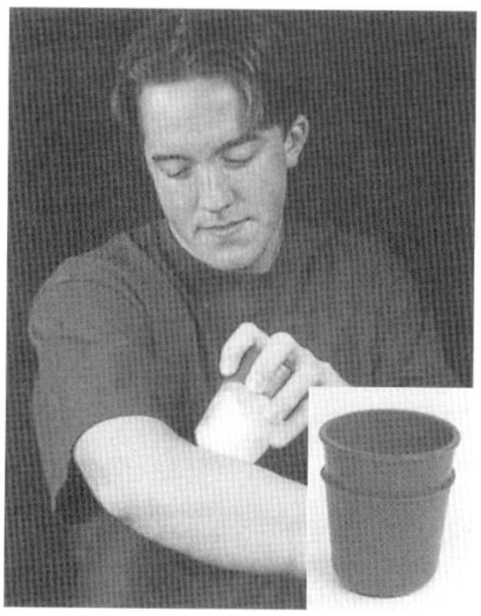

2. 온천요법(Spa Therapy)

■ 개요

운동이나 식이요법, 휴양, 국소감염의 치료적으로 사용

■ 광천수(mineral water)의 종류

종류	특별한 성분	물의 온도
열수	없음	높은 온도 → 식혀 사용
염수	황화물, 염화물	낮은 온도
가스 수	황화수소, 이산화탄소 등의 천연가스	

■ 적용방법

1) 최대효과 : 평균 3~4주 혹은 21회
2) 효과를 결정하는 중요한 요소 : 광천수적용방법

■ 생리적 양상

1) 신체의 세포 신진대사, 화학적 영향
2) 광천수의 외적 적용 시 목욕을 통한 광물원소의 흡수는 치료적으로 그리 중요하지 않으며, 효과는 열적·기계적·화학적 작용에 의한 것
3) 어떤 이온의 자극작용으로 소혈관의 반사적 확장이 됨

■ 적응증

1) 콩팥·방광질환
2) 금기증이 아닌 심혈관 질환
3) 류마티즘
4) 관절염
5) 신경쇠약
6) 만성 뼈속질염
7) 통풍과 섬유조직염의 형태와 같은 대사성 질환
8) 건강의 회복 및 각종 만성병

3. Gibbons-Landis의 실시

■ 개요

1) **팔다리에 반사적 혈관확장을 유도하기 위해 고온수를 사용하는 방법**
2) 하나 혹은 그 이상의 팔다리를 침수시키는 것
3) 말초혈관 질환의 진단에 응용

■ **적용방법**

1) 팔다리 하나를 113°F의 물에 담금
2) 발의 검사 → 손을 침수, 손의 검사 → 발을 침수
3) 아래팔을 팔꿉관절 윗부분까지 침수 → 손가락 끝은 최초·최고의 온도상승
4) 다리 침수시킬 경우 : 발목·무릎관절 사이의 중간부분까지 침수
5) Gibbons-Landis의 실시에 따른 반응 : 15~20분, 30~45분 걸리기도 함
6) 신체의 광범위한 한 부분 가열 : 다른 세 팔다리의 혈관확장
7) 만일 신체의 어느 국소만을 침수 시 다른 신체에서 항상 완전하게 혈관확장이 일어나는 것은 아님
8) 두 팔다리를 동시가열 : 신체의 다른 부분에서 완전한 혈관의 확장
9) 순환이 정상 : 침수된 부분의 온도가 상승
10) 순환의 체적은 정맥 교합 용적기법을 사용하여 측정

■ **적응증**

말초순환의 임상적 검사나 말초혈관 질환의 치료

4. 한냉승압검사(Cold pressor test)

■ **개요**

1) 한냉의 자극에 대한 반응으로 동맥혈압이 상승된다는 기초
2) 혈관운동 기전의 불안정성을 검사

■ **적용방법**

1) 반응의 결정 : 기초혈압과 최대혈압 사이의 차이
2) 반사성 혈관수축 검사로 혈압의 변화가 신속하고 반사적으로 일어남

5. 한냉에 대한 과민성 검사

■ **한냉에 대한 알레르기성 반응의 증상**

1) 히스타민 중독시 나타나는 증상과 흡사함
2) 노출 → 과도한 히스타민생성 → 담마진, 두통, 입술과 손의 팽윤, 실신
3) 원인 : 한냉노출 시 전신순환계통의 히스타민 같은 물질 유리

6. 알코올 마찰

■ **개요**

1) 순수한 에틸알코올 95%에 물을 혼합시킴(70% 용액).
2) 물과 알코올의 비율 : 물 → 1/3, 알코올 → 2/3

▪ 적용방법

혼합된 용액을 목욕수건이나 탈지면 등에 적당히 적셔서 흐르지 않을 정도로 몸을 닦아줌

▪ 효과

1) 해열효과(전신이나 국소의 열적용 후)
2) 피부에 대한 수렴효과에 의한 압박부위의 보호
3) 청결효과(목욕을 할 수 없는 환자에게 적용 시)

▪ 주의사항

잘 건조시켜야 할 부위

1) 목 부분이나 겨드랑
2) 가슴아래
3) 배꼽
4) 샅굴부위(groin)
5) 볼기틈새(gluteal cleft)

PHYSICAL THERAPY

수중치료

EXPLANATION

수중치료

1. 물의 물리학

1) 부력(buoyancy) : 물체에 작용하는 중력의 반대 방향으로 힘이 작용하고, 늘어난 물의 양에 비례하며, 물의 깊이에 비례함
2) 굴절(refraction) : 빛의 일부분은 경계선에서 반사되고, 새로운 매개체를 통과한 빛은 주행 방향이 변함
3) 표면장력(surface tension) : 액체의 표면은 장력을 가진 막과 같은 역할을 함
4) 흐름(flow motion)
   (1) 관속을 부드럽게 동일한 속도로 움직이는 것은 층류(laminar) 또는 유선형(streamline) 흐름이라고 함
   (2) 일반적으로 물이 빠르게 움직일 때 약간의 진동을 유발하면서 평행한 흐름을 방해하기 때문에 층류 흐름률이 느림
   → 이런 진동으로 인한 비평행적 흐름 형태를 난류(turbulent) 흐름이라 함
   (3) 물의 움직임을 결정하는 주된 인자는 점도, 층류, 속력 등
5) 항력작용(drag contribution) : 한 물체가 액체 내에서 움직일 때 액체가 저항 작용을 하는 것
6) 저항효과(resistance effects) : 물은 액체 중에서 점도가 중간 정도이지만 움직임을 제한하는 저항으로 작용, 저항성은 속도에 비례하여 증가, 물체의 모양과 크기에 따라 달라지기도 함

2. 침수의 생리적 영향(안정 시)

1) **침수가 심혈관계에 미치는 영향**
   (1) 잠수반사 : 서맥, 말초혈관 수축, 주요 부위로 혈액이동을 보존
   (2) 혈압 유지를 위한 조절작용
   (3) 악영향을 최소화하기 위한 제한 : 한 번에 입수하지 말고, 천천히 물에 들어가짐. 얼굴과 손을 물에 적시고, 너무 차가운 물은 들어가지 않음
2) **침수가 신장에 미치는 영향**
   (1) 이뇨(diuresis) : 소변 배출량 증가

(2) 나트륨뇨 배설 항진(natriuresis) : 나트륨 배출량 증가

(3) 칼륨뇨 배설 항진(kaliuresis) : 칼륨 배출량 증가

(4) 침수이뇨의 기전

① 부력 : 침수 동안 부력에 의한 신체중심부로 혈역학적 이동은 소변배출을 증가시킴

② 음압호흡 : 이뇨를 증가시킴

③ 온도 : 온도가 낮을수록 이뇨가 증가함

④ 시간 : 이뇨는 밤보다 낮에 증가함

⑤ 유체농도 : 담수에 비해 고농도 염수는 부력과 이뇨반응을 증가시킴

⑥ 수화 : 탈수는 이뇨를 감소시킴

⑦ 연령 : 노년층은 청년층에 비해 신체중심부로 동일한 혈액량 이동에도 불구하고 이뇨반응이 증가하고 빨리 나타남

⑧ 정서 : 익숙하지 못한 환경으로 인한 정서적 스트레스가 이뇨를 증가시킴

⑨ 운동 : 운동을 하면 이뇨를 감소시킴

(5) 신경호르몬 요인

① 항이뇨호르몬 : 침수는 항이뇨호르몬의 분비를 억제하고 이뇨를 증가시킴

② 심방나트륨 이뇨성 인자 : 침수는 혈액을 신체 중심부로 이동시키고, 심방을 팽창시켜 심방나트륨 이뇨성 인자(ANF)의 유리를 자극하여 이뇨를 증가시킴

③ 레닌-안지오텐신-알도스테론 시스템 : 심방나트륨 이뇨성 인자 → 항이뇨호르몬의 균형을 유지시키고, 침수 동안 활동이 억제되어 이뇨를 증가시킴

3. 수중치료의 효과

1) 신체적 효과

(1) 진통, 근경직 감소

(2) 관절 압박증가

(3) ROM 증가

(4) 근력과 근 지구력 증가

(5) 심장과 허파기능 발달

(6) 균형 및 협응능력 회복

2) 심리적 효과 : 그룹치료로 사회성 회복

3) 사회적 효과

4. 수중치료의 적응증과 금기증

1) **적응증**

(1) 높은 통증수준

(2) 이상보행

(3) 가동성의 감소

(4) 약증
(5) 협응
(6) 체중부하의 제한이나 부분적 부하
(7) 근력등급이 가(poor) 이상일 때
(8) 감소된 심혈관계 지구력
(9) 관절구축
(10) 유연성의 감소
(11) 자세 부전
(12) 고유수용성 감각의 가(poor) 상태
(13) 독립된 운동 프로그램에 관한 인식 부족
(14) 제한된 환경에서 운동기술이 필요한 경우
(15) 건강 기관에서 반응이 낮은 환자, 흥미 저하와 사회성 부족

2) **금기증**
(1) 열
(2) 개방상처
(3) 감염성 질환
(4) 심각한 심혈관 질환
(5) 조절되지 않은 간질의 병력
(6) 장 또는 방광의 실금
(7) 장문합술 후에 사용되는 주머니 또는 카테터의 사용
(8) 내적 장치를 하지 않은 생리 기간
(9) 수중으로 안전하게 들어가거나 혹은 옮겨 질 수 없는 인식장애
(10) 기관 절제술
(11) 비위(nasogastric)와 위루설치술 튜브(gastrostomy tubes)
(12) 구강 : 얼굴의 조절 저하
(13) 불안정성을 가질 수 있는 급성 정형외과 질환
(14) 압박성 궤양, 욕창성 궤양
(15) 심한 저혈압, 고혈압, 심한 지구력 저하

5. 수중치료의 통합운동 개념

1) 수동적 기법 : 와츠 기법은 수동관절 운동시기에 유용한 방법이 될 수 있음
2) 능동보조, 능동 그리고 저항기법
(1) 지레팔의 길이가 길어지면 물의 보조와 저항이 증가
(2) 저항량을 변화시키는 기법 (기출)
① 운동의 방향을 변화시킴
② 운동의 속도를 변화시킴(움직임의 속도를 점점 느리게 하면 저항을 줄일 수 있음)

③ 지레팔의 길이를 증가시킴
④ 가동범위를 증가시킴
⑤ 물의 움직임을 증가시킴

3) 등척성 : 정상 운동 시 널리 이용, 관절 안정화, 관절에 무리를 주지 않고 근력을 강화
4) 등장성 : 관절의 움직임이 동반된 운동은 환자의 특성에 따라 가동 범위와 속도를 통해 수정, 환자 개인에게 적용되는 저항을 스스로 조절
5) 자세안정 또는 동시수축
(1) 자세의 안정은 몸통의 굽힘, 폄, 또는 중립자세와 관계없이 통증이 없는 자세에서 이루어져야 함
(2) 허리척주앞굽음증 없이 몸통을 굽히면 가슴이 골반보다 앞으로 나오고, 뒤기울임반 경사와 79° 에서 뒤넙다리근의 길이, 보상작용 등이 통증이 있는 관절돌기의 체중부하를 감소시키기 위해 작용
(3) 치료 목표
① 자세를 변화시키는 속도의 최소화
② 증상의 재발을 방지하기 위해 관절가동범위의 유지 및 증진
③ 자세 조절을 위한 근력 증가
④ 불규칙적인 지면의 안전 보행을 위해 균형과 체중이동 능력을 향상
6) 편심 및 동심성 수축 : 수중에서 지면운동의 전환은 동심과 편심성 수축의 병행이 필요함
7) 폐쇄성 연쇄운동과 개방성 연쇄운동
(1) 개방성 연쇄운동 : 신체의 먼쪽부분이 체중을 지지하지 못할 때, 관절가동범위, 지구력, 근력을 증가시키기 위해 중요하고, 치료의 기능적인 면을 보강함
(2) 폐쇄성 연쇄운동 : 불안정하게 이완된 관절주변 구조물을 동시에 수축시키는 효과가 있어 관절의 안정을 향상시킴

6. 수영(pool therapy)

1) 개요
(1) 전신 건강에 큰 효과를 주는 연속적이고 율동적인 운동
(2) 근육의 수축과 이완을 율동적으로 반복하여 정맥환류를 촉진
2) 효과 : 진정작용, 이완의 촉진, 혈액순환 증가, 관절가동범위 증가, 근력의 증가, 이동 및 협조운동의 향상, 운동으로 인한 골절 방지, 부종 감소, 통증 감소, 경련 감소
(1) 신체적인 면
① 피부의 저항력을 증진시키고 호흡기의 발육을 촉진
② 림프조직과 면역기능을 강화
③ 신체의 조화 있고 균형 있는 발달을 조장
④ 심장을 강하게 하며 식욕을 촉진
(2) 정신적인 면
① 상쾌하고 강인한 성격을 길러짐
② 인내심을 길러줌

3) 단점 : 피로
4) 주의 및 금기증
   (1) 주의사항 : 몸에 물을 적신 후 들어갈 것, 수심을 미리 알고 들어갈 것, 식사 직후나 공복 시는 금할 것
   (2) 금기증
      ① 귀에 병이 있거나 이상 있는 자
      ② 뇌빈혈이 자주 일어나는 자
      ③ 근육경련이 자주 일어나는 자
      ④ 신체허약자
      ⑤ 콩팥질환
      ⑥ 대변실금
      ⑦ 비뇨기관의 감염
      ⑧ 백선
      ⑨ 발바닥 티눈
      ⑩ 호흡문제
      ⑪ 심한 간질
      ⑫ 불안정한 혈압
      ⑬ 개방성 상처
      ⑭ 자살가능성이 있는 환자
      ⑮ 무좀
      ⑯ 감기
      ⑰ 심한 피로
      ⑱ 급성 소아마비
      ⑲ 감염성 피부질환
5) 물의 온도(33～36℃), 습도(50～60%), 실내온도(19～24℃), 물의 pH(7.2～7.8, 약산성)
6) 운동프로그램 : 날숨의 운동치료(속도, 반복횟수, 지렛대팔의 변화로 난이도 증가, 마비 환자는 피로하지 않도록)
7) 치료시간 : 5～30분
8) 적응증 : 관절염, 뇌성마비, 소아마비, 정신적 문제, 진행성 근육병
9) 단점 : 오염(대장균), 정기적 청소가 어려움, 미끄러질 위험, 물속에서 안정성 떨어짐, 소독제의 피부 자극, 익사 위험
10) 완전 침수하여 수중 자전거 운동 시 심폐기능에 미치는 영향 : 심폐기능 증가

7. 팔다리 근육뼈대계통 환자의 수중치료

1) 선 자세에서 부력 : 보조 관절가동범위 운동
   (1) 엉덩관절 : 굽힘, 폄, 벌림 가/안쪽돌림
   (2) 무릎관절 : 굽힘, 폄

(3) 발목관절 : 발등굽힘, 발바닥굽힘
(4) 어깨관절 : 굽힘, 폄, 벌림
(5) 팔꿉관절 : 굽힘
(6) 손목관절 : 굽힘, 폄
(7) 아래팔 : 뒤침

2) 부력 : 지지 관절 가동범위 운동
(1) 엉덩관절 : 굽힘, 폄
(2) 무릎관절 : 굽힘, 폄
(3) 발목관절 : 발등굽힘, 발바닥굽힘
(4) 어깨관절 : 굽힘, 폄
(5) 팔꿉관절 : 굽힘, 폄
(6) 손목관절 : 굽힘, 폄
(7) 엉덩관절 : 벌림, 모음, 가·안쪽돌림
(8) 어깨관절 : 벌림, 모음, 가·안쪽돌림
(9) 아래팔 : 뒤침, 엎침

3) 하지의 폐쇄성 연쇄운동
(1) 한발 또는 두 발 스쿼트는 반복수나 무게를 추가하여 실시함
(2) 한발서기를 한 상태에서 반대쪽 다리로 엉덩관절을 약간 굽힘, 폄시키고 벌림－모음 운동을 수행하여 안정화 운동과 균형운동을 실시함
(3) 무릎을 굽혀 넙다리네갈래근 활동을 강조하거나 발가락 균형동작으로 발바닥굽힘근의 활동을 증가시키는 등으로 목적을 쉽게 전환할 수 있음
(4) 한발 서기 운동은 또한 반대쪽 다리로 PNF 패턴을 수행하거나 저항 장비를 사용하여 변화시킬 수 있음
(5) 팔에서 저항운동을 실시하고, 하지는 한쪽 다리로 균형을 잡아 균형 운동의 난이도를 증가시킬 수 있음
(6) 부유기구를 이용한 팔 기능운동

4) 팔 안정운동
(1) 낮은 수준의 안정운동은 양측 어깨를 침수시킨 후 풀의 외벽에 기대어 수행
(2) 몸통에 어깨뼈를 안정화
(3) 어깨관절은 여러 범위로 굽히도록 하고, 팔꿉관절과 손목관절을 편 자세에서 환자는 치료사가 적용하는 앞쪽, 뒤쪽의 힘에 저항하여 운동
(4) 중간 수준의 안정운동은 더 역동적인 안정 노력을 요구하기 위해 풀의 가장자리로부터 떨어져 수행
(5) 향상된 안정운동은 얕거나 깊은 물에서, 또는 편측과 양측으로 수행
(6) 환자는 한쪽이나 양쪽 어깨를 이용하여 킥보드나 공을 물에 잠기게 할 필요가 있고, 가능한 적은 동작으로 계속해서 수행
(7) 다른 변형은 어깨와 팔꿈치의 위치, 보드의 위치, 깊은 물에서 기립자세나 엎드린 자세 등의 변

화를 포함

5) 돌림근띠 근육훈련 : 풀에서 초기 돌림근띠 강화운동은 팔을 미끄러지게 하고, 팔꿉관절을 펴 수행
6) 점진적으로 체중부하를 증가시키는 운동 : 체중부하의 진행은 일차적으로 물깊이를 감소시킴으로써 수행, 속도를 증가시켜 운동하면 얕은 물에서 체중부하를 증가시키기 위해 사용
7) 심혈관계 훈련을 위한 운동 : 심장에 대한 정수압의 효과와 근육뼈대계통에 대한 부력의 무부하 효과는 물에서 이상적인 훈련환경, 대부분 수중 심혈관계 훈련은 비충격 훈련의 장점을 최대한 살리기 위하여 깊은 물에서 시작하여 얕은 물로 진행시켜 중력 부하의 증가를 조절함
8) 수중 걷기와 조깅 : 깊은 물속 걷기와 조깅 훈련시간은 지상의 심혈관계 프로그램처럼 구조화
9) 크로스-컨트리 스키 : 팔나 다리 단독으로 분리시켜 적용할 수 있는 전신 체력운동, 깊은 물 스키는 또한 안정화 운동, 자세운동 또는 배근 강화운동, 깊은 물에서 수직자세를 취하고, 팔과 다리는 폄과 굽힘을 반복함
10) 수직 발차기
   (1) 수직 발차기는 배근, 척주세움근, 다리 근력을 총 동원하는 가장 힘든 심혈관계 운동훈련 중 하나임
   (2) 훈련의 후반기에 자세조절이 잘 되는 환자에게 사용
   (3) 수직 발차기가 안전하고 바르게 되기 위해 빠르고, 강하며, 작은 동작의 발차기와 직립자세가 요구됨
   (4) 치료사는 수직 발차기를 하기 전에 작은 동작의 발차기 기법을 교육
      ① 처음에 힘은 무릎관절이 아닌 엉덩관절에서 냄
      ② 무릎관절 굽힘과 폄만 일어나야 함
      ③ 발은 발바닥굽힘을 함
      ④ 등은 긴장하지 않아야 함

8. 할리윅(Halliwick) 기법 (기출)

1) **목적** : 수중에서 수영자 자신과 균형조절을 교육하는 것, 수영 방법을 교육하는 것
2) 치료목적
   (1) 약한 근육군의 강화 및 향상
   (2) 관절 운동범위의 증가
   (3) 자세 및 균형 반응의 촉진
   (4) 일반적인 신체상태의 향상
   (5) 정신순응의 향상
   (6) 통증 감소
   (7) 경련성의 감소
3) **4가지 교육 원리**
   (1) 정신적응(mental adaptation), 물에 적응하기 : 수중에서 신체에 적용하는 2가지 힘, 즉 중력과 부력의 인식을 포함시켜야 하며 이 두 가지 힘의 효과는 돌림운동을 일으킴

(2) 균형회복(balance restoration) : 큰 동작의 패턴에 적용, 특히 팔 동작과 관련된 균형유지와 회복에 중점을 둠. 이 관성모멘트의 이용은 원시반사와 일치하고, 균형조절을 유지하는 동안 신체가 다른 자세로 움직이는데 넓은 범위의 동작 이용 시 포함(중앙선 축주위의 운동에 즉시 반응하는 것)

(3) 억제(inhibition) : 원하는 자세 혹은 위치를 만들거나 억제하는 능력, 억제하는 능력이 발달되면 수영하는 사람은 원치 않는 모든 동작을 억제할 수 있음. 여전히 환자가 수중에서 신체를 유지하도록 배울 때 적용

(4) 촉진(facilitation) : 부유도구 없이 어떤 수단을 통해 정신적으로 원하고 육체적으로 운동을 조절하는 능력, 올바른 정신으로 신체의 운동을 조절할 수 있는 상태로, 완벽한 운동을 요구하는 것이 아니라 환자의 능력 범위내의 운동을 의미함

4) 교육단계 : 소뇌겉질이 모든 신체운동을 배우는 순서와 같고 **10point 프로그램**으로 알려진 구조로 구분됨, 가장 중요한 단계는 중앙선 축 주위로 360° 돌림하는 것을 배우는 것

5) **10point program**

(1) Mental adjustment

(2) Desengement

(3) Vertical rotation control

(4) Lateral rotation control(Balance restoration)

(5) Combine rotation control

(6) Mental inversion

(7) balance in stillness(Inhibition)

(8) turbulent gliding

(9) Simple progression(Facilitation)

(10) Basic Movement

6) 치료기술

(1) 부력/중력 : 부력의 증가 및 감소에 따라 인체의 침수깊이가 달라짐. 기준 깊이는 환자의 등뼈 11번 위치하고, 난류 균형조절을 돕거나 방해하는 데 이용하며, 물을 이용하여 환자를 움직이거나 수영훈련을 도움

(2) 난류 : 균형조절을 돕거나 방해하는데 이용, 물을 이용하여 환자를 움직이거나 수영훈련에 돕고, 경사중심(metacentar) 물에서 부유물체의 균형이론과 관련이 있는 것으로 아주 강력하나 부드러운 운동기술임

(3) 파도(wave) : 파장(wavelength)과 크기를 크게 또는 작게 조절할 수 있고, 부드럽고 강한 운동력을 만들 수 있음. 유체역학의 원리에 부가적인 관련인자는 신경학적 반응이지만 치료 상태로 유도하기에는 가능성이 희박한 인자임

(4) 피부자극(skin stimulation) : 매우 적합한 자세조절 및 운동을 얻기 위해 자주 사용

(5) 눈 돌리기(eye deviation) : 머리조절에 중요(곰지락환자)

(6) 이동(transference) : 수중에서 단독으로 개발된 기법으로 신체의 한 부위에서 운동을 일으켜 다른 부위로 이동시키는 능력

7) 환자 지도사항
  (1) 1단계 : 정신적 적응단계로서 물 밖에서 할 수 있는 동작을 물속에서 실시(서기, 앉기, 눕기, 뛰기, 뒤집기 등)
  (2) 2단계 : 환자 혼자서 자립하는 단계로서 치료사와 독립하여 행동하는 단계
  (3) 3단계 : 전후 돌림조절 단계로서 앉은 자세에서 누운 자세로, 누운 자세에서 앉은 자세로 동작을 실시하며 치료사는 환자의 2번째 엉치뼈 부위를 보조
  (4) 4단계 : 좌우돌림 단계로 바로누운자세에서 옆누운자세, 엎드린자세에서 바로누운자세 동작을 실시하며 치료사는 환자의 양쪽 골반을 지지하여 돌림을 도와줌
  (5) 5단계 : 복합조절단계는 환자가 물속에서 넘어졌을 때 일어나는 동작을 지도함. 치료사는 나선형 동작으로 신체를 비틀면서 넘어지는 동작을 지도
  (6) 6단계 : 물속에서 전신을 침수시키고 앉고, 일어서기 동작을 통하여 부력의 크기를 인식시키는 단계
  (7) 7단계 : 균형유지단계로 부력이나 와류에서 균형을 유지하는 단계
  (8) 8단계 : 환자가 바로누운자세 상태에서 치료사가 환자의 머리 위쪽에서 이동을 하면서 난류를 일으킴으로 그 물속에서 끌려들어 가는 기준으로 수면활주 시키는 단계
  (9) 9단계 : 환자가 스스로 수영할 수 있도록 체험시키는 단계로서 배영훈련부터 팔과 다리 움직임을 운동시킴
  (10) 10단계 : 각종 수영방법을 습득시키는 단계

9. 와츠법(WATSU) (기출)

1) water=shiatsu(지압) : **신체의 에너지 선을 따라 스트레칭 하는 것**
2) 부력을 이용한 수중호흡운동, 지압과 마사지, 명상을 혼합한 이완법과 근육과 연부조직의 신장법
3) 치료사가 환자를 감싸 안아서 지지하여 호흡에 맞추어 신체를 고정하거나 여러 가지 동작을 하여서 근긴장을 완화하는 기술
4) **근재교육법**으로 사용
5) 물의 온도는 32~34℃로 치료사는 척추를 펴는 Accodion 조정, 몸통과 엉덩관절을 신장시키는 Arm Leg Rock, 감싸 앉는 자세에서 다리를 떨어뜨리는 Near Leg Rotation을 실시함
6) 와츠의 동작
  (1) 단순동작 : 와츠의 복잡한 자세에 익숙하지 못한 사람에게 적용할 수 있는 운동을 구체화한 것으로 트랜지션 동작에다 신장과 지압을 추가하여 3가지로 묶어진 중급동작이 논의됨. 와츠는 항상 운동 사이에 정지자세가 있고 yin과 yang이 있음
  (2) 트렌지션 동작 : 와츠에서 트랜지션, 또는 한 자세에서 다른 자세로 움직이는 수단은 자세 그 자체와 각각 실행되는 특별한 운동만큼 중요하고, 동작과 지속적인 감각을 도출하는 트랜지션은 신뢰를 구축하고 환자의 이완을 도움
7) 기본동작의 세트
  (1) 수중 호흡 운동
  (2) **아코디언 동작**

(3) 아코디언 돌림 운동

(4) 가까운 다리의 돌림시키는 동작

8) 효과

(1) 척추와 척추 주변의 근육을 긴장으로부터 해소

(2) 내장 기능의 움직임도 활발케 하여 신진대사 및 내분비계를 원활히 함

(3) 정신적 안정감, 통증감소, 관절가동 범위 증가

(4) 전정기관의 자극을 통한 근긴장 감소 및 이완

10. 바드-라가즈 링(Bad-Ragaz Ring Method, BRRM) 기법 (기출)

1) 근재교육, 근강화, 척추 견인/신장, 이완, 근긴장 억제를 목적으로 개발

2) 몸통과 팔다리의 안정성을 증진시키면서 저항 운동을 하는 것

3) 물의 특성을 이용함과 동시에 **나선, 대각선 방향의 움직임을 동반한 PNF 기술**에 기초한 복합운동 패턴으로 이루어짐

4) ring method라고 불리며 환자의 목, 골반, 발목에 튜브나 링을 끼워서 지지하여 근긴장 감소, 보행전 훈련, 몸통안정, 능동운동과 저항운동으로 적용

5) 치료사는 이완, 긴장억제, 몸통신장, 척추견인의 4가지 방법을 통하여 환자를 움직임

6) 부력에 좌우되지 않도록 수심은 허리 부근이 적합

7) 기본 운동패턴

① 수평치료기법으로 환자의 목과 골반주위, 무릎과 발목 아래에 **링을 대어 뜨게 함**으로 바드-라가즈 기법을 개선시킴, 이 수정된 기법으로, 고정이나 능동저항운동을 사용함

② 신경생리학적인 개념을 이 개념과 병합하여 적용, 그 후 관절과 관절을 연결하는 단순 사슬운동과 같은 한 면 상의 움직임으로 발전

예) 링에 의해 바로 누운 상태로 떠 있는 경우, 치료사가 환자의 발을 잡는 동안 명령에 따라 환자는 무릎과 관절을 구부린다. 이 능동운동은 환자가 치료사 쪽으로 구부릴 경우 한 면 상에서 움직임을 계속하게 된다. 치료사의 역할 : 물에서 안정된 지점을 확립하는 것

8) **환자에게 치료사가 취해야 할 3가지 기법**

① 등속성 : 환자가 움직이는 동안 고정이 이루어지도록하고, 환자는 물을 통해 움직임의 속도를 맞추어서 저항 결정

② 등장성 : 치료사는 움직이는 고정지점으로 행동하여 저항을 증가시킴

③ 등척성 : 환자는 치료사가 물을 통해 미는 동안 고정된 위치 유지

9) 적응증 : 정형외과적 증상, 관절염 증상, 신경학적 손상, 팔 및 다리, 허리통증증, 반사현상, 실조현상, 유방절제 및 심장수술환자의 팔 신장과 강화를 위해, 촉각장애와 같은 발달지연 현상(물의 감각충격과 압박으로 도움이 됨)

10) 금기증 : 과도한 피로, 전정장애자, 관절가동 제한자, 급성 관절병변, 목뼈손상, 급성 관절병변, 목뼈손상

보조기 및 의수족

퍼시픽 물리치료학 개념서

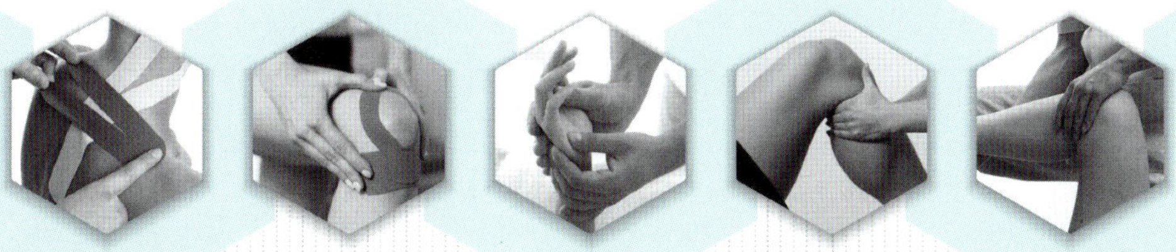

PHYSICAL THERAPY

PHYSICAL THERAPY

보조기 원리

1. 보조기의 정의

1) 팔다리 장애(뼈대, 근육, 신경)가 있는 환자에게 적용하는 체외보조골격기구로 인체의 질병이나 손상으로 기능만을 잃었을 경우 회복하기 위해 사용함
2) 착용된 신체에 힘을 적용하여 움직임에 대한 저항이나 보조, 힘의 전달, 또는 신체부위의 보호의 역할을 함
3) 보조기를 이용하는 중재로 최적의 조절, 교정, 안정화, 보조의 목적을 달성하기 위해 삼점압 원리, 압박(compression)과 신연(distraction) 등의 힘을 전달하는 다양한 디자인 원리가 이용됨

2. 보조기 사용목적

■ 보조기의 치료목적에 따른 4가지 분류

1) 안정 및 지탱
2) 운동 및 기능
3) 교정
4) 보호

■ 보조기 사용목적

1) 조기이동
2) 체중지지
3) 변형, 기형예방 및 교정
4) 부속장치 부착
5) 불수의 운동조절
6) 미용적 고려
7) 동통부위 보호
8) 상실된 근력을 대상, 약한 근력을 보조
9) 관절 견인
10) 치유촉진을 위한 국소의 고정과 부하제거

❋ 단, 근력은 증가되지 않고, 팔에 체중을 지지하지 않음

■ 보조기의 금기사항

1) 절대로 움직여서는 안 되는 질환(뼈의 결핵) → Cast를 사용해야 할 경우

2) 탄력붕대로 충분히 행동을 제한할 수 있는 경우

3. 보조기의 원리

■ 삼접압 원리(three-point pressure principle, three-point force system)

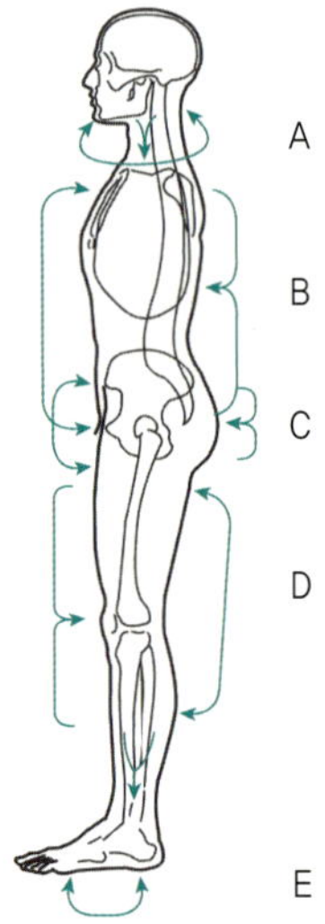

Jordan의 삼접압 원리

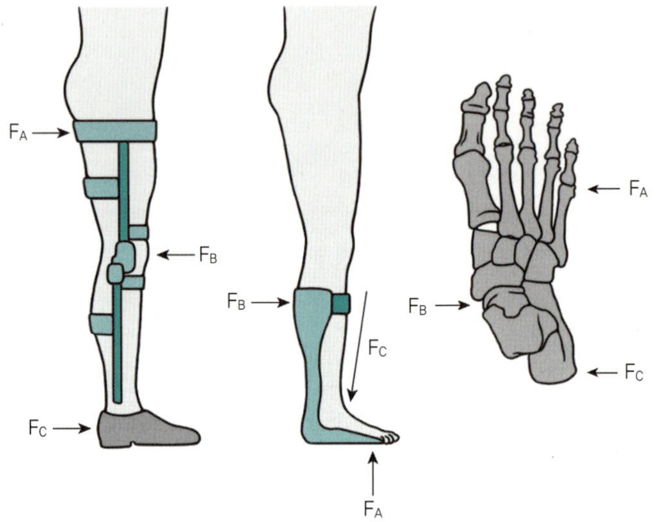

1) 두 방향의 압력과 이와 반대 방향의 한 점의 압력이 필요하다는 원리
2) 엉덩넙다리부위(iliofemoral region)에 대한 보조기는 엉덩뼈와 넙다리뼈의 몸쪽부분에 두 점의 뒤쪽 힘이, 그리고 엉치뼈부위에서 한 점의 앞쪽 힘이 적용됨
3) 무릎관절 폄을 위한 다리보조기에서는 넙다리부분과 종아리부분에서 두 점의 앞쪽 힘이, 그리고 무릎관절에서 한 점의 뒤쪽 힘이 적용됨
4) 발에 대한 보조기에서는 발바닥의 두 점의 위쪽 힘이, 그리고 발목관절에 한 점의 체중과 중력이 작용함

■ 질환에 따른 삼접압 적용

	두 점의 압력	한 점의 압력
무릎관절의 밖굽이무릎	넙다리와 종아리의 가쪽	무릎관절 안쪽
척주뒤굽음증	복장뼈 & 두덩뼈	척주뒤굽음부위
척추옆굽음증	겨드랑 가쪽 & 엉덩뼈 가쪽	반대쪽 척추옆굽음 부위
목뼈받힘	턱 & 뒤통수뼈	중력과 머리무게
등뼈 고정	복장뼈 & 두덩뼈	등뼈에서 앞으로 미는 힘
골반 고정	엉덩뼈 & 넙다리뼈 위부분	궁둥뼈부위 한 점
무릎관절 굽힘을 폄	넙다리와 종아리의 밴드	무릎뼈 패드
발바닥	위로 미는 두 점	체중과 중력

보조기의 종류

EXPLANATION

팔 보조기

1. 팔 보조기

■ 팔 보조기의 분류 및 착용목적

1) 통증감소를 위한 휴식 및 보호(rest or protection)
2) 관절운동의 회복 및 기형교정(restoration or deformity correction)
3) 약해지거나 상실된 근력의 보조(assist)
4) 기능의 회복 및 증대(augmentation)
5) 기형 및 누적 외상의 예방(prevention)
6) 관절의 고정(fixation) 및 견인(traction)

■ 팔 보조기의 분류

1) **목적에 따른 분류**
   (1) 보호용 보조기
   (2) 교정용 보조기
   (3) 보조용 보조기 : 외부동력이 들어가 있음(고무줄, 스프링)
2) **기능에 따른 분류**
   (1) 정적 보조기
   (2) 동적 보조기 : 보조의 의미가 포함 되면서 관절이 포함되고, 가동성(mobilization)이 있음
   (3) 점진적 정적 보조기 : 탄력성분이 아닌 성분으로 점차적으로 늘려줌
   (4) 연속적인 보조기(serial splint) : 보조기(orthosis)와 같은 용어임(예, 구축 시 구축된 근육 신장)
3) **적용 부위에 따른 분류**
   (1) HO : hand orthosis, 손 보조기
   (2) WHO : wrist hand orthosis, 손목관절－손 보조기
   (3) SEO : shoulder elbow orthosis, 어깨팔꿉관절 보조기
   (4) SEWO : shoulder elbow wrist orthosis, 어깨팔꿉손목관절 보조기
   (5) EO : elbow orthosis, 팔꿉관절 보조기

2. 어깨 보조기

• **통증 감소, 골절이나 탈구(또는 아탈구), 인대손상이나 힘줄염 등에 활용**

■ 어깨관절 벌림 보조기(shoulder abduction stabilizer orthosis, airplane splint)

1) 어깨관절 90° 벌림 및 가쪽돌림, 팔꿉관절 굽힘, 아래팔 엎침, 손의 기능적 자세로 유지시킴
2) 외상성 손상이나 어깨관절 골절에 적용함
3) 위팔신경얼기 마비 시
4) **분만마비(특히 Erb's palsy) 시**
5) 어깨관절 주의근(특히 돌림근띠) 파열 시
6) **어깨관절 수술 후 어깨관절의 고정상태를 유지하기 위해 사용함**
7) 겨드랑의 모음 구축을 방지함

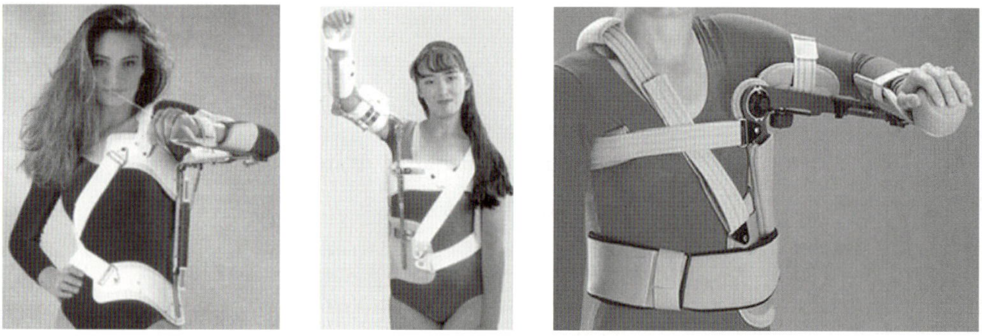

■ 동적 어깨관절 벌림 보조기(dynamic shoulder abduction orthosis)

어깨관절 벌림 보조기에 부착하여 돌림과 수평 모음, 벌림을 가능하게 함

■ 어깨뼈 고정 보조기(scapular fixation orthosis)

1) 긴가슴신경(long thoracic nerve)의 병변
2) 앞톱니근(serratus anterior)의 마비
3) 어깨관절의 올림(elevation)과 굽힘 기능 소실
4) 날개어깨뼈(winging of scapula)
5) 돌출된 어깨뼈를 고정시키기 위해 사용

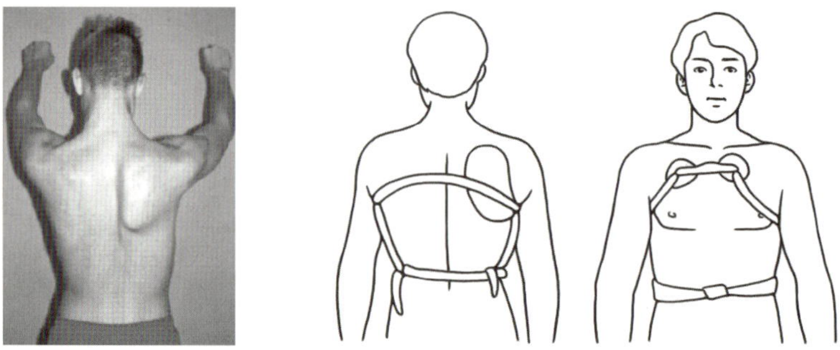

■ **8자형 빗장뼈 스트랩(figure of eight clavicular strap)**

1) 빗장뼈 골절 시 수술하지 않고 **골절 치유 목적으로 고정**을 위해 사용
2) 어깨가슴관절 내밈(protraction) 구축이나 어깨뼈를 잡아당기고 앞가슴부위의 구축된 조직을 늘릴 때에도 사용

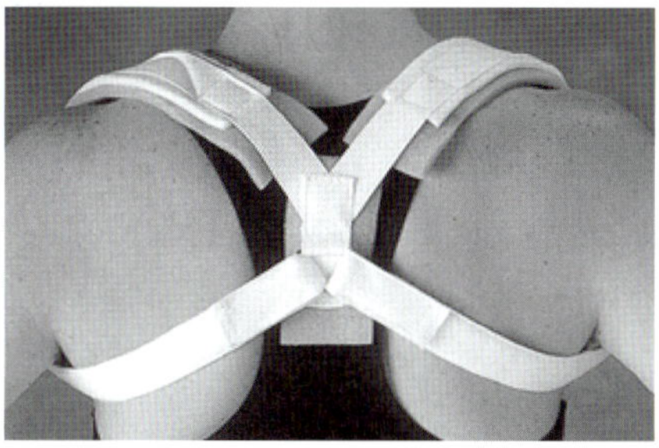

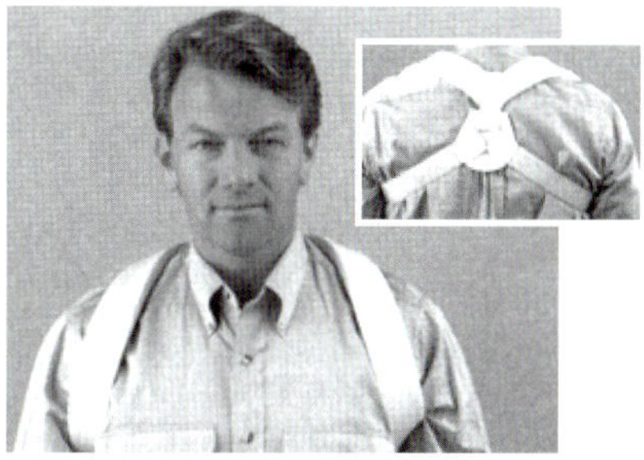

■ **팔걸이(sling)**

1) 목적 : 커프를 사용하여 아래팔을 고정하고 스트랩으로 아래팔을 어깨관절 방향으로 끌어올리며, 어깨관절의 보호와 관절가동범위를 제한한다. 팔걸이로 팔의 무게를 받쳐줌
2) 적응증
   (1) 뇌혈관 장애 중 편마비
   (2) 위팔신경얼기 마비
   (3) 소아마비
   (4) 뇌혈관 장애 등으로 어깨관절 아탈구가 발생할 경우 초기에 팔걸이 사용
3) 단점
   (1) 위팔 굽힘근 경직을 강화
   (2) 굽힘근 경직을 상쇄시키는 역할을 하는 근육 위축
4) single-strap sling
   (1) 부종이나 석고붕대
   (2) 어깨근육의 이완성 마비(flaccid paralysis)
   (3) 어깨관절 아탈구
   (4) 부주의하게 팔이 물체에 부딪치는 것과 팔이 흔들릴 때 팔이 흐늘거리는 것을 막아주는 데도 유용함
5) multiple-strap sling
6) 위팔커프 팔걸이(humeral cuff sling, vertical sling)
   (1) 팔꿉관절이 굽힘되지 않는 환자에게 적용
   (2) 편마비 환자에게 있어 강하게 나타나는 굽힘근 시너지 현상(flexor synergy)으로 인한 자세를 방지하기 위해 착용

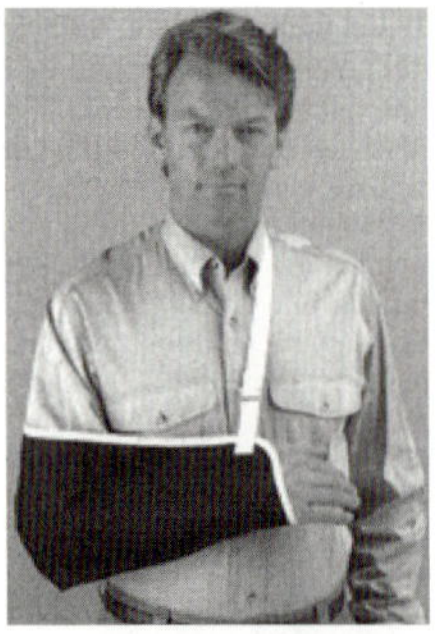
단일슬링

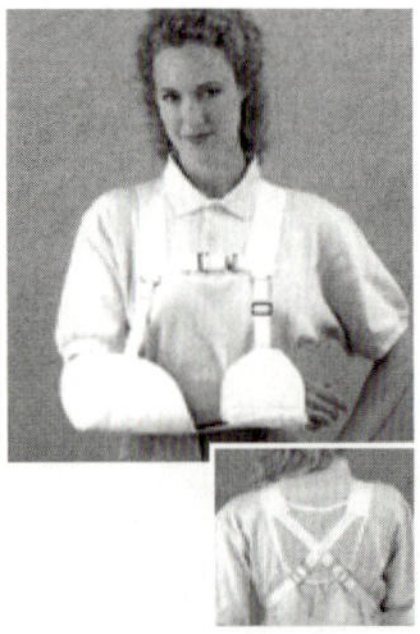
복합슬링

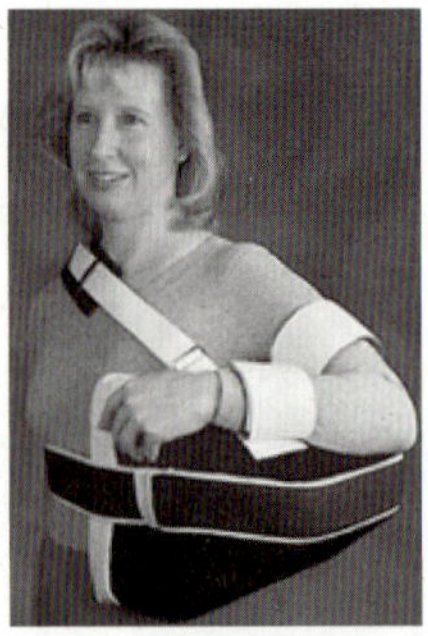
어깨벌림슬링

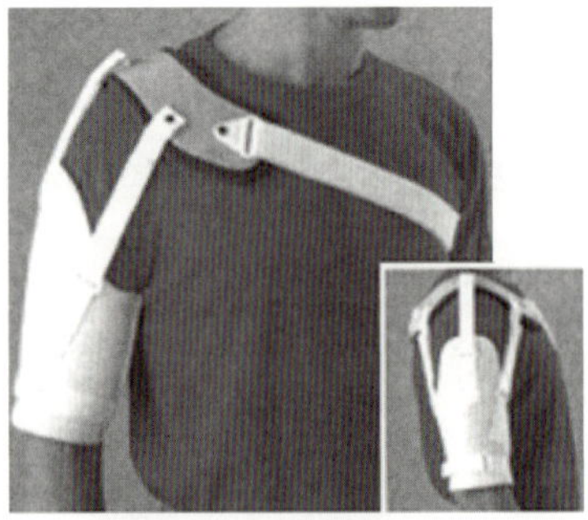
수직슬링

7) 벌림형 팔걸이(abduction arm sling) : Bobath sling과 비슷
8) swathe arm sling
   (1) swathe가 몸통에 대해 위팔부위를 부드럽게 감싸주어 편안하고 견고하게 고정시켜 줌으로써 고정화(immobilization) 효과를 증가시킴
   (2) 어깨관절의 타박상(contusion)과 삠(sprain) 시
   (3) 돌림근띠(rotator cuff)의 병변 시
   (4) 위팔뼈머리밑 골절(subcapital fracture), 어깨뼈 골절시
9) 현가형 팔걸이(suspension sling, overhead sling) : C5 척수손상환자에게 적용

■ 모빌암써포트(Mobile arm support)

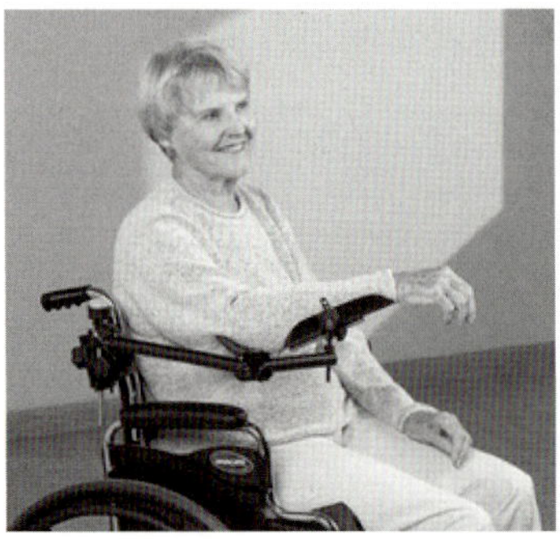

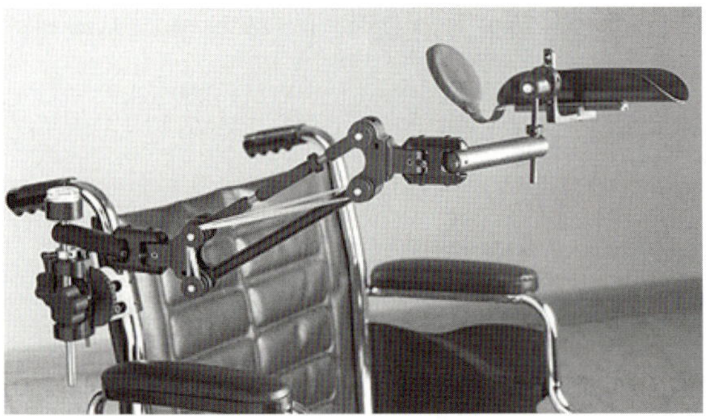

1) 링크로 분절이 먼쪽과 몸쪽부분을 연결
2) 힘이 없는 팔을 받쳐주어 손을 기능적인 공간에 위치시키기 위해
3) C_4, C_5 팔다리마비 환자에게 적용
4) 어깨세모근과 위팔두갈래근의 기능 잔존해야 효과적으로 사용
5) 주로 휠체어에서 많이 사용하고, 재활초기부터 적용

■ 위팔뼈 골절 보조기

위팔뼈 골절의 안정을 위해 사용

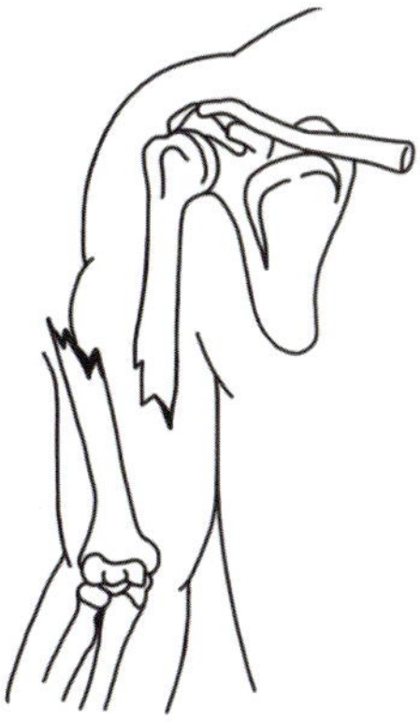

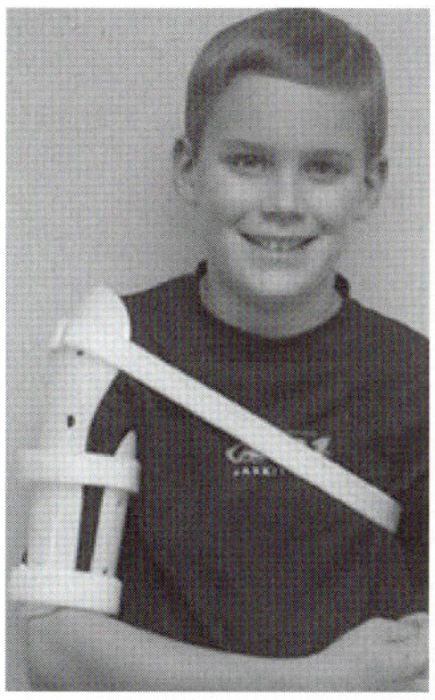

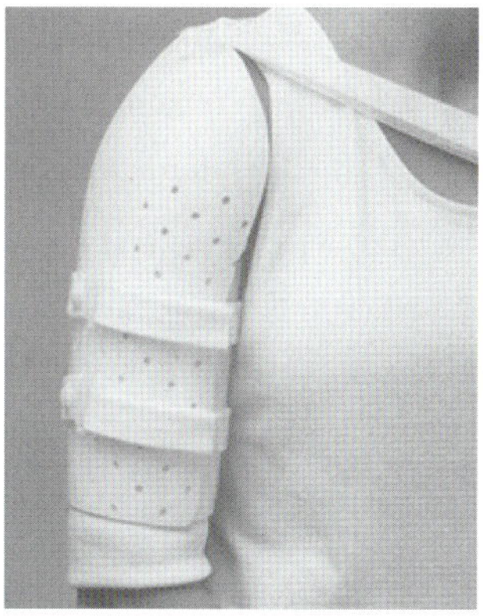

3. 팔꿉관절 보조기

▪ 팔꿉관절 제어보조기(Elbow control orthosis)

1) 인대수술 후, 곁인대 재건(reconstruction)
2) 안/가쪽위관절융기염
3) 팔꿉관절의 안쪽과 가쪽의 안정성을 유지
4) 아래팔의 회전에 대한 안정성 유지
5) 굽힘과 또는 폄 각도 제한

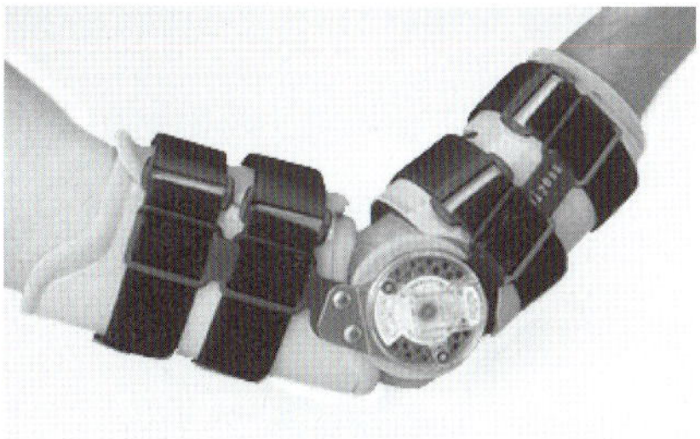

▪ 고정형 팔꿉관절 보조기(Rigid elbow orthosis)

1) 팔꿉관절의 완전한 고정을 위해
2) 골절이나 인대 손상시 Cast 대용으로 사용

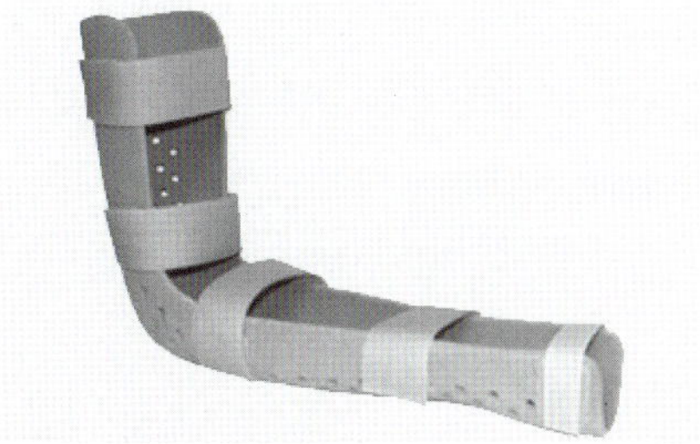

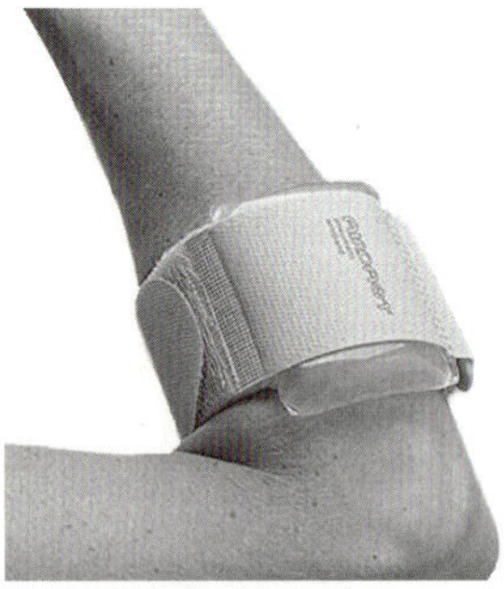

■ **테니스 팔꿉 스트랩(Tennis elbow strap)**

1) 동통성 관절 증후군(painful elbow syndrome)
2) **가쪽위관절융기염(lateral epicondylitis)**
3) 굽힘근이나 폄근의 긴장을 감소시켜 염증과 통증을 완화
4) wrist extensor : lateral epicondylitis(tennis elbow)
5) wrist flexor : medial epicondylitis(golfer's elbow)

4. 손과 손목 보조기

■ **기본 손 보조기(Basic hand component)**

손바닥의 아치를 받쳐 줌

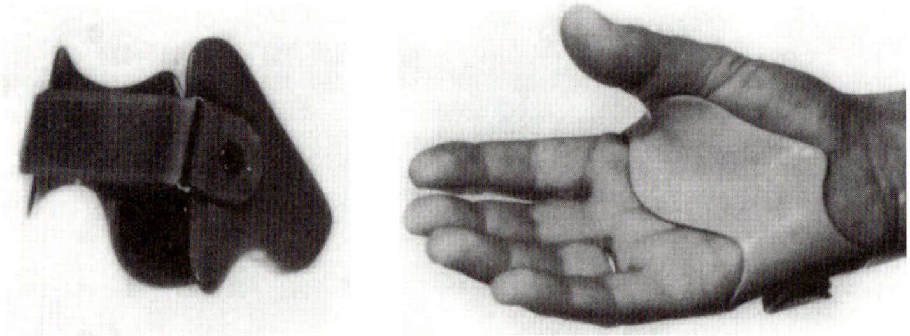

■ **기본 맞섬보조기(Basic opponens orthosis)**

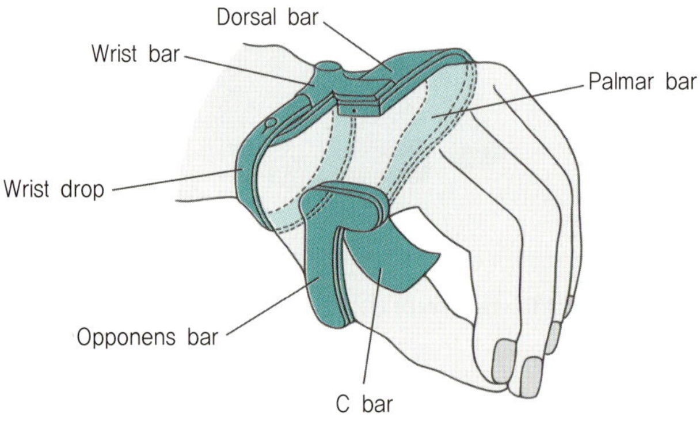

Basic opponens orthosis

1) **손 보조기 중에 가장 간단한 보조기, 손을 기능적인 자세로 유지하기 위해 사용**
2) 능동적인 손바닥 잡기(palmar prehension)를 수행하는 것을 보조
3) 손의 손등 바(dorsal bar)와 손바닥 바(palmar bar)가 있어서 가로손바닥활(transverse palmar arch)을 지지하여 손바닥이 편평해지는 것(flattinting)을 막아줌
4) **thumb abduction bar(C bar)**
   (1) 엄지를 벌림 상태로 유지함
   (2) 엄지모음 및 엄지두덩 구축(thenar web contracture)을 예방함

(3) 엄지가 맞섬위(opposition)가 될 수 있도록 적절한 자세를 유지함

5) opponens bar : 2번째 손허리뼈가 다른 손가락의 면(plane)에서 이탈되지 않도록 막아줌

6) **적응증**

(1) 정중신경(median nerve) 손상

(2) 엄지두덩 구축(thenar contracture)

(3) 엄지두덩 근육의 위축(atrophy)

(4) 편평한 손 자세(ape hand, flat hand)

(5) 잡기 동작의 보조기 필요한 환자

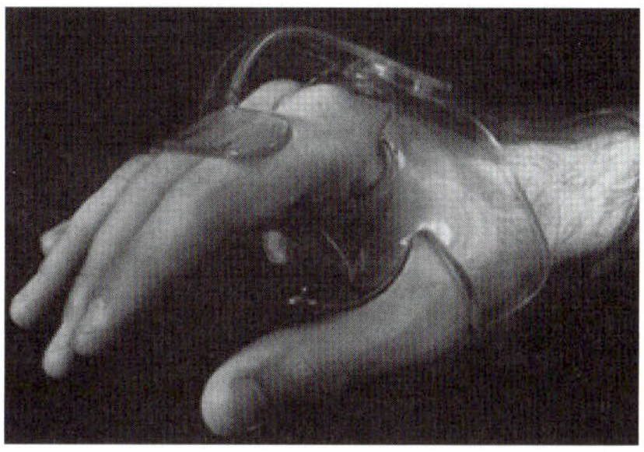

■ 긴 맞섬보조기(Long opponens hand splint)

1) 구성 : Basic opponens orthosis에 forearm bar, distal cross bar, proximal cross bar가 연결

2) 목적 : **Basic opponens orthosis의 기능에 손목관절 운동 조절, 손목관절을 20도로 폄**

3) Forearm bar로 손목관절의 굽힘과 폄 방지

4) Cross bar로 손목관절의 좌우 굽힘 방지

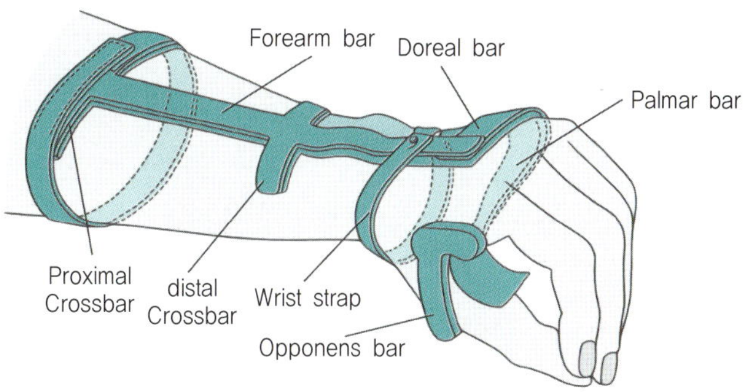

5) **손목관절 고정된 자세로 유지하고 손목처짐을 예방함**

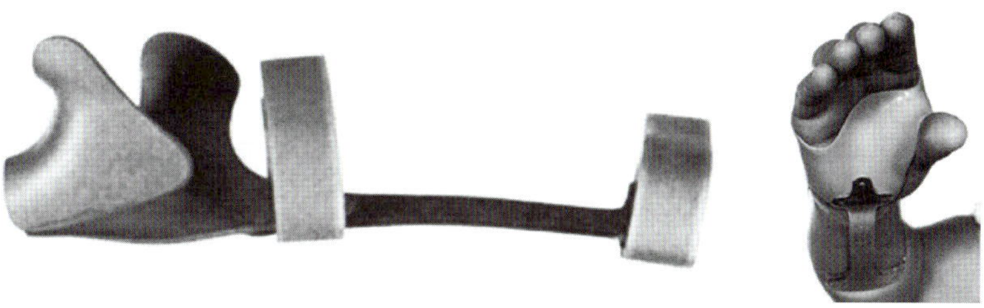

■ 손목손바닥안정보조기(Volar wrist hand stabilizer, resting hand splint)

1) 손의 기능적인 자세 유지
2) 손목과 손을 편안하게 하기 위해
3) 손목관절 손가락관절 구축방지
4) 손허리손가락관절 폄구축 방지
5) 손목관절 자뼈쪽 또는 노뼈쪽 편위 방지

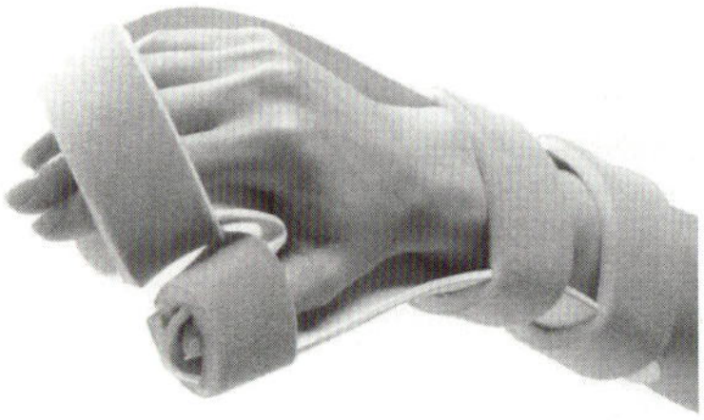

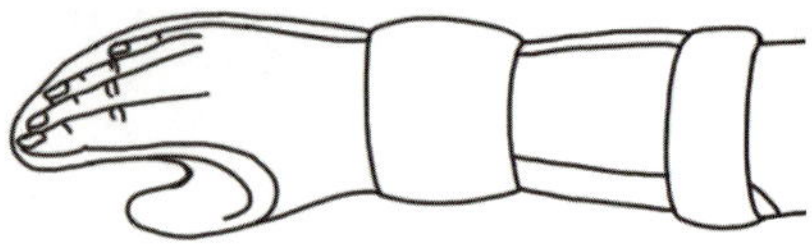

■ 손목굽힘제어보조기(Cock up splint, volar wrist flexion control orthosis)

1) 손의 기능의 향상 : 손목관절을 20° 정도 폄하여 손가락 굽힘근을 보조(힘줄 고정, Tenodesis 효과)

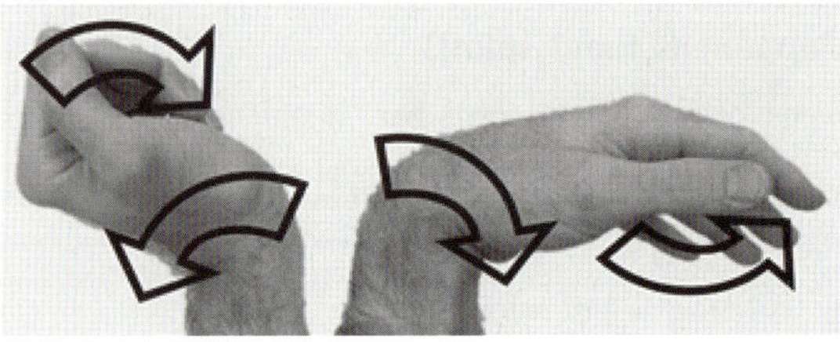

Tenodesis

2) **노신경 손상으로 인한 손목처짐시 사용**

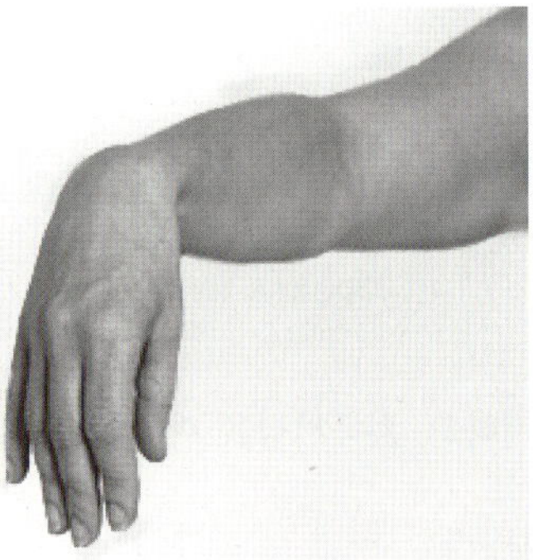

3) 손목관절 굽힘 구축 방지
4) 손목관절 폄근의 지나친 신장을 방지
5) 염증과 통증의 감소–신경 손상, 손목굴 증후군
6) 치유촉진을 위한 고정 구축의 교정과 예방

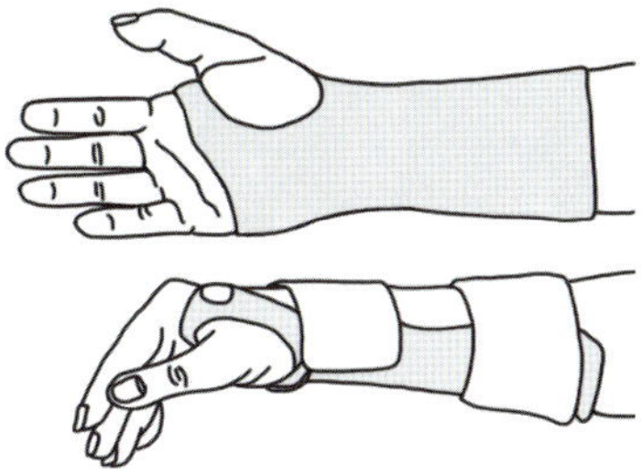

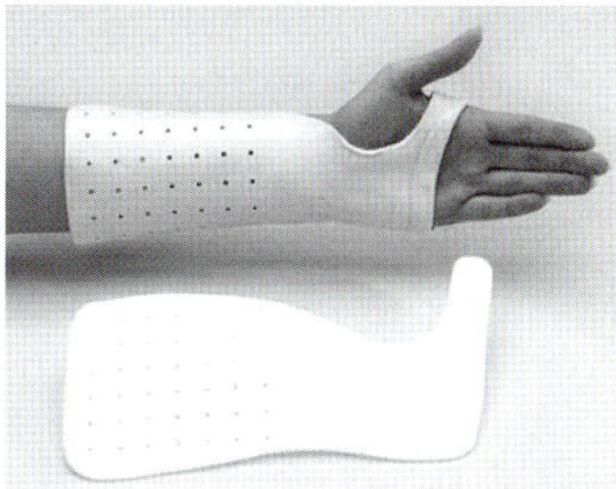

■ **손목폄보조보조기(Wrist extension assist orthosis)**

1) 목적 : 손목관절의 폄근을 보조
2) 적응증 : 폄근의 마비나 약화, 노신경의 마비, 손목처짐
3) pope wrist joint 보조기는 짧은다리보조기의 발목관절에서 사용되는 클렌작 관절을 사용

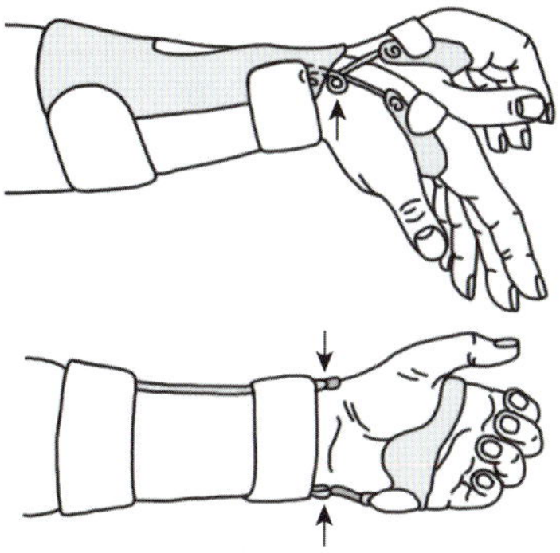

강선손목 폄 보조기

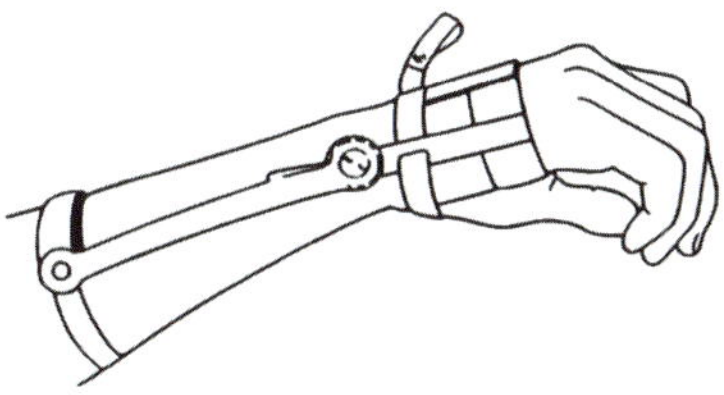

Pope 손목관절 보조기

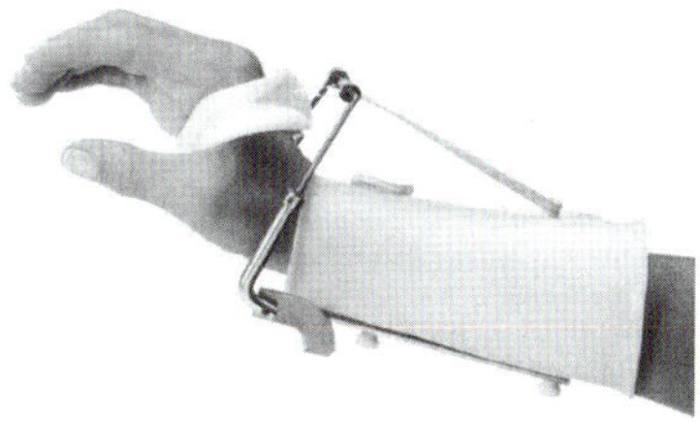

손목 탄성 폄 보조기

■ **손목벌림모음 보조기(Wrist abduction adduction splint)**

손목관절 장축에 overlapping hinge joint가 있어서 손목의 좌우 편위가 가능. 고무밴드의 견인장치로 편위에 대한 기형 교정 가능

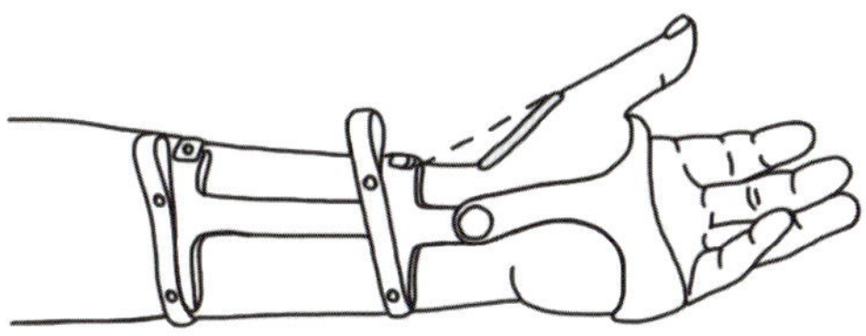

■ **번넬손목등쪽보조기(Bunnell dorsal wrist splint)**

1) 아래팔 뒤면과 손등과 손가락 등쪽에 평편한 철판이 놓여있어 굽힘과 폄 각도를 조절 가능, 잡는 기능은 가능
2) 손목관절의 굽힘근의 단열로 수술하였을 때 단열된 힘줄이 신장되지 않도록 보호하기 위해 사용

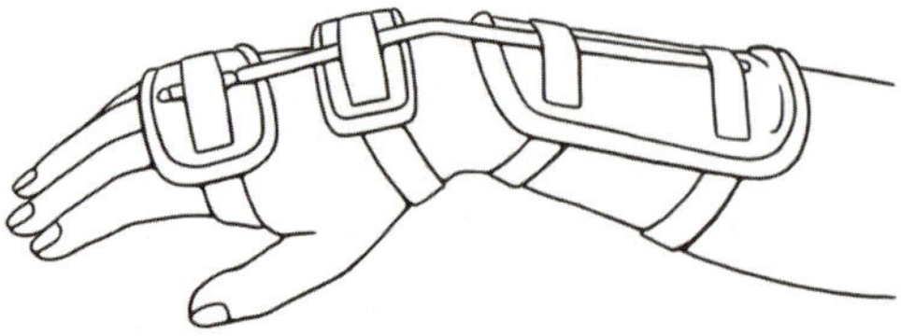

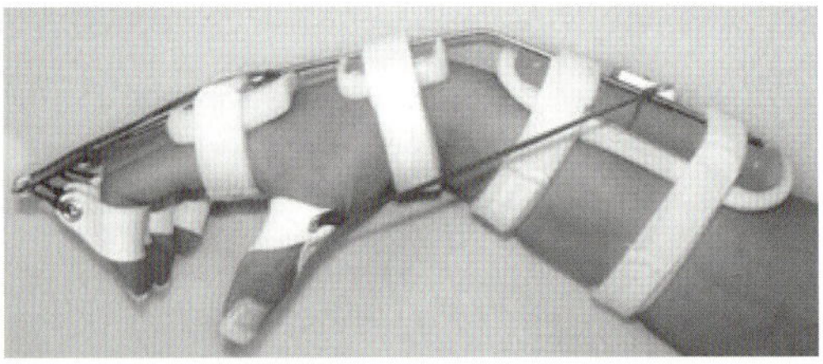

■ **손가락작동쥠보조기(Wrist - driven prehension orthosis(flexor hinge orthosis))**

1) 잡기 기능을 위한 보조기, long oppenes orthosis를 기본으로 하며 손목관절과 손허리손가락관절에 적용된 경첩이 연결되어 힘줄고정(tenodesis)을 유도함

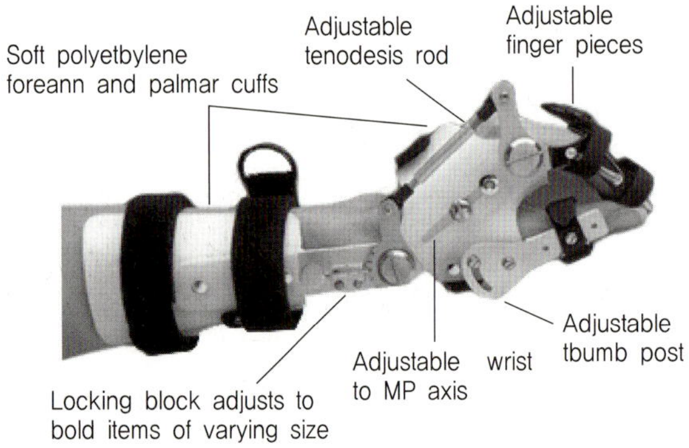

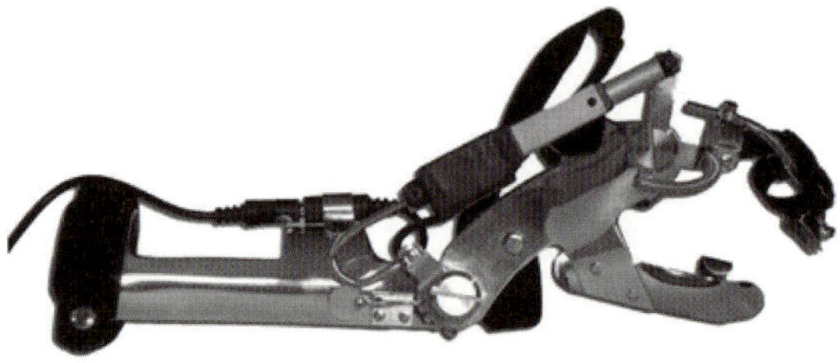

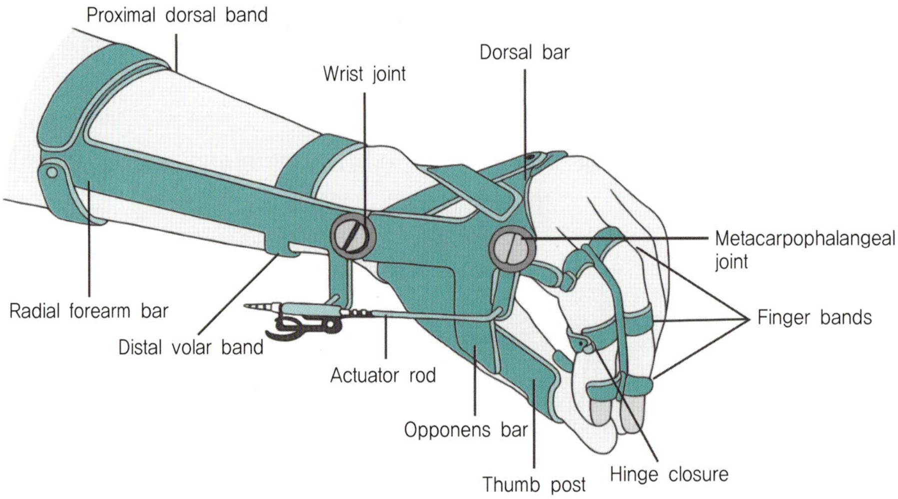

Wrist driven prehension orthosis

❋ finger driven prehension hand orthosis와 비교
- 연결부(linkage)는 손가락 고정 장치를 엄지 고정 장치에 접근시켜 잡기(grasp)를 가능하게 함
- tenodesis action을 이용함
- 사용자는 물건을 잡은 상태에서 유지하기 위해 손목관절의 능동적인 폄을 유지함
- C_6 팔다리마비 환자 시
- C_5 팔다리마비 환자는 톱니바퀴형(ratchet type)을 사용함

■ 손허리손가락관절 굽힘보조기(Knuckle bender)

1) 목적 및 구성 : dorsal hand band(D), dorsal finger band(D), palmar rod(P)
2) 두 개의 밴드의 양쪽에 돌출된 후크에 고무줄을 연결시켜서 MP를 굽힘시키는 작용을 함
3) **MP관절이 젖힘되어있는 Extrinsic hand position을 교정**
   (1) 정중신경과 자신경 손상 시 적용함
   (2) 뼈사이근(interossei)과 벌레근(lumbricals) 마비 시 적용함
   (3) 손허리손가락관절의 과다폄(hyperextension)과 손가락첫/끝마디뼈사이관절의 굽힘을 보이는 **갈퀴손(claw hand)에 적용**함
   (4) 손허리손가락관절(MP joint)의 과다폄을 교정하기 위해 손허리손가락관절의 굽힘을 유도함

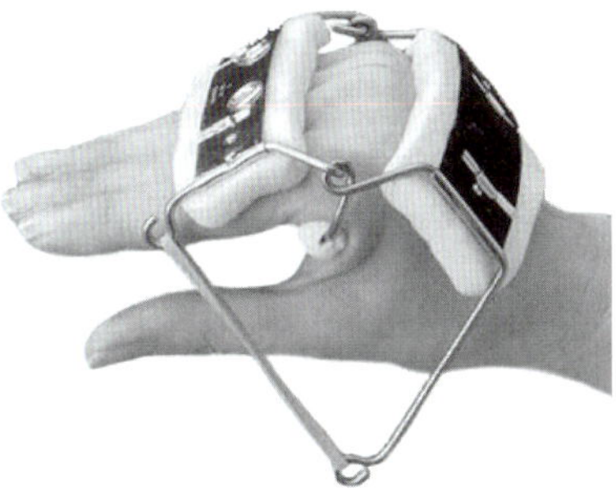

■ 손허리손가락관절 폄보조기(Reverse Knuckle bender)

1) 목적 및 구성 : dorsal hand band(D), palmar finger rod(P), palmar pad(P)로 구성
2) dorsal hand band의 후크와 고무밴드를 연결하여 MP를 폄시키는 작용을 함

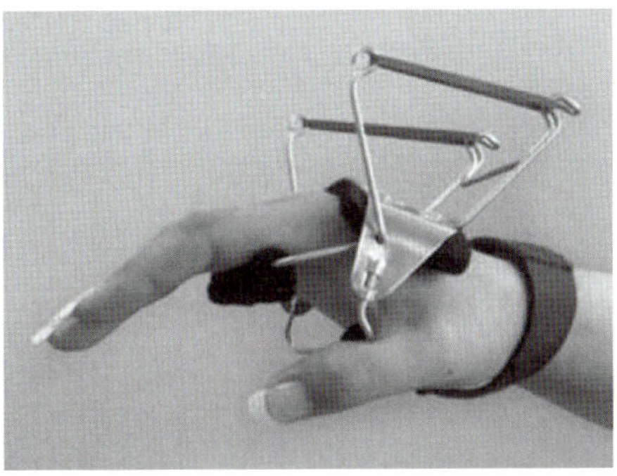

■ 손가락빗김 보조기(Finger deviation splint)

1) 목적 : MP의 자쪽편위를 막기 위해 MP의 flexion을 막거나 가동력을 제한하기 위해
2) 적응증 : 관절염증(류마치스성 관절염 등)

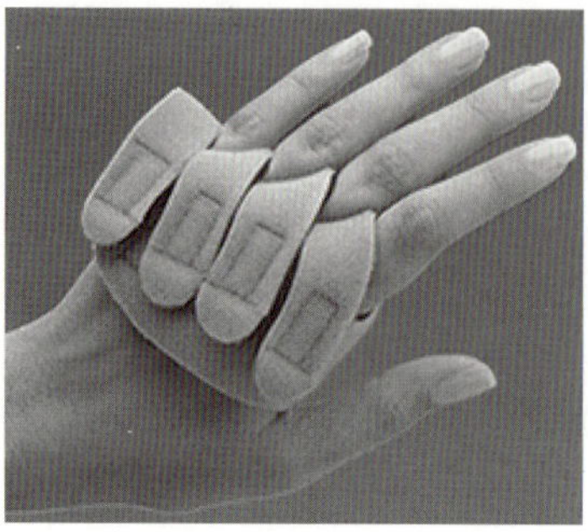

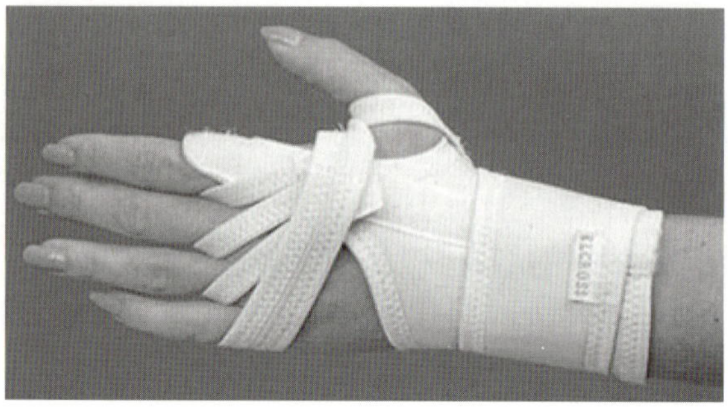

■ 제1등쪽 뼈사이근 보조, 제5지 벌림 스프린트

1) 1st dorsal interosseus assist
   작은 현외장치를 연결하여 검지손가락이 자쪽 편위가 되는 것을 방지
2) 5th finger adduction splint
   자쪽을 플라스틱이나 가죽으로 싸고 새끼손가락의 손가락뼈에 밴드와 스프링으로 연결하여 새끼손가락이 자쪽 편위가 되는 것을 방지

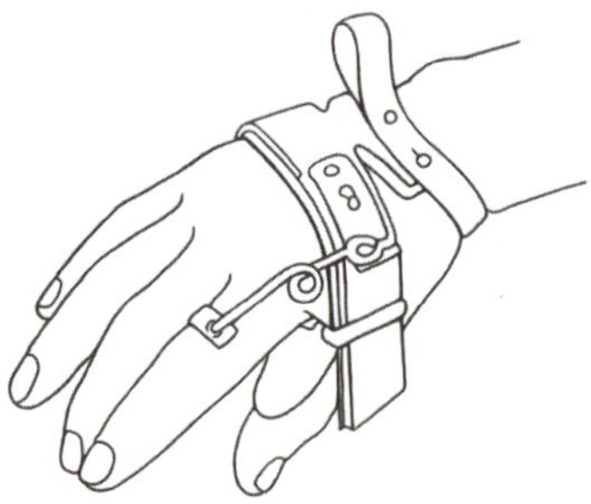

제1등쪽 뼈사이근 보조

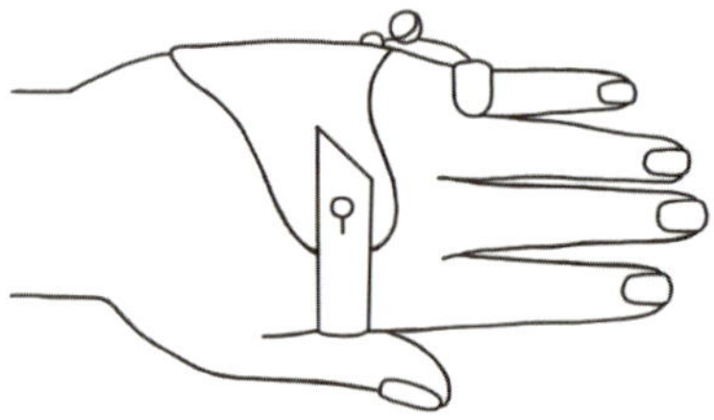

제5지 벌림 스프린트

■ 손가락플랫폼보조기(Finger platform orthosis)

맞섬보조기의 dorsal bar에 platform splint attachment를 고정시켜서 굽힌된 손가락을 폄상태로 유지하기 위한 것. 이와 비슷한 역할을 하는 보조기는 hand sandwich와 pancake splint가 있음

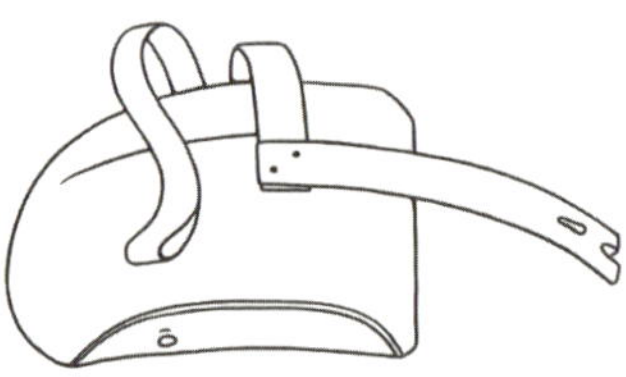

Finger platform orthosis

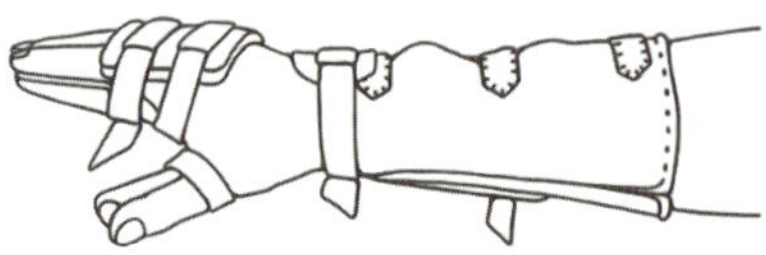

Hand sandwich

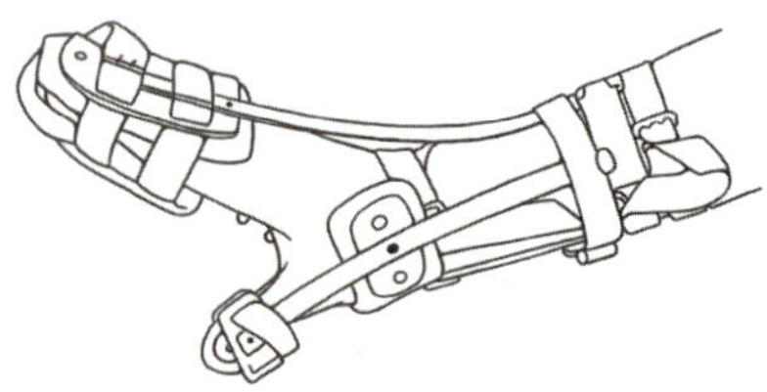

pancake

■ 손가락 IP 보조기

1) IP 폄보조기
금속판을 이용하여 손가락을 폄상태로 유지, 통증이 있는 손가락

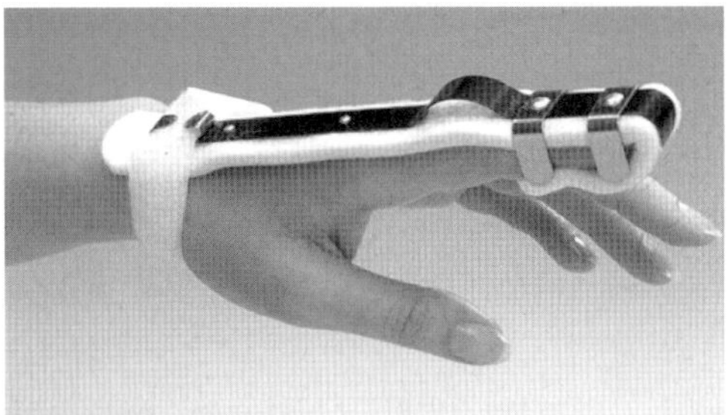

2) IP 굽힘 보조기
몸쪽 손가락관절(PIP) 굽힘

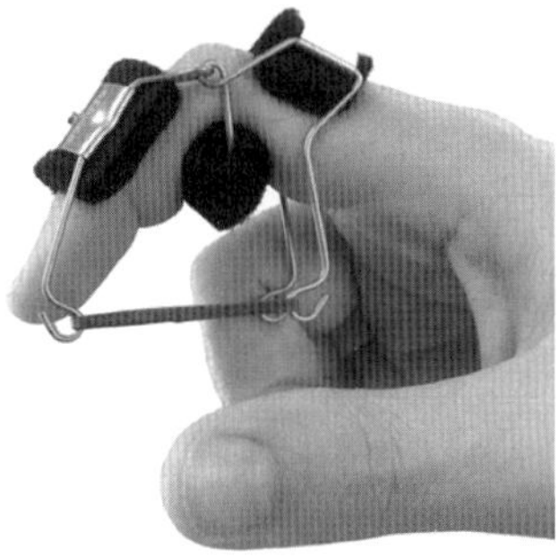

■ 백조목기형보조기(Swan neck splint)

1) 목적 : PIP의 젖힘 방지
2) 적응증 : swan neck 기형(**류마티스 관절염**)

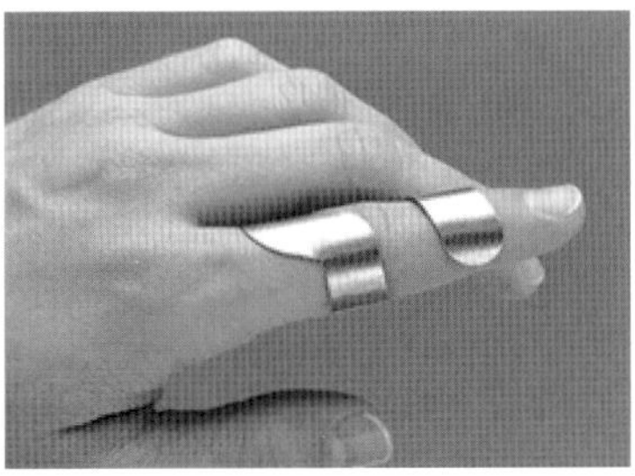

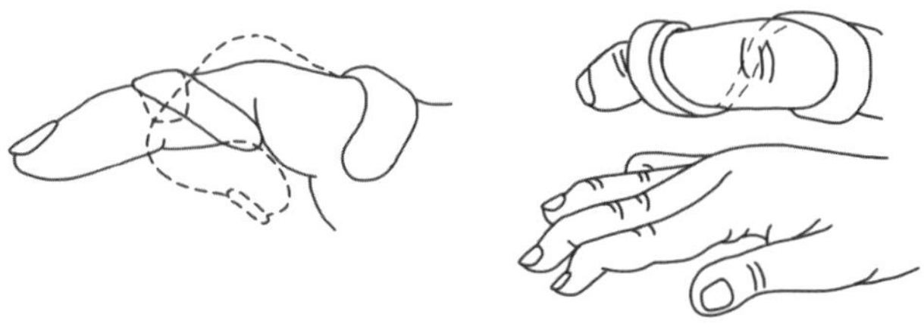

■ IP 폄보조기(Capener splint)

1) 목적 : PIP의 관절낭과 인대의 구축을 신장시켜 폄 범위를 늘리고 단축된 조직의 성장을 촉진하기 위해, PIP의 가쪽부분 안정을 위해
2) 적응증 : PIP 굽힘 구축, 곁인대의 손상, Boutonniere 기형

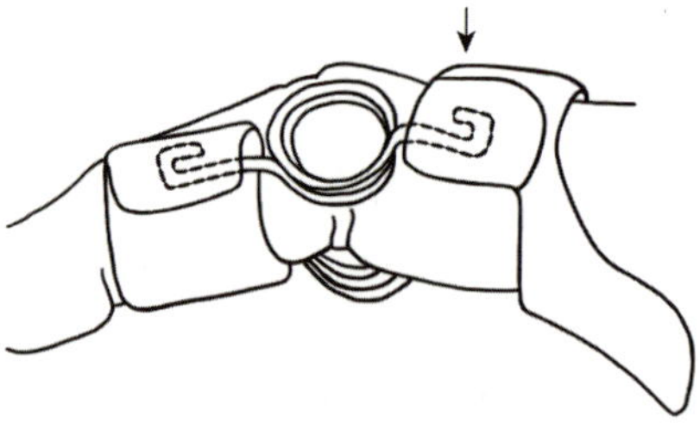

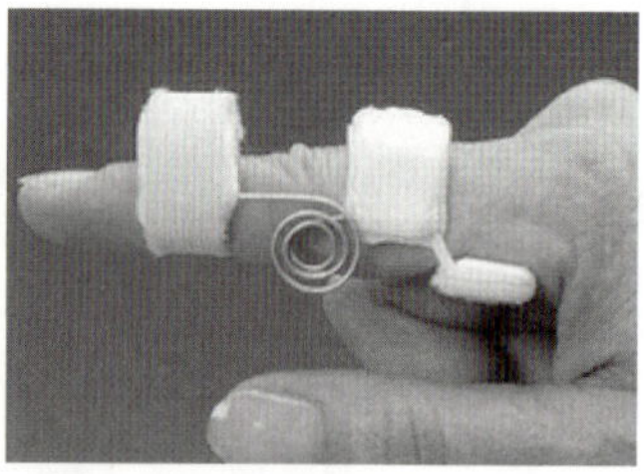

■ **드퀘르뱅 보조기(De Quervain's static splint)**

1) 목적 : **힘줄염이 있는 손목관절과 엄지의 CMC and MCP joint의 고정을 위해**
2) 적응증 : 드퀘르뱅(힘줄집염)
3) 제1폄근 손목관의 힘줄집안의 **긴엄지벌림근(Abductor pollicis longus)와 짧은엄지폄근(Extensor pollicis brevis)의 힘줄의 염증**

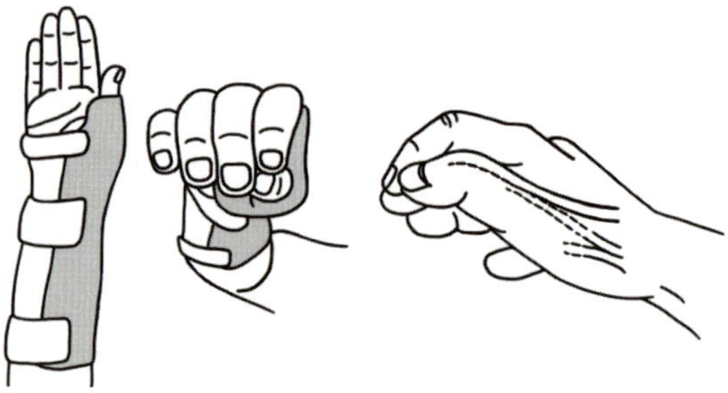

EXPLANATION

다리 보조기

1. 다리 보조기

■ **다리보조기의 착용 목적**

1) 체중의 지지
2) 신체분절의 올바른 정렬을 유지
3) 기형의 예방과 교정
4) 불수의적인 운동의 조절
5) 손상된 관절의 고정 및 보호
6) 약해진 근육을 도와주거나 대신함

■ **다리보조기의 분류**

1) 재료에 따른 분류
2) 적용 부위에 따른 분류
   (1) FO : foot orthosis, 발 보조기

(2) AFO : ankle foot orthosis, 발목관절－발 보조기

(3) KAFO : knee ankle foot orthosis, 무릎－발목관절－발 보조기

(4) HKAFO : hip knee ankle foot orthosis, 넙다리－무릎－발목관절－발 보조기

(5) KO : knee orthosis, 무릎관절 보조기

■ 보조기의 점검

1) 구두의 점검

(1) toe spring의 유무

(2) 구두 굽의 지면 접촉의 정확도

(3) 스터럽 부착의 견고성

(4) 처방전에 따른 구두의 부착물의 위치

(5) 구두 수정물의 내용과 위치

2) 보조기 관절의 점검

(1) 발목관절, 무릎관절, 엉덩관절의 축은 정중선에 수직임

(2) 발뒤축 중심 간격을 5～10cm으로 하여 기립자세에서, 엉덩관절과 무릎관절의 축은 서로 평행한 반면 발목관절은 정강뼈 비틀림(tibial torsion)의 영향을 약 20～30° 가쪽돌림되어 있음

(3) 발은 진행선(line of progression)을 기준으로 15° toe-out되어 있음

(4) 보조기 발목관절의 점검 : 인체 발목관절과 안쪽으로는 약 0.6cm(1/4인치), 가쪽으로 약 0.45cm(3/16인치)의 간격유지

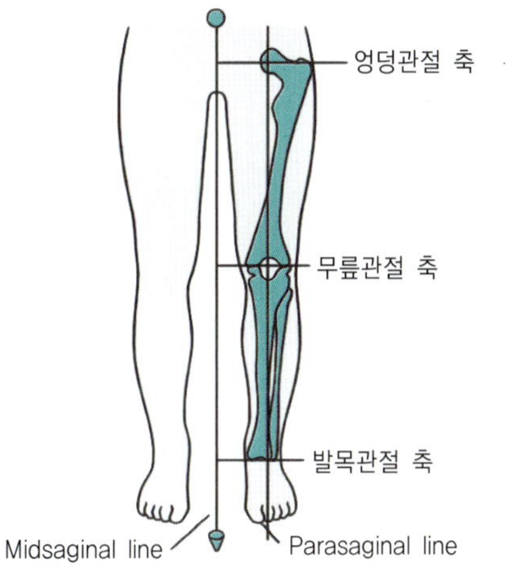

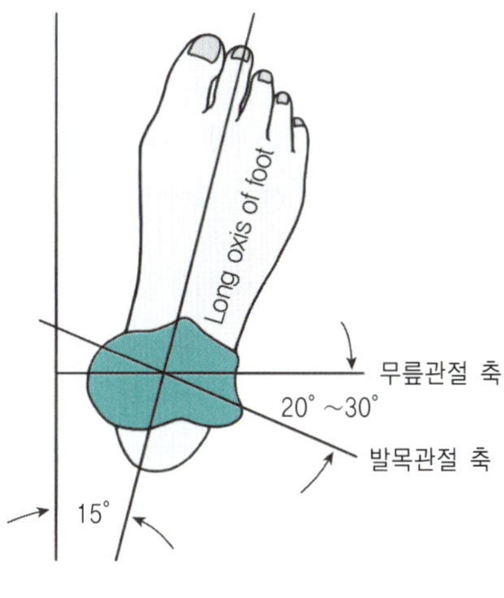

(5) 보조기 무릎관절의 점검 : 정강뼈 고평부(tibial plateau)의 위쪽으로 약 1.8cm(3/4인치), 사방면에서는 무릎뼈를 제외한 무릎 두께의 중앙부 기준, 무릎관절 안쪽 약 0.6(1/4인치), 가쪽으로 약 0.3～0.6cm(1/8～1/4인치)의 간격유지

(6) 보조기 엉덩관절의 점검 : 넙다리뼈 큰돌기 중심으로, 위쪽으로 약 0.6cm(1/4인치)와 앞쪽으로 약 0.6cm(1/4인치)되는 지점으로 기준

(7) 보조기 스터럽의 점검

3) **업라이트와 밴드의 점검**

(1) 업라이트의 점검 : 피부와의 간격을 최소한으로 유지하는지를 점검

① 짧은다리보조기 : 밴드의 높이와 일치

② 긴다리보조기 : 안쪽 업라이트는 샅부위의 아래쪽 1.3cm(1/2인치)에 위치, 가쪽 업라이트는 안쪽 업라이트를 기준으로 4cm 위쪽에 위치

(2) 밴드와 커프의 점검 : 종아리뼈머리 주위를 지나는 종아리신경의 압박 유무 점검

① 짧은다리보조기 : 장딴지 밴드 위모서리의 높이가 종아리뼈머리 먼쪽 경계선에서 2.5cm(1인치) 지점에 위치, 밴드의 둘레는 환자의 장딴지 둘레의 1/2에서 4~5cm를 추가하여 업라이트의 폭과 커프에 대비, 커프는 환자의 장딴지 둘레에 약 5cm가량 더 넓어서 장딴지 완전히 감싸고 여유 있는지 검사

② 긴다리보조기 : 장딴지 밴드와 아래넙다리 밴드와의 간격 일치검사

2. 발 보조기

▪ 기능

1) 발바닥면에서 균등한 체중의 지지 및 발활 지지, 운동 제한
2) 발목관절, 무릎관절, 엉덩관절, 그리고 척추에 부하되는 역학적 스트레스의 경감
3) 발허리통증 등 발바닥면에 통증과 민감한 부위를 경감
4) 보행이나 달리기시의 과엎침(hyperpronation)의 정도를 감소
5) 발의 정렬을 개선
6) 선천성 발의 기형을 교정
7) 다리보조기에 추가되어 적용
8) 다리 길이에 차이가 있을 때 적용
9) 신발로 인한 외적 자극이나 뼈돌출부와 같은 내적 압박을 감소

▪ 슈 인서트(Shoe insert), 발활 지지대(Arch support), 발판(Foot plate)

1) 슈 인서트(Shoe insert) : 발의 활(arch)을 유지, 발의 변형(안굽이, 밖굽이, 휜발) 시 교정, 지속된 경련 또는 발꿈치 힘줄이 짧아졌을 때 사용
2) 발활 지지대(Atch support) : 동통경감, 마비된 발이나 편평발 교정, 골반에서부터 발에 이르는 정렬, flat foot 교정
3) 발판(Foot plate) : 거의 쓰이지 않음

▪ 발 보조기의 종류

1) 기성품과 맞춤형
2) 경성 발 보조기(rigid foot orthosis) : arch 받쳐줌, subtalar joint
3) 반경성 발 보조기(semi-rigid foot orthosis)
4) 연성 발 보조기(soft foot orthosis)

■ 구두의 구성

- 정형화(orthopaedic shoes)라고도 불림
- 기본구성 : 구두창, 구두굽, 윗부분(upper) – 앞날개와 뒷날개, 안감과 보강재

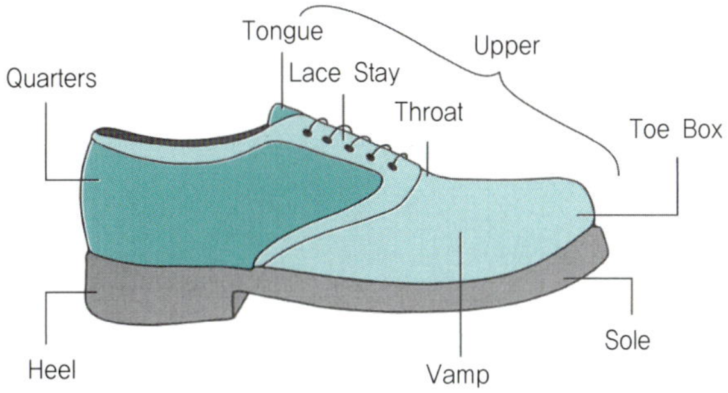

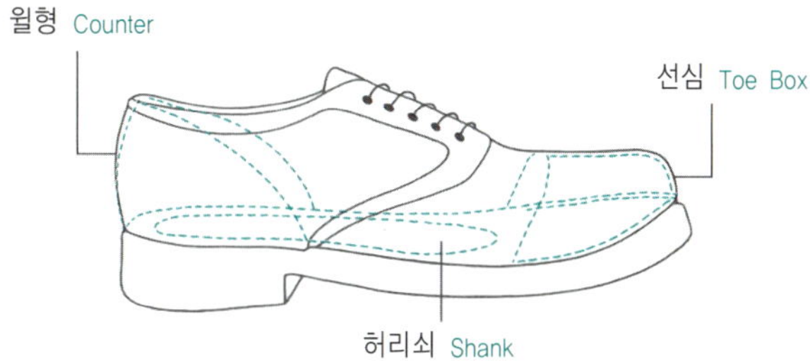

보강재

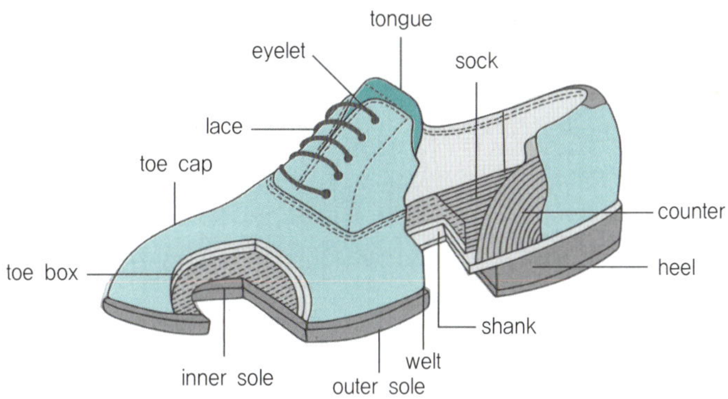

1) **윗부분(upper)** : 발등을 덮는 부분, 앞날개(vamp)와 뒷날개(quarter)로 구성
   (1) **앞날개** : 끈 자리(lace stays), 구두혀(tongue), 구두목(threat), 구두구멍(eye-let)이 있음
      ① Blucher형 : 정형화가 제작되는 타입
      ② Balmoral형
      ③ lace to lace(convalescent) : convalescent with posterior closure
   (2) **뒷날개**
      ① low quarter : 복숭아뼈 밑이 상한선이 되고 복숭아뼈보다 2~3cm 낮게 제작
      ② high quarter : 발목관절을 감싸주어, 주로 고정된 꿈치들린휜발증(rigid pes equinus)이 있는 발을 덮어주기 위해 사용, 가쪽부분이 복숭아뼈보다 약 4~5cm 위에 위치
2) **구두창(sole)** : 구두의 바닥 부분
   (1) 본창(outer sole)
   (2) 중창(inner sole)
   (3) 대다리(welt)
   (4) 볼(ball) : 가장 넓은 부분으로 발허리뼈머리(metatarsal head)의 위치와 동일선상에 위치

(5) 슈 브레이크(brake of shoe) : 발허리발가락관절(MP joint)과 일치하는 선

(6) 토우 스프링(toe spring) : 신으면 신을수록 toe spring이 강해짐

3) **구두굽(heel)** : 2.5cm 높이의 굽

(1) 굽 가슴(breast of heel)

(2) 피치(pitch)

4) **안감과 보강재(reinforcement)** : 구두의 안쪽에 사용되는 안감(lining)과 구두의 형태를 보존하기 위해 강화하는 것을 의미

(1) 선심(toe box) : 거의 없음

(2) 월형(counter)

(3) 허리쇠(steel shank, shank piece)

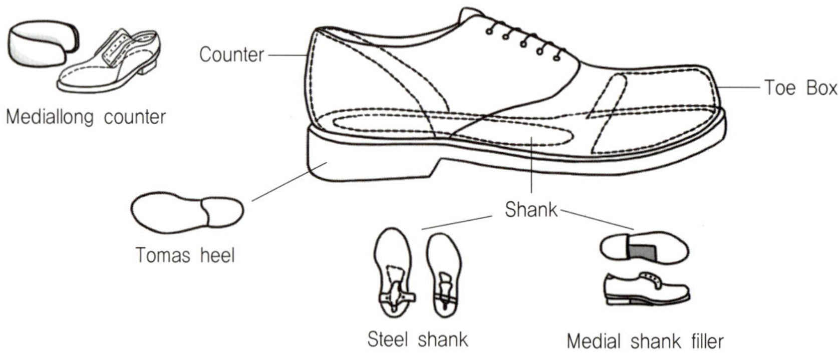

■ 구두의 수정(Shoe modification)

• 발의 활

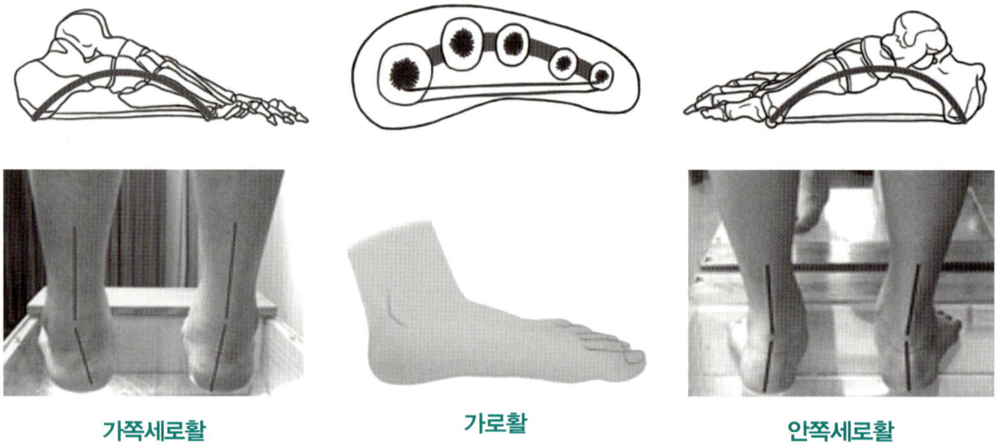

• 구두의 수정 – 세로활

구분	위치	수정	설명
가쪽들린 휜발증 교정 (pes valgus)	=Pronated foot 안쪽세로활(medial longitudinal arch)을 받혀서 체중을 가쪽으로 쏠리게 함		
	구두안	Steel shank	Shank piece(허리쇠)로 구두 허리 보강
		Cookie insert	딱딱한 가죽으로 발활을 만들어 받쳐줌
		Navicular pad(Scaphoid pad)	Cookie insert와 같은 역할, 부드럽고 탄력있는 재질 사용
		Medial long counter	체중 안쪽으로 쏠리는 것 방지. 안쪽 늘려줌
		Oval inlay	
	구두밖	Thomas heel(Orthopedic heel)	굽 안쪽이 가쪽에 비해 앞으로 돌출 안쪽으로 쏠리는 체중을 받침
		Medial wedge	쐐기를 구두안쪽에 끼워 넣음
		Medial shank filler	안쪽면을 지면과 일치하도록 채워 넣음
		Valgus strap	가쪽굽음(Valgus) 방지
안쪽들린 휜발증 교정 (pes varus)	=Supinated foot 가쪽세로활(Lateral longitudinal arch) 받쳐서 체중을 안쪽으로 쏠리게 함		
	구두안	Lateral heel wedge insert	발꿈치뼈(Calcaneus) 가쪽에 넣어 체중 안쪽을 쏠리게 함
		Lateral long counter	체중 가쪽 쏠리는 것 방지. 가쪽을 늘려줌
	구두밖	Lateral heel and sole wedge	쐐기를 구두 가쪽에 끼워 넣음
		Reverse Thomas heel	굽 가쪽이 안쪽에 비해 앞으로 돌출
		Lateral shank filler	가쪽면을 지면과 일치하도록 채워 넣음
		Lateral flaring	구두창을 약간 가쪽으로 넓게 함
		Varus strap	안쪽굽음(Varus) 방지

1) **안쪽 세로활을 지지하는 구두 수정** : 편평발(pes planus, flat foot), 발의 엎침(pronated foot), 가쪽들린휜발증(pes valgus)에 적용

(1) 구두안 수정

① 안쪽 발활 지지대(medial arch support)

② 발배뼈 패드(navicular pad)or Scaphoid pad : 발배뼈 아래에서 적용

③ long counter(medial)

④ cookie insert

⑤ 허리 쇠(shank piece) : 안쪽지지

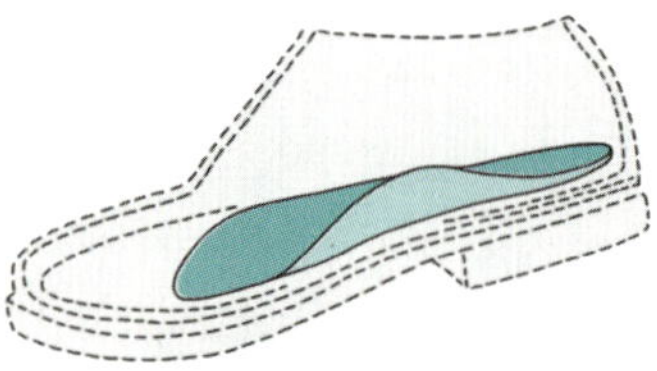

안쪽 발활 지지대

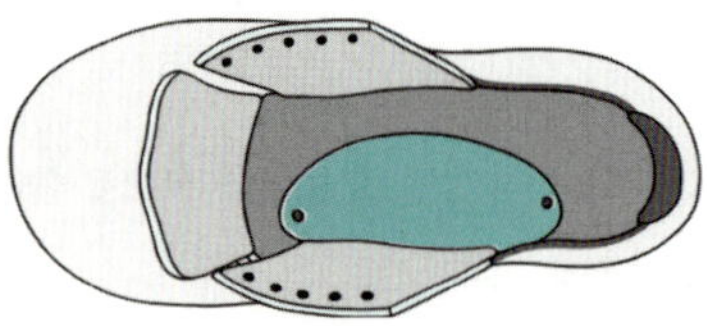

발배뼈 패드

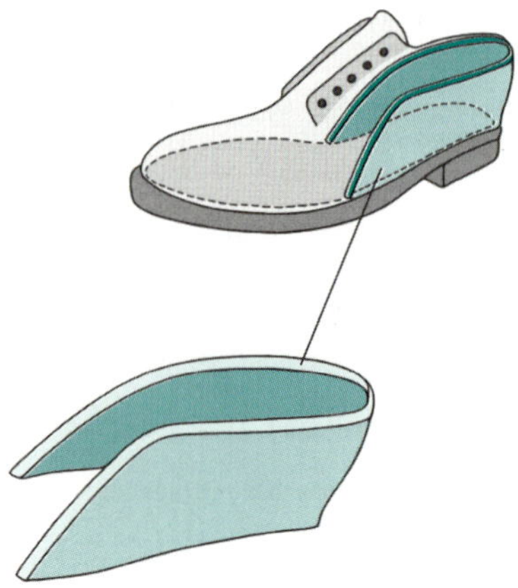

Long counter

(2) 구두밖 수정

① Thomas heel(orthopaedic heel) : 구두굽의 안쪽을 앞쪽으로 약 1.5cm 정도 연장하여 만든 것

② 안쪽 웨지(medial wedge)

③ flare(medial)

④ shank filler(medial)

⑤ 바깥굽음스트랩(valgus strap)

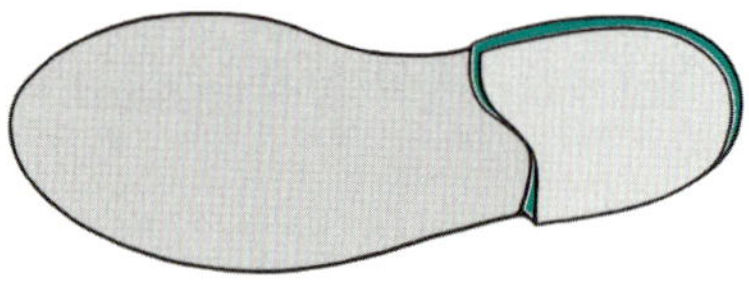

Thomas heel

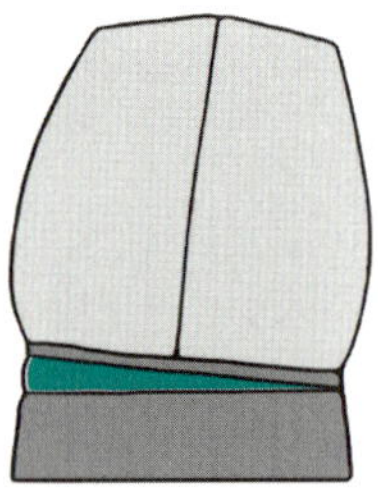

Medial heel wedge

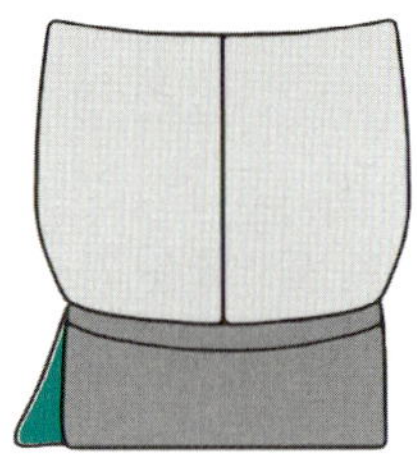

Flare

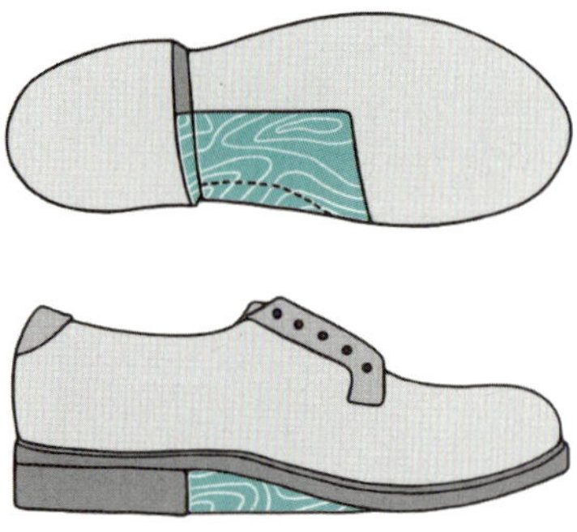

Medial shank filler

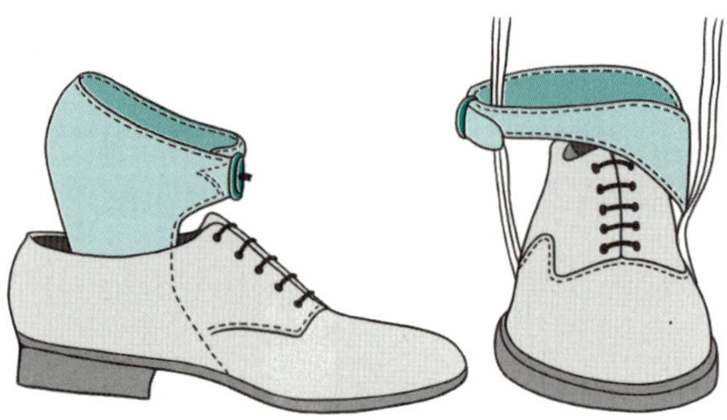

바깥굽음스트랩

2) **가쪽 세로활을 지지하는 구두 수정** : 편평발, 안쪽들린휜발증(pes vaurs)에 적용

(1) 구두안 수정

① lateral shoe insert

② long counter(lateral)

(2) 구두밖 수정

① reverse Thomas heel(reverse orthopedic heel)

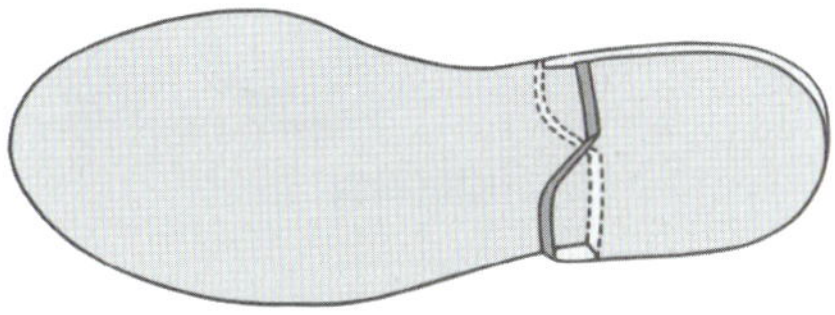

Reverse thomas heel

② 가쪽 웨지(lateral wedge)

③ flare(lateral)

④ shank filler(lateral)

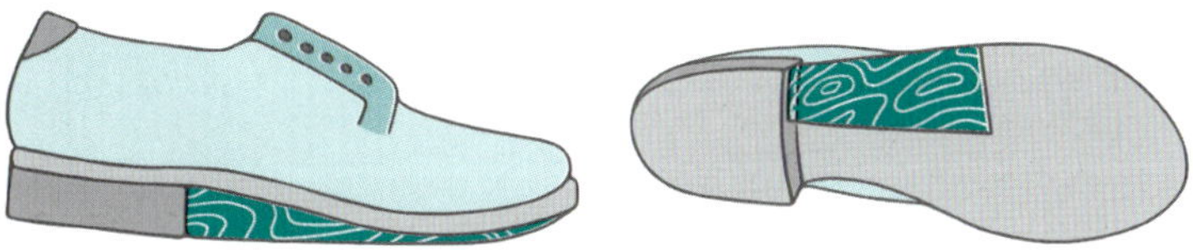

Lateral shank filler

⑤ Hauser bar

⑥ 안쪽굽음스트랩(varus strap)

3) **가로활을 지지하는 구두 수정**

- 가로활이 내려감
- 발허리통증(metatarsalgia), 편평발, 발꿈치들린오목발(pes cavus), 골절, Morton 발가락(Morton's toe), 엄지발가락가쪽휨증(hallux valgus), 엄지발가락굽음증(hallux rigidus), 윤활주머니염(bursitis)

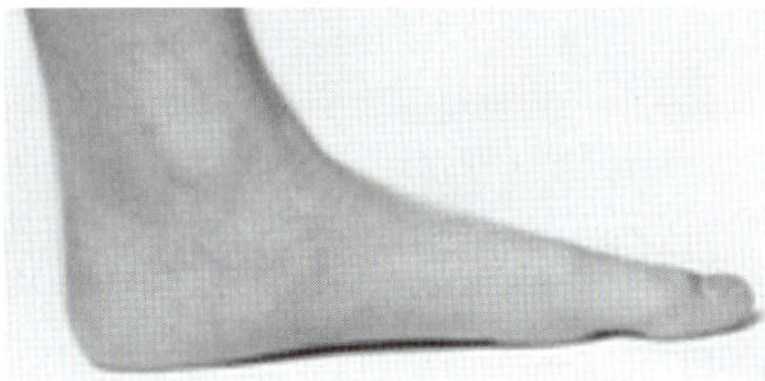

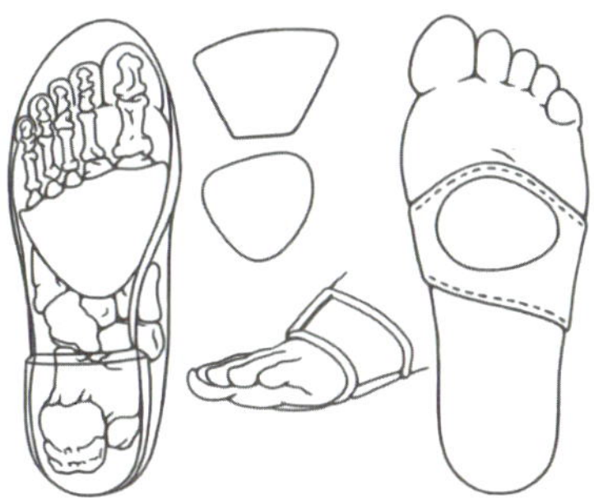

보조기 및 의수족

(1) 구두안 수정

① 발허리뼈 패드(metatarsal pad)

② 발허리뼈 코르셋(metatarsal corset)

③ 인솔형 발허리뼈 지지대(insole type metatarsal support)

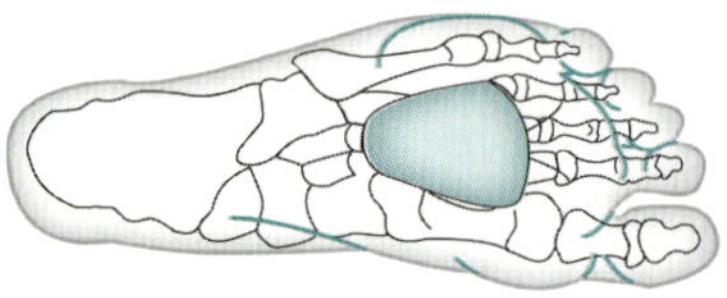

발허리뼈 패드

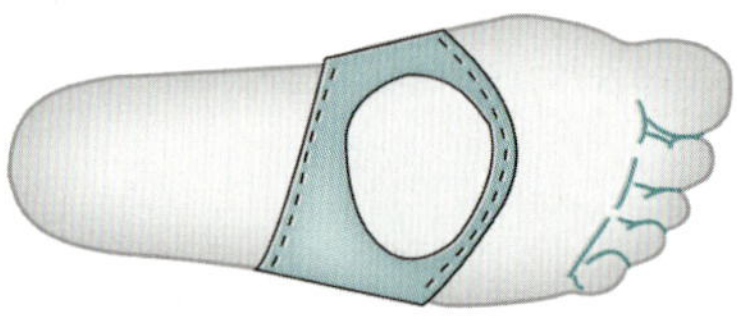

발허리뼈 코르셋

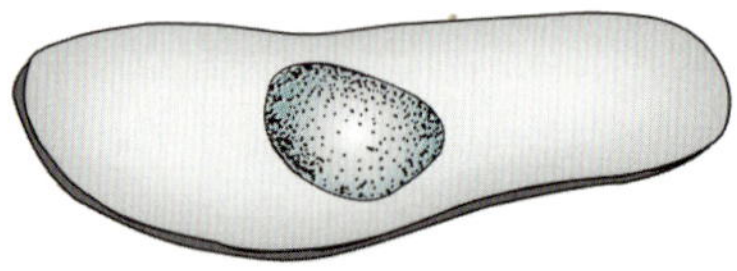

인솔형 발허리뼈 지지대

④ 엄지발가락가쪽휨(Hallux valgus) 보조기(Levy type inlay, toe spreader)

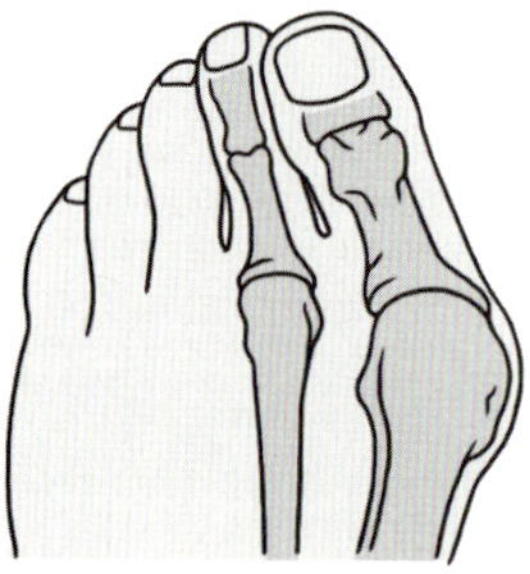

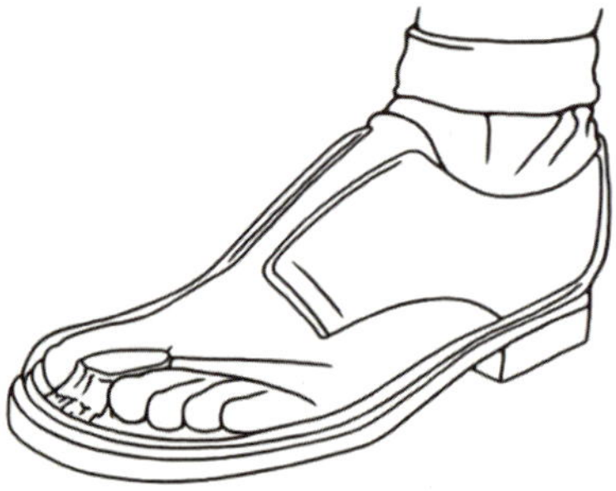

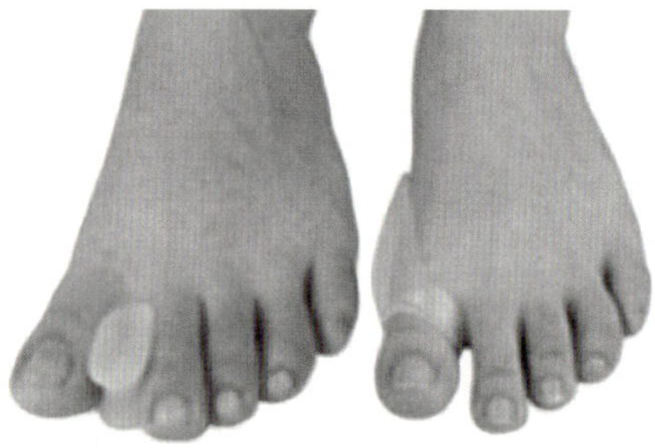

⑤ 몰톤의 발가락폄(Morton's toe extension) : metatarsal pad

몰톤 엄지발가락 : 엄지발가락이 짧아 발허리발가락관절에 통증이 있음

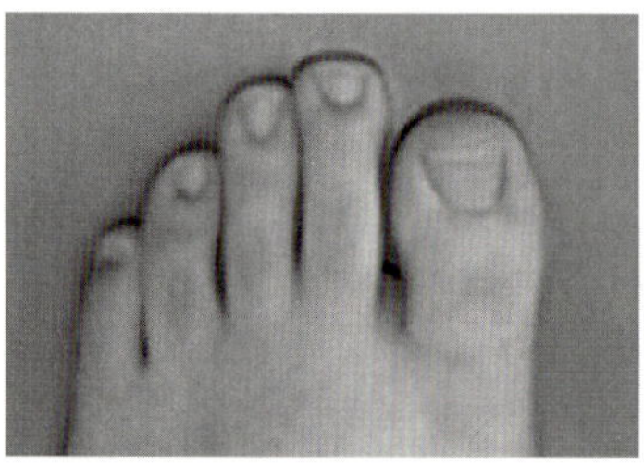

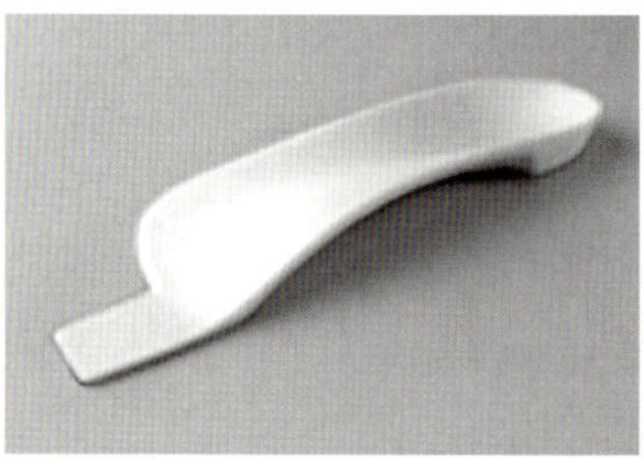

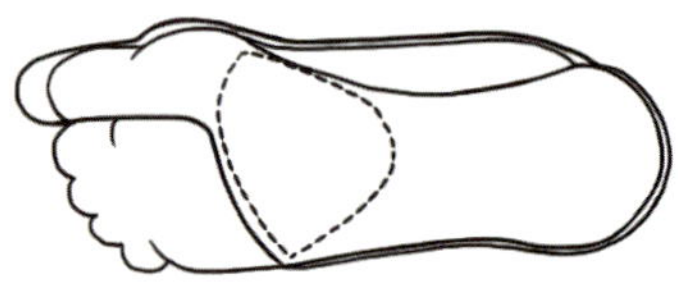

(2) 구두밖 수정

① metatarsal bar

② rocker bar

③ Denver bar

④ SACH heel

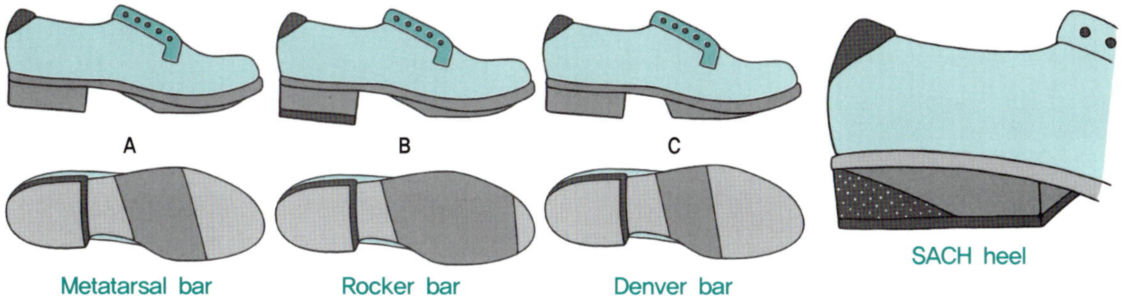

4) **구두 높이기(shoe elevation)**

(1) 구두 굽에서 높여주는 방법과 구두 굽과 구두창을 함께 높이는 방법

(2) 다리 길이 차이가 1.3cm(1/2인치) 이하인 경우에는 구두 굽만 높임

(3) 다리 길이 차이가 1.3cm(1/2인치) 이상인 경우에는 구두 굽을 높이며 구두창에서는 구두 굽 높임의 약 50%를 추가로 높여주어야 함

(4) 실제적인 다리 길이에 차이가 있는 것이 아니고 골반의 lateral tilt로 인하여 다리 길이의 차이가 관찰되는 경우에는 구두 굽을 높이기보다는 골반의 수평을 유지

3. 짧은다리 보조기

■ 금속 보조기(Metal AFO)

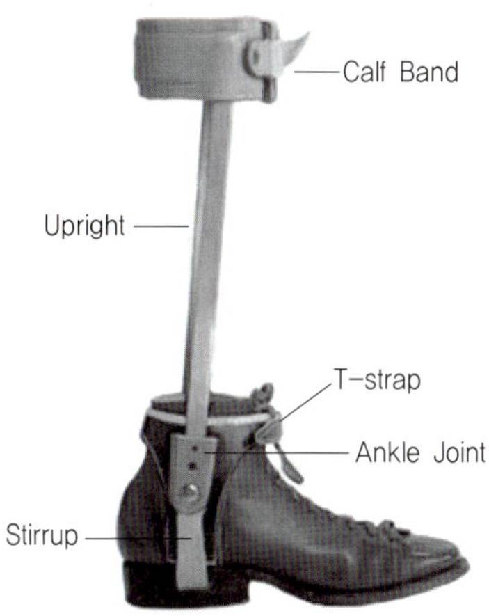

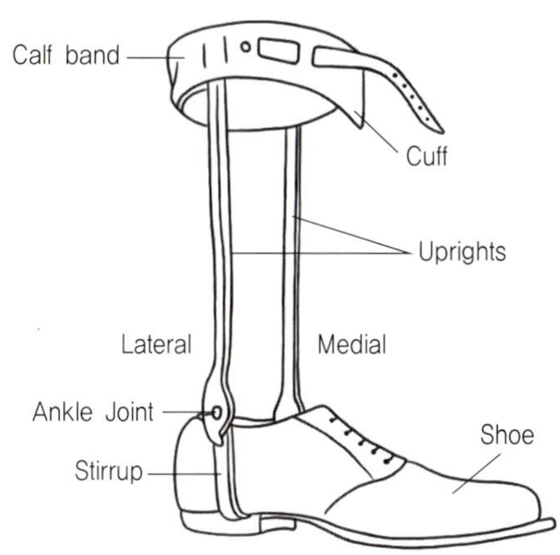

1) **스터럽(Stirrup)**

구두와 업라이트를 연결함

(1) **고정형 스터럽(solid or fixed stirrup)**

① 구두에 맞게 U자 모양으로 부착함

② 구두의 굽과 본창 사이에서 발바닥의 경력을 위하여 삽입된 허리쇠에 고정하여 사용함

③ 장점 : 견고, 내구성, 무게 가벼움, 발목관절 일치

④ 단점 : 구두교환이 어려움

(2) **분리형 스터럽**

① 신발만 빠지도록 디자인

② 신고 벗기 쉬움

③ 발목관절이 일치함

④ 음에는 오차간격이 없으나 계속 쓰면 소음 발생과 충격에 의해 빠질 수 있음

(3) **캘리퍼(caliper)**

① 원통형 파이프가 연결된 금속판 삽입하여 고정함

② 캘리퍼의 업라이트를 넣고 뺄 수 있음

③ 해부학적 발목 관절(ankle joint)의 축과 맞지 않음

④ 오래 사용 시 빠질 수 있음

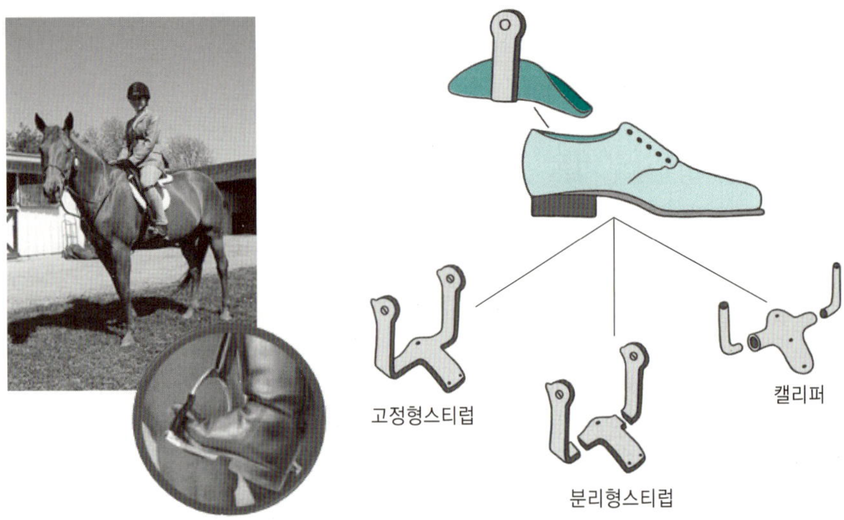

스티럽(Stirrup)

2) **인서트(Insert)**

(1) **슈 인서트(shoe insert, molded insert)**

① 개인신발 사용이 가능함

② 실내에서 사용이 가능함

③ 한쪽을 더 큰 신발을 신어야 함

④ 정밀 고정이 힘듦

⑤ 발 자체에 기형이 있으면 적용하지 못함

(2) **foot plate** : 거의 쓰이지 않음

(3) **sandal insert** : 뇌성마비와 같이 장딴지근(gastrocnemius)의 단축으로 인해 뒤꿈치가 바닥에 닿지 않는 경우 적용함

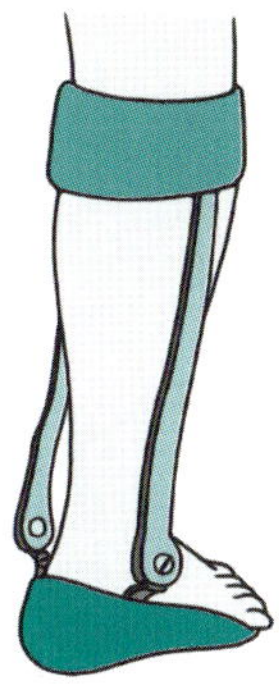

슈 인서트

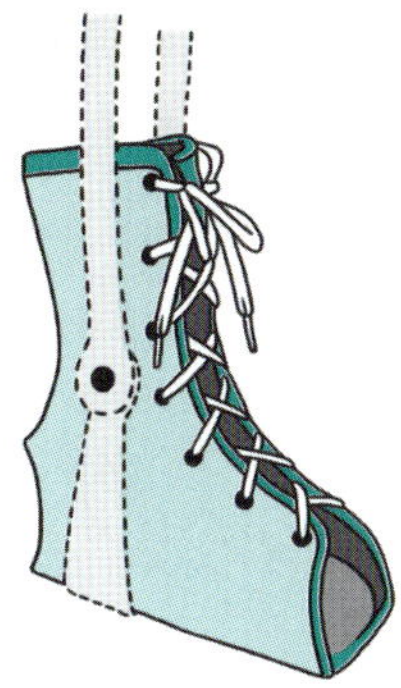

Sandal insert

3) 보조기 발목관절(ankle joint of orthosis)

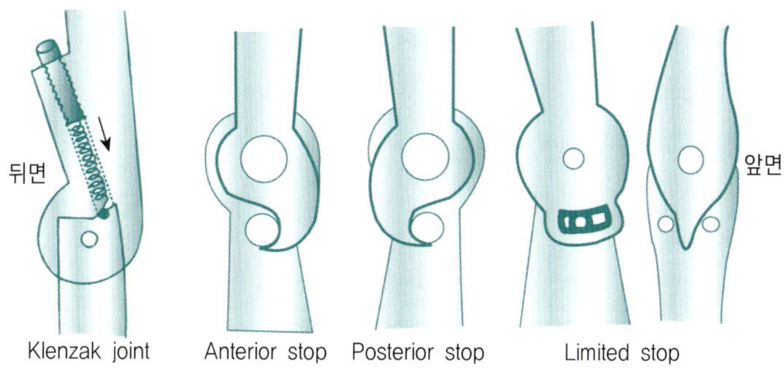

보조기 발목관절

(1) **축(axis)** : medial malleolus, lateral malleolus apex

(2) **가동(자유형) 발목관절(free motion ankle joint)** (기출)

① 발목관절의 안·가쪽 안정성(medio-lateral stability)이 필요할 때 사용(예, 발목관절 삠)

② eversion과 inversion을 할 수 없을 때 사용함

③ 발등굽힘과 발바닥굽힘만 허용함

④ 발목관절의 발등/발바닥굽힘근이 약하거나 불균형 시 사용을 못함

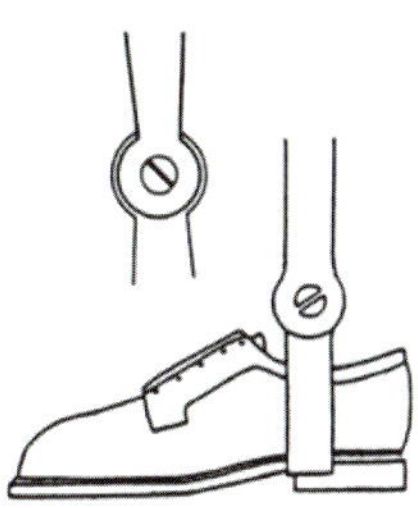

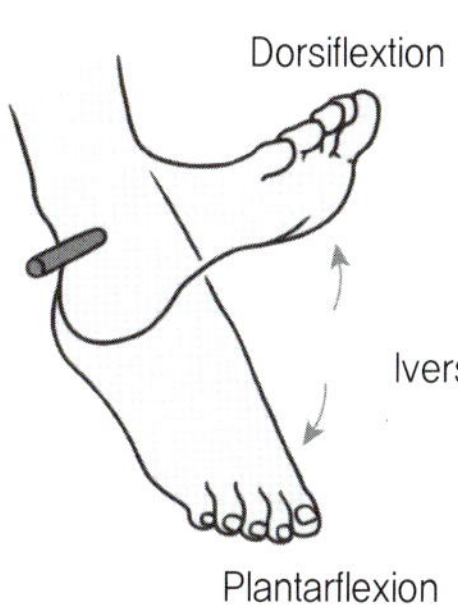

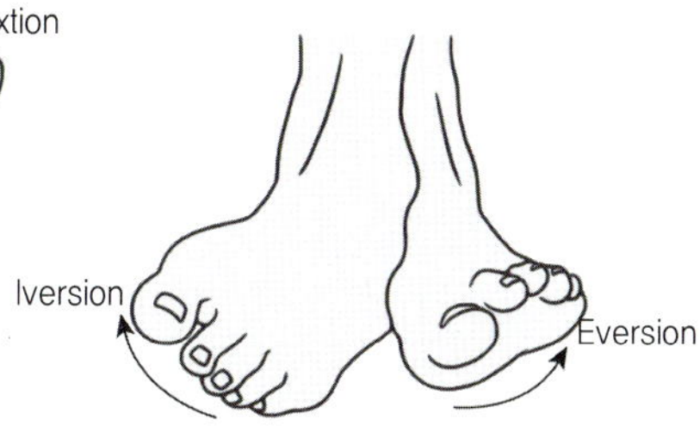

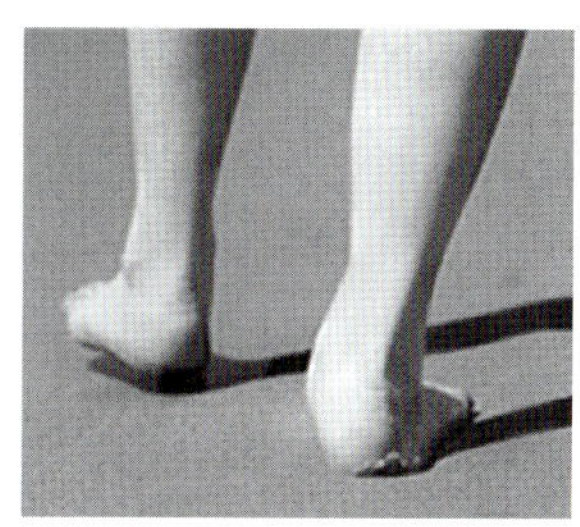

(3) 운동제한 발목관절(limited motion ankle joint)

① 앞쪽정지 발목관절(anterior stop, dorsiflexion stop)

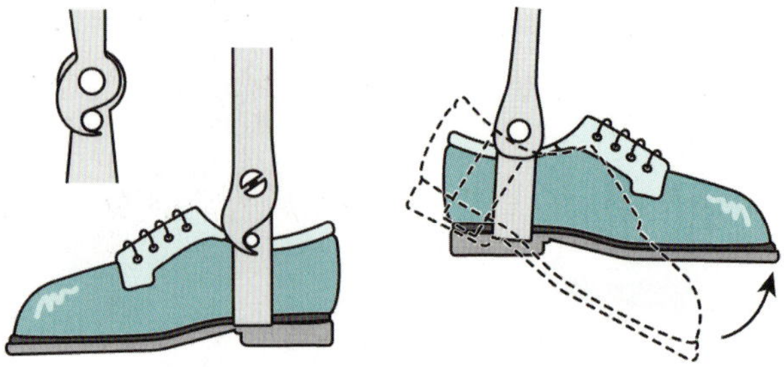

Anterior stop

- 발등굽힘 정지
- 정강신경마비(tibial nerve palsy) – 발바닥굽힘근(plantar flexor) 약화
- pes calcaneus
- 발꿈치 보행(calcaneus gait)
- 편평발 보행(flat foot gait)
- calf muscle paralysis
- 아킬레스힘줄이 늘어나거나 재파열되는 것을 방지
- 낮은 의자에서 일어나거나 앉을 때, 언덕길 오를 때 불편

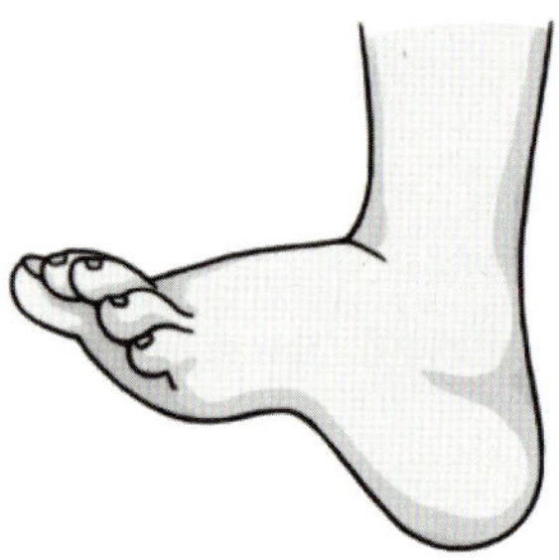

pes calcaneus

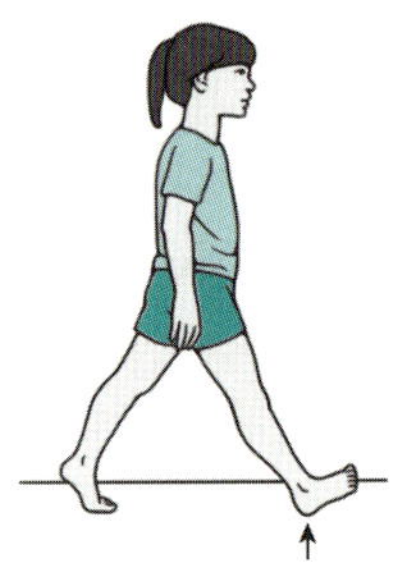

발꿈치 보행(calcaneus gait)

② 뒤쪽정지 발목관절(posterior stop, plantar flexion stop)

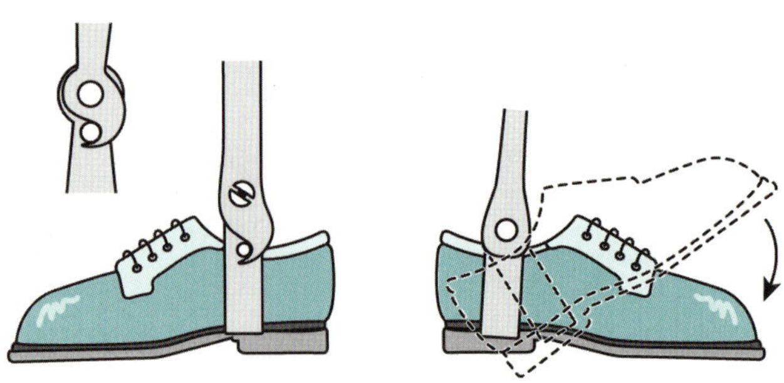

Posterior stop

- 발바닥쪽굽힘 정지
- 종아리신경마비(peroneal nerve palsy) – 발등굽힘근의 약화
- pes equinus
- 발처짐(foot drop), steppage gait
- 장딴지근(calf muscle)에 경직
- 계상보행(steppage gait)
- 평지보행, 언덕길 내려갈 때, 발끝떼기(toe off) 시 불편

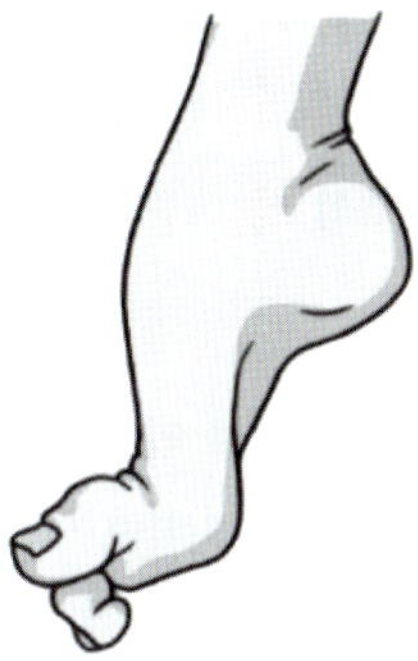

pes equinus

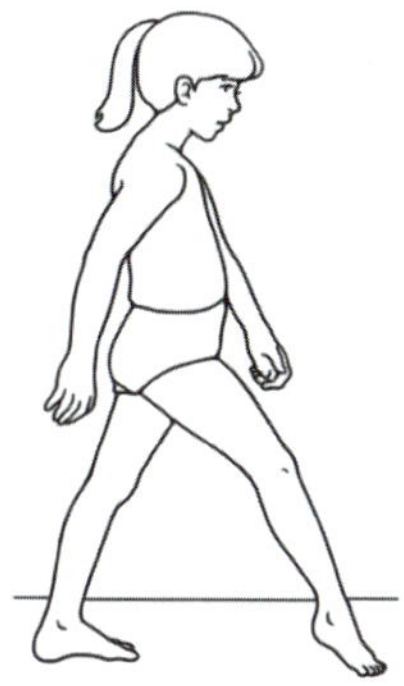

steppage gait

③ **양방향 제한 발목관절(double stop, limited motion stop ankle joint)**

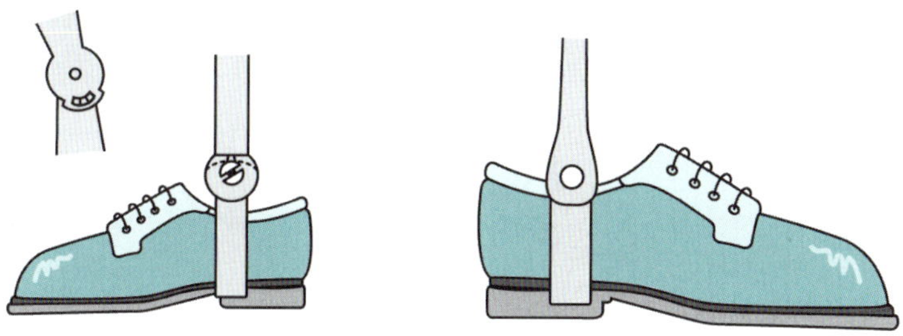

Double stop

- 발등굽힘 – 발바닥쪽굽힘의 운동범위를 10~20도로 제한
- 궁둥신경(sciatic nerve) 손상 : 정강신경 + 종아리신경
- 발바닥굽힘근과 발등굽힘근 모두 약화 또는 마비
- 비탈길이나 계단 오르내릴 때 불편
- 안전을 위하여 보폭을 작게 하여 보행하는 훈련 필요

④ 운동보조 발목관절(assist motion ankle joint)

• **클렌작 발목관절(Klenzak joint)** (기출)

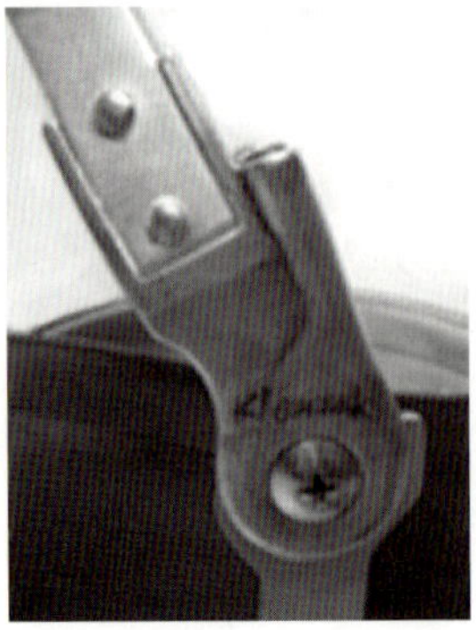

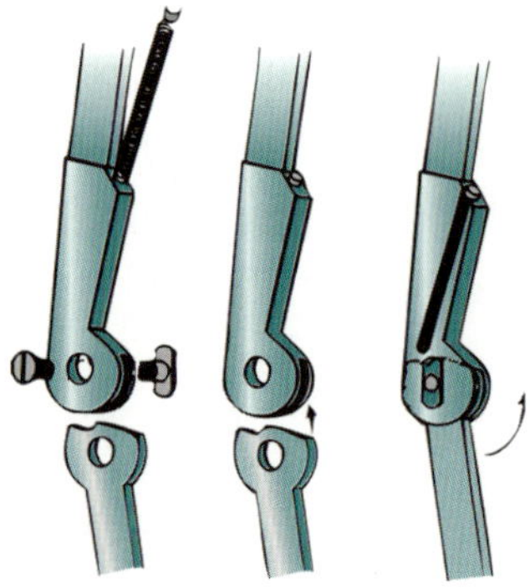

- 스프링 작용으로 발목관절의 **발등굽힘을 도와줌**
- 스프링 강도 조절이 가능함 → 벗은 상태에서는 약간의 발등굽힘 유지(10～15°)
- 종아리신경마비 시 발처짐에 사용(뒤쪽정지, posterior upright와 적응증이 비슷)
- 뒤꿈치닿기나 발끝떼기 직후 중간디딤기시 자연스러움
- 중추신경계 환자는 사용하지 않음－스프링이 종아리근육을 신장 시키게 되어 spasticity와 발목간대성 경련(ankle clonus)을 더욱 증가시키게 되기 때문에

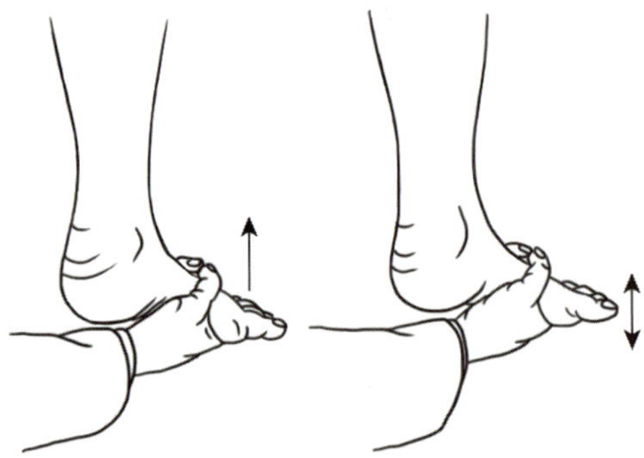

발목간대성 경련(ankle clonus)

• wire spring(fiber glass) dorsiflexion assist
- Wire AFO, 발목관절 발등굽힘 보조
- 장점 : 쉽게 부착과 고정, 쉽게 매고 풂음(밴드의 높이 조절, 밴드에도 벨크로 조일 수 있음), 가격저렴, 조작 간편
- 단점 : 보조기의 발목관절이 없어 역학적으로 부적합

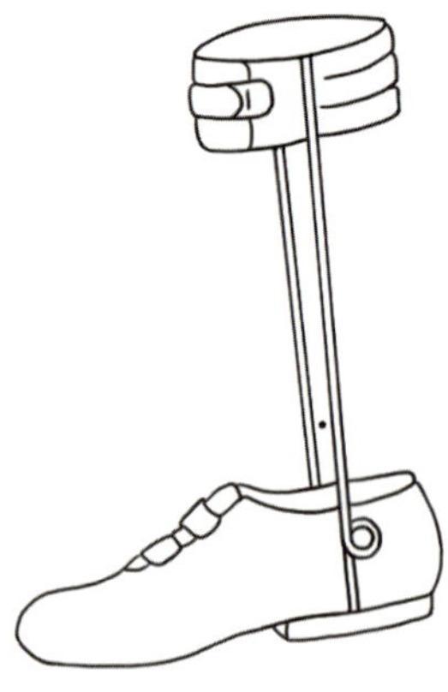

• 이중조절 발목관절(double-adjustable or dual channel ankle joint)

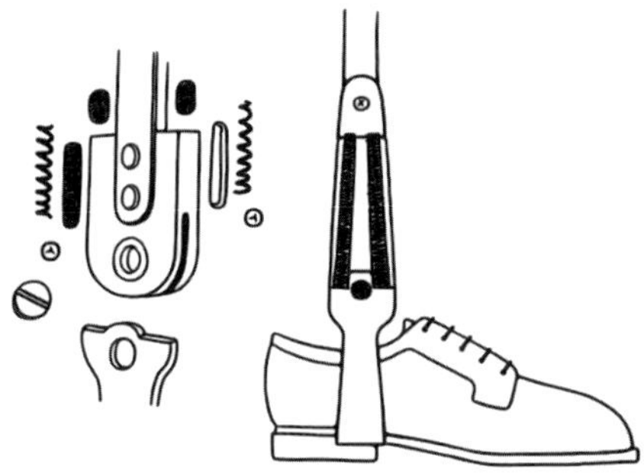

• 발등굽힘 발 보조기(dorsiflexion foot brace)
 – 고무 밴드로 연결하여 발목관절의 발등굽힘을 보조

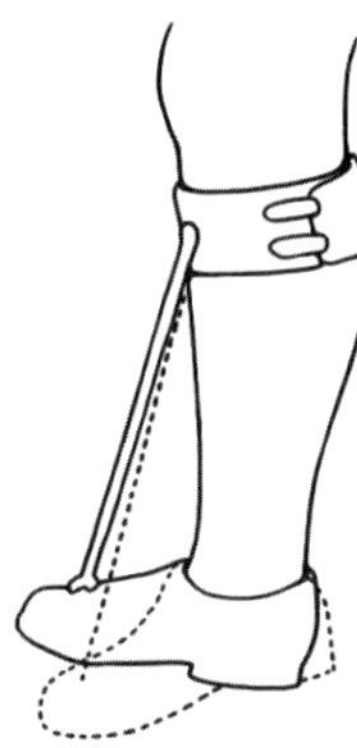

4) **업라이트(uprights)**
 (1) 보통 알루미늄 재질을 사용함
 (2) 두 개의 업라이트를 사용, 경미한(mild) 경우 1개 사용하기도 함
 (3) 발처짐(foot drop)의 경우에는 뒤쪽(posterior bar orthosis)에 적용함
 (4) 업라이트와 피부와의 간격
  ① 1/8～3/8인치(3～9mm)
  ② 발목관절 부분은 안쪽·가쪽복사 때문에 1/2～3/4인치
 (5) 가쪽 업라이트의 상단 높이 : 종아리뼈머리 아래 1.5～2.0cm
 (6) 종아리신경이 압박되지 않도록 해야 함
 (7) 종류
  ① 후방지주(one post upright) : 어린이용(성장에 따라 길이 조절), 발의 뒤쪽의 1개의 업라이트
  ② 가쪽지주(one lateral upright) : 발이 안쪽으로 쏠리는 eversion 방지, valgus deformity 교정
  ③ 안쪽지주(one medial upright) : 발이 가쪽으로 쏠리는 inversion 방지, varus deformity 교정

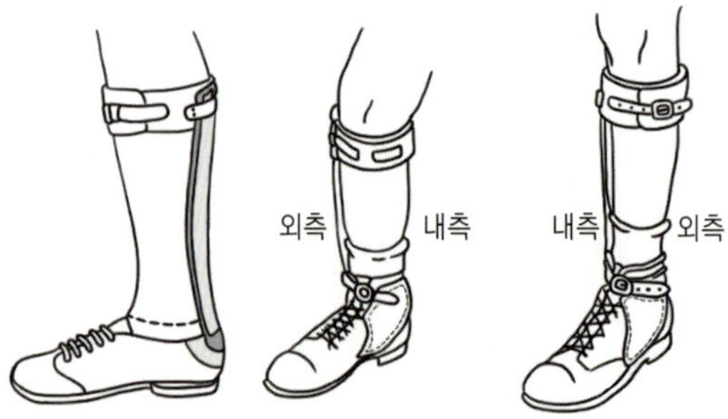

5) **스트랩(strap)**

(1) 발목관절의 안쪽·가쪽 안정성 조절−ankle valgus-varus 교정

① Y형 : 힘이 약간 비스듬하게 작용

② T형 : 힘이 직방향으로 작용

(2) valgus-varus strap은 심한 spasticity를 조정할 수 없으며 너무 꽉 잡아 매면 혈액순환이 되지 않는 경우가 있으므로 주의해야 함

(3) **바깥굽음스트랩(valgus strap)**

① 구두의 안쪽에 스트랩의 중앙부를 부착시켜 반대편인 보조기의 가쪽 업라이트에서 양쪽 끝을 버클로 조여줌

② 스트랩을 조여 줄수록 구두의 안쪽면에서 가쪽방향으로 힘이 전달되어 바깥굽음을 교정함

(4) **안쪽굽음스트랩(varus strap)**

① 구두의 가쪽에 스트랩의 중앙부를 부착시켜 반대편인 보조기의 안쪽 업라이트에서 양쪽 끝을 버클로 조여줌

② 스트랩을 조여 줄수록 구두의 가쪽면에서 안쪽방향으로 힘이 전달되어 안쪽굽음을 교정함

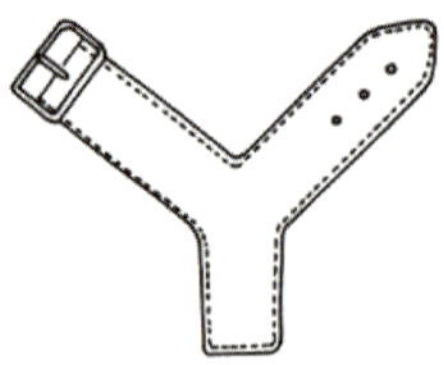
Y-Strap

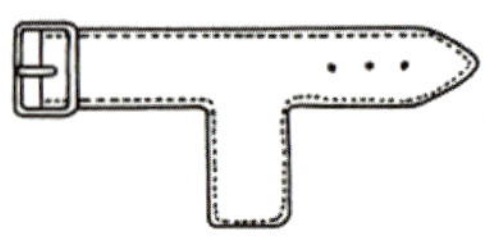
T-Strap

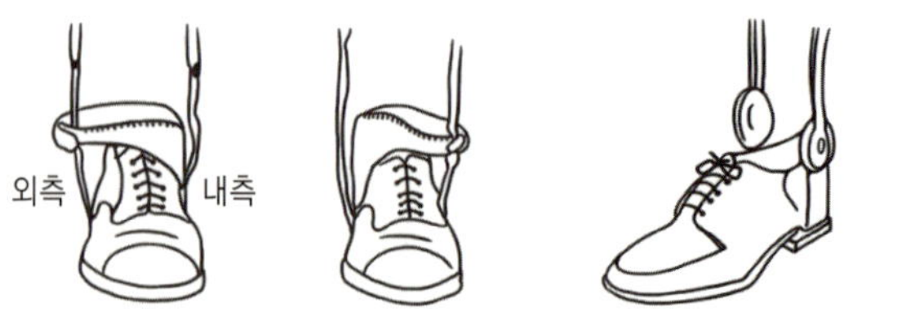

Valgus strap　Varus strap　Valgus or varus pad

※ 발과 다리의 변형

- Pes valgus – 안쪽세로활 내려감(MLA down)

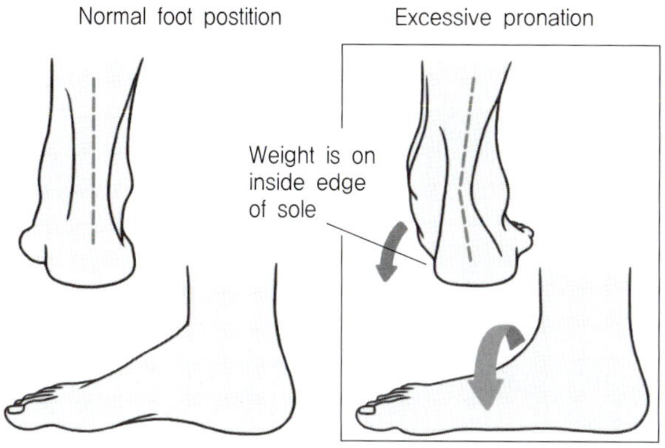

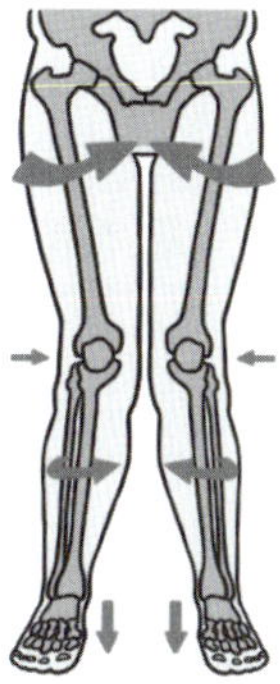

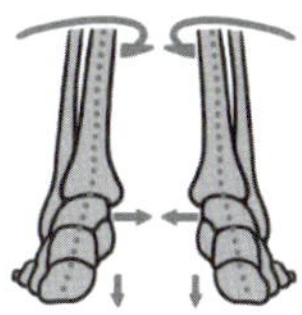

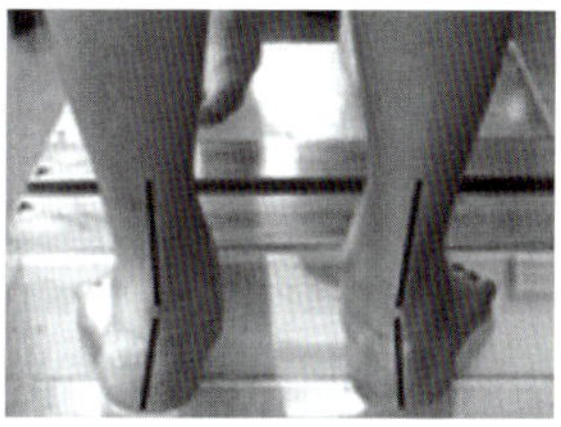

가쪽들린휜발증(Valgus)

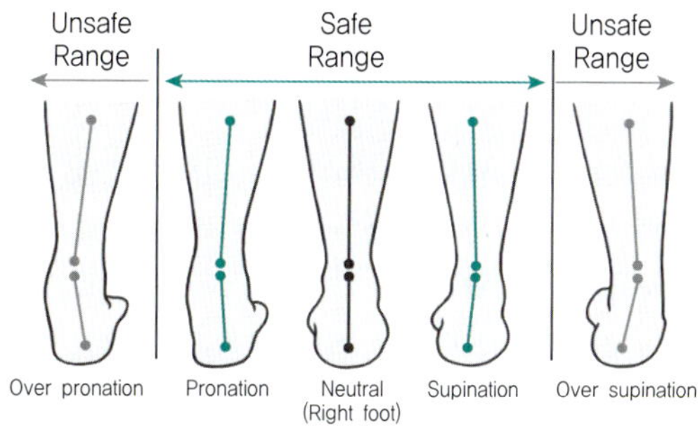

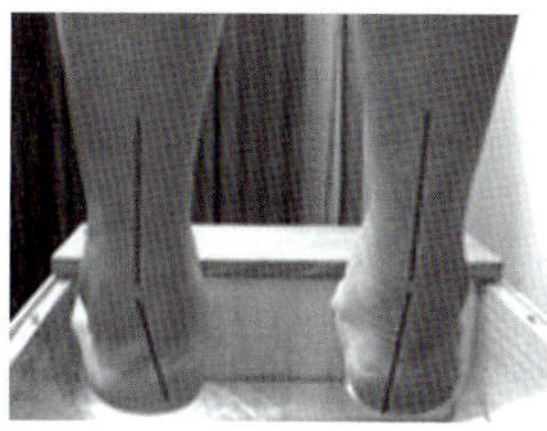

안쪽들린휜발증(Varus)

6) **압력 패드(pressure pad)**
   (1) 경미한 경우 사용
   (2) valgus pad
      ① 안쪽 업라이트의 발목관절 부위에 고정
      ② 체중을 가쪽으로 이동시켜 가쪽번짐 교정
   (3) varus pad
      ① 가쪽 업라이트의 발목관절 부위에 고정
      ② 체중을 안쪽으로 이동시켜 안쪽번짐 교정

7) 장딴지 밴드(calf band)
   (1) 2개의 가쪽 업라이트를 뒤면에서 연결
   (2) 삼점압의 한 압력, 바원형의 금속
   (3) 종아리뼈머리의 먼쪽 경계선에서 아래쪽 2.5cm(1인치), 무릎관절 아래 10cm(4인치)를 기준으로 함
   (4) 종아리뼈머리에서 종아리신경이 지나가므로 이를 압박하지 않게 하고, 무릎관절 굽힘과 폄 시 피부손상을 예방함

8) 커프(cuff)
   주로 가죽을 사용하여 장딴지 부분을 감싸며, 다리보조기의 현가기능을 함

■ 플라스틱 보조기(Plastic AFO)

1) 특징

(1) 장점

① 금속 보조기보다 훨씬 가벼움

② 피부에 밀착되어 외관이 뛰어남

③ 구두를 쉽게 바꾸어 신을 수 있으며, 실내·외에서 사용이 편리함

④ 발목관절과 발의 정렬을 바르게 함

⑤ 제작과 수정이 용이하며, 비용이 저렴함

⑥ 플라스틱의 색상에 따라 선택이 자유로움

(2) 단점

① 발의 안/가쪽 안정성이 금속 보조기에 비해 다소 떨어짐

② 영하 5℃ 이하의 저온에서 충격에 약함

③ 수명이 짧음

2) 종류

(1) **PLS(Posterior Leaf Spring) AFO(= PLSO)** : 발목부분에 있는 나뭇잎처럼 생긴 모양이 스프링의 역할을 수행함

(2) **solid or rigid ankle plastic AFO**

① 복숭아뼈보다 앞쪽에서 잘라내어 발목관절을 거의 감싸게 하면, 발목관절과 발뒤부(hindfoot)의 움직임을 막을 수 있음

② 위운동신경세포 환자의 경직을 감소시키는 데 적용함

③ 간대성 경련(clonus)을 감소시킴

(3) **flanged plastic AFO**

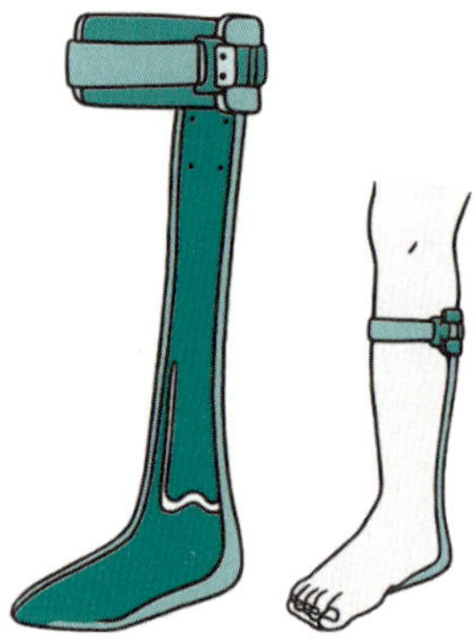

PLS AFO

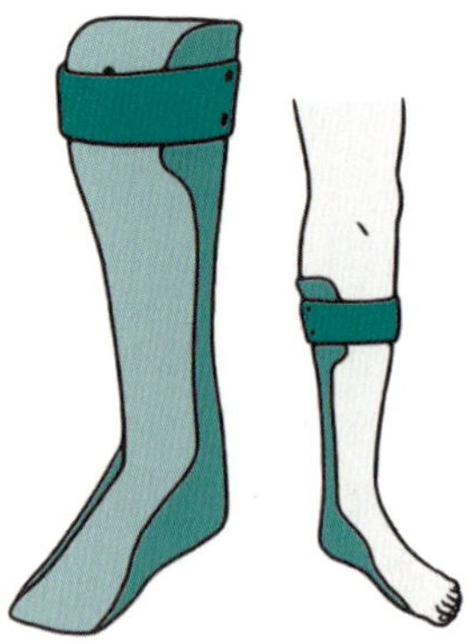

Solid ankle plastic AFO

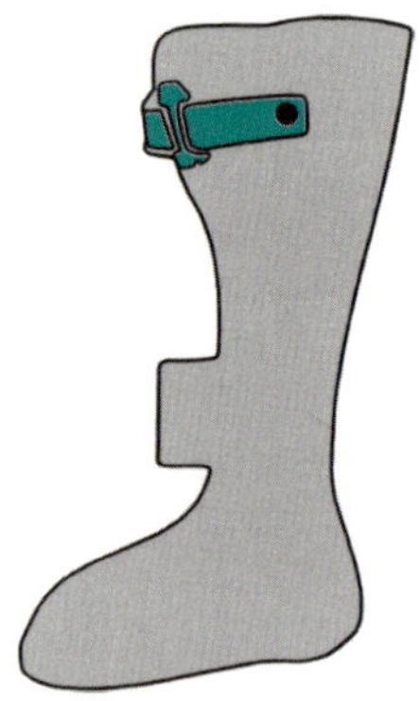

flanged plastic AFO

(4) **hinged plastic AFO**

① 뇌성마비 아동에게 많이 사용함

② 발목이 움직일 수 있는 여유가 있음

③ 보행의 밀기(push off)에 필요한 근육으로 장딴지근, 가자미근, 긴엄지굽힘근(flexor hallucis longus)이 작용하지만, 보조기를 착용하고 보행하게 되면 이들 근육들이 역할을 수행하지 못하게 됨

④ 위 근육들이 최대한 작용할 수 있도록 보조기에 관절을 만들어주기도 함

(5) **나선형 보조기(spiral AFO)**

① 스프링이나 볼트가 감기고 풀리는 원리임

② 금기증 : 현저한 부종이 있는 경우에는 사용해서는 안 되며, 심한 변형이나 강한 경직이 있는 경우에는 사용하지 않음. 심한 인지적 문제(cognitive problem)나 실행증(apraxia)이 있는 환자에게는 보조기 착용 시 도움이 필요함

(6) **반나선형 보조기(hemispiral AFO)** : 장딴지를 반만 돌아 장딴지 밴드의 안쪽에 부착하고, 부종 시 착용하면 안 됨

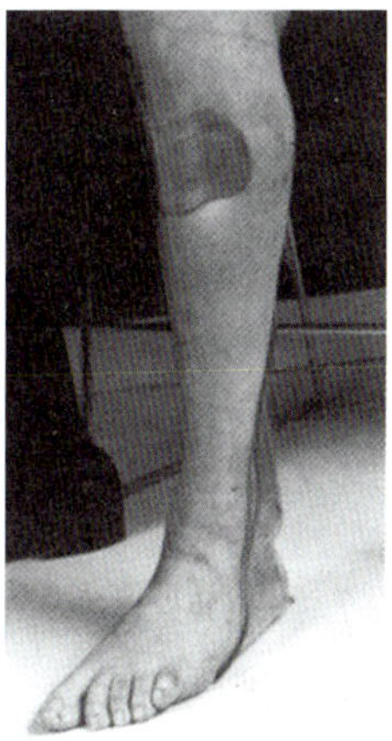

Spiral AFO

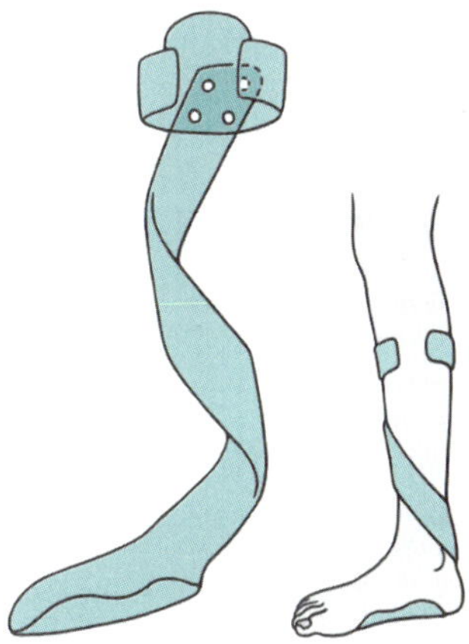

Hemispiral AFO

■ 체중지지 보조기(Weight-bearing AFO)

1) PTB 체중지지 보조기(patellar tendon bearing orthosis) : 경미한 경우 사용함

2) 종아리 코르셋 체중지지 보조기(calf corset weight-bearing AFO)

3) 정강뼈 고정용 플라스틱 보조기(plastic AFO for tibial fracture)

4) patten bottom AFO : 양측면에 연결된 업라이트를 통해 바닥에서부터 지면 반발력을 정강근육으로 전달시켜 체중을 지지함

5) 최상의 체중지지 : PTB+patten bottom

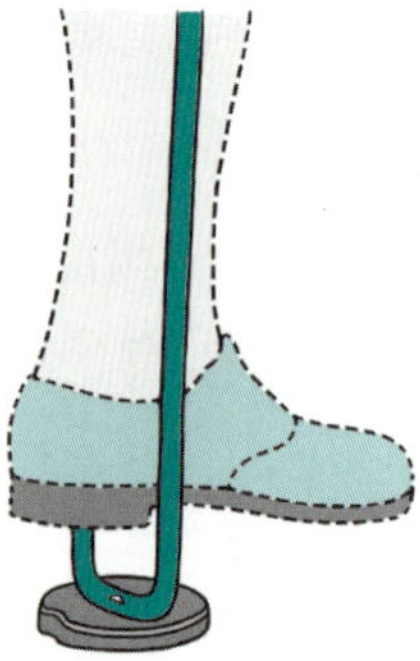

Patten bottom AFO

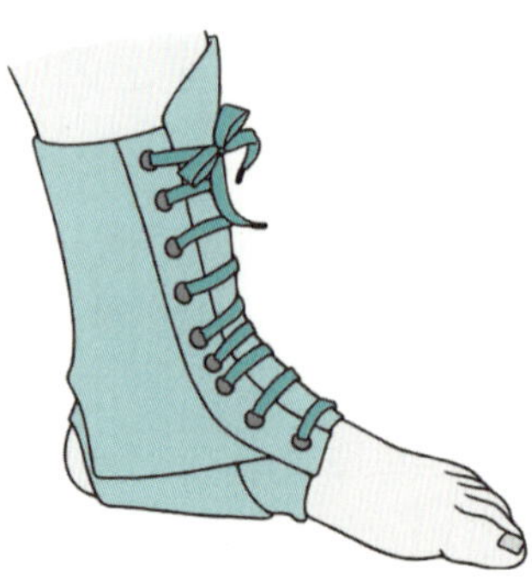

Supportive AFO

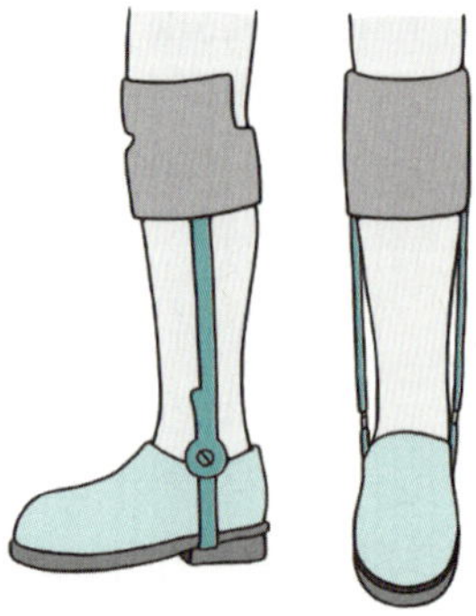

Patellar tendon bearing orthosis

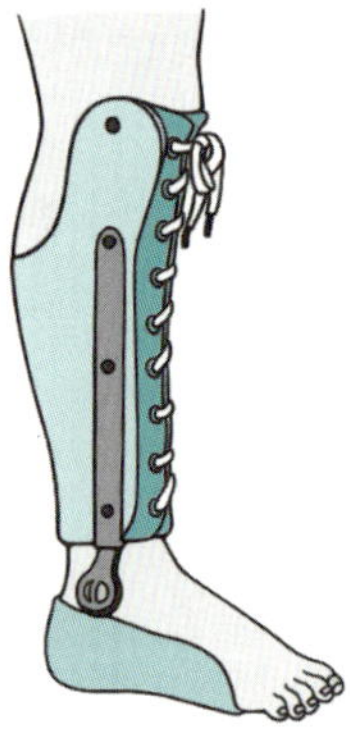

calf corset weight-bearing AFO

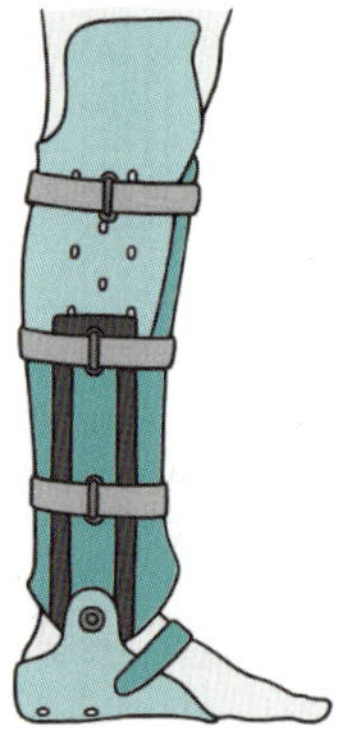

정강뼈 골절용 플라스틱 보조기

4. 긴다리 보조기

■ **금속 보조기(Metal KAFO)**

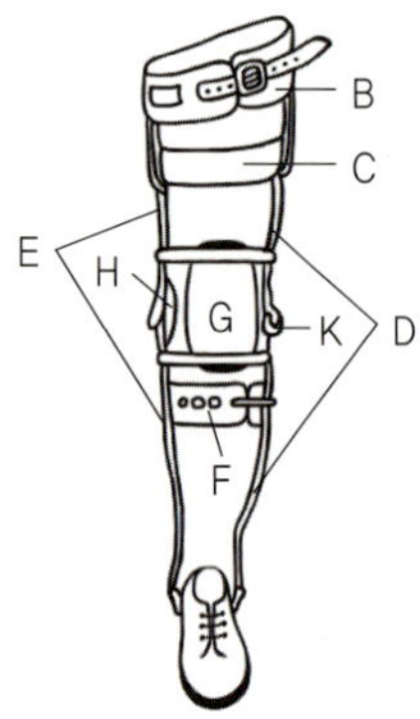

A. Gluteal band
B. Thigh band with full cuff
C. Thigh band
D. Lateral upright
E. Medial upright
F. Calf band with full cuff
G. Patella pad
H. Genu valgum pad
I. Ring lock
J. Patella pad strap
K. Knee joint

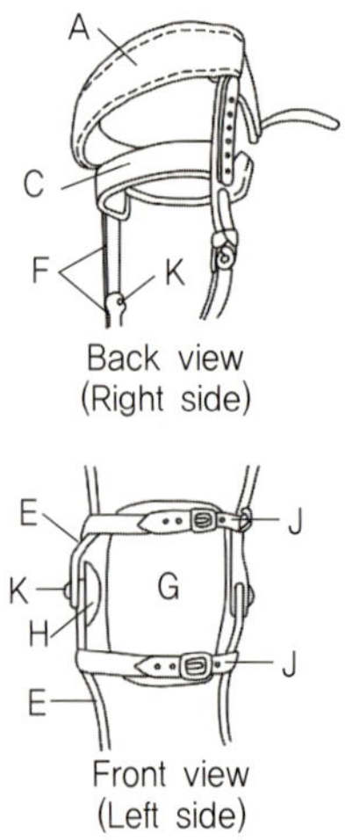

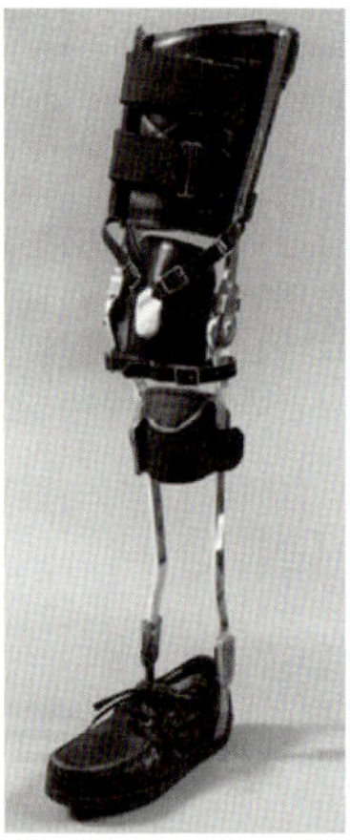

무릎-발목-발 보조기

1) **적응증**

안굽이무릎(bow leg, genu varum), 밖굽이무릎(knock knee, genu valgum), 엉덩관절 굽힘구축(hip flexion contracture)에 적용

2) **보조기 무릎관절 – 무릎관절 자물쇠(lock knee joint)**

(1) 링락(ring lock)

① 가장 일반적으로 사용, 저렴, 고장 거의 없음

② 가쪽 업라이트의 무릎관절부위에 반지모양의 쇠고리
편마비환자 : 안쪽 업라이트 – 건측 손이 링에 닿기 쉽게

③ 무릎관절 폄상태는 locking시켜서, 굽힘 시 풀어서 사용함

④ 사용 : 소아마비나 넓적다리네갈래근의 약화, 넙다리뼈 골절

⑤ 사용제한 : 무릎관절 구축이나 경직

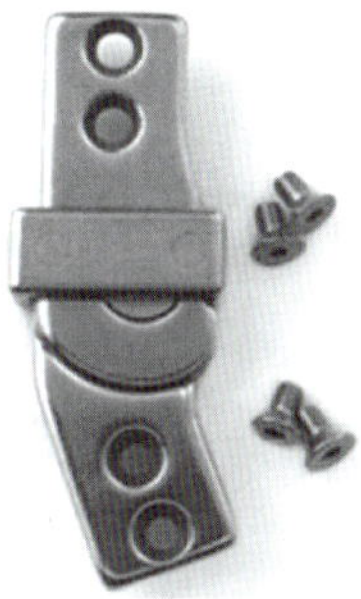
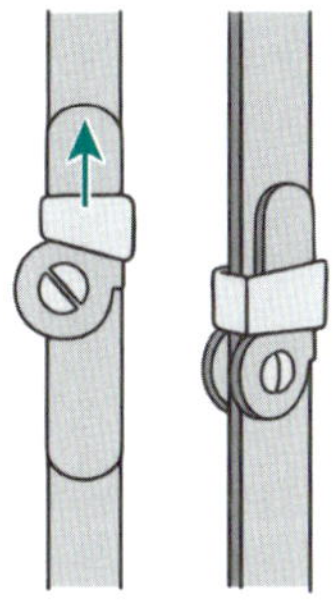
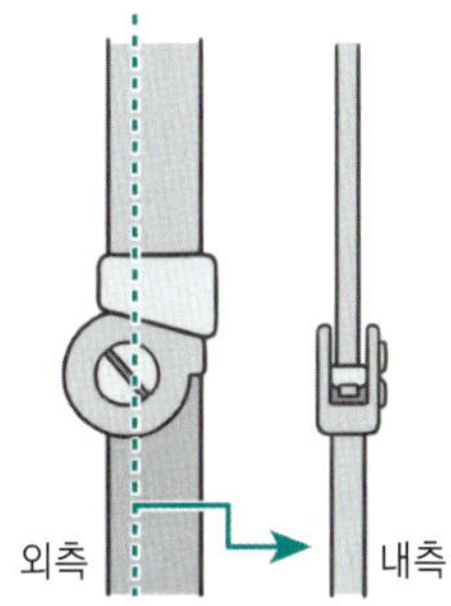

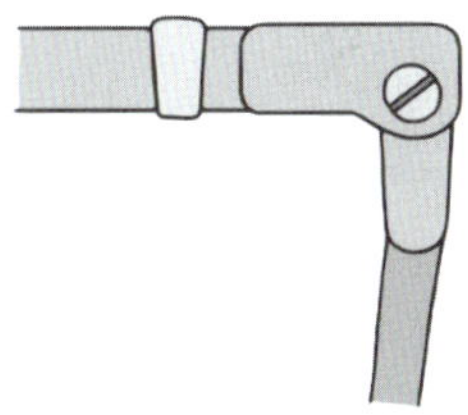

(2) 스프링 손잡이 달린 링락(**spring-loaded pull rod joint; spring ring rock)**

① 사용 : 엉덩관절의 운동범위 제한 시, 몸통굽힘 장애, 몸의 균형을 잡지 못해 링락을 손으로 잡아 올리고 내리기 어려운 환자

② 허리를 굽히지 않고도 자물쇠를 열 수 있음

③ 사용제한 : 편마비 환자에게 사용 어려움 – 스프링에 옷이 끼임 문제

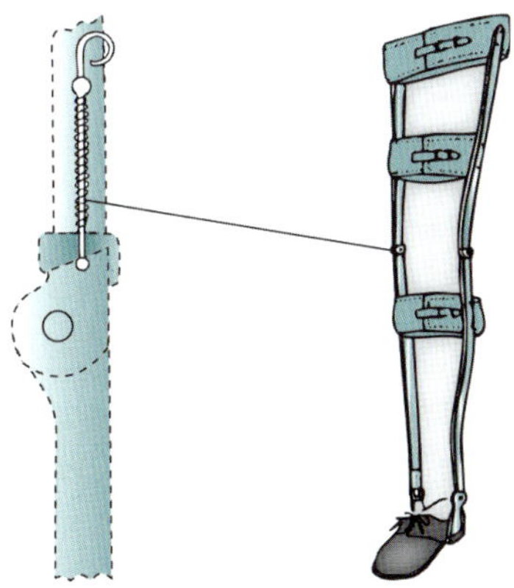

Spring – loaded pull rod

(3) 플런자럭(plunger lock)

① 기계적인 복잡성

② 투박하게 드러나와 앉을 때 불편함

③ 손잡이에 옷이 걸려 찢어지기 쉬움

④ 자물쇠가 열릴 가능성도 있음

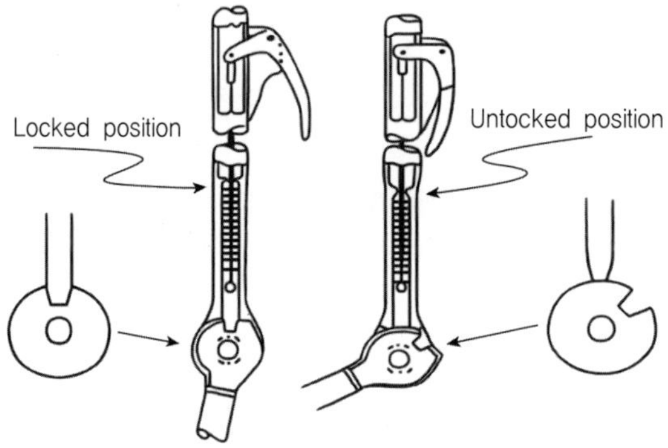

(4) **캠럭(cam lock)**

① 손잡이럭(bail caliper), 멈춤쇠럭(pawl lock), French lock, Swiss lock

② 무릎을 펴면 자동 잠김－항상 잠겨 있음

③ spring 대신 탄력 밴드 사용하기도 함

④ 몸통을 구부리지 않고 풀 수 있음
손으로 눌러서 풀거나 책, 걸상 모서리에 금속밴드를 누르면 자동으로 열림

⑤ 사용 : 몸통 굽힘이 잘 안 되는 환자(다리감각 정상)

⑥ 다리감각에 손상 있는 환자 주의－자물쇠 풀려도 모름

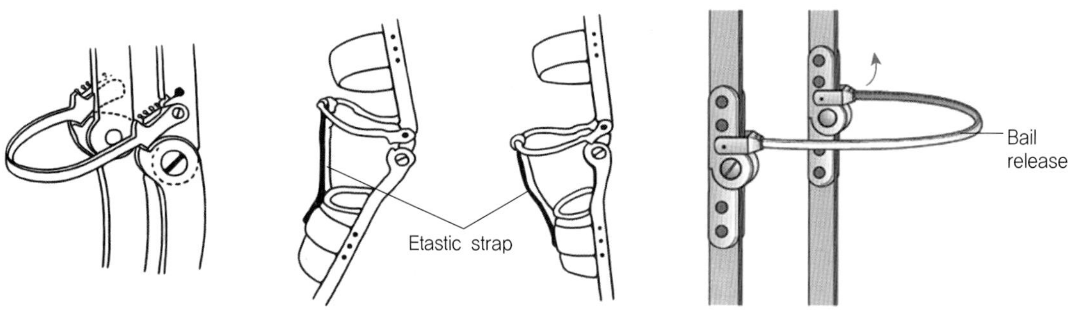

(5) 운동범위 조절형 잠금장치

① 팬럭(Fan lock) : 선 자세에서 무릎관절의 위치에 따라 각도를 고정해서 잠그고 앉을 때 빼면 됨

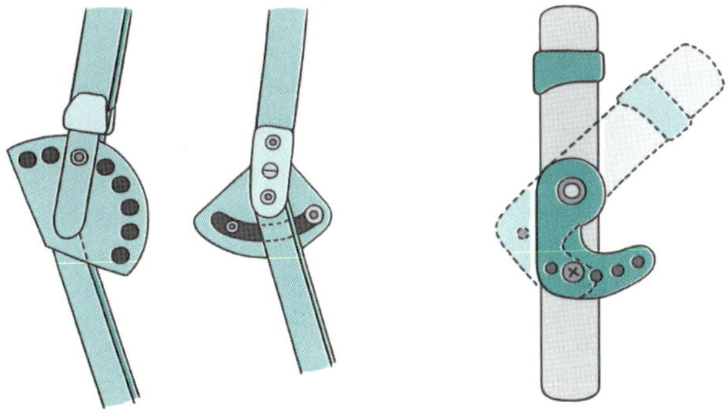

Fan lock

② 다이얼럭(Dial lock) : 한쪽 방향(굽힘 또는 폄)의 운동제한

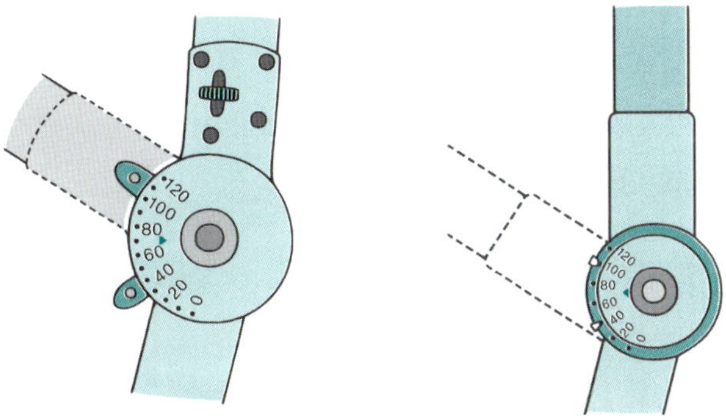

Dial lock

③ 톱니바퀴 조절(adjustable serrated lock) : 굽힘 구축(flexion contracture)시 사용

(6) 오프셋 관절(**offset joint**)

① 축을 업라이트보다 뒤쪽에 둠
지면반력 벡터가 축보다 앞에 유지되어 무릎관절이 펴하게 됨

② 폄근이 약하지만 엉덩관절 폄근이 강한 환자

③ 경련이 심한 환자 주의

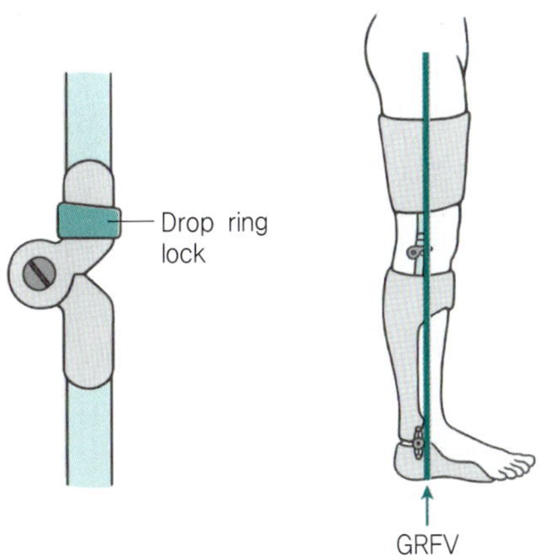

3) **업라이트**

(1) 안쪽 업라이트 : 샅부위(perineum)에서 약 1.3cm(½인치) 아래 지점까지 위치

(2) 가쪽 업라이트 : 안쪽 업라이트 높이를 수평으로 긋고 여기에서 위쪽으로 4cm(1½인치)되는 지점, 큰돌기(greater trochanter) 밑에 위치

(3) 보조기 무릎관절 구성

4) **밴드와 커프**

(1) 장딴지(종아리) 밴드 : 짧은다리보조기의 경우와 동일하게 종아리뼈머리 아래모서리에서 아래쪽 2.5cm(또는 무릎관절에서 아래쪽 4cm) 지점

(2) 아래넙다리 밴드 : 무릎에서 10cm(4인치) 이상 떨어지면 안 됨, 무릎관절 굽힘 120°에서 피부손상, 오금부 혈관 압박 방지

(3) 위넙다리 밴드

① 안쪽 : 샅부위 아래 4cm(1½인치)

② 앞쪽 : 샅굴부위 아래 6cm(2½인치)

③ 뒤쪽 : 궁둥뼈결절아래 1～2cm(1/2～3/4인치)

5) **무릎관절 교정 및 안정을 위한 부속품**

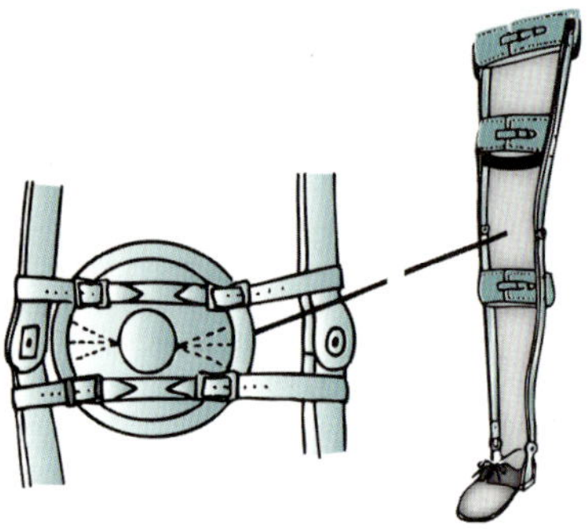

무릎 캡(knee cap)

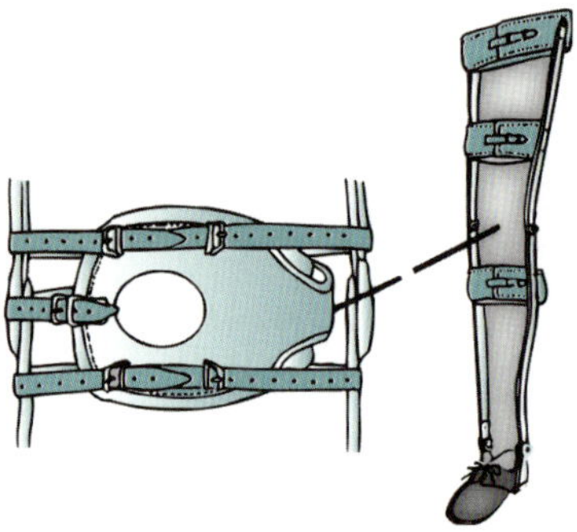

안굽이무릎 스트랩

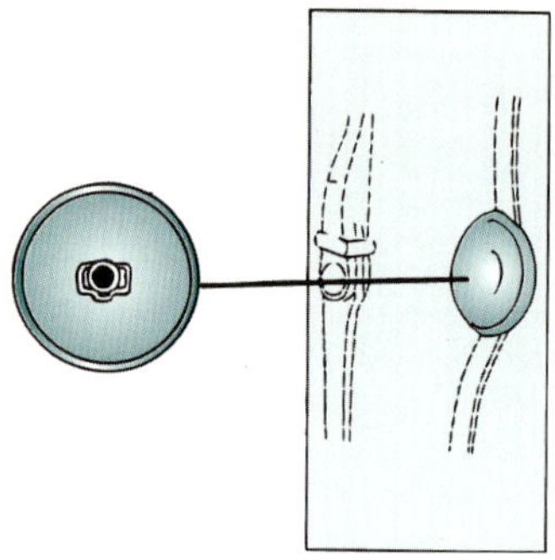

패드

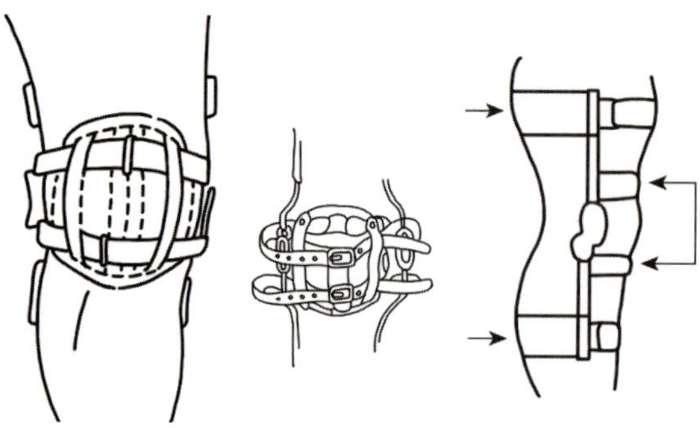

무릎 패드

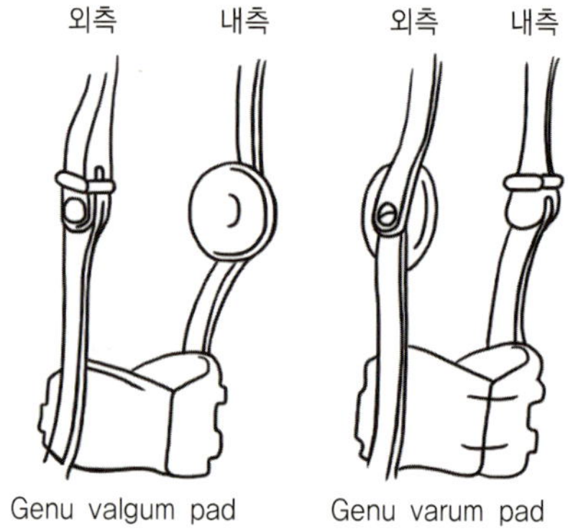

안굽이 · 밖굽이 무릎 패드

(1) 무릎뼈 패드(knee cap, patella pad) : 무릎관절 폄상태 유지
(2) back knee 방지 패드 : 오금부에 대고 양측 업라이트에 스트랩으로 당겨 고정(무릎관절이 굽힘됨)
(3) 안굽이무릎 패드(genu varum pad) : 안굽이무릎 교정, 무릎관절 가쪽 업라이트의 안쪽에 부착
(4) 밖굽이무릎 패드(genu valgum pad) : 밖굽이무릎 교정, 무릎관절 안쪽 업라이트의 안쪽에 부착
(5) 밖굽이무릎 스트랩(genu varum strap) : 밖굽이무릎 교정, 무릎관절 안쪽에 부착하여 가쪽 업라이트에 고정
(6) 안굽이무릎 스트랩(genu valgum strap) : 안굽이무릎 교정, 무릎관절 가쪽에 부착하여 안쪽 업라이트에 고정
(7) patellar tendon strap(infrapatellar strap) : 무릎뼈 탈구 방지, 무릎관절 굽힘, 폄 시 무릎뼈 움직임 안정

■ 플라스틱 보조기(Plastix KAFO)

방안에서도 사용이 가능함

1) **관절융기위 무릎－발목－발 보조기(supracondylar KAFO)**
(1) 로커바를 많이 사용함
(2) 안정성이 높으나 부종이 있으면 사용할 수 없음
＊ 관절융기위 무릎관절 보조기(supracondylar knee orthosis, SKO)와 비교해서 알아둘 것

2) plastic hinged KAFO

3) plastic KAFO with metal joint
(1) 실내에서 사용이 가능함
(2) 양말을 신고 있음

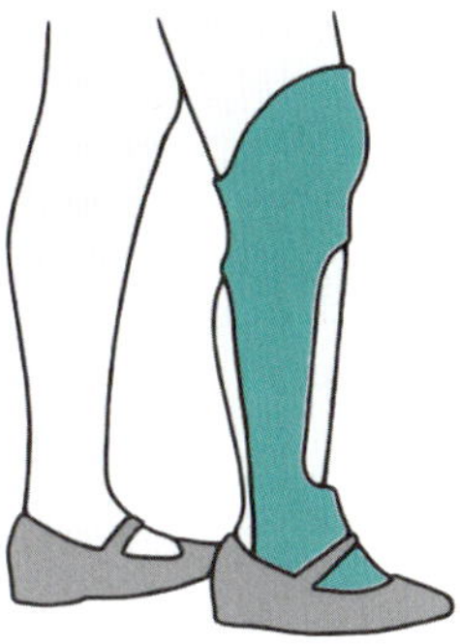
위관절융기형 KAFO

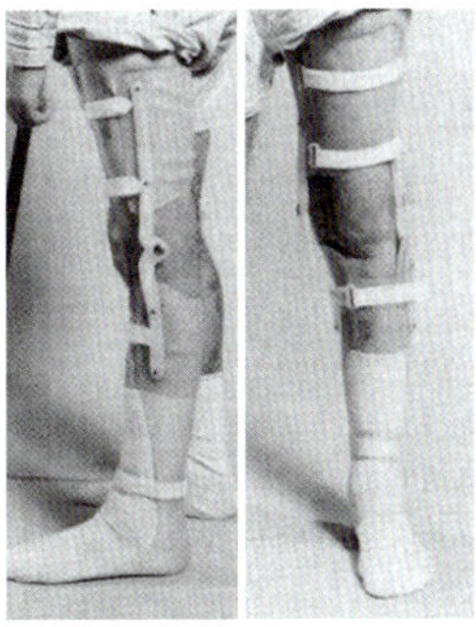
Plastic hinged KAFO

■ 체중부하 보조기(Weight-bearing KAFO)

• 다리에 체중부하를 주어선 안 되는 경우 사용
• 다리의 관절(가관절, Pseudo arthrosis), 넙다리뼈머리 질환
• gluteus maximus limping gait 방지

1) **ischial ring(Tomas ring)**
(1) 환자가 다리에 체중부하는 할 수 없지만 서있거나 보행을 해야 할 때

(2) 넙다리뼈의 가성성형술(pseudo arthosis)

(3) gluteus maximus limping gait

(4) gluteus medius limping gait

(5) 체중부하점이 좁고 부피가 커서 앉을 때 배김

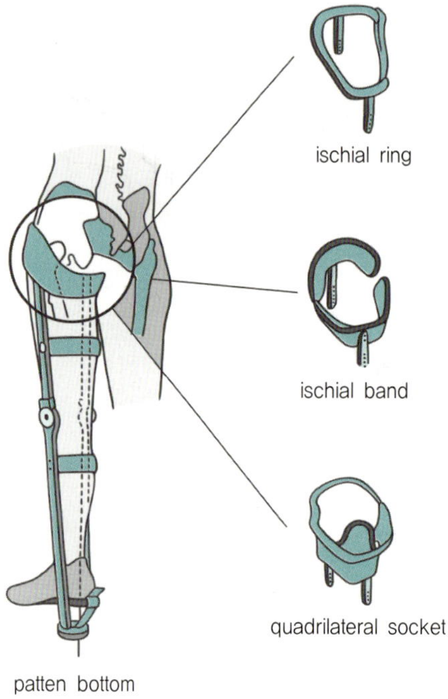

weight-bearing KAFO

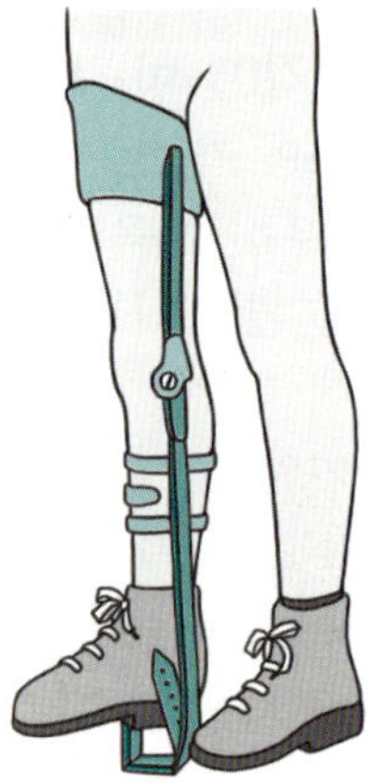

Patten bottom orthosis

2) **ischial band(ischial seat)**

(1) ischial ring보다 지지면이 넓기 때문에 궁둥뼈결절을 편안하게 받쳐줄 수 있음

(2) 가장 편안하게 만드는 밴드시트는 궁둥뼈결절을 향하여 약 23°의 경사(뒤기울임)

(3) 일반적으로 59～60%의 체중경감 효과

3) **장사방형 소켓(quadrilateral socket)**

(1) 가장 체중부하가 잘됨

(2) 체중부하를 주지 않고 오래 서 있거나 걸어야 되는 환자의 엉덩관절을 받쳐줄 때

(3) 체중부하를 절대 하지 않아야 하는 환자는 pattern bottom과 같이 사용함

4) **pattern bottom orthosis**

(1) 안/가쪽 업라이트가 엉덩관절에서부터 발 아래 5～10cm 연장

(2) 체중부하점 : 궁둥뼈결절, 구두아래 metal ring

(3) 다리에 절대 체중부하 금지 시, 일반적으로 한쪽에만 사용

(4) 보행을 목적으로 할 때는 정상측도 환측 길이에 맞춰 구두 굽을 높임, 목발을 사용해야 함

(5) 발목관절이 없음

5. 엉덩관절 긴다리 보조기

■ 골반 밴드(pelvic band)

1) 엉덩뼈능선(iliac crest)과 큰돌기 사이에 위치함
2) 앞쪽으로는 위앞엉덩뼈가시(ASIS) 앞으로 약 2.5cm 정도 나오고, 뒤쪽으로는 위뒤엉덩뼈가시(PSIS)까지의 길이로 사용함
3) 욕창환자는 사용 금지

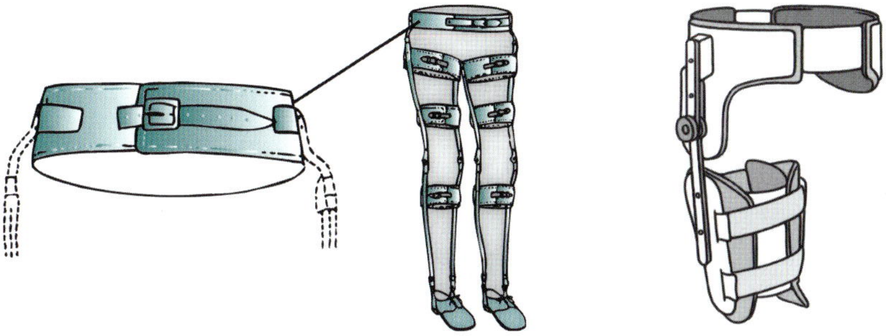

골반 밴드와 골반 벨트

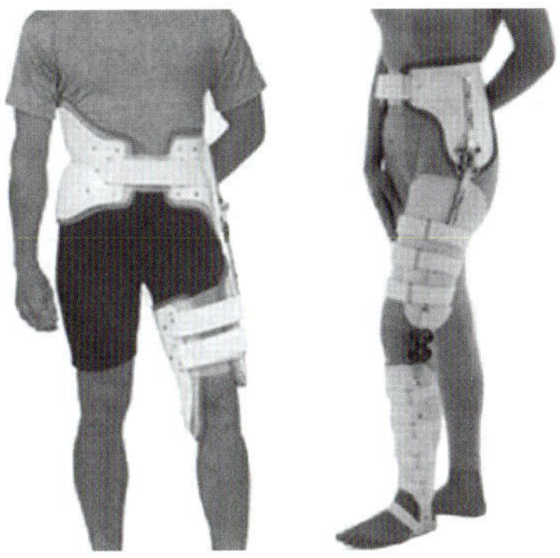

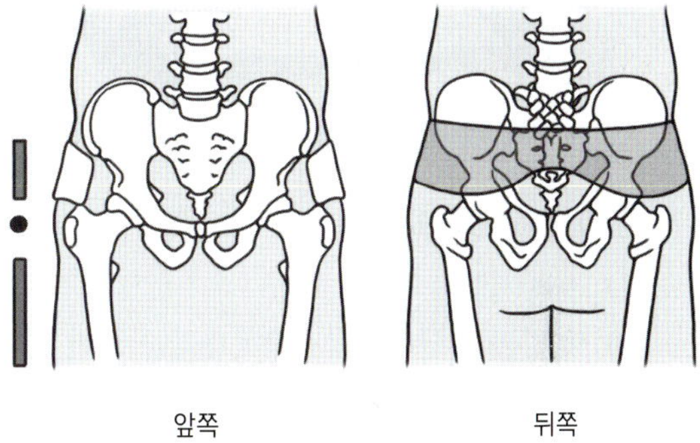

■ 보조기 엉덩관절(mechanical joint)

1) 큰돌기를 기준으로 약 6mm(1/4)인치 앞쪽 및 6mm(1/4인치) 위쪽에 위치함
2) 자유형 엉덩관절(free hip joint)
   (1) 굽힘과 폄의 운동만 허용, 모음·벌림과 가·안쪽돌림 운동 제한
   (2) pelvic girdle이나 엉덩관절 근육들이 약하더라도 엉덩관절 굽힘근과 허리네모근이 강하여 2, 3, 4점 크러치 보행을 할 수 있을 때 사용함
   (3) free hip joint with extension stop을 임상에서 가장 많이 사용함(hyperextension이 추가로 제한).
3) 폄 정지 엉덩관절(hip joint with extension stop)
4) drop ring lock hip joint
   (1) 잠기면 엉덩관절의 모든 동작을 제한함
   (2) 보행 시 크러치를 사용하여 tripod, swing to, swing through gait

5) double axis hip joint
   (1) 엉덩관절의 모음, 돌림을 제한할 필요 없을 때
   (2) 엉덩관절의 spasticity로 인해 앉기(엉덩관절 굽힘)가 어려운 환자
6) adjustable flexion hip joint : 굽힘 각도를 조절
7) cam lock : 보조기 무릎관절에서처럼 엉덩관절에도 이용하면 편리하게 열고 잠글 수 있음

■ 스프레더 바(spreader bar)

1) 엉덩관절 모음근의 심한 경직(spasticity)으로 엉덩관절 모음될 때 벌림시키기 위해 사용함
2) tripod, swing to, swing through 보행 가능

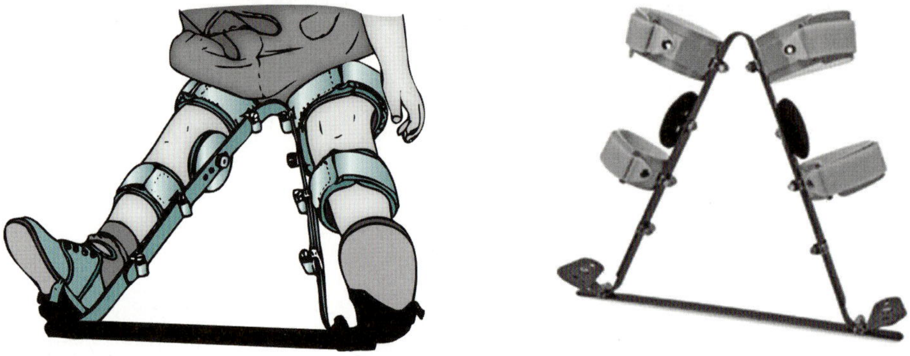

스프레더 바(spreader bar)

■ 트위스터(twister)

1) 돌림 교정 기구
2) 엉덩관절 안쪽돌림+발목관절 안쪽번짐(inversion) 교정 : 구두 안쪽 → 넙다리 가쪽으로 → 허리밸트
3) 엉덩관절 가쪽돌림+발목관절 가쪽번짐(eversion) 교정 : 구두 가쪽 → 넙다리 안쪽으로 → 허리밸트

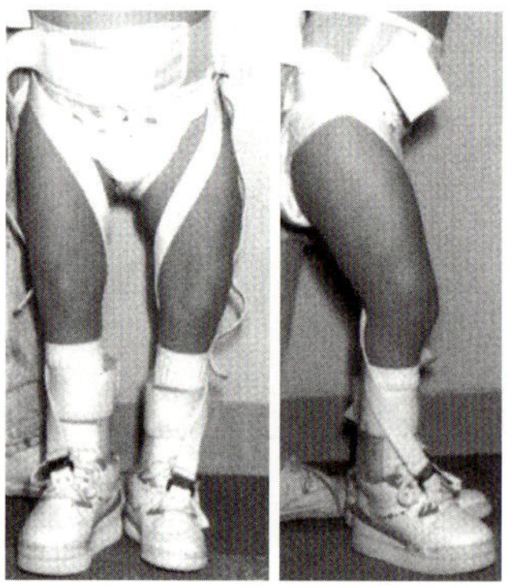

twister

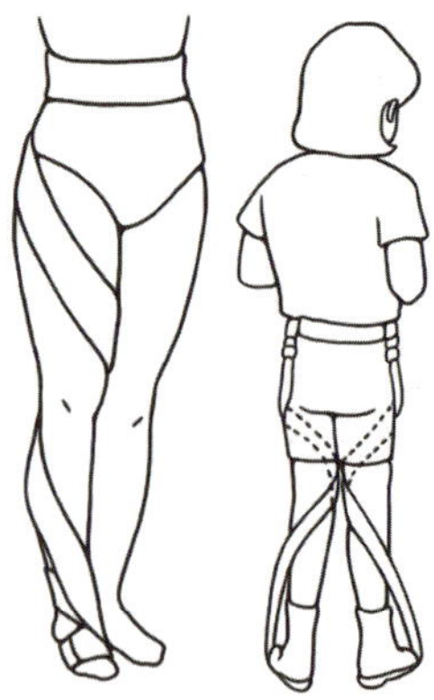

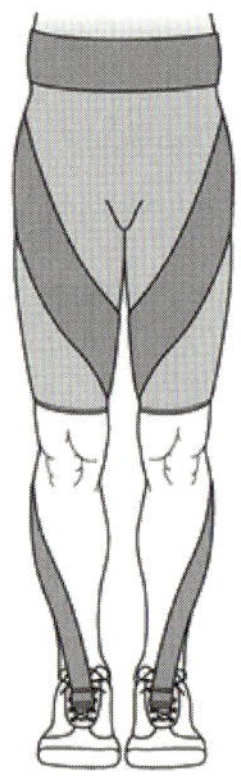

■ 케이블(cable) 또는 torsion shaft

엉덩관절의 안쪽돌림과 가쪽돌림 조절

■ **탄력 스트랩(elastic strap)**

1) 엉덩관절 안쪽돌림 교정 : 넙다리 뒷면에 부착
2) 엉덩관절 가쪽돌림 교정 : 넙다리 앞면에 부착

■ **볼기 패드(버터플라이, gluteal extension; butterfly)**

1) 골반 벨트와 위넙다리밴드 사이의 둔부에 위치
2) 엉덩관절의 굽힘근의 단축시 사용
3) 엉덩관절 굽힘근의 경련(spasticity)
4) 엉덩관절의 폄을 목적(엉덩이가 뒤로 나오는 것 방지)
5) 허리척주앞굽음을 막아주고 보조기의 엉덩관절을 쉽게 잠그도록 함
6) 척추 보조기와도 연결
   척추보조기를 추가로 사용하는 경우 골반과 척추의 조절을 위해 사용

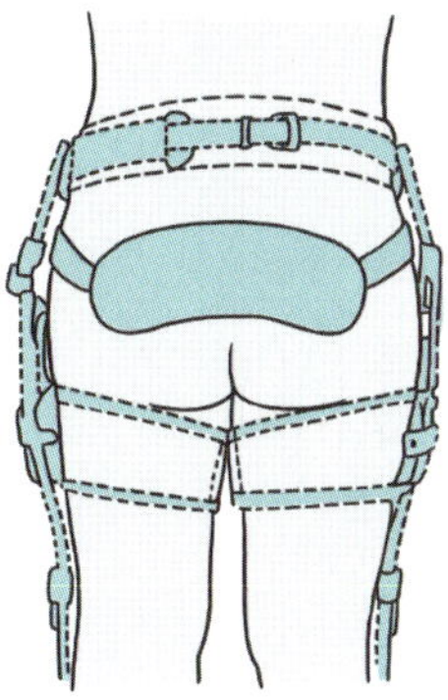

볼기(둔부) 패드

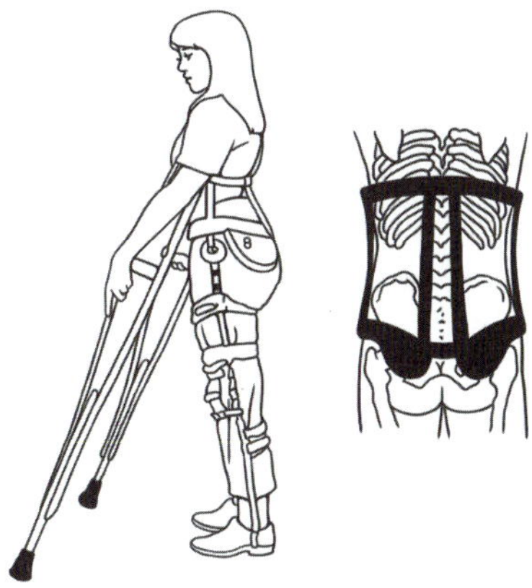

6. 무릎관절 보조기

- 움직임의 조절
- 변형의 예방 및 교정
  - 안굽이 무릎(genu varum), 밖굽이 무릎(genu valgum), 젖힌 무릎(genu recurvatum)
- 무릎뼈의 보호

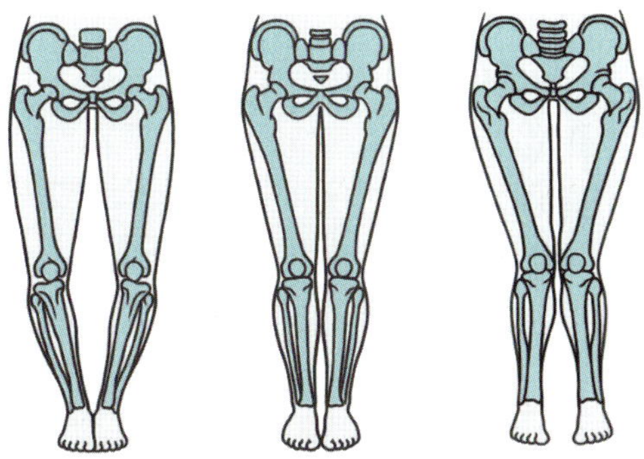

genu varum　　normal　　genu valgum

■ Conventional knee orthosis

1) 전통적 무릎 보조기
2) 업라이트와 커프로 구성
3) suspension wedge 삽입(흘러내림 방지, 무릎의 돌림 방지)

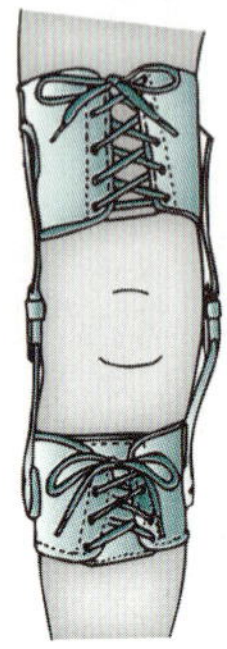

Conventional knee orthosis

■ 가쪽불안정 교정용

1) CARS-USE knee orthosis
   (1) valgus와 varus 기형교정
   (2) 무릎관절축의 돌림운동을 조절하지 못하고, 옷 입고 벗을 때 거추장스러움
2) IOWA 무릎관절 보조기 다중무릎관절장치 사용
3) Lenoxhill 디로테이션 무릎관절 보조기
   (1) 무릎관절의 완전 굽힘을 허용하면서 안·가쪽 및 돌림에 대한 안정성을 조절함
   (2) 초창기에 스포츠용으로 많이 사용하였고, 요즘에는 많이 쓰이지 않음
   (3) sagital과 frontal에서 무릎관절 각도를 조절함
   (4) Lernan orthosis : 무릎뼈 안/가쪽 전위방지하기 위한 pad 달려 있음
4) elastic knee orthosis with joint : 무릎의 안·가쪽 안정성을 제공함

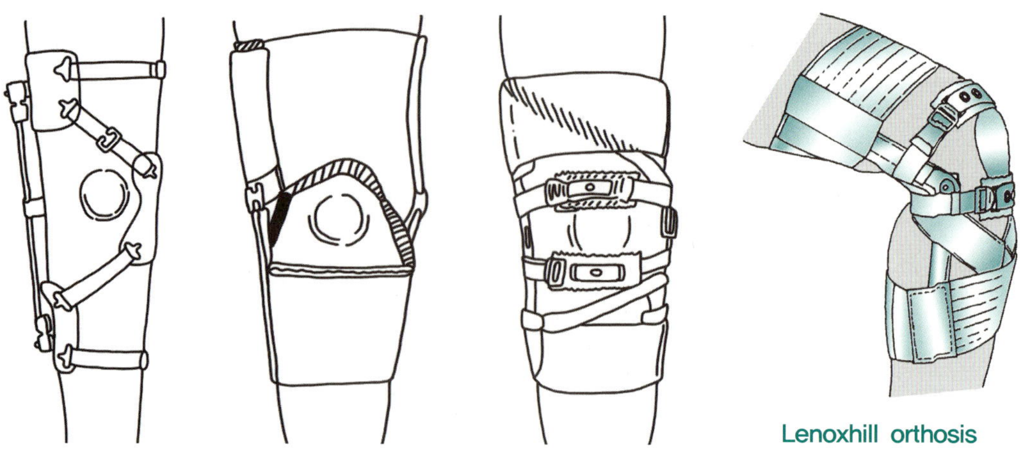

Lenoxhill orthosis

■ 앞뒤불안정 교정용

1) **Swedish knee cage**
   (1) **젖힌 무릎**을 효과적으로 조절함
   (2) 무릎 캡 등이 필요하지 않으며, 무게가 가벼움
   (3) 무릎관절을 사용하지 않으며, 잠김 상태가 되지 않음
   (4) 무릎관절 굽힐 시에 정상이 없음
   (5) 삼점압의 원리가 일반보조기와 반대임
   (6) 편마비, 다발성경화증, CP의 젖힌무릎 교정 및 방지

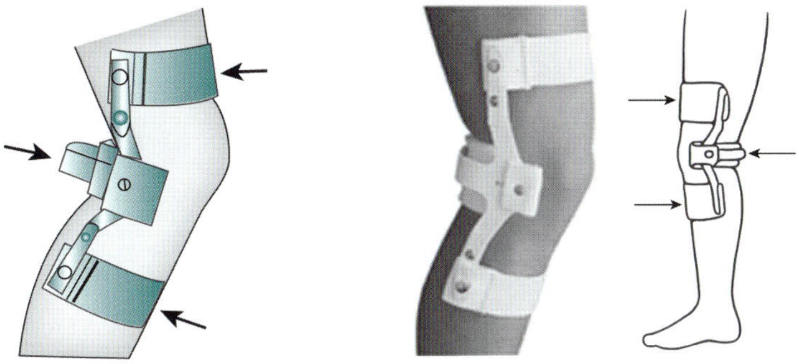

Swedish knee cage

2) Three-way knee stabilizer(TKS)
   (1) 젖힌무릎 방지와 무릎관절 안·가쪽 안정
   (2) 무릎관절 안·가쪽 안정과 생리적 관절 움직임이 가능함
3) PTS 무릎관절 보장구
4) 관절융기위 무릎관절 보조기(Supracondylar Knee Orthosis, SKO)
   (1) 젖힌무릎, 안·밖굽이무릎을 교정함
   (2) 신체의 외형을 따라 제작하므로 현가장치가 필요 없으며, 가볍고, 플라스틱의 색상을 피부색에 맞게 할 수 있어 사용자가 원하는 대로 외관을 제작할 수 있음
   (3) 무릎뼈 위 4cm까지의 얇은 플라스틱

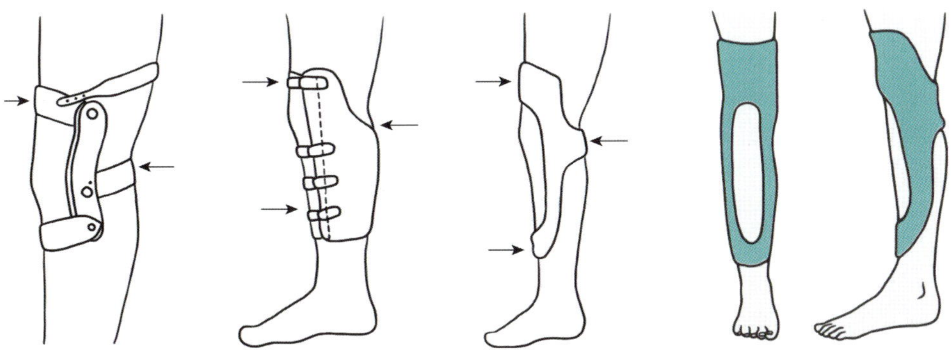

관절융기위 무릎관절 보조기

■ 구축 조절을 위한 무릎관절 보조기(contracture-reducing KO)

잠금장치 무릎관절 보조기와 turnbuckle 무릎관절 보조기

1) adjustable hinged KO(dial lock KO)
   (1) 무릎관절의 안/가쪽 안정성 대비
   (2) 삠(strain)로 동통이나 종창 심한 환자
   (3) 무릎을 구부리고 펴기가 편함

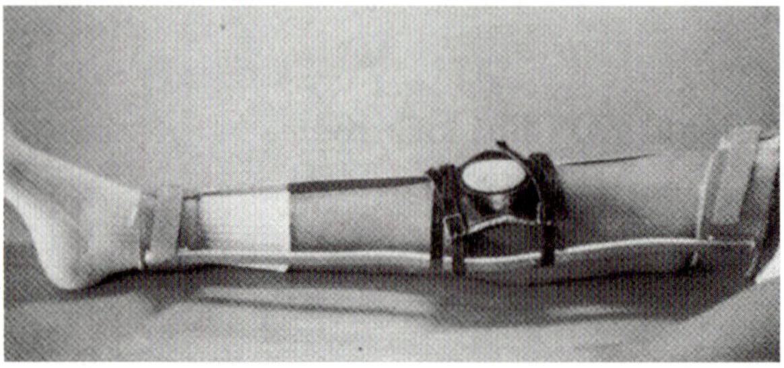

Knee orthosis with joint

2) KO with turnbuckle
3) knee extension cage
   (1) 굽힘구축을 교정함
   (2) 보조기 맞추기 전 일시적으로 사용함
   (3) 넙다리네갈래근의 약화나 마비 시 사용함
   (4) 안·밖굽이무릎의 교정이 가능함

■ 무릎뼈의 보호

1) Patella tendon strap
   (1) 무릎뼈의 움직임 조절 탈구 예방
   (2) 스포츠 활동에 착용

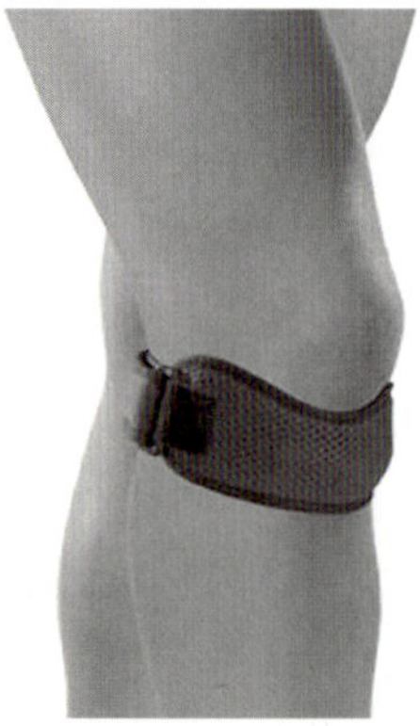

■ **무릎뼈-넙다리뼈를 위한 보조기(patello-femoral orthosis, infrapatellar strap, patellar tendon strap)**

1) 활동할 때만 착용하고, 제일 간단한 무릎관절 보조기임
2) 무릎뼈 바로 아래에서 무릎을 감쌈
3) 무릎뼈와 넙다리뼈 사이의 병변 시에 사용함
4) 무릎뼈의 움직임을 보조함
5) dynamic patello-femoral orthosis(=palumbo) : 무릎뼈 가쪽(아)탈구 방지

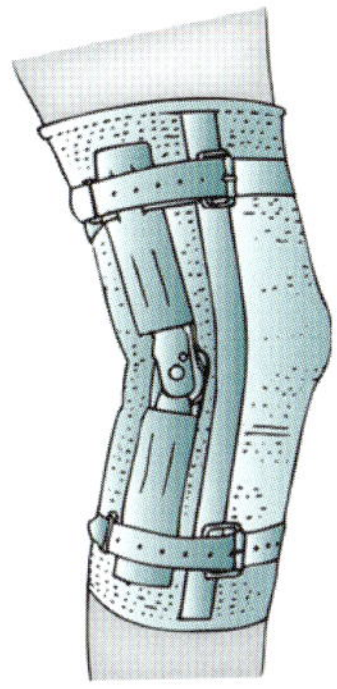

Elastic knee orthosis with joint

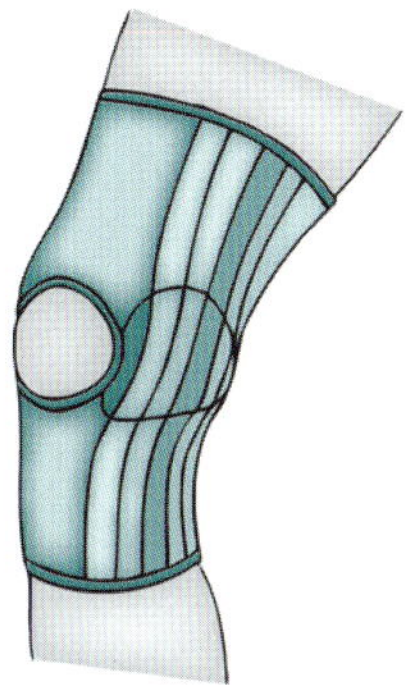

Dynamic patello-femoral orthosis

■ **post operative knee immonilizer**

무릎관절 수술 후 안·가쪽 또는 앞뒤쪽의 움직임을 제한함

■ **spiral knee orthosis**

1) 경미한 좌상, 삠, strain 등으로 인한 동통이나 종창을 경감시킴
2) 스포츠 손상의 예방을 목적으로 사용함
3) elastic stocking : 보조기는 아니고 정맥순환을 위해 사용함

■ **sports knee orthosis**

앞십자인대의 손상을 예방함

EXPLANATION

척추 보조기

1. 척추 보조기의 개요

■ **재질의 유연성에 따른 분류**

1) **연성 척추보조기(flexible spinal orthosis)**
   (1) 주로 코르셋이나 벨트라고 알려져 있음
   (2) 외관상 보기 좋음

(3) 비만증이 있는 사람에게 잘 맞음
(4) 무게가 가벼움
(5) 근육 약화가 적음
(6) 고령층에 용이함
(7) 복부를 더욱 압박할 수 있음

2) **경성 척추보조기(rigid spinal orthosis)**
(1) 가로쇠가 추가되어 있음 pelvic band, thoracic band
(2) 운동제한이 용이함
(3) 체위 조절이 용이함
(4) 가쪽 및 돌림운동을 제한함

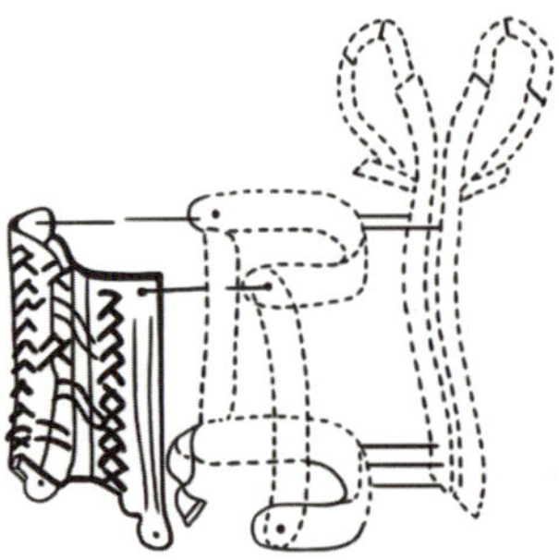
복대 – 굽힘제한

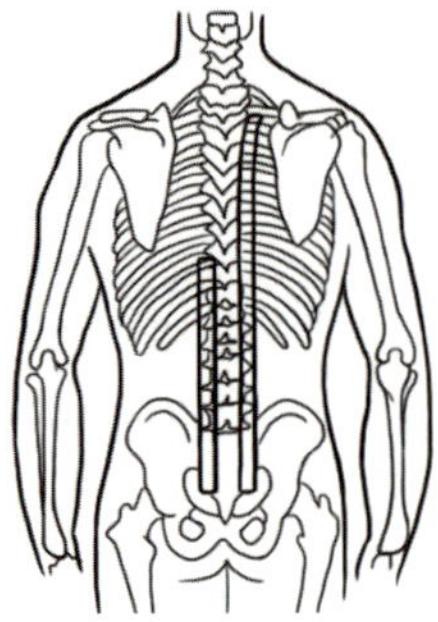
후방지주 – 폄제한

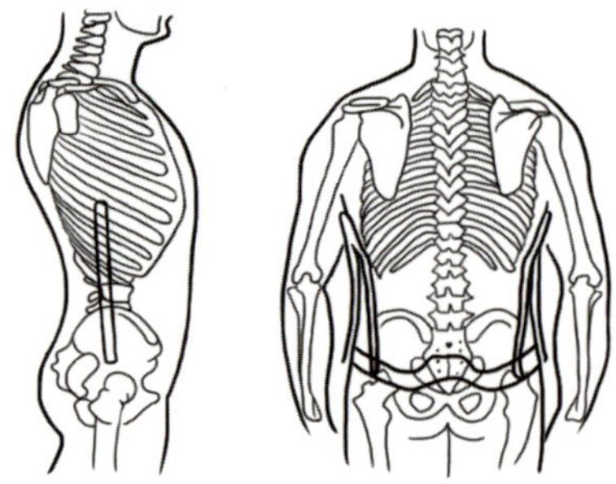
측방지주 – 가쪽굽힘제한

■ 연성 척추보조기 종류

1) **엉치엉덩(천장) 벨트(sacroiliac belt)**

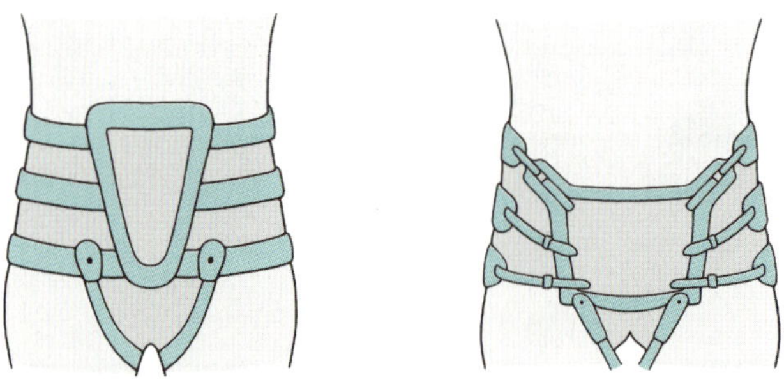

2) **엉치엉덩(천장) 코르셋(sacroiliac corset)**
골반을 감싸도록 되어 있다.

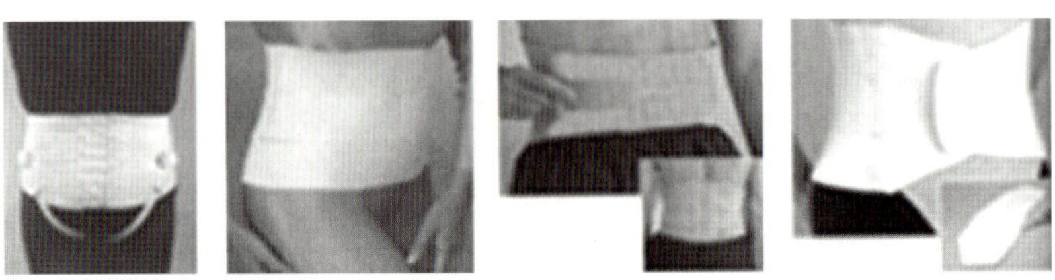

3) **허리엉치(요천추) 코르셋(lumbosacral corset)**

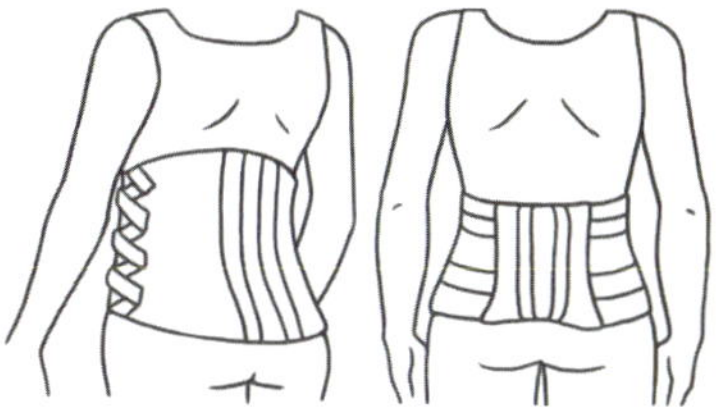
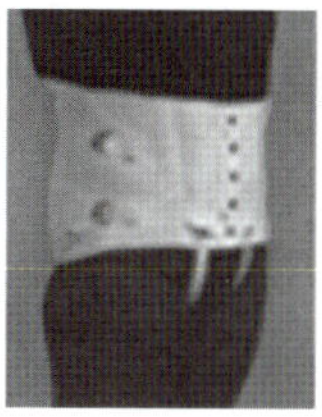
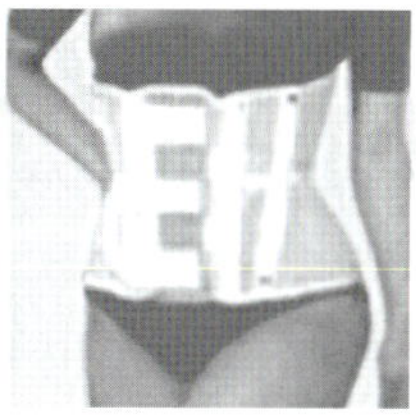
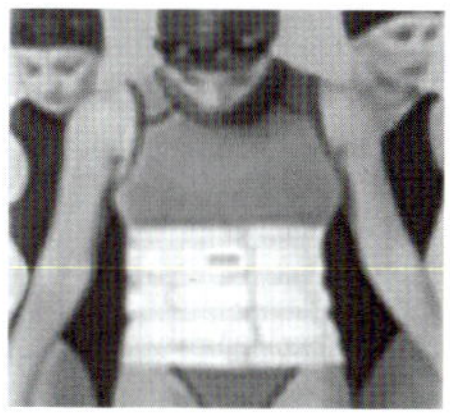

4) **등허리엉치(흉요천추) 코르셋(thoracolumbosacral corset)**

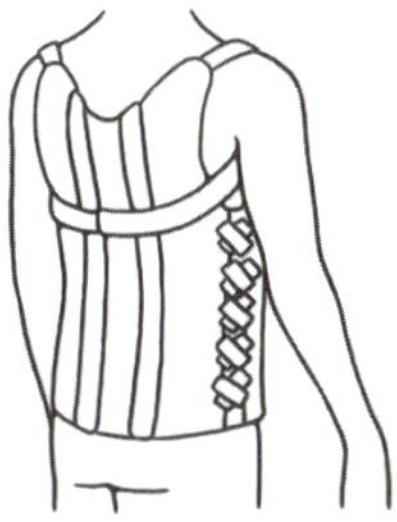
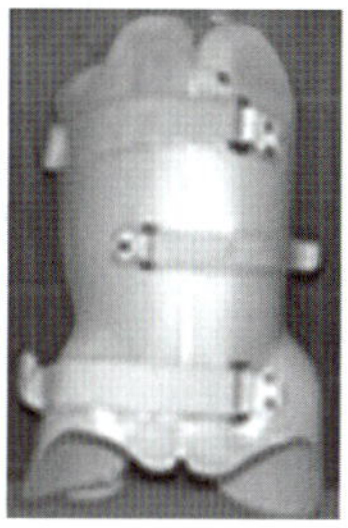
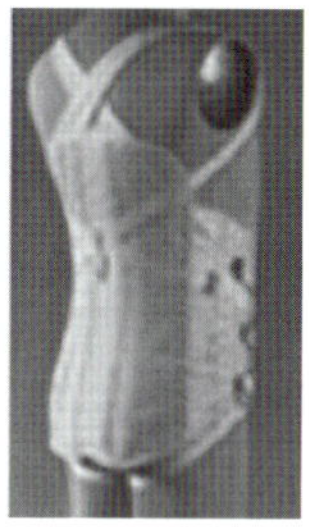

5) **등(흉추) 코르셋(thoracic corset, rib belt)**
갈비뼈가 골절되었을 경우 적용

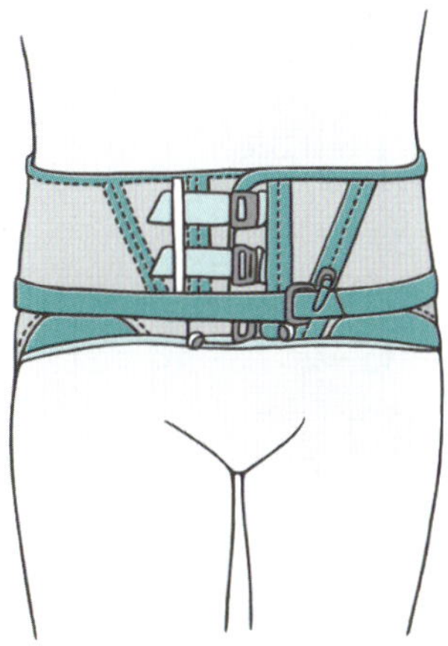

Sacroiliac corset

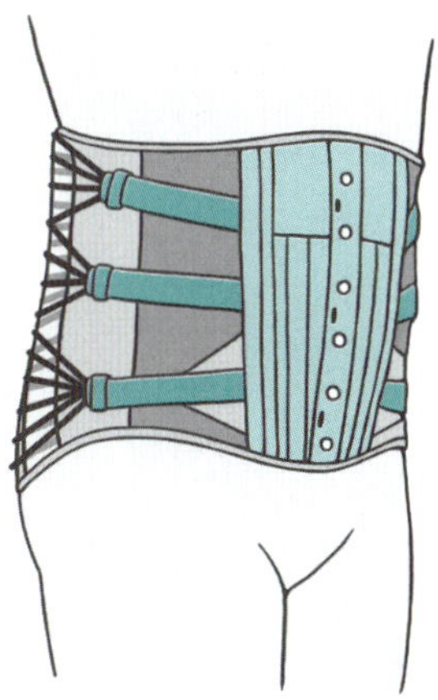

Lumbosacral corset

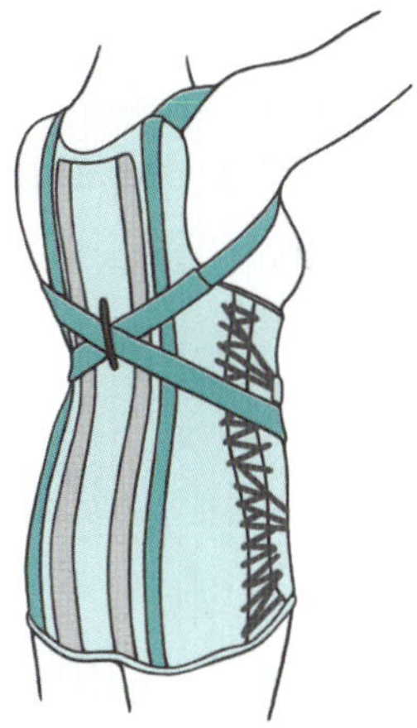

Thoracolumbosacral corset

■ 경성 척추보조기 종류

1) 구성요소

(1) **골반밴드(골반대)**

① 가쪽 끝(lateral end)은 엉덩뼈능선과 큰돌기 사이의 중앙에 위치함

② 가쪽 끝은 큰돌기의 중앙선에 위치하여 보조기가 가쪽으로 이동하는 것을 막아줌

③ 골반밴드의 경사는 앉았을 때 불편하므로 엉치뼈의 경사와 같게 할 수는 없음

2) 가슴(흉부)밴드(**가슴우리대**) : T_9~T_{10}의 레벨, 어깨뼈 아래각의 아래쪽으로 약 2.5cm(1인치) 정도에 위치함

3) **앞쪽으로 연장된 가슴밴드와 아래빗장뼈 패드임**
   (1) 연장된 가슴밴드의 위모서리는 사용자가 앉았을 때 빗장뼈의 아래쪽 약 1.3cm(1/2인치)까지 위치함
   (2) 가쪽에서 팔의 움직임에 방해가 되지 않도록 함

4) **뒤쪽지주**
   (1) 허리엉치 보조기 : 가슴밴드 위모서리의 높이, 주로 어깨뼈 아래각 아래쪽 2.5cm(1인치)
   (2) 등허리엉치 보조기 : 어깨뼈극의 가쪽면까지 높이, 뒤쪽지주의 아래모서리는 골반밴드의 아래모서리와 같음

5) **가쪽지주**
   (1) 위모서리는 가슴밴드의 위모서리와 동일하고, 아래모서리는 골반밴드의 아래모서리와 동일함
   (2) 몸통의 측면 중앙선을 따라 적용함
   (3) 가장 좋은 기준은 큰돌기에서부터 겨드랑 중앙까지임

6) **사선형 가쪽지주**

7) **어깨뼈사이 밴드(어깨뼈사이대)**

8) **배지지대(복대, 에프론)**

■ 경성 허리엉치 보조기

(1) **Knight orthosis**
   ① **F-E-L : lumbosacral flexion-extension and lateral control orthosis**
   ② 몸통 굽힘, 폄, 가쪽굽힘 제한
   ③ chair back+가쪽지주

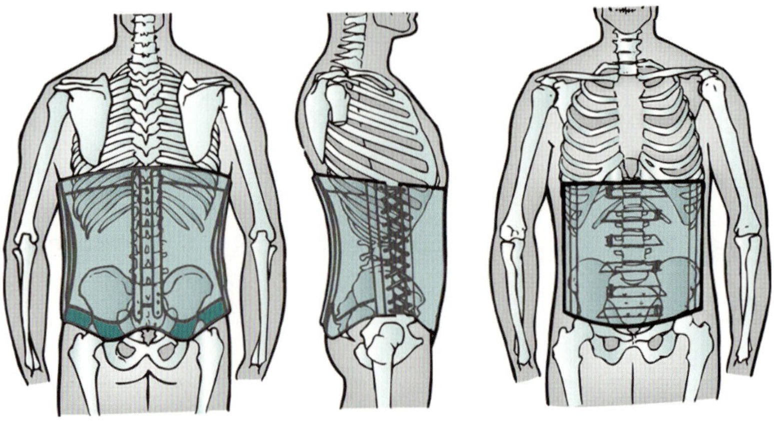

Knight orthosis

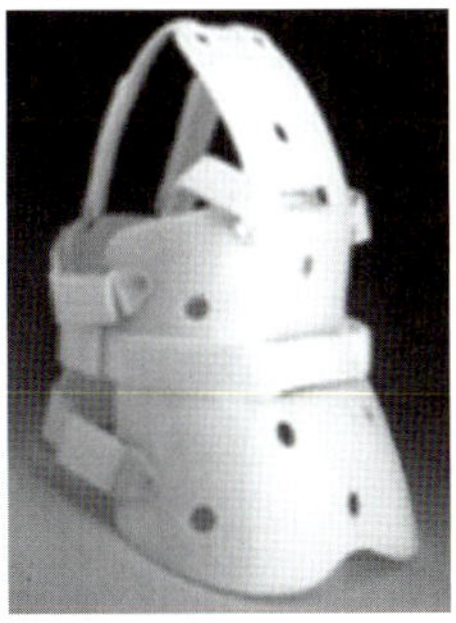

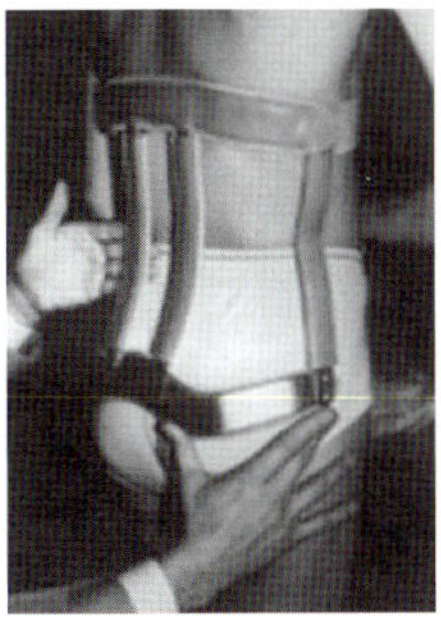

(2) **Chair back orthosis** (기출)

① **F-E-some L : lumbosacral flexion-extension control orthosis**

② 몸통 굽힘, 폄 제한

③ 체강내압 증가, 척추앞굽음 감소

④ 가슴우리대와 골반대의 안쪽으로 향하는 힘은 등허리과 허리 부위에서 가쪽굽힘 운동을 약간 제한

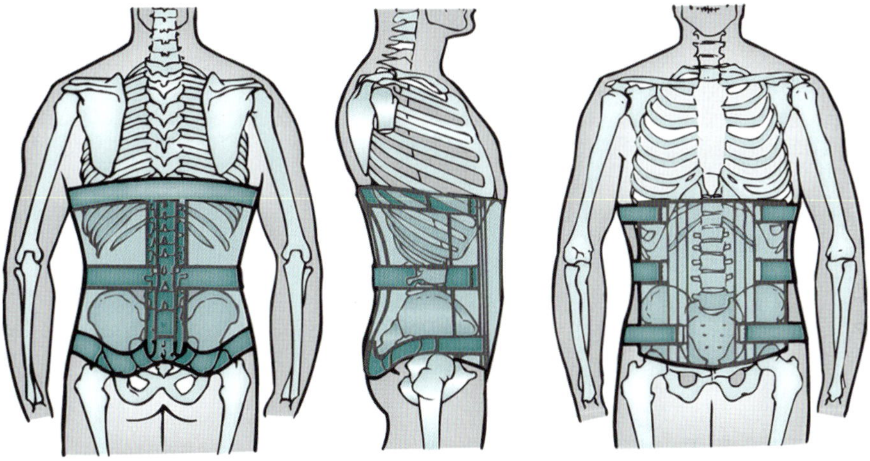

Chairback orthosis

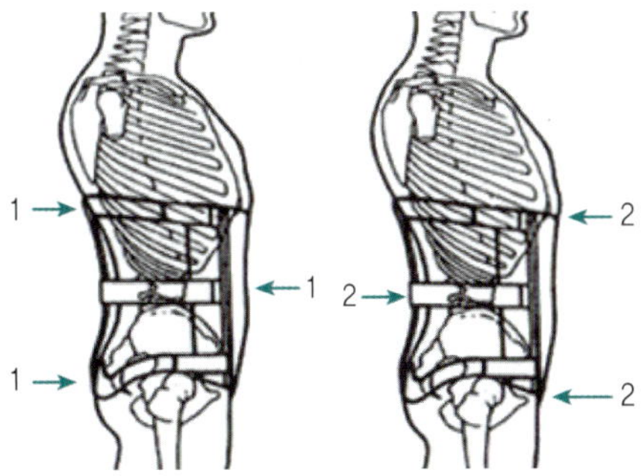

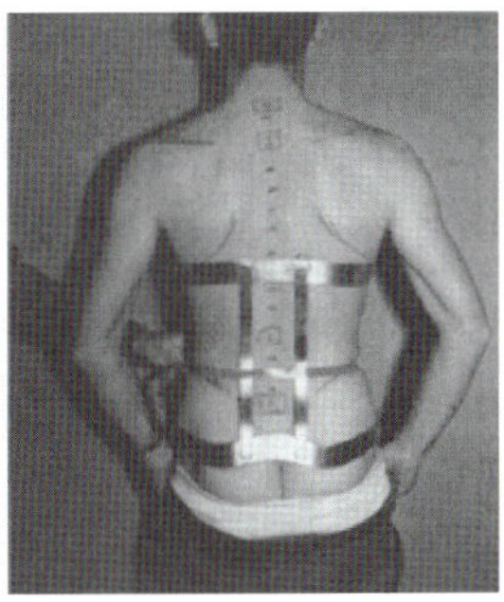

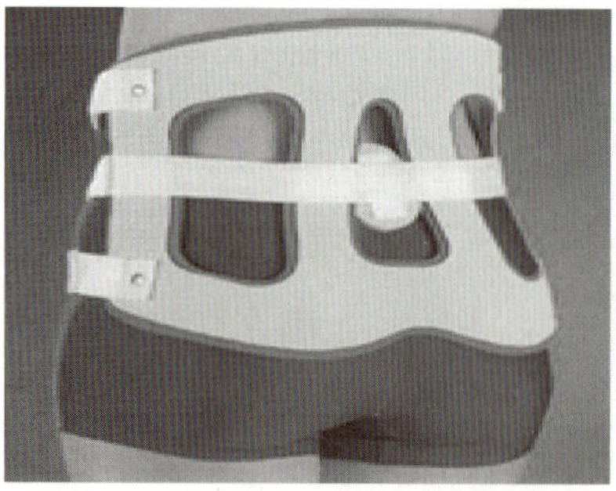

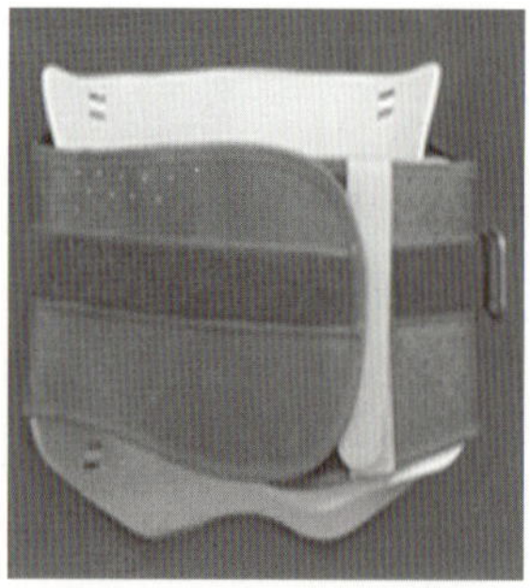

(3) **Williams orthosis**

① E-L : **lumbosacral extension and lateral control orthosis**

② 폄, 가쪽굽힘 제한

③ 체강내압 증가

④ Lordosis

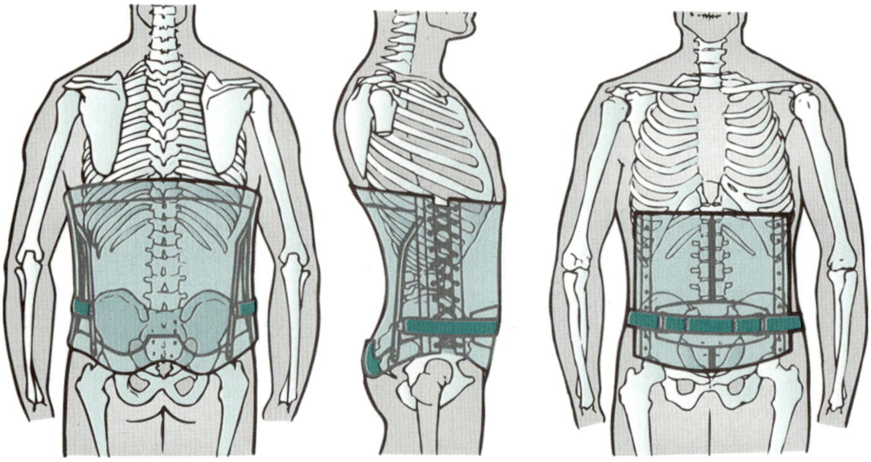

Williams orthosis

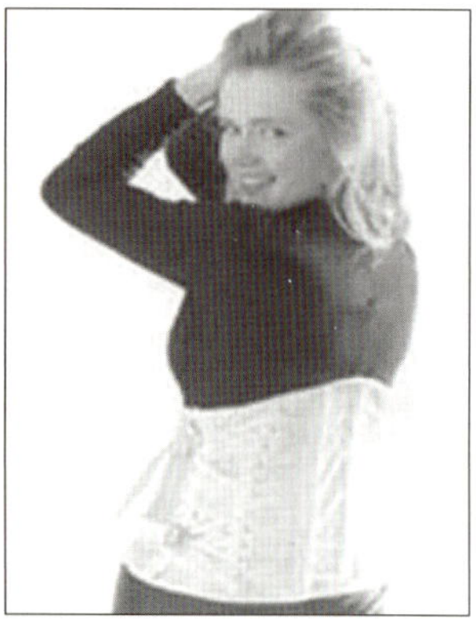

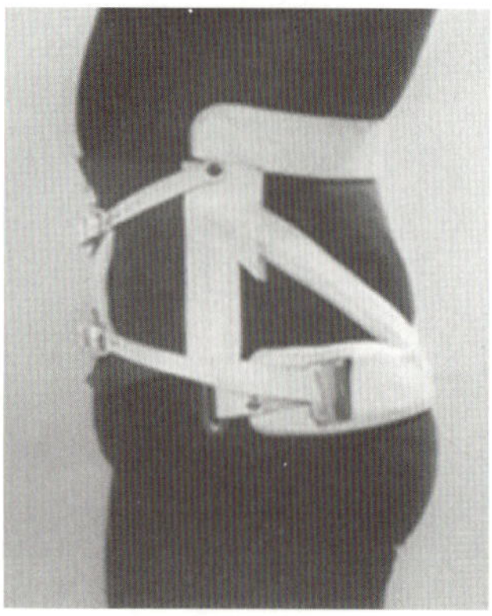

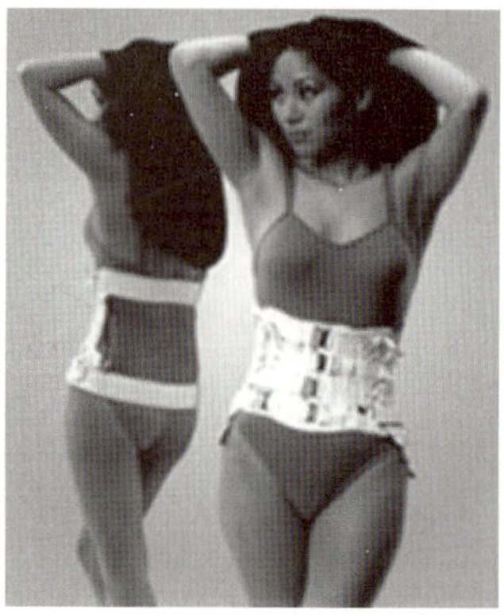

■ 경성 등허리엉치 보조기

1) **Taylor orthosis**

(1) **F-E** : **thoracolumbosacral flexion-extension control orthosis**

(2) 몸통 굽힘, 폄 제한

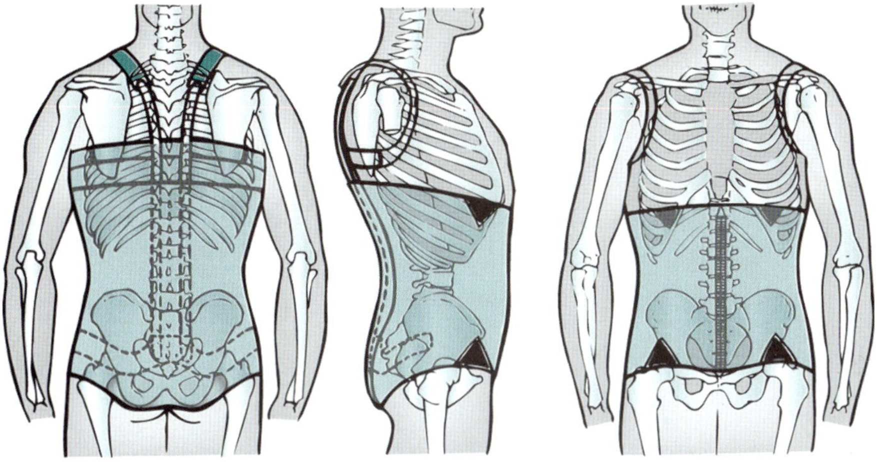

Taylor orthosis

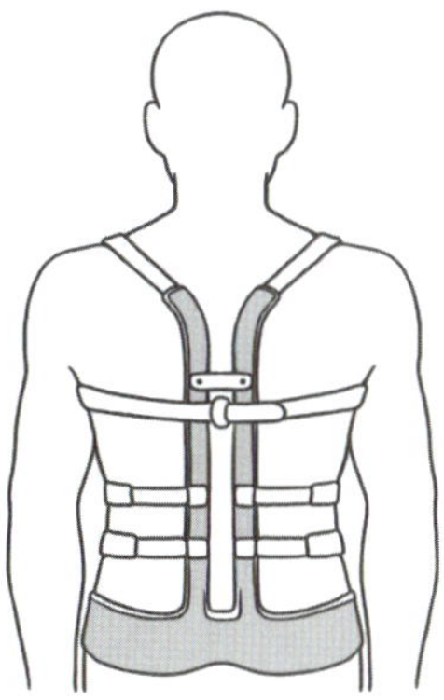

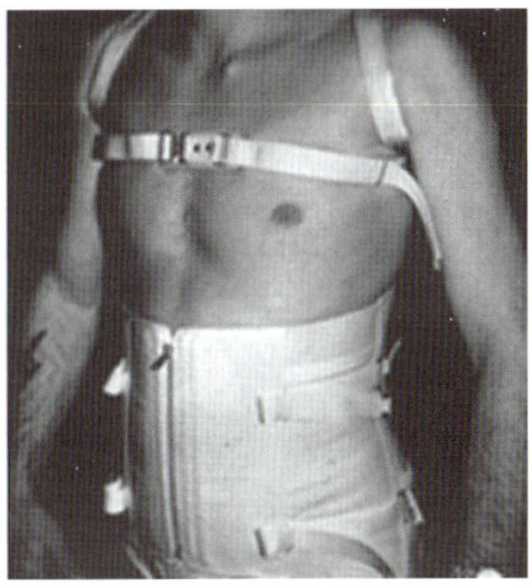

2) **Knight-Taylor orthosis**

(1) **F-E-L : thoracolumbosacral flexion-extension and lateral control orthosis**

(2) 등허리엉치부분 굽힘, 폄, 가쪽굽힘 제한

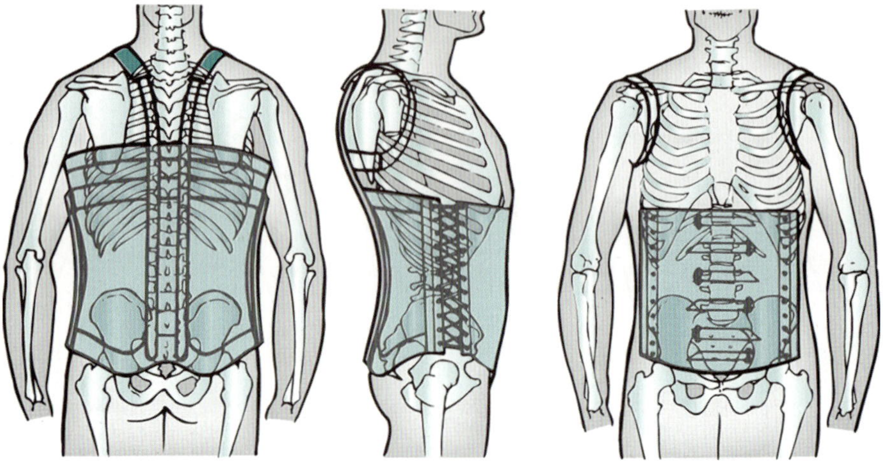

Knight – Taylor

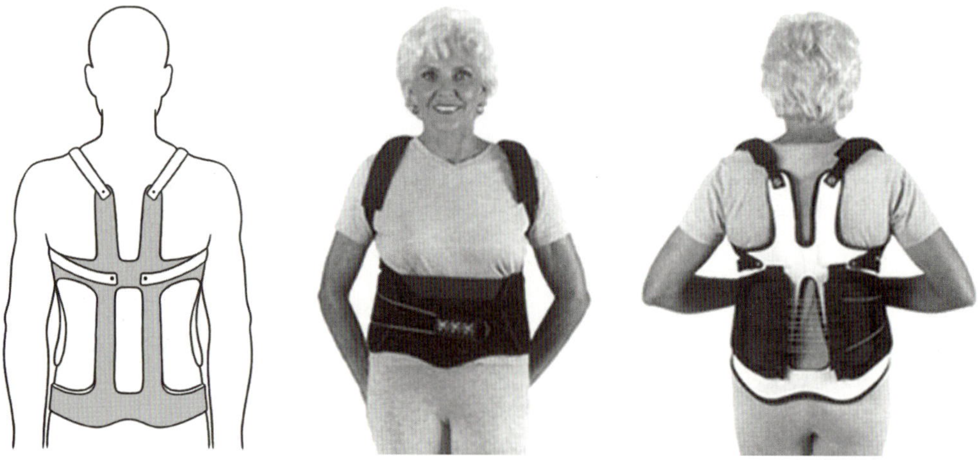

3) **Jewett orthosis**

(1) Only F : **horacolumbosacral flexion control orthosis**

(2) **anterior hyperextension**

(3) 등허리 앞쪽굽힘 제한

(4) 과다폄 자세 유지

(5) kyphosis

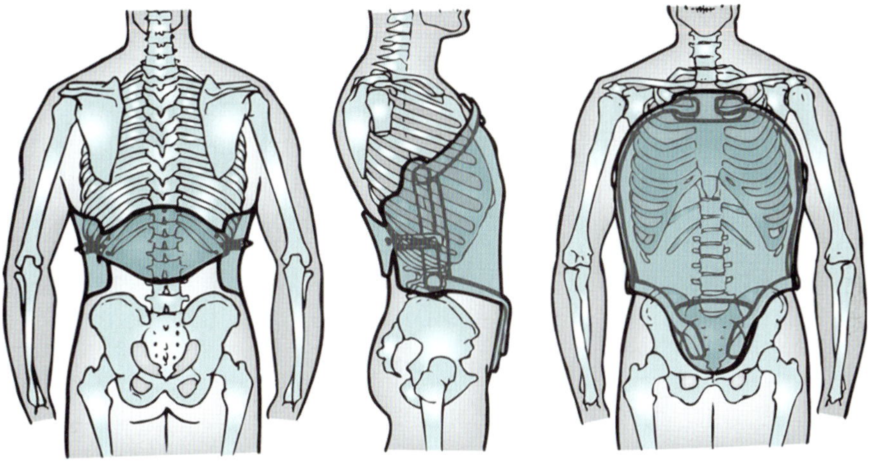

Jewett orthosis

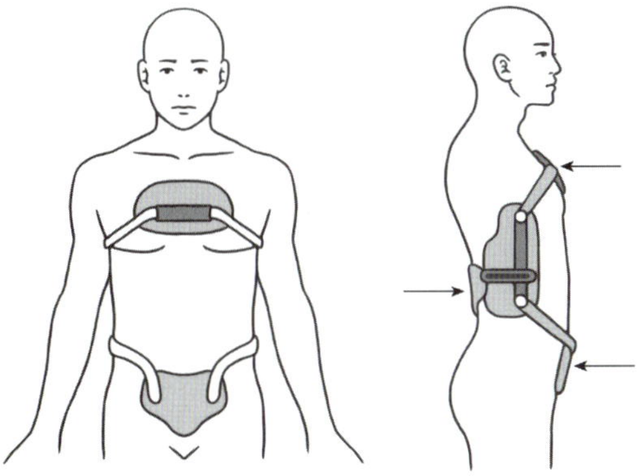

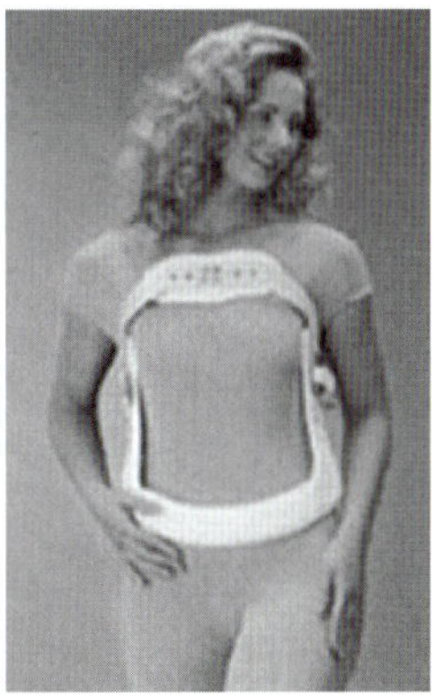

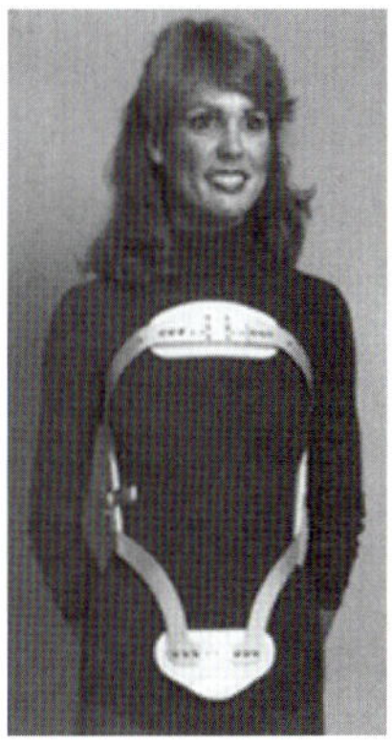

4) **Cowhorn orthosis**

(1) **F-E-L-R : thoracolumbosacral flexion, lateral, and rotation control orthosis**

(2) 등허리 굽힘, 폄, 돌림 제한

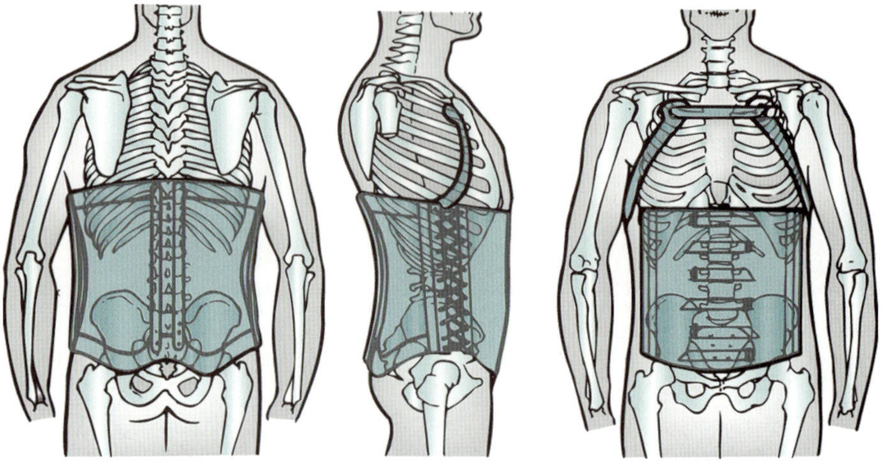

Cowhorn orthosis

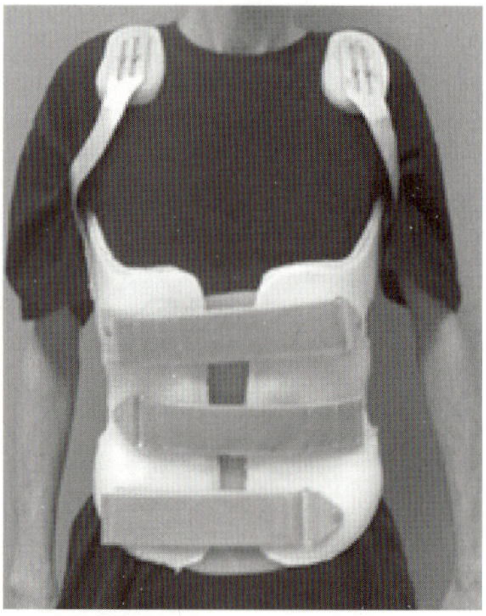

5) **Plastic jacket**

(1) **F-E-L-R : thoracolumbosacral flexion-extension, lateral, and rotation control orthosis**

(2) 등뼈와 허리의 운동을 최대한 제한 고정

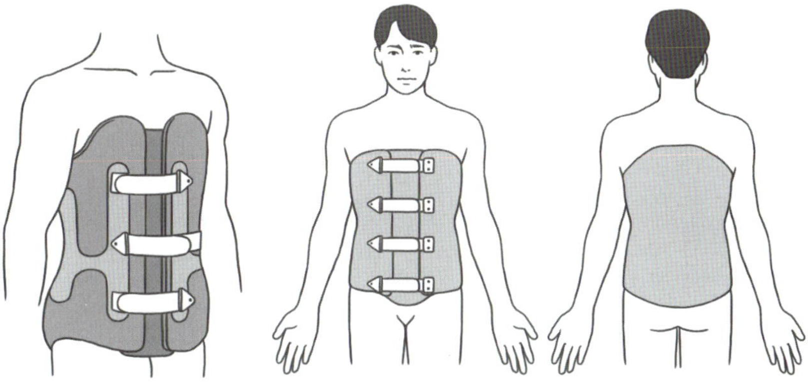

분류	보조기명	그림	제한	비고
LSO	Knight/Chair back	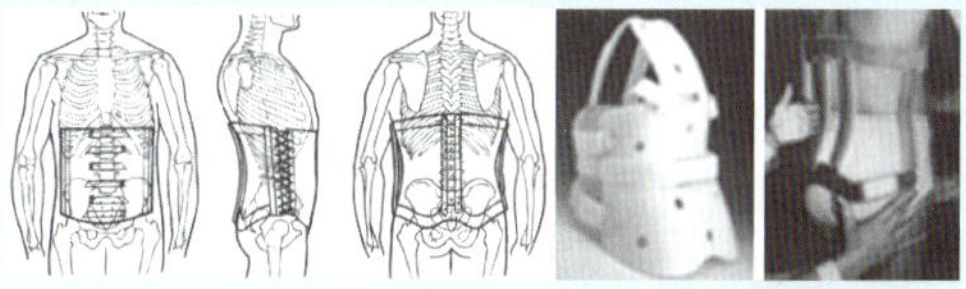	F－E－L	CB-Some Lateral
	Williams	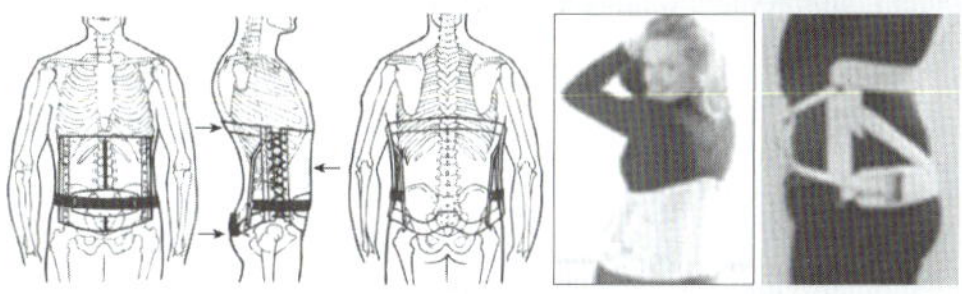	E－L	Lordosis
TLSO	Taylor	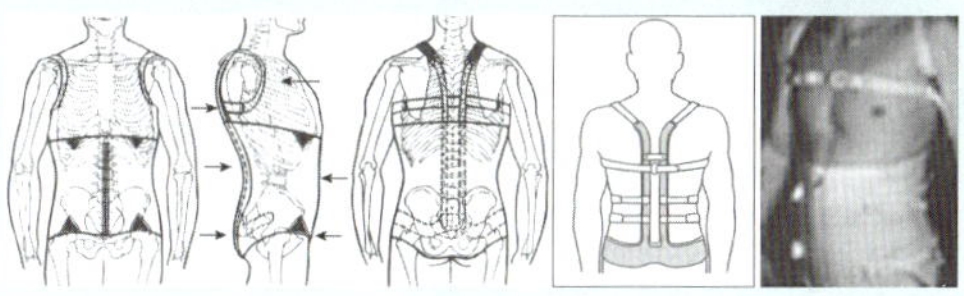	F－E	
	Knight-taylor	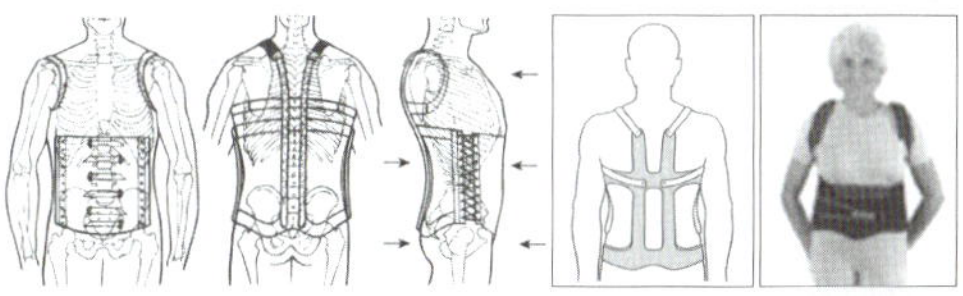	F－E－L	
	Jewett	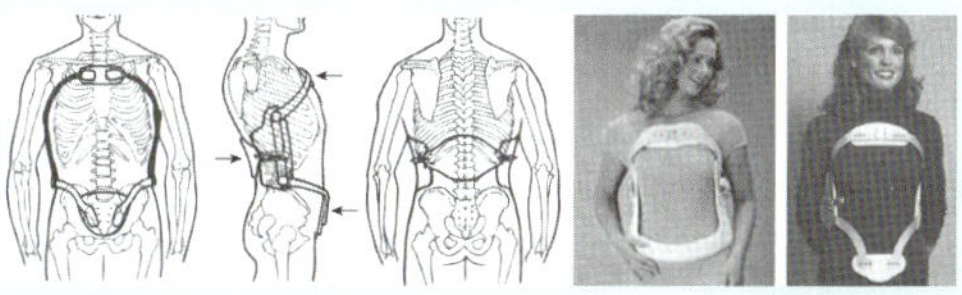	F	Kyphosis
	Cowhornorthosis Plastic Jacket	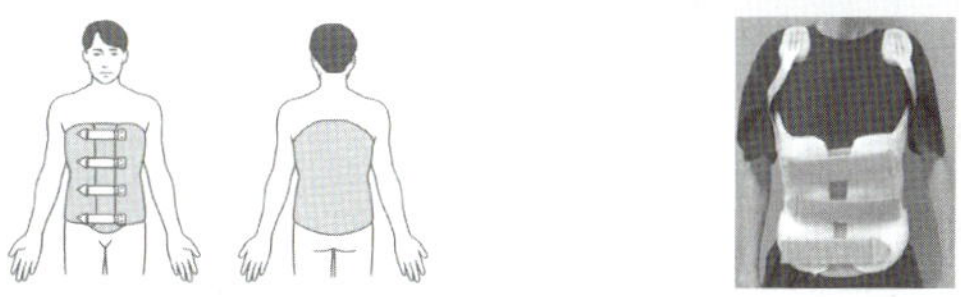	F－E－L－R	

■ 척추보조기의 착용 목적

1) 척추 보조기의 착용 목적
   (1) 손상된 척추 부위의 근육과 관절을 보호함으로써 동통을 경감
   (2) 약한 근육을 보호하여 더 이상의 기형을 예방하고 교정
   (3) 근육의 이완
   (4) 몸통을 지지하고 운동을 조절
   (5) 척추의 정렬 및 교정
   (6) 예상되는 외상 예방

■ 척추보조기의 효과

1) **긍정적 효과(positive effect)**
   (1) 몸통지지 : 복강내압을 상승시키는 효과
   (2) 움직임 제한 : 안정성을 부여
   (3) 뼈대의 정렬 교정 : 뼈대를 정렬시키기 위해 적용
2) **부정적 효과(negative effect)**
   (1) 근위축과 근력약화
   (2) 고정(immobilization) 후의 관절구축 : 뻣뻣함(tightness)과 구축
   (3) 기형의 교정이나 유지와 관련된 심리적 의존이나 감정적 장애
   (4) 진단되지 않은 질환의 발현
   (5) 고정 부분 및 먼쪽부분의 과동한 운동성(hypermobility)이 발생
   (6) 압박으로 인한 호흡 장애(dyspnea)
   (7) 미관상 문제점

2. 척추옆굽음증(scoliosis)

■ 척추옆굽음증

1) **척주옆굽음증 굽이(scoliosis curvature)의 측정**

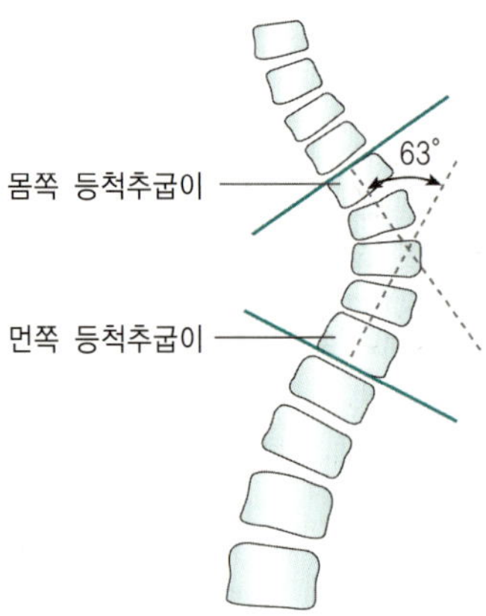

Cobb 척주옆굽음증 굽이 측정방법

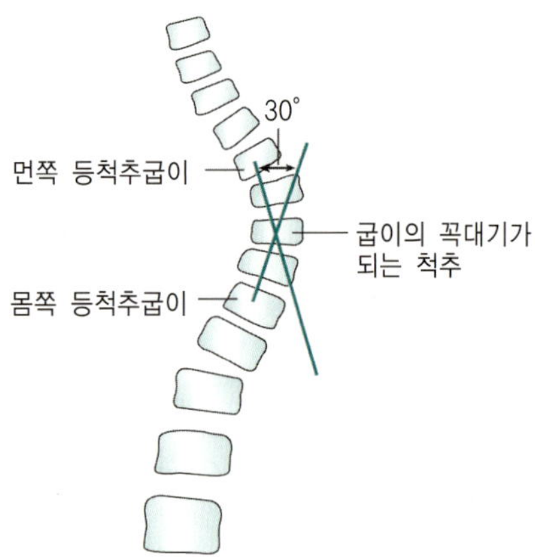

Risser－Ferguson 척주옆굽음증 굽이 측정방법

2) **척주옆굽음증의 분류**

(1) 각도에 의한 척주옆굽음증의 분류

(2) 원인 및 형태에 따른 분류

① 선천성

② 신경근성 : 뇌성마비, 근이영양증

③ 퇴행성

④ 비구조적 : 다리 길이의 차이, 근육 경련, 염증

⑤ 구조적 : 선천성, 근신경성, 퇴행성, 특발성

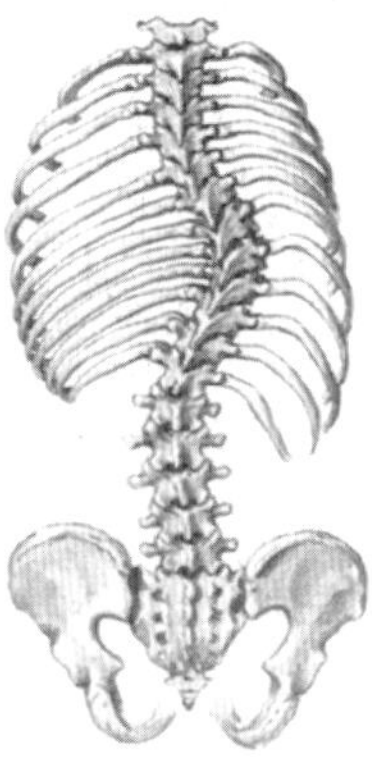

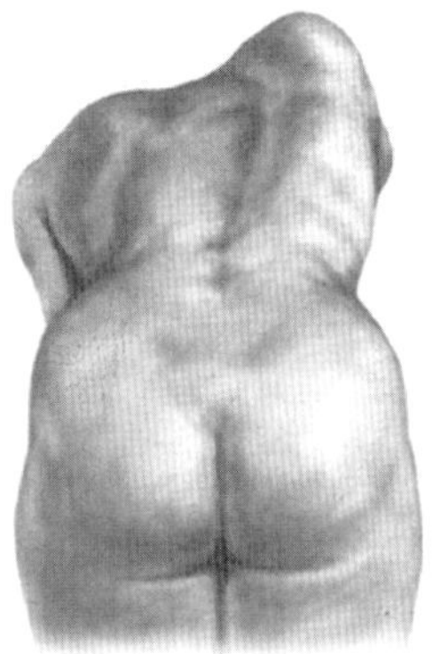

■ 보조기를 사용한 척주옆굽음증의 치료

1) 10~20° : 일반적으로 관찰

2) 20~30° : 굽이 초기, 5° 이상으로 굽이가 증가되면 보조기 착용

3) 30~40° : 보조기의 즉각적인 착용 필요

4) 40~50° : 수술적 중재 필요

■ 보조기의 적용의 목표

1) 진행되는 척주옆굽음증의 굽이를 정지시키고, 더 이상의 증가를 막아 수술이 필요하지 않게 함

2) 뼈성숙을 기대하고 기형을 영구적으로 교정함

3) 사용자의 성장 동안 척추의 지속적인 성숙을 가능하게 함

■ 척주옆굽음증 커브에 따른 보조기

1) 상위등뼈커브 – 밀워키형

2) 하위등뼈/허리뼈커브 – 언덜암형 또는 밀워키형

3) 허리뼈커브 – 언덜암형

4) 복합형 – 밀워키형

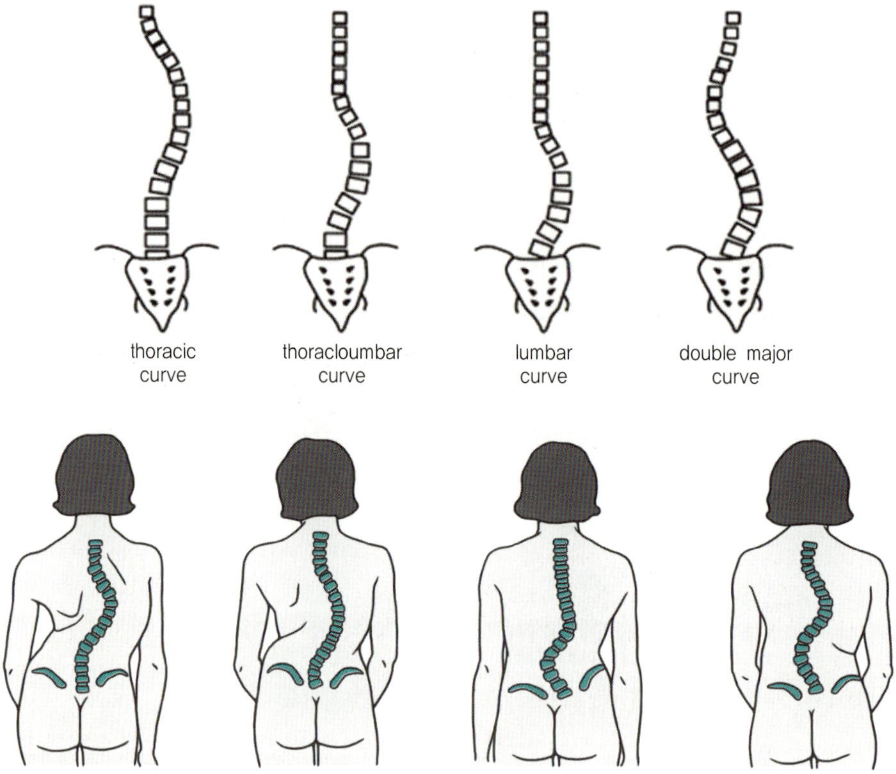

■ **척주옆굽음증 중재에서 적용되는 보조기**

1) **밀워키 보조기**(Milwaukee brace, CTLSO)

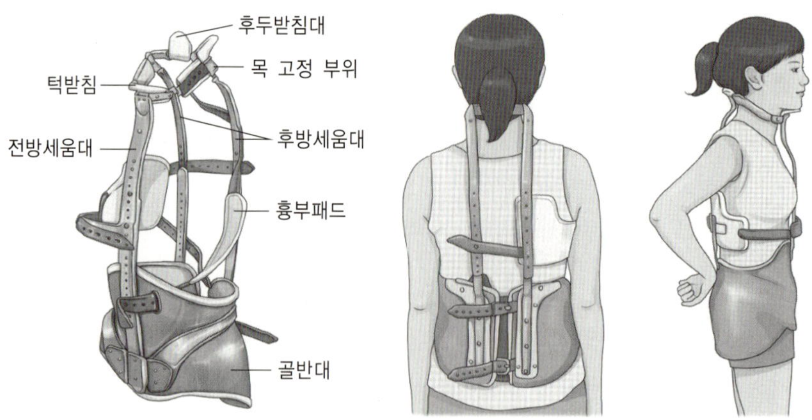

밀워키보조기

(1) 척추옆굽음증, 척주뒤굽음증 기형 교정

(2) Duchenne형 근이영양증

(3) 굽이의 끝부분이 T_7 이상인 상부등뼈 교정(등척주굽음과 목등척주굽음)에 가장 효과적인 보조

(4) 굽이의 끝부분이 T_7 이하인 경우에도 추천

(5) 24시간 착용

(6) 착용상태에서 교정운동, 근력운동 실시

2) 언덜암형 보조기(undrarm orthosis, low profile TLSO)

- 등허리엉치 보조기
- T_7 이하(또는 T_9이라고 주장하는 저자도 있음) 굽이의 끝부분이 위치한 등척주굽음증 환자에게 특히 효과적임

(1) **<u>보스턴 보조기</u>**(Boston brace) − T_8 이하를 위해 고안, 가슴부위 개방(여성)

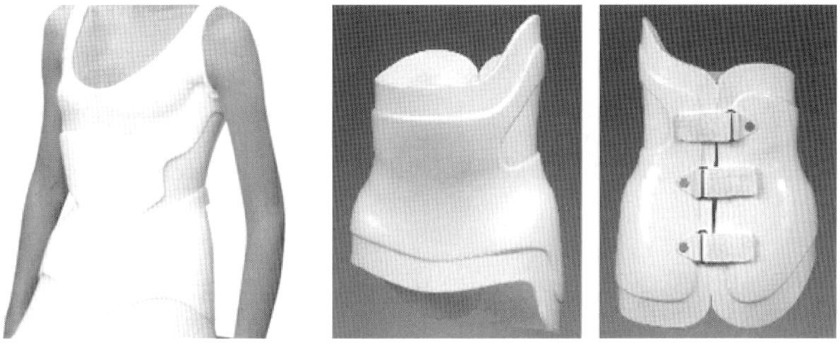

(2) 윌밍턴 보조기(Wilmington brace) − 열가소성플라스틱

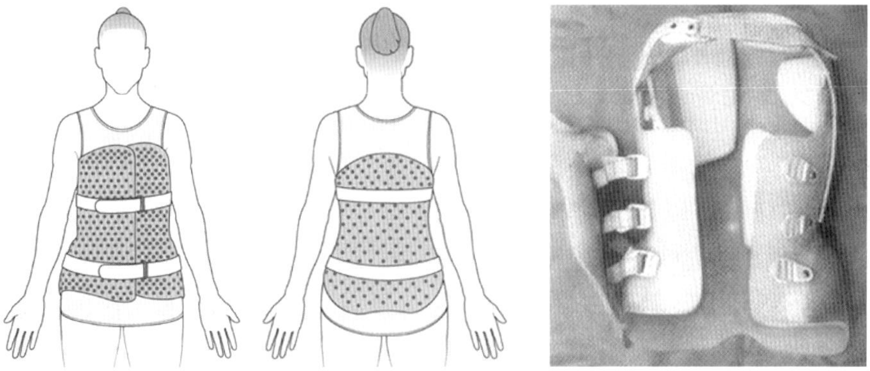

(3) 찰스턴 보조기(Charleston bending brace) − 야간, 과교정 방법

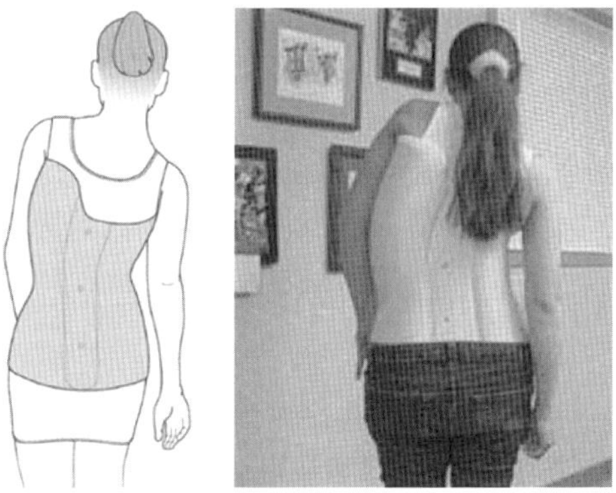

(4) 세뉴보조기－반대힘과 회전힘을 제공

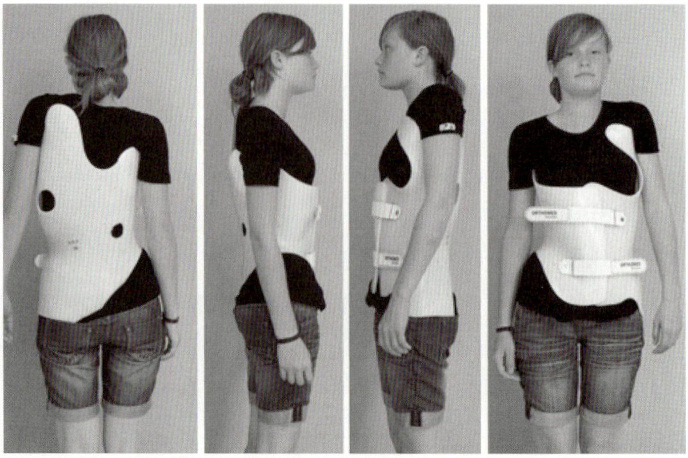

(5) 동적 보조기

(6) Miami(등허리엉치 보조기) : 등허리척주옆굽음증, 뒤굽음증 교정

		flexion	extension	lateral	rotation	질환
LSO	Chair back	×	×	○	○	
	Knight	×	×	×	○	lordosis
	Williams	○	×	×	○	
TLSO	Taylor	×	×	○	○	
	Knight-Taylor	×	×	×	○	
	Cowhorn	×	×	○	×	
	Jewett	×	○	○	○	kyphosis
	Plastic	×	×	×	×	
CTLSO	Milwaukee					Scoliosis

3. 목뼈 보조기

■ 목뼈보조기의 착용 목적

1) 목뼈에 받는 머리의 하중 감소와 바른 자세를 유지
2) 목의 운동을 제한하며 연부조직의 치유와 동통을 예방
3) 목뼈 견인으로 신경근 압박을 감소

■ **정형 칼라(orthopedic collar)**

1) **연성 칼라(soft collar)** : 목뼈보조기 중 가장 약함

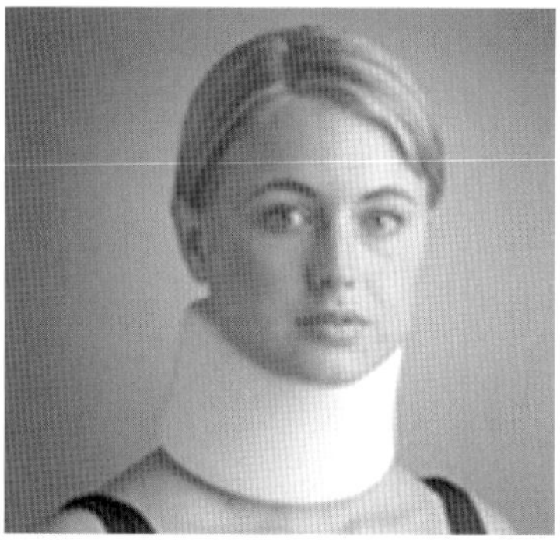

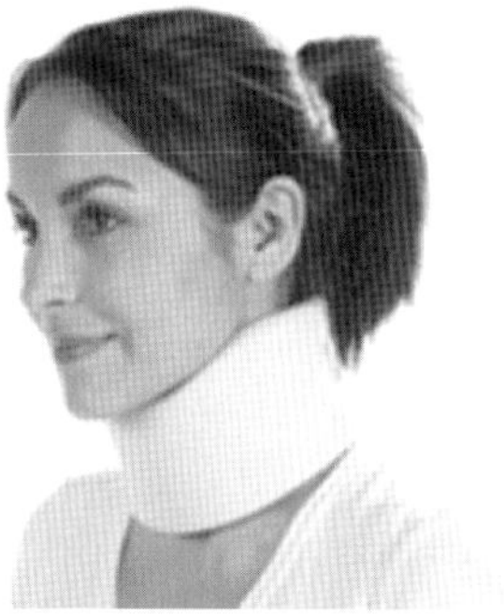

2) 경성 칼라(hard collar) : 수직으로 높이를 조절할 수 있는 장치(vertical stay)를 부착하여 목의 동작을 더욱 제한하는 디자인도 있음

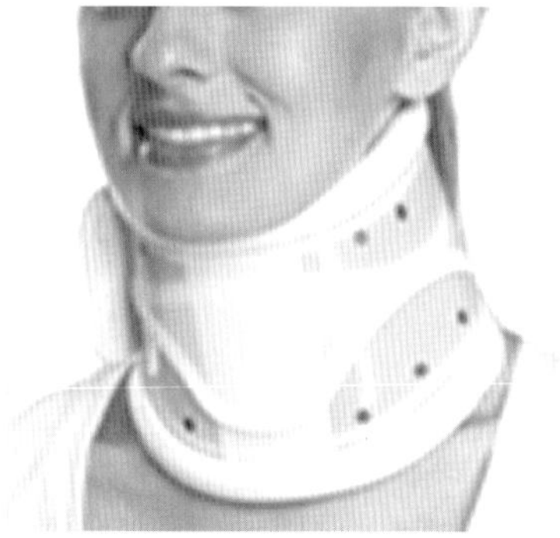

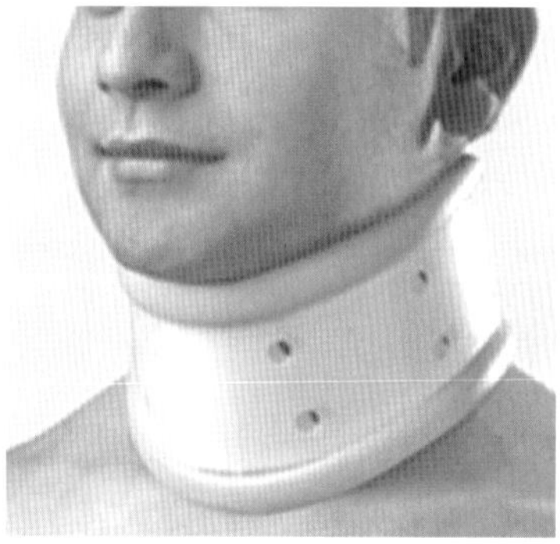

3) **필라델피아 칼라(Philadelphia collar)** : 가장 많이 쓰임

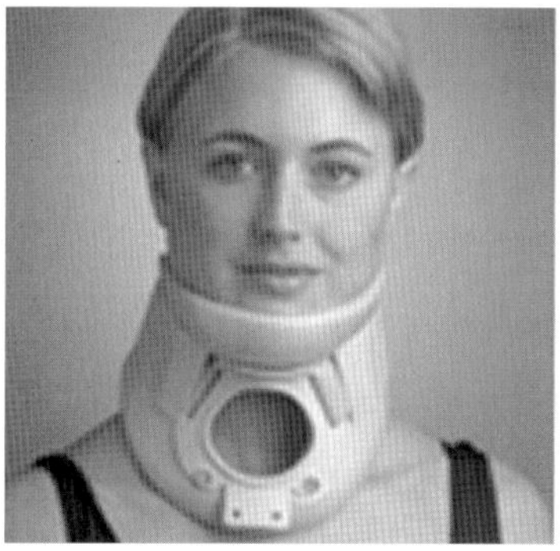

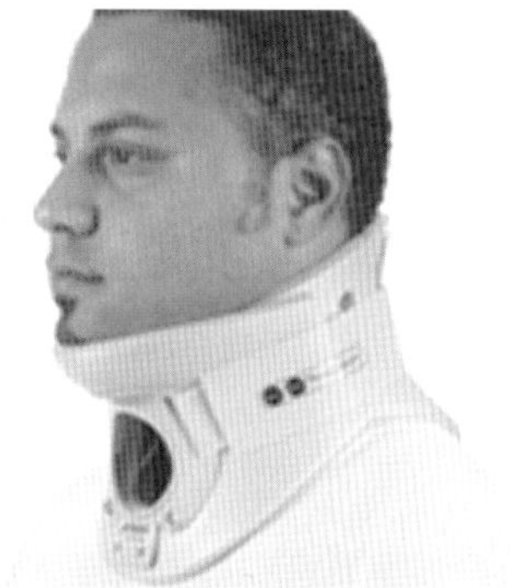

■ **지주형 목 보조기(post appliances, post orthosis)**

1) 예일 보조기(Yale orthosis)
   (1) 필라델피아칼라의 연장
   (2) 목의 F-E 제한

(3) C_4 척수 손상 이하의 환자나 척추 불안정성이 있는 환자에게 적용

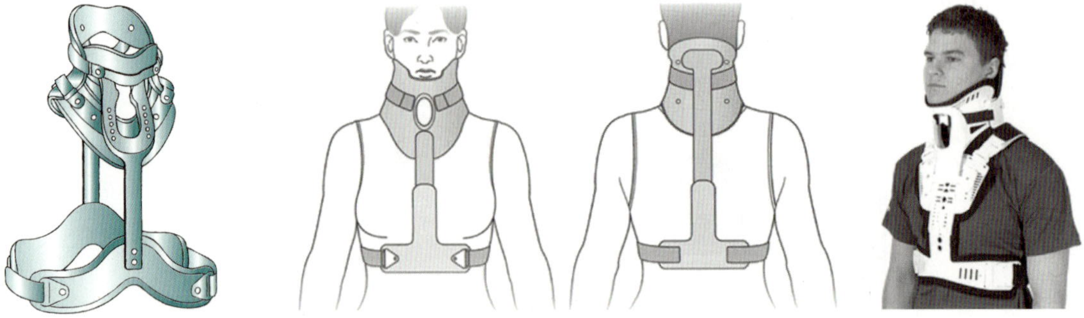

Yale cervicothoracic orthosis

2) 3－지주 보조기(three-post appliances, SOMI)

(1) SOMI : sternooccipital mandibular immobilizer

(2) 지주가 3개

(3) 뒤에 지주 없음－목을 돌리지 않고도 불편함 없이 등을 대고 바로 누울 수 있음

(4) 목의 굽힘 제한

(5) C_4 이상의 척수 손상 환자

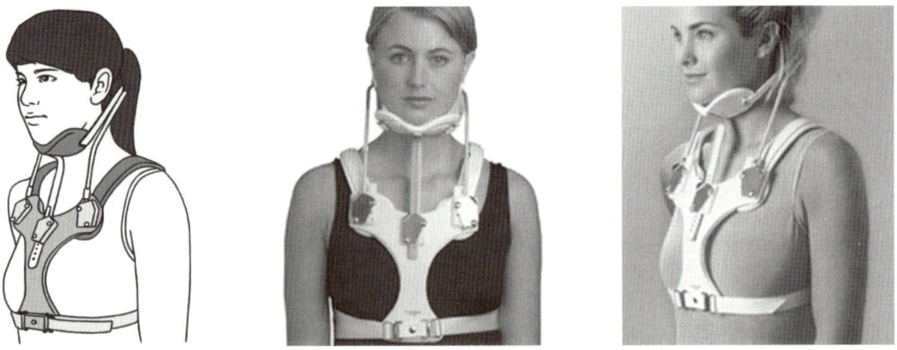

3) Post appliance

(1) 2－지주 보조기(two-post appliances) : 목의 굽힘과 폄 제한

(2) 4－지주 보조기(four-post appliance) : 목의 F-E-L-R(굽힘－폄－가쪽굽힘－돌림) 제한

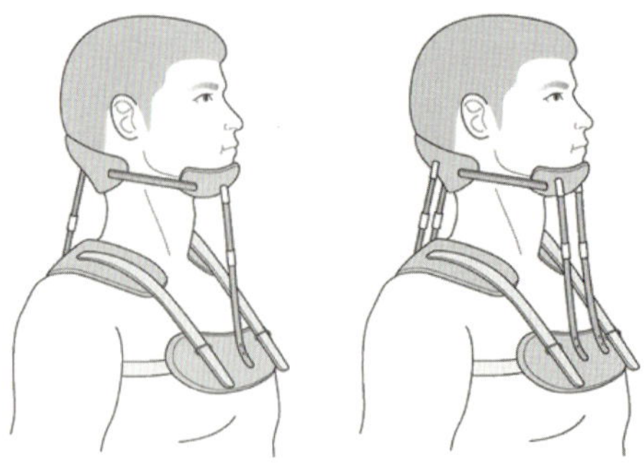

■ 최대고정 목보조기(maximum immobilizing orthosis)

1) Custum molded appliance(mold appliance)

   목의 모든 운동을 제한시킬 수 있으며, 등의 아래쪽으로 연장하여 등뼈운동 제한시킬 수 있음

2) 미네르바 보조기(Minerva orthosis)
   - (1) 비침습형
   - (2) 앞뒤-반경성 재질
   - (3) 이마밴드로 강력한 고정력

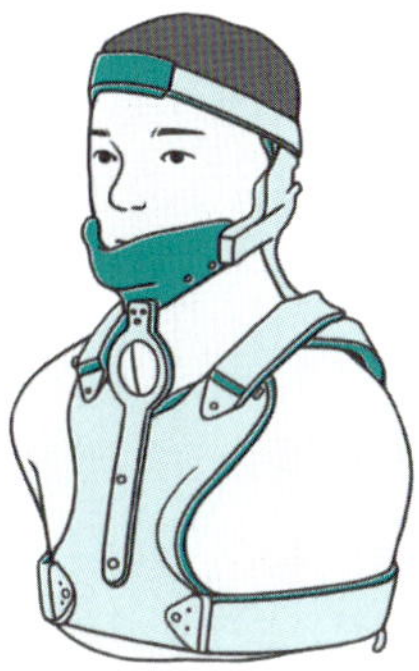

Minerva orthosis

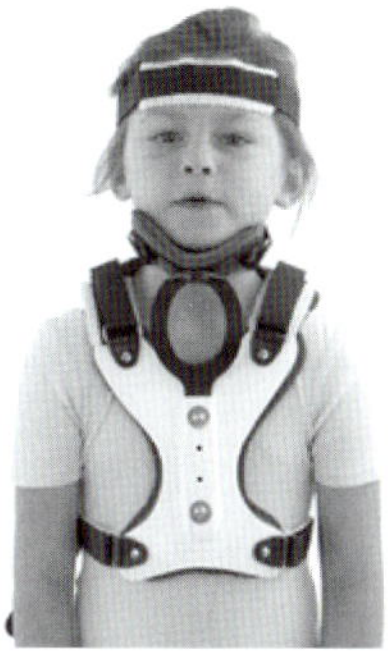

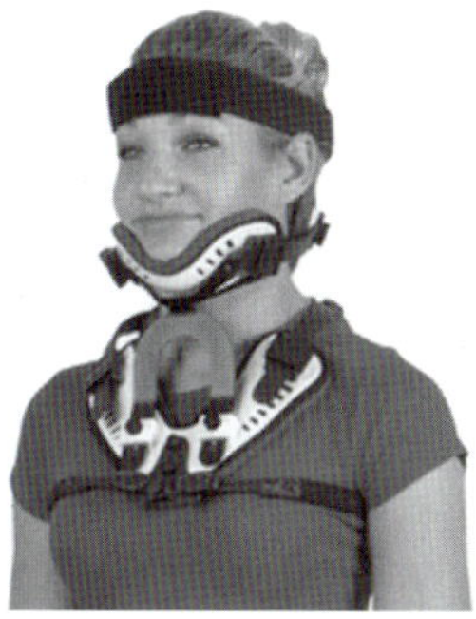

3) 갑옷보조기
   - (1) 비침습형
   - (2) 퀴래스 보조기(cuirass orthosis)
   - (3) Custom molded appliance
   - (4) 반경성 플라스틱 재질
   - (5) 맞춤식 제작
   - (6) 화상, 기운목으로 인한 목의 구축 방지

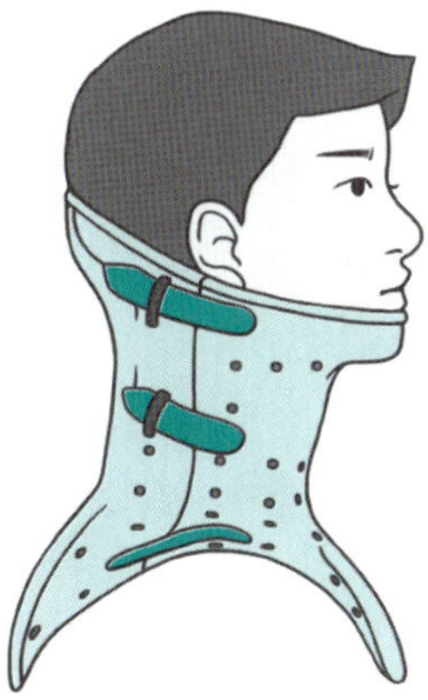

Cuirass orthosis

4) **헤일로 보조기(halo orthosis)** (기출)

(1) 침습형 – 머리뼈에 침습하여 고정

(2) 완전고정

(3) 목뼈 보조기 중 목뼈 운동 제한이 가장 효과적임

(4) 목뼈 견인

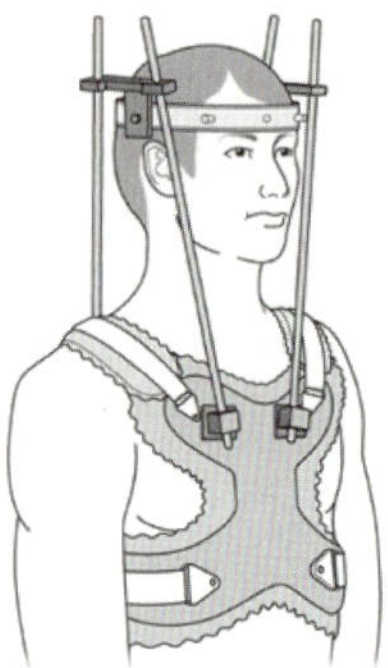

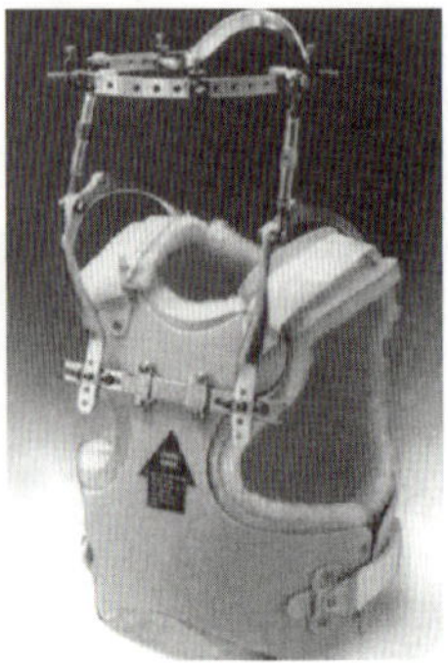

EXPLANATION

특수질환 보조기

1. 선천성 엉덩관절 탈구에 사용되는 보조기 (기출)

1) 선천성 엉덩관절 탈구와 아탈구, 엉덩관절 이형성증(hip dysplasia)

2) 목적 : 절구(acetabulum)에 넙다리뼈머리가 제대로 자리를 잡을 수 있게 하는 것

3) 종류

(1) **파브릭하니스(Pavlik harness)**

엉덩관절 탈구와 아탈구, 엉덩관절 이형성증(hip dysplasia)

① 8개월 이하에서 가장 효과적임

② 약간 자율적으로 움직임 가능

③ 구성 : 가슴 스트랩, 어깨 스트랩, 두 개의 다리 스트랩

④ 엉덩관절 벌림 유지

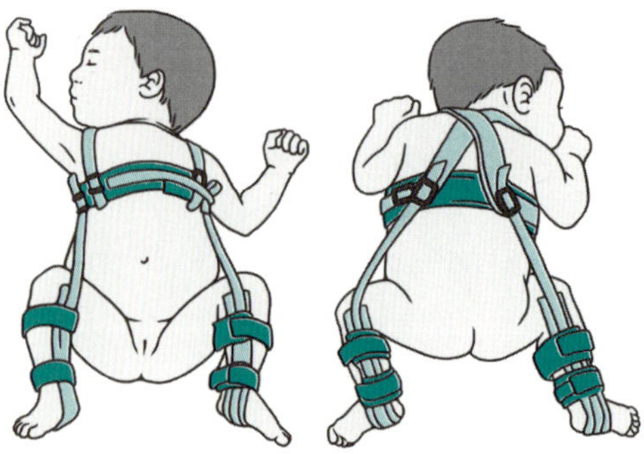

(2) **Ilfeld orthosis**

① 적용 : 엉덩관절 탈구, 수술
② 엉덩관절 벌림자세 유지
③ 구성 : Cross bar, Universal joint
④ cross bar에 ball & socket joint(universal joint)를 부착하여 양쪽에 허벅지를 고정할 수 있는 넙다리밴드와 연결하여 사용
⑤ cross bar는 벌림과 굽힘이 어느 정도 조절이 가능함

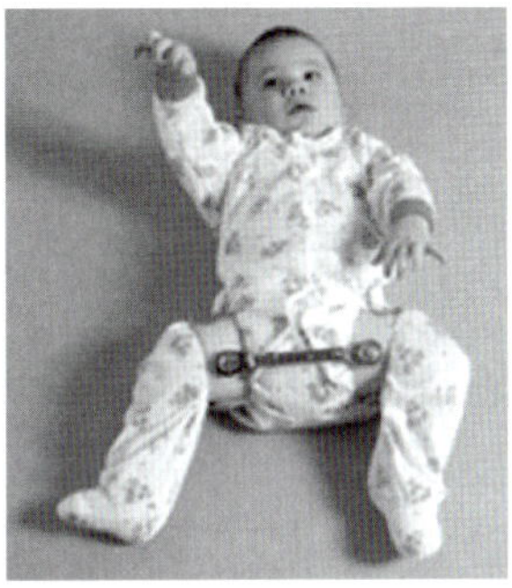

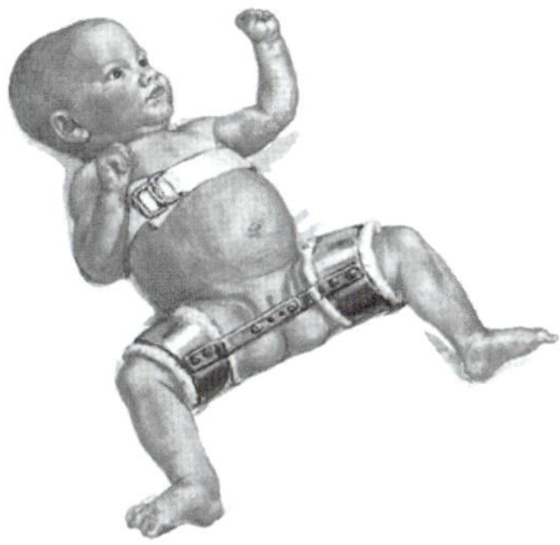

(3) **Von Rosen orthosis**

① 플라스틱이나 알루미늄 재질
② 수동적인 움직임을 제한함
③ 엉덩관절의 벌림과 굽힘 모두 조절함

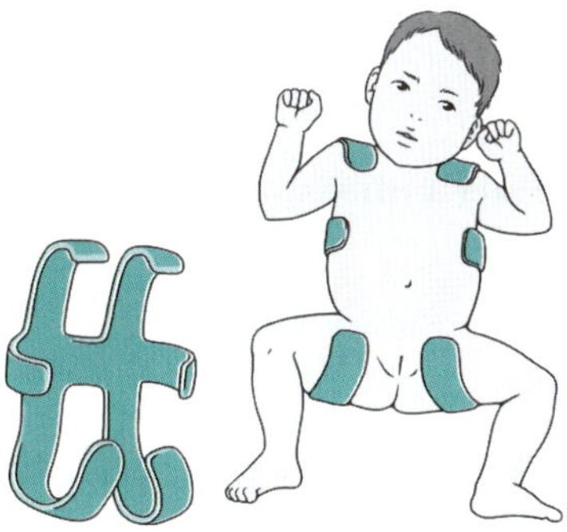

(4) **Frejka pillow splint**

① 엉덩관절 형성장애 사용
② 엉덩관절의 선천성(아) 탈구에는 잘 사용하지 않음
③ 넙다리뼈머리를 제 위치에 바로 고정하기 위한 엉덩관절 굽힘상태를 유지할 수 없음
④ 베개 사용

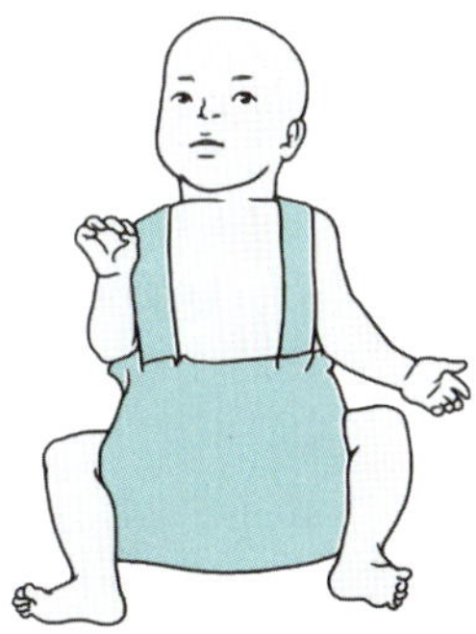

2. 다리의 비틀림 변형(torsional deformity)에 적용되는 보조기

1) 적응증

(1) 성장발단 단계에서 자연적으로 좋아지지 않게 될 경우(돌림각도 변형의 원인)

(2) 선천성 엉덩관절 탈구(congenital hip dislocation)

(3) 척수이형성(myelodysplasia)

(4) 곤봉발(club foot)

(5) 관절굽음증(arthrogryposis)

(6) 넙다리뼈앞경사(femoral anteversion), 정강뼈비틀림(tibial torsion)

2) 종류

(1) **Denis Browne orthosis**

① 곤봉발(club foot) 교정을 위해 사용함

② 안쪽돌림이나 가쪽돌림을 조절함

③ 안쪽번짐과 가쪽번짐의 **교정은 spreader bar를 사용**함

④ 각도 조절이 가능함

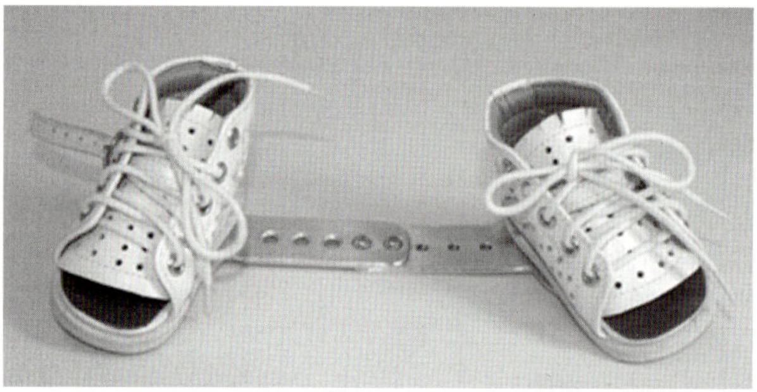

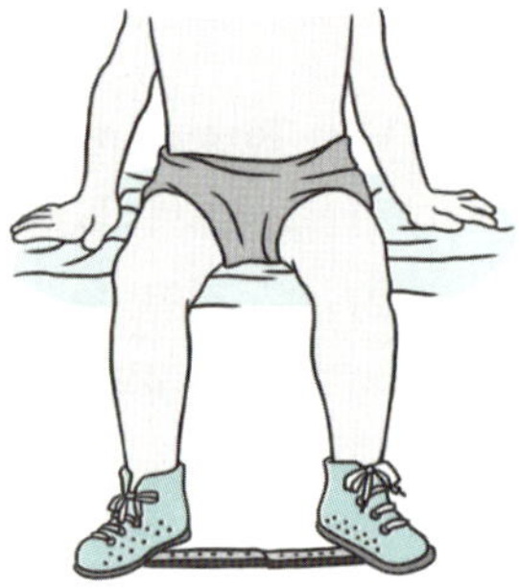

(2) **torsion shaft orthosis(twister orthosis)**

① hip rotation을 교정임

② 엉덩관절 돌림에서 Denis Brown orthosis보다 더 효과적임

3. 레그-칼베-페르테스 병 보조기(Legg-Calve-Perthes disease)

1) **넙다리뼈 머리 무혈성 괴사**, 머리 뼈연골증

2) 엉덩관절을 45° 벌림시키고, 20°까지 안쪽돌림 시킴
엉덩관절을 벌림시키고 안쪽돌림시키면 넙다리뼈머리를 절구 내에 잘 유지시킬 수 있음

3) 종류

(1) **Toronto orthosis**

① 주로 남자인 경우 사용

② 엉덩관절과 무릎관절 움직일 수 있고 크러치를 사용해 걸을 수도 있음

③ 어린아이가 마루바닥에 앉을 때 universal joint는 엉덩관절을 가쪽돌림시키기 때문에 주의해야 함

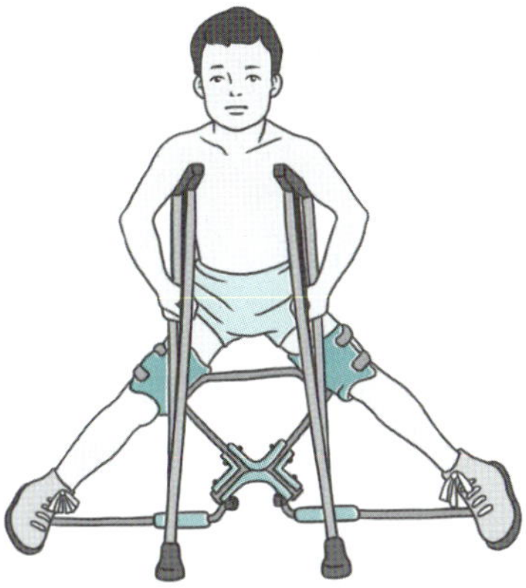

(2) Scottish Rite orthosis

① 선천성 엉덩관절 탈구된 어린아이를 엉덩관절 벌림상태로 걷게 하려고 할 때 사용함

② 넙다리뼈머리의 절구안에 넙다리뼈머리가 잘 유지되고, 엉덩관절을 움직일 수 있도록 함

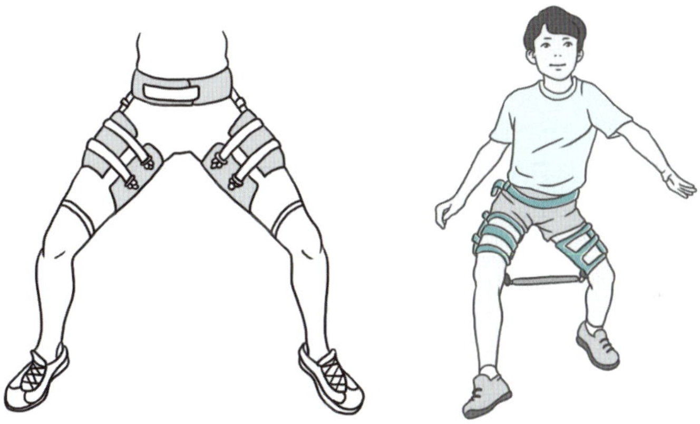

(3) Newington ambulatory abduction orthosis

① 주로 여자인 경우 적용함

② 엉덩관절 운동은 허용하나 무릎관절은 제한함

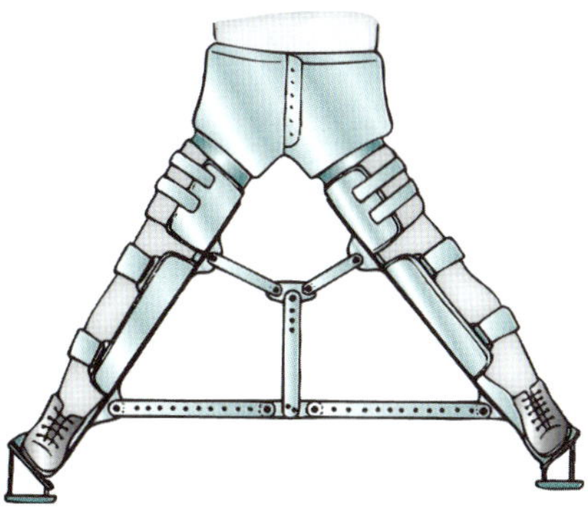

Newington ambulatory abduction orthosis

(4) **trilateral socket hip abduction orthosis(trilateral orthosis)**
  ① 한쪽 다리의 엉덩관절에 질병이 있을 때 사용함
  ② 궁둥뼈결절에서 체중부하를 함

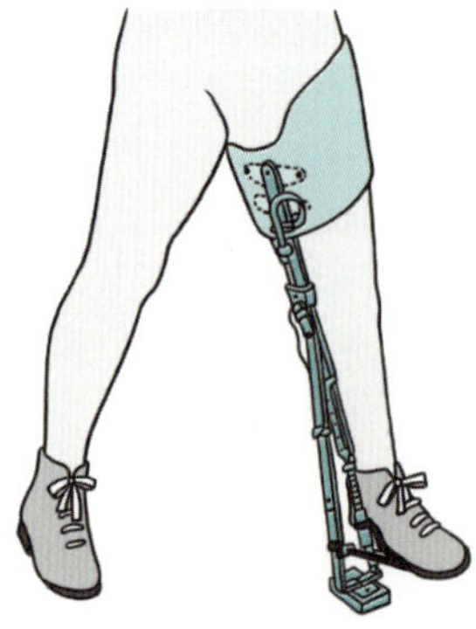

Trilateral orthosis

4. 하반신마비에 사용되는 보조기

1) 하반신 마비의 원인
  (1) 척수이형성
  (2) 뇌성마비
  (3) 외상으로 인하여 2차적으로 발생
2) **standing frame orthosis**
  (1) 기립을 위해 모든 관절을 중립 자세로 고정함
  (2) 몸을 똑바로 세워 가슴배부 스트랩으로 고정시키며, 양쪽 무릎은 무릎 지지대로 묶어 주고 양쪽 발은 발판에 고정시켜서 몸통 전체를 똑바로 세울 수 있음
3) **parapodium(standing-sitting orthosis for children)**
  (1) 4점압의 원리
  (2) 앉거나 서기를 교대로 할 수 있도록 함
  (3) 주로 3세 이상의 아동에게 사용함
  (4) 기립을 위해서는 모든 관절을 중립자세로 고정시켜주는 반면 앉기 자세를 위해 엉덩관절과 무릎관절을 조절손잡이로 잠금장치를 풀어줄 수 있음

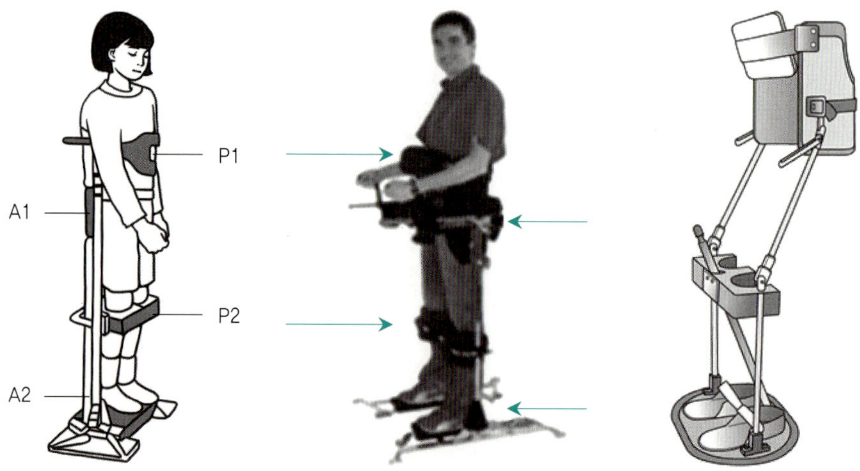

4) **Scott-Craig orthosis**

(1) 주로 성인 하지마비 환자에게 사용함

(2) L_1 이상의 완전 척수손상환자에게 처방함

(3) 이중조절 발목관절(bichannel adjustable ankle joint), 정강뼈밴드(pretibial band), pawl lock knee joint, 한 개의 넙다리 밴드로 구성됨

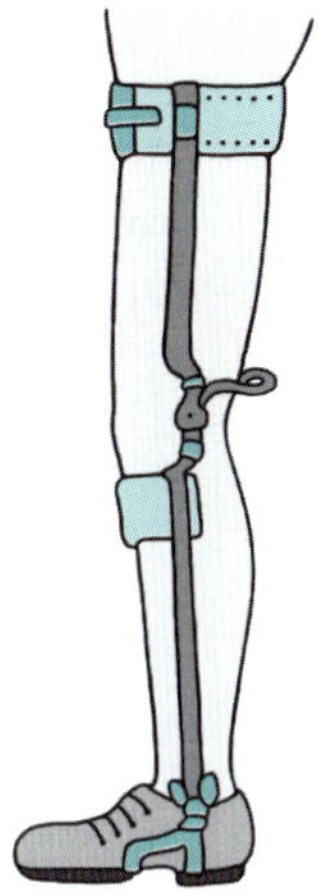

Scott-Craig orthosis

5) **RGO(reciprocating gait orthosis)** : 경첩관절을 통해 양측 긴다리보조기가 부착된 형태(THKAFO), reciprocal하게 걸을 수 있음

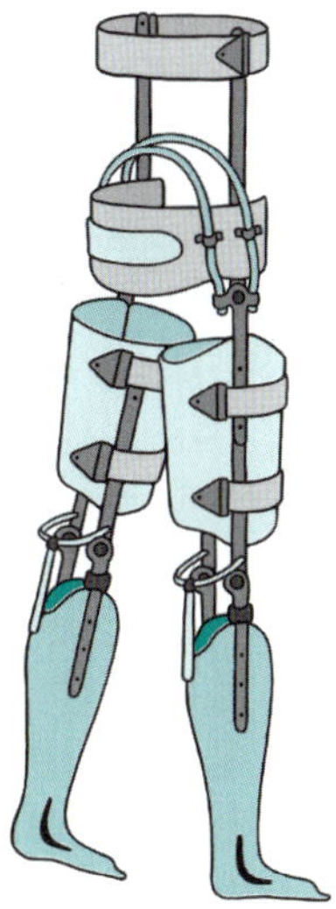

RGO(reciprocating gait orthosis)

질환	보조기	내용
신천성 엉덩관절 탈구(CDH) or 엉덩관절 형성장애 (hip displasia)	넙다리뼈머리(femur head)를 hip joint에 유지할 수 있도록 고정하는 것	
	pavlik harness	• dynamic orthosis(8개월 이하 유아) • CDH 가장 효과적, 소아, 엉덩관절 형성장애, 엉덩관절 선천적 탈구, 엉덩관절 아탈구 등에 사용
	Von Rosen splint	• 플라스틱 프레임. passive positioning orthosis • hip joint의 flexion+abduction • 8개월 이하의 어린이 가장 효과, 12개월까지 사용 • 선천적인 엉덩관절의 형성 장애, 아탈구, 탈구에 가장 좋은 보조기
	Ilfeld splint	• cross bar에 universal joint로 연결된 두 개의 Thigh cuff로 구성
	Frejka Pillow splint	• CDH 초기에는 사용 불가능 • 엉덩관절 형성 장애 치료에 사용
넙다리머리뼈끝의 뼈연골증 (Legg−Calve−Perthes disease)	보조기는 엉덩관절을 벌림과 안쪽돌림 고정	
	Toronto orthosis	• hip joint를 각각 45° abduction+internal rotation • hip과 knee 움직일 수 있으며 crutch 사용 보행 가능
	Trilateral socket hip abduction orthosis	• Trilateral orthosis • 측면의 지지 세 군데
	Newington ambulatory abduction orthosis	• hip joint 45° abduction & internal rotation, hip joint 운동 허용 • knee joint 제한
	Scottish rite orthosis	• hip의 acetabulum에 femur head 유지 • Denis Browne orthosis는 hip joint에 힘이 미치기 전에 ankle, knee, hip joint에 힘이 분산됨
소아 하반신 마비시	standing flame orthosis	• 서서 걷도록 하기 위한 것, 팔 운동 자유 • 콩팥, 방광, 배뇨작용, 심폐기능항진, 기립−중력에 의한 뼈연화증방지
	A−frame orthosis	• hip joint의 abduction, internal, external rotation 조절 가능
	Parapodium	• 앉을 수 있음 • 손잡이 돌림으로 hip, knee joint 열 수 있음
	reciprocation gait orthosis	• 보행기에 몸이 붙어 있음 • Paraplegia 환자의 몸통과 다리를 받쳐주기 위한 것 • 무게가 가볍고 upper trunk 사용가능, 에너지 소비 최소화

보조기구

EXPLANATION

보조기구 종류

1. 기립보조기구

■ **Tilt table(기립장비)**

1) **목적** (기출)
   (1) 기립성 저혈압 방지
   (2) 다리혈액순환 촉진
   (3) 요로결석 방지
   (4) 뼈연화증 방지
   (5) 기립감각 회복
   (6) 구축이나 기형 방지
   (7) 다리 근육에 긴장이 생기게 되며 운동감각이 증가
2) 주의사항
   (1) 기립시 혈압하강 관찰(각도를 단계적으로)
   (2) 고정시 관절보호
   (3) 고정점 : 가슴부위, 골반부, 무릎관절부(베개 사용)

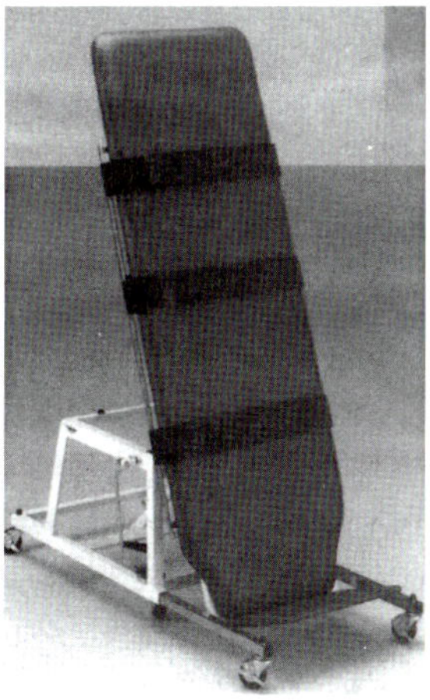

■ 체위배담 경사 테이블(postural drainage tilt table)

- 호흡기 질환자의 체위배담 시에 필요한 여러 자세를 쉽게 변화해 줄 수 있도록 테이블이 수평상태에서 반대쪽으로 기울어지게 되어 있음

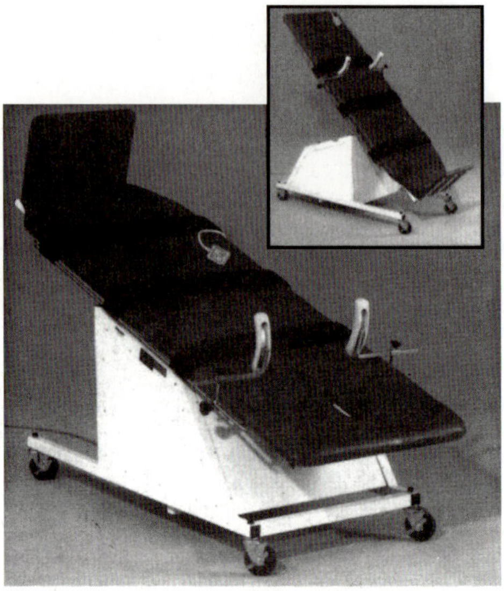

2. 보행보조기구

■ 보행보조기구의 기능 및 목적

1) 더 넓은 기저면의 제공
2) 균형과 안정성의 개선
3) 편측다리에 대한 하중의 감소
4) 보행시 추진의 보조
5) 손을 통한 감각자극의 전달
6) 직립자세의 생리학적 장점 제공
7) 의자차와 같은 이동보조기구를 이용하여 접근하기 어려운 장소에 접근 가능

■ 보행보조기구의 종류

1) **평행봉(parallel bar)** : 가장 기초 단계
2) **보행기(walker)**
   (1) 표준형 보행기(standard walker)
   (2) 바퀴달린 보행기(walker with retractable wheels)
   (3) 교대형 보행기(reciprocal walker)
   (4) 기타 특수형 보행기 : 세발 보행기(tri walker), 아래팔 보행기(forearm walker), 겨드랑형 보행기(axillary walker), 바구니 또는 브레이크가 부착된 보행기

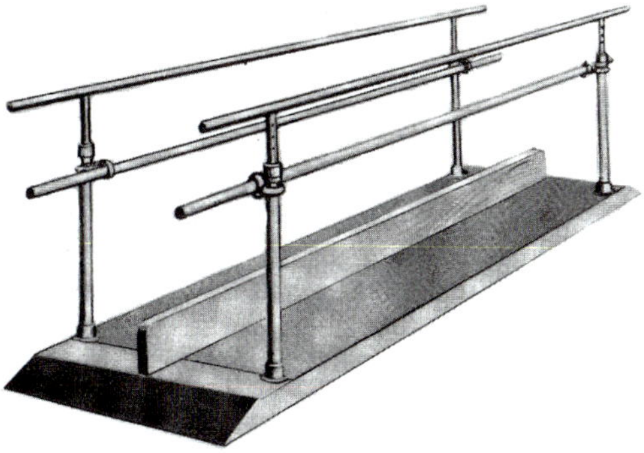

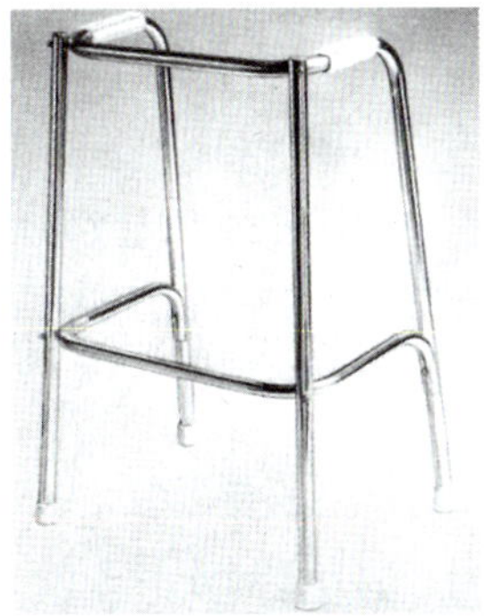

3) **목발(crutch)**

(1) 표준형 겨드랑 크러치(standard, axillary crutch)

① 가장 많이 사용되는 표준형 크러치, 겨드랑형 크러치라고도 함

② 고정형과 손잡이의 높이와 전체 길이 조절할 수 있는 조절형이 있음

③ 구성

- axillary bar
- double upright
- hand piece
- extension piece
- tip

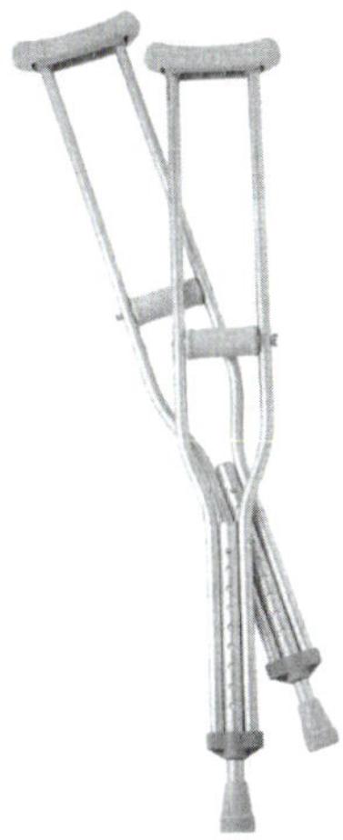

④ 필요한 근력 : 팔꿉 폄근, 손 악력

(2) 위팔 크러치(upper arm crutch, triceps crutch)

① 캐나디안(canadian) 크러치, 밴드달린 목발, 위팔세갈래근 목발

② 팔꿉관절 폄근이 약할 때 적용함

(3) 아래팔 크러치(forearm crutch)

① 로프스트랜드(Lofstrand) 목발 (기출)

- 손잡이를 잡을 수 있고 몸통 균형을 잘 잡는 환자에게 사용
- 겨드랑 받침대 없이 아래팔 커프와 손잡이로 체중을 지지

② 목발과 지팡이 사이

③ 겨드랑 크러치보다 몸통의 균형 조절이 더욱 요구되며 팔 근력이 더욱 필요함

(4) 플랫폼 크러치(platform crutch, forearm support crutch, gutter crutch)

① 팔로써 체중 이동이 전체 힘을 견딜 수 없는 환자에게 아래팔에서 체중부하를 견딜 수 있도록 아래팔 지지대를 부착하여 사용함

② 적응증

- 아래팔 절단자
- 손악력 약화
- 손 및 손목관절에서 체중부하를 할 수 없는 관절염 환자

- 근 긴장이 증가하였거나 구축되어 심한 손목관절과 손가락의 기형이 있는 환자
- 수동적으로 팔꿉관절을 펼 수 없는 환자(팔꿉굽힘 구축)

(5) 정형 목발(ortho crutch)

① 표준형 크러치에서 수정된 디자인

② 손잡이가 수평으로 전환

③ 아래팔의 뒤침 엎침이 제한적이거나 통증이 있는 사람에게 유용함

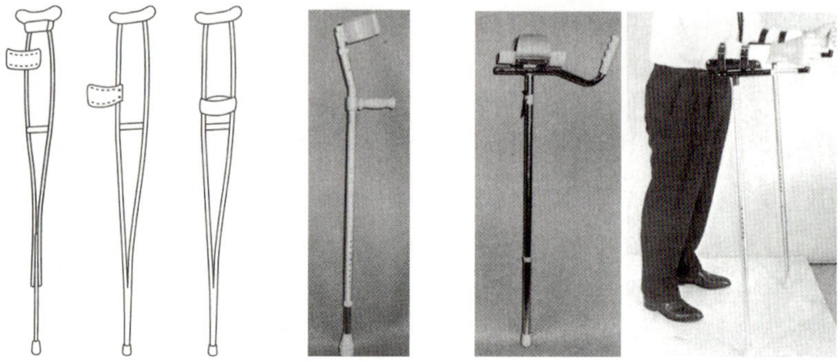

위팔 크러치　　아래팔 크러치　　플랫폼 크러치

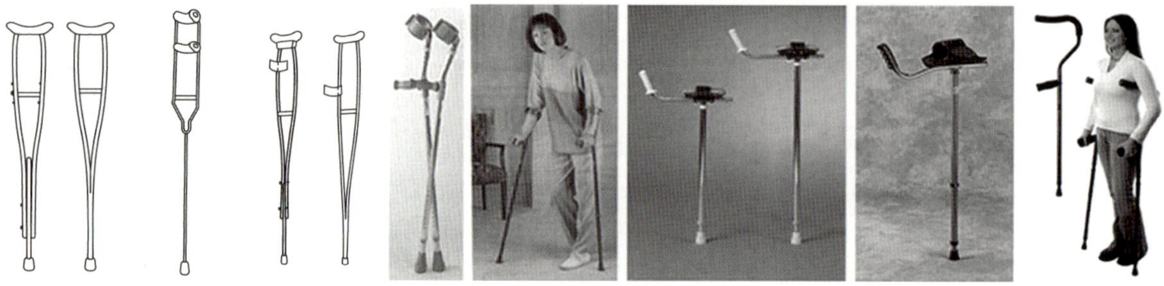

4) **지팡이** : 지팡이에 체중의 20~25% 이상이 부하되는 경우 사용하지 않아야 함

(1) 표준형 지팡이(standard cane, single cane)

(2) 곡선형 지팡이(curved cane, ortho cane) : 7자처럼 구부러져 있는 디자인

(3) 사점 지팡이(quad or quadriped cane) : 네 개의 다리를 가진 지팡이

(4) 보행기형 지팡이(walkane) : 언뜻 보기에 보행기와 유사하게 보임

5) **시각장애인을 위한 보행 보조기구**

(1) 백색의 지팡이 오랫동안 이용

(2) guide leg

■ 보행보조기구의 적용

1) 보행보조기구를 위한 측정

(1) 평행봉 : 팔꿉관절이 20~30° 굽힘, 폭은 사용자의 어깨 넓이보다 약간 넓게 함

(2) 보행기 : 직립자세에서 팔꿉관절을 15~20° 굽힘하였을 때, 손잡이가 자뼈붓돌기(styloid process)에 위치함

(3) 크러치 : 겨드랑부가 압박되어 특히 노신경이나 어깨위신경(suprascapular nerve) 압박될 위험이 높음

① 표준형 겨드랑 크러치

- crutch palsy 방지 위한 crutch의 길이는 겨드랑이와 crutch사이에 손가락이 2~3개 정도 들어갈 수 있는 공간을 줌
- 신장에서 40cm(16인치)를 뺀다.
- 신장에 대한 77%길이를 crutch 길이로 함
- 겨드랑이에서 구두 뒤꿈치 하단까지의 길이로 함
- 선자세에서 측정할 때는 겨드랑 하방 3cm 떨어진 곳에서부터 5번째 발가락에서 가쪽으로 15cm 떨어진 곳까지의 길이를 측정함
- 임상에서 가장 손쉽게 측정하는 방법은 똑바로 선자세에서 겨드랑에서 신발가지의 길이임
- 손잡이는 똑바로 선자세에서 **자뼈의 붓돌기 또는 넙다리뼈의 큰돌기**에 위치하는 것이 좋음
- 바로누운자세(supine position)에서 앞쪽 겨드랑 주름에서부터 발뒤꿈치의 가쪽으로 10~15cm까지 측정하거나 발뒤꿈치까지의 길이에서 5cm(2인치)를 더 함

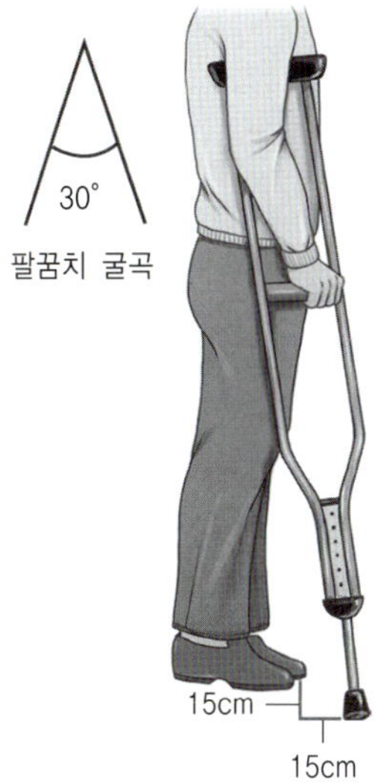

목발길이 측정

- 앉은 자세에서 사용자는 팔꿉관절을 폄상태로 두 팔을 어깨뼈부위 위까지 벌림한 다음, 한쪽 가운데손가락의 끝에서부터 반대쪽 팔꿈치돌기(olecranon process)의 끝까지 측정함

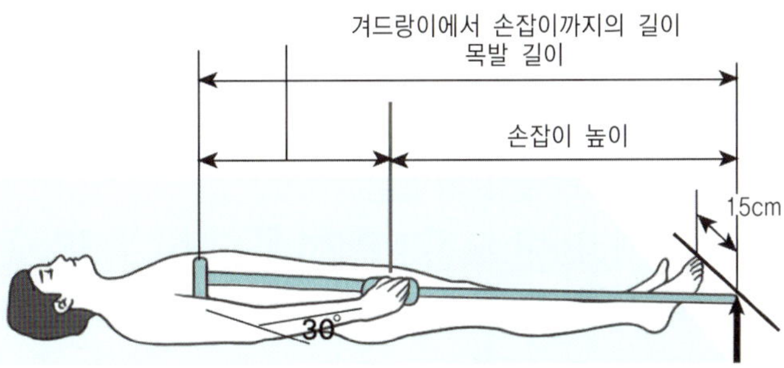

목발의 길이 측정

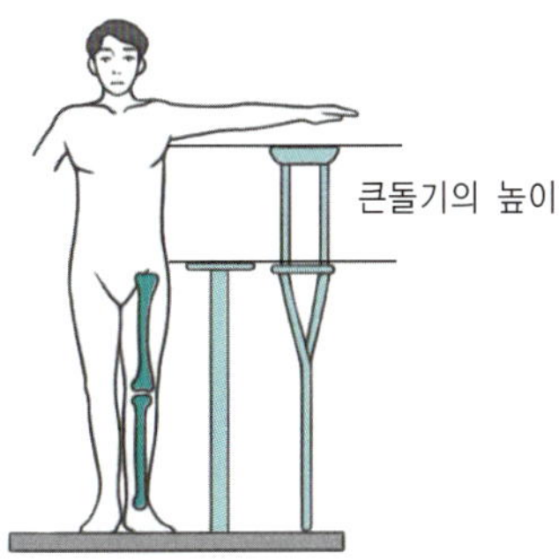

② 위팔 크러치 : 상부 커프는 팔의 몸쪽 1/3부위에 위치하여 겨드랑 앞쪽 주름의 아래쪽으로 약 5cm 지점

③ 아래팔 크러치 : 손잡이를 잡았을 때, 15～30° 팔꿉관절 굽힘된 상태로 직립자세가 되어야 함

④ 플랫폼 크러치 : 아래팔 받침대는 위팔에 대해 90°가 일반적으로 사용함

(4) 지팡이

① 바닥면에 대해 수직이 되어야 하며 가장 높은 지점이 사용자의 큰돌기 또는 손목 주름(wrist crease)에 위치함

② 길이는 제5발가락의 발바닥쪽으로부터 가쪽으로 15cm(6인치) 지점에 지팡이 끝이 위치되며, 팔꿉관절이 약 20° 굽힘되어야 함

③ 지팡이는 환측의 반대쪽에서 사용함

2) **지팡이, 크러치, 보행기를 위한 보조부품**

(1) 겨드랑 받침대 패드

(2) 손잡이 커버

(3) 팁(crutch tip) : 주로 고무가 사용되며 미끄러지지 않게 하기 위해 적용하고, 금속 재질도 사용함

3) **보행 보조기구를 이용한 보행 유형** (기출)

(1) 4점 보행(four-point gait)

① 3점지지

② 걷는 순서 : 좌측 crutch－우측 발－우측 crutch－좌측 발

③ 가장 안전한 보행이지만 빨리 걸을 수 없다.

④ 혼잡한 거리나 작은 공간에서 걸을 때 적합

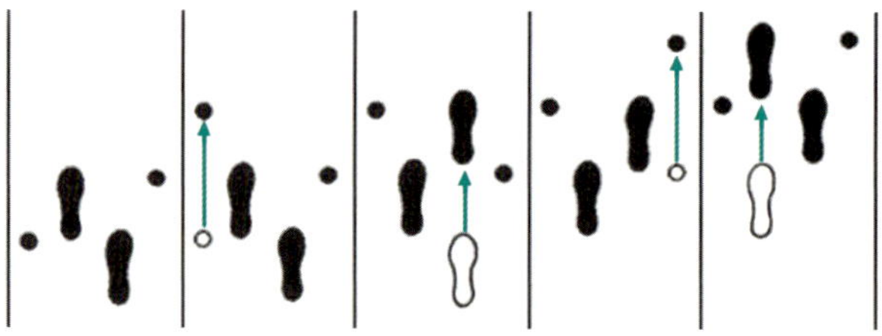

(2) 2점 보행(two-point gait)

① 2점지지

② 걷는 순서 : 좌측crutch＋우측발－우측crutch＋좌측발

③ 정상보행에 가까운 crutch보행 : 빨리 걸을 수 있음

④ 2점 보행은 4점 보행을 익숙하게 수행할 수 있는 환자에게 그 다음 단계로 사용되며, 4점 보행에 비해 보행속도가 빠름

(3) 3점 보행(three-pont gait)

① 1점지지

② 걷는 순서 : 양쪽 crutch＋환측다리－정상측다리

③ 환측 다리의 체중부하를 경감

④ 엉덩관절 굽힘의 경우

(4) 삼각보행(tripod gait), 끌기 보행(drag-to gait)

① 하반신마비 환자에게 적용

② 건너뛰기 보행이 익숙하지 않을 때 사용함

③ 걷는 순서 : 좌측 crutch – 우측crutch – 양발, 양쪽crutch – 양발

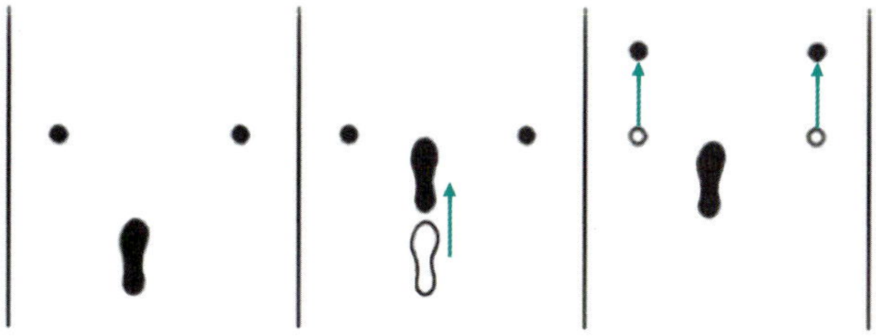

(5) 뛰기 보행(swing to gait)

① 걷는 순서 : 양쪽 crutch – 양발 혹은 한발

② crutch의 위치까지 발을 놓음

(6) 건너뛰기 보행(swing through gait)

① 걷는 순서 : 양쪽 crutch – 양발 혹은 한발

② crutch의 위치를 지나침

③ 가장 빨리 이동이 가능함

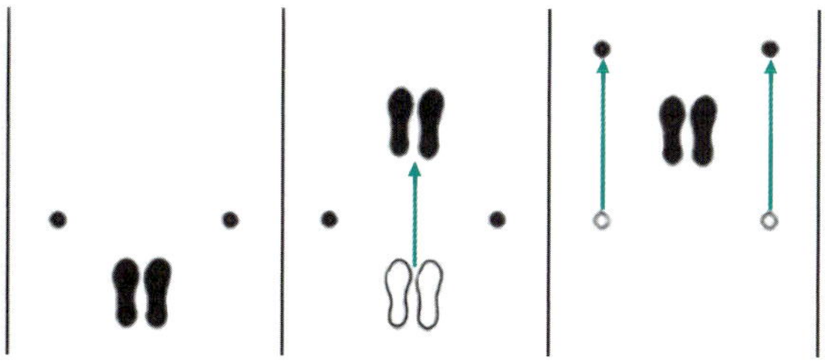

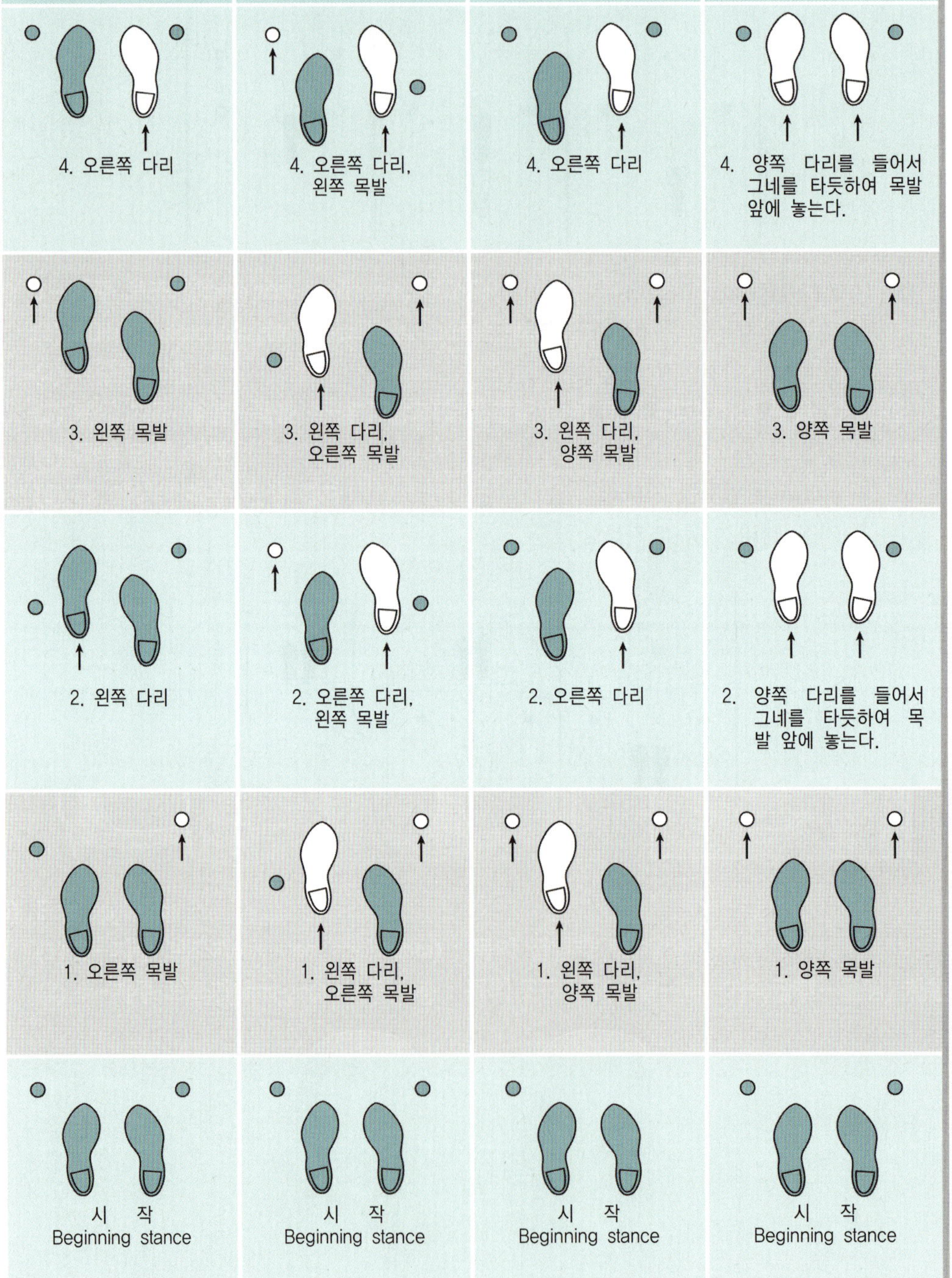

4점 보행 4 POINT GAIT	2점 보행 2 POINT GAIT	3점 보행 3 POINT GAIT	뛰기 보행 SWING TO
• 양쪽 발에 체중부하 가능한 경우 • 매보행시 3점 기준	• 4점 보행보다 빠르다. • 양쪽 다리가 체중부하 가능한 경우	• 한쪽 다리가 전체 체중부하 가능한 경우	• 양쪽 발이 체중 부하 불가능한 경우
4. 오른쪽 다리	4. 오른쪽 다리, 왼쪽 목발	4. 오른쪽 다리	4. 양쪽 다리를 들어서 그네를 타듯하여 목발 앞에 놓는다.
3. 왼쪽 목발	3. 왼쪽 다리, 오른쪽 목발	3. 왼쪽 다리, 양쪽 목발	3. 양쪽 목발
2. 왼쪽 다리	2. 오른쪽 다리, 왼쪽 목발	2. 오른쪽 다리	2. 양쪽 다리를 들어서 그네를 타듯하여 목발 앞에 놓는다.
1. 오른쪽 목발	1. 왼쪽 다리, 오른쪽 목발	1. 왼쪽 다리, 양쪽 목발	1. 양쪽 목발
시 작 Beginning stance	시 작 Beginning stance	시 작 Beginning stance	시 작 Beginning stance

4) **계단 보행**

(1) 계단 올라갈 때 : 정상측 다리 → 환측다리와 크러치

(2) 계단 내려갈 때 : 환측 다리와 크러치 → 정상측 다리
좋은 쪽이 하늘과 가까움

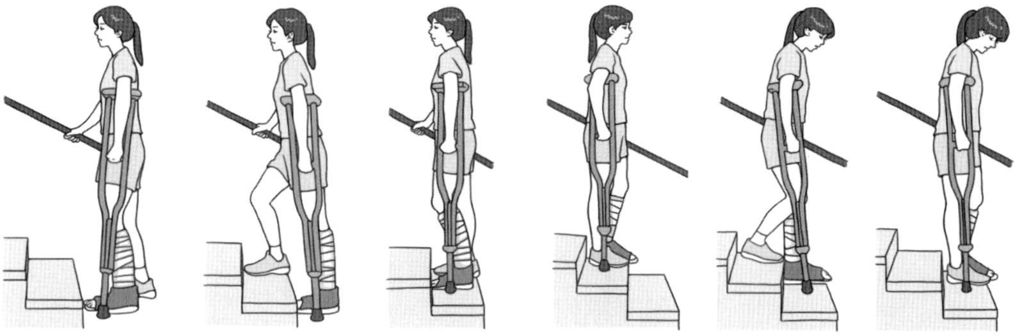

5) **장착 전 운동 프로그램**

(1) 관절가동범위, 균형, 협응작용, 지구력, 근력을 향상시키는 프로그램이 포함됨

(2) 보행보조기구를 이용할 때 가장 중요한 근육은 팔과 몸통의 근육임
몸통의 배근, 척주세움근, 어깨관절 벌림근, 내림근, 모음근, 폄근, 팔꿉관절 폄근, 아래팔의 돌림근, 손목관절 폄근, 손가락 굽힘근

6) **보행보조기구의 사용 시 신체 자세**

(1) 바로 선 직립자세 유지

(2) 팔이 가슴벽에 모음되어 신체의 가쪽 조절이 용이해지고 체중 이동이 가능

(3) 손목이 폄 위치에서 유지

(4) 이환측 발의 보장(midfoot)의 반대쪽에 지팡이나 크러치를 위치

(5) 초기에는 보장(step length)이 짧지만 균형이 향상되면서 증가

(6) 가능하면 엉덩관절이 중립 위치나 약간 과다폄 상태로 유지

(7) 보행보조기구를 잡고 있는 손목이 반대쪽에 엉덩관절이 위치

(8) 보조기구는 지면에 수직으로 위치

(9) 위 내용이 준수된다면 신체는 앞쪽이나 뒤쪽으로 낙상하지 않고 앞쪽으로 이동 가능

7) **크러치 기립자세**

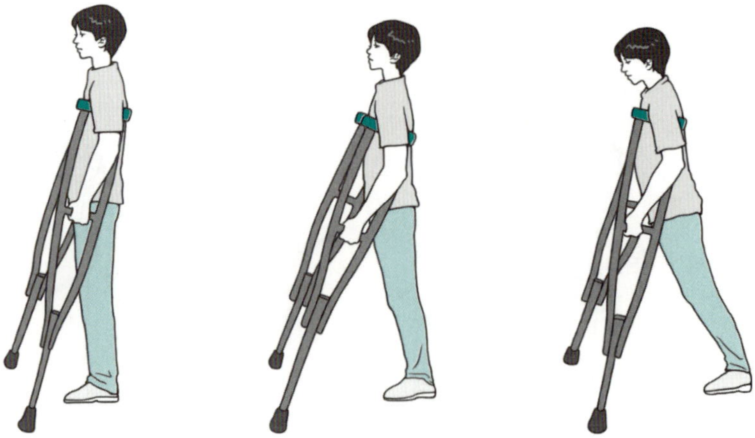

이상적인 기립자세　　　삼각기립자세　　　과도한 삼각 기립자세

크러치의 기립자세(crutch stance)

(1) 이상적인 기립자세(ideal stance)

(2) 삼각 기립자세(triped stance) : 균형을 유지하지 못하는 환자 또는 다리의 근력이 약한 환자

(3) 과도한 삼각 기립자세(exaggerated tripod stance) : 균형을 잡기 어려운 환자일 때 적용

3. 이동보조기구

■ 의자차(wheelchair)

1) **의자차의 구성요소**

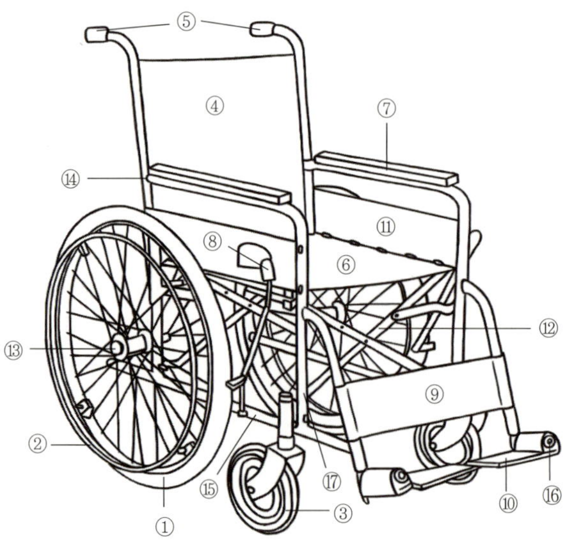

① rear wheel
② handrim
③ caster
④ back rest
⑤ push handle
⑥ seat
⑦ arm rest
⑧ wheel lock
⑨ leg rest
⑩ foot plate
⑪ side guard
⑫ cross frame
⑬ hub
⑭ back frame
⑮ base frame
⑯ foot plate axis
⑰ front frame

의자차의 구성요소

2) 의자차의 종류

(1) 사용 장소에 따른 분류

① 실내용 의자차(indoor)

- 안정성이 떨어짐
- 종류 : 전륜 구동형, traveler형

② 실외용 의자차(outdoor)

종류 : 후륜구동형, universal형

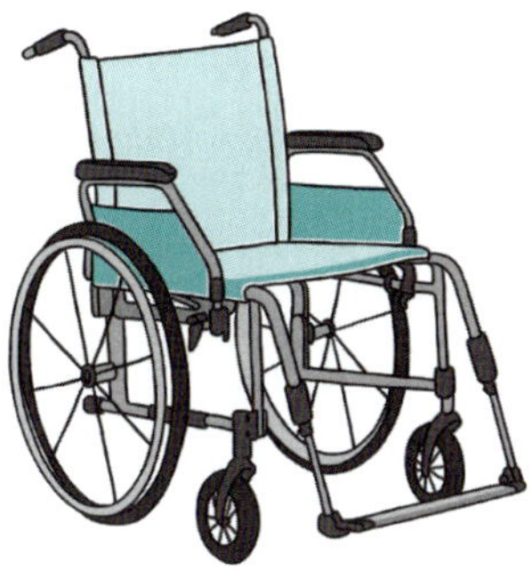

실내용 의자차

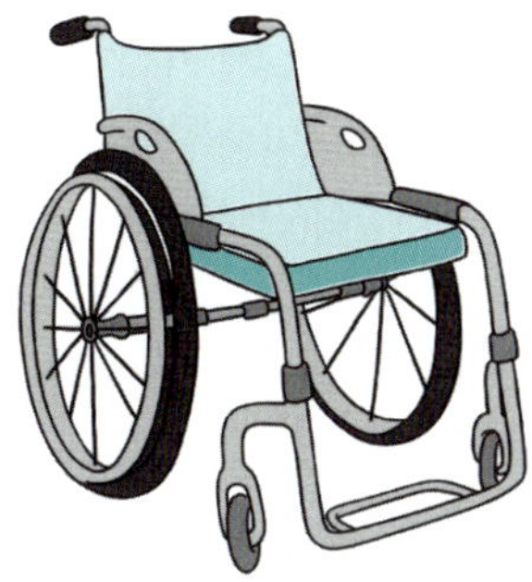

절단자용 의자차

(2) 재질 및 무게에 따른 분류

① 표준형 의자차(standard wheelchair)

- cold-rolled steel 재질
- 체중이 90kg 이하의 사람에게 적용함
- 의자차 무게는 약 18~20kg 정도임

② 중량 의자차(heavy-duty) : 약 25kg 가량

③ 경량 의자차(lightweight)

- 알루미늄, 강철, 또는 합금의 재질
- 아동, 여성, 경증 환자
- 무게는 14~15kg 까지 감소

④ 초경량 의자차(ultralight wheelchair)

- 스포츠용
- 10kg 정도

(3) 구동방식에 따른 분류

① 수동 의자차(manully propellde)

② 전동 의자차(powered) : 중증 환자

(4) 기타 특수 의자차

① 절단자용 의자차(amputee)

- 다리 받침대(leg rest)와 발 받침대(foot plate)가 없는 것이 특징임
- 구동바퀴(rear wheel)에 대해 축이 5~6.5cm 뒤에 위치하여 전복 위험을 낮춤

② 기타 특수 용도 의자차
- 계단용 의자차
- 기립형 의자차

3) 휠체어 처방

(1) 좌석의 폭(seat width)

① 마찰방지

② 사용자의 엉덩관절이나 넙다리부분의 가장 넓은 곳에서 측정하고 이 측정치에 2.5~5cm (1~2인치)를 더해 줌

③ 타이어, 측면 가이드, 팔 받침대에 마찰되는 것을 막아줌

④ 넙다리의지를 착용하고 있는 넙다리 절단자의 경우에는 10cm(4인치)를 더해 줌

(2) 좌석이 깊이(seat depth)

① 좌석의 앞 테두리가 무릎 뒤의 오금부(popliteal area)에 압력을 가하지 않아야 함

② 좌석이 너무 길거나 짧은 경우에는 골반이 경사지게 되므로 신중히 고려함

③ 적절한 좌석의 깊이는 골반이 앞으로 미끄러져 뒤기울임이 되는 것을 막아줌

④ 사용자가 무릎을 구부리고 앉았을 때, 볼기 뒤면에서부터 구부린 무릎의 뒤면까지 측정한 후 5~7.5cm(2~3인치)를 뺌

(3) 좌석의 높이(seat height)

① 지면충돌방지, 넓적다리압박방지

② 발로 추진하기 위한 적정 좌석 높이는 사용자의 발이 지면에 닿게 한 후, 오금부에서부터 발뒤축 바닥면까지의 측정치에서 2.5cm(1인치)를 뺌

③ 좌석의 앞 테두리가 사용자의 넙다리하부를 자극하지 않게 함

④ 폼－고무(foam-rubber)재질의 좌석 쿠션은 사용자가 앉으면 원래 두께의 절반이 눌리게 되어 결국 팔과 등의 높이가 낮아지게 됨

(4) 등받이 높이

① 어깨뼈와 마찰방지

② 어깨뼈 아래각에서부터 아래쪽 2.5~5cm(1~2인치)

(5) 팔의 높이(arm height)

① 몸을 들어 올림

② 사용자의 팔 높이는 좌석 레벨에서부터 위팔뼈 가쪽위관절융기(lateral epicondyle)까지의 길이를 측정한 한 후 2.5cm(1인치)를 더하여 팔꿉관절의 정상 위치를 보상함

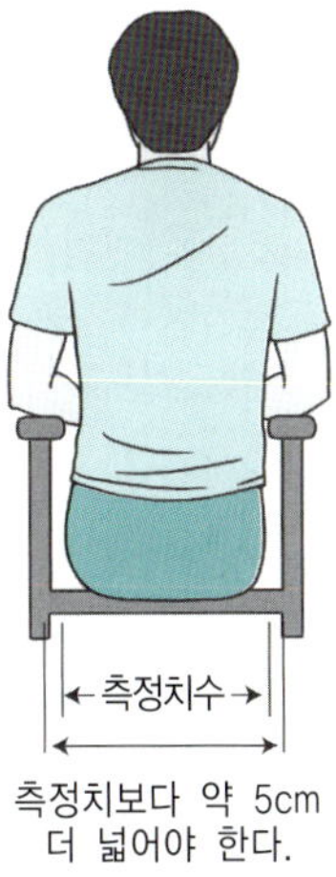

좌석의 폭

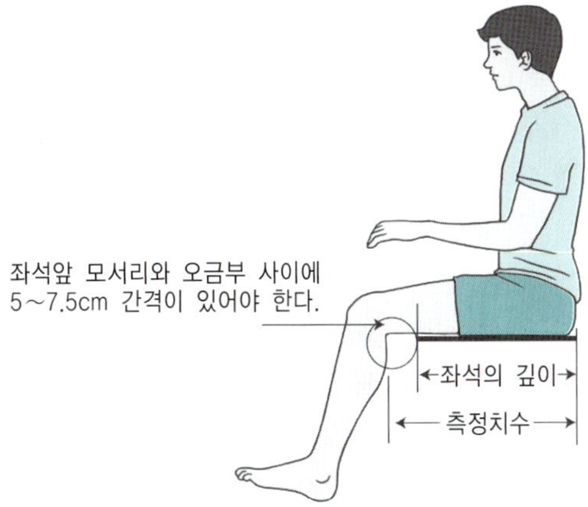

좌석의 깊이

의자차의 좌석

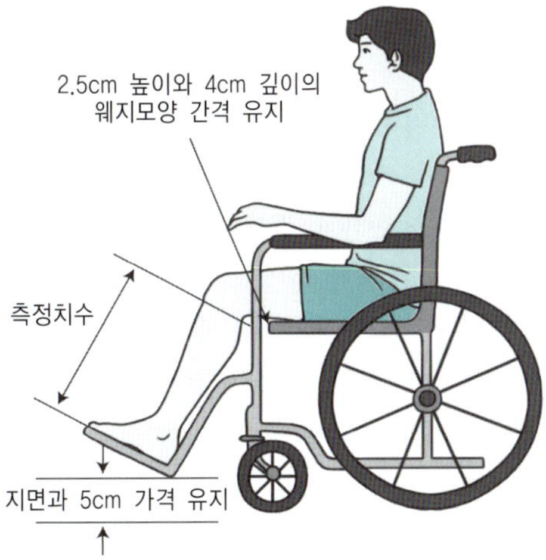

좌석의 높이

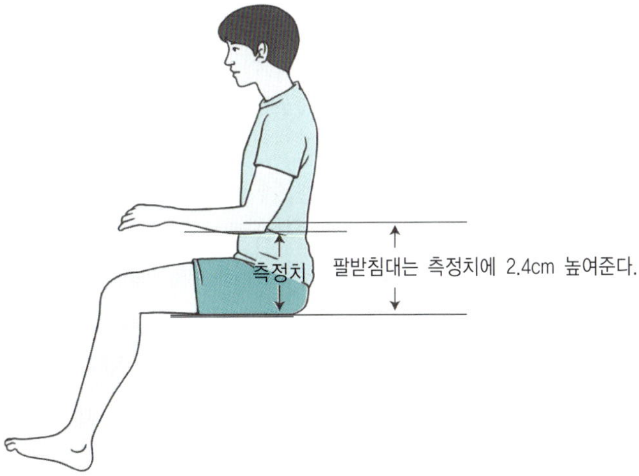

팔의 높이

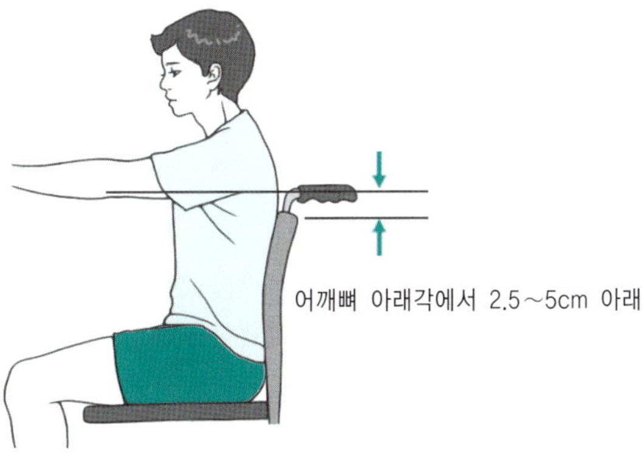

등 받침대 높이

4) 수동 의자 구성요소에 따른 종류 및 고려사항

(1) 프레임(frame)

① 접이식 프레임(folding) : 두 개의 십자형 구조로 구성

② 일체형 프레임(rigid) : 활동적인 사용자를 위해 사용

(2) 좌석(seat)

① hammock type

② 딱딱한 좌석(solid seat)

③ 변기형 좌석(commode seat) : 화장실 좌석의 모양의 패드, 조석–보드 커버, 그리고 환자용 변기가 포함된 좌석으로서 화장실 출입이 어려운 경우나 분실금(focal incontinence)이 있는 사람, 화장실에서 오랫동안 앉아 있어야 하는 사람에게 적용함

(3) 등받이(backrest)

① 좌석과 등받이 간의 각도(seat-to-back angle) : 수직에서부터 10도까지 다양

② 뒤로 젖혀지는 등받이(reclining backrest)

- 수직으로부터 30°까지만 뒤로 젖혀지는 semi-reclining type
- 등받이를 뒤로 젖힐 때 중력중심이 뒤로 이동하기 때문에 안정성을 위해 의자차 축(wheelbase)의 거리가 길어짐
- 엉덩관절 폄 구축, 척추변형, 또는 몸통근육의 심한 마비나 흉부호흡에 의존하는 사람에게 적용함
- 침상에 누워 있어야 하는 중증의 장애를 가진 사람은 fully reclining 의자차를 적용함
- anti-tipper를 사용하여 의자차 자체가 뒤로 넘어지지 않도록 하여 사용함
- 착탈식 등받이(detachable backrest) : 이동할 때 가장 안전하고 가장 쉽게 이동하는 방법

(4) 머리 받침대(head rest)

(5) 팔 받침대(arm rest) : 탈착형과 비탈착형

① 표준형 팔 받침대

② 책상형 팔 받침대 : 접근 용이

③ 탈착식 팔 받침대

④ swing-away 팔 받침대

⑤ 높이 조절형 팔 받침대

⑥ sliding 팔 받침대

(6) 다리 받침대(leg rest)

① removable swing-away 다리 받침대

② 거상형(elevating) 다리 받침대 : 다리를 수평으로 올려줌

(7) 발판 : 최저 높이는 바닥면으로부터 적어도 5cm(2인치) 높아야 함

(8) 구동바퀴

(9) 타이어

① 공기압 타이어

② 경성고무 타이어 : 카펫이 있는 지면에서는 공기압 타이어보다 구동하기 쉬움

③ tread tire

④ smooth tire : tread가 없는 형태, 실내에서 유용

(10) 작은바퀴(caster)

(11) 브레이크(wheel safety lock or brake) : lever and latch형과 push and pull형

(12) 핸드림(handrim)

① 표준형 핸드림 : 알루미늄이나 스틸 재질

② 손잡이 달린 핸드림 : 사용자의 손기능이 약하거나 핸드림을 잡지 못할 때 적용

③ 편수형 핸드림(one-arm drive handrim) : 편마비, 한쪽 팔의 근력이나 기능이 매우 좋을 경우에만 적용함

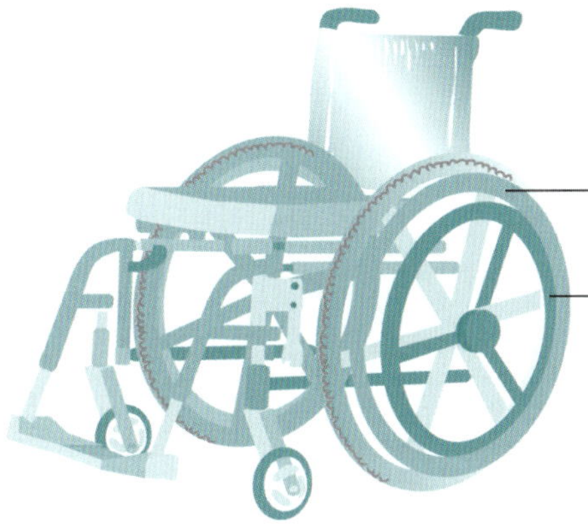

편수형 핸드림

(13) 차축(axle)

① 고정형(non-removable axle)

② quick-release : 의자차 관리를 보다 쉽게 하기 위한 차축, 바람이 빠졌을 때 수리를 위한 경우나 운전을 위해 의자차를 차량에 수납할 때 적합함

③ 절단자용 차축(amputee axle)

(14) anti-tipper : 의자차 뒤면에 부착된 소형바퀴와 바로 구성됨

5) **전동 의자차의 종류, 구성요소 및 고려사항**

(1) 전동 의자차의 종류

① 직접 구동식

② 벨트 구동식

③ front wheel drive type : 모터가 앞바퀴에 부착하고, 앞바퀴가 뒷바퀴 보다 더 크기 때문에 더 짧은 회전 반경을 가짐

(2) drive inputs

① 마이크로 스위치(microswitch type)

② proportional type

(3) 구동조절 메커니즘(drive controls mechanism)

① 조이스틱 조절(joystick control) : joystick control box를 팔 이외에 입, 턱, 발에 위치함

② pneumatic control(sip-and-puff) : 공기의 압력을 감지하여 작동되는 마이크로스 위치형

③ chin drive control : 턱 또는 입으로 구동

④ head control

6) **부가장치(appendices)** : lap board, seat insert, back insert, trunk support

■ 스쿠터(scooter)

■ 스트레처(stretcher)

사용자가 누운 채로 이동할 수 있는 이동장비

PHYSICAL THERAPY

절단과 절단 후 관리

EXPLANATION

절 단

1. 절단의 개요

■ 절단의 발생

1) 절단(amputation) : 뼈부위를 자르는 것
   이단(disarticulation) : 관절부위를 자르는 것
2) 개방성 절단(open amputation) : 절단부위에 감염이 남아 절단끝을 일시적으로 열어 놓은 것
   폐쇄성 절단(closed amputation) : 절단단을 봉합하는 것
3) 스텀프(stump) : 절단 후 남은 사지

■ 절단의 원인

1) 예전에는 외상(trauma)이 많았으나, 현재는 혈관질환이나 당뇨가 많음
2) 다리의 절단이 팔의 절단보다 10배 더 많음
3) 혈관 질환(vascular disease) : 제일 많은 원인
   (1) 말초혈관 질환 : 다리의 절단원인으로 큰 비중
   (2) 동맥경화증
   (3) 폐색성 혈전 혈관염
   (4) 당뇨가 있는 경우 혈행장애를 더욱 가속화시킴
4) 외상–팔의 절단원인으로 큰 비중
   (1) 압좌상(crushing)
   (2) 견인손상(traction) : 예를 들어 지나가는 물건을 급히 잡았을 때 발생함
   (3) 화상(burns)
   (4) 총상, 동상
   (5) 교통사고
   (6) 산업 재해 등
5) 감염(infection)
6) 종양(tumor)
7) 선천적 기형(congenital anomaly)

■ **절단 수술의 고려사항**

1) 의지착용
2) 체중지지
3) 합병증

■ **절단의 일반적인 합병증**

1) 궤양형성(ulceration) : 국소적인 허혈(local ischemia)
2) 신경종(neuroma)과 국소통증(local pain)
3) 환각지(phantom limb)와 환각통(phantom pain)
4) 관절구축
   (1) PT와 가장 연관성 높음.
   (2) 의지 효과가 절반으로 줄어듦

2. 팔 절단

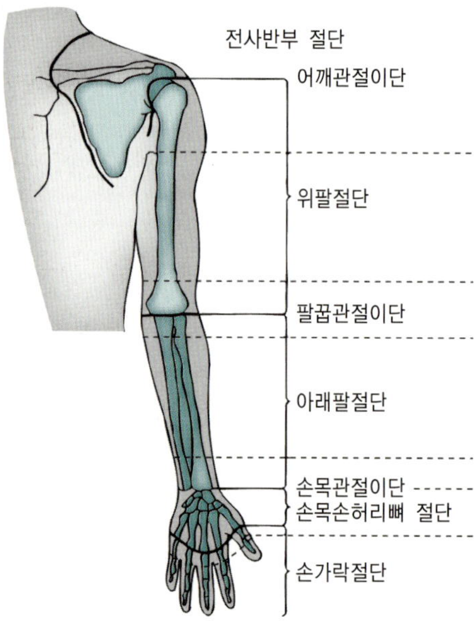

팔절단 부위

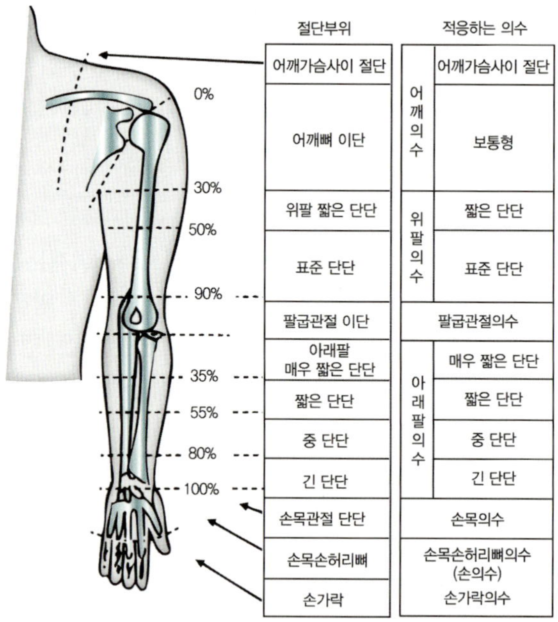

■ **손가락 절단**

엄지의 잔존이 중요

■ **손허리손가락관절의 절단**

피부가 과민하게 느껴지고 외상을 받기 쉽기 때문에 손허리뼈의 2/3지점에서 절단하고 손바닥의 피부를 스탐프의 끝부분에 덮어두는 것이 좋음

■ 손목관절 이단(wrist disarticulation)

1) distal radioulnar joint가 남아 있으므로 뒤침과 엎침이 가능함
2) transcarpal amputaion 일 경우에는 굽힘과 폄도 가능함

■ 아래팔 절단(transradial amputation)

1) 아래팔의 노뼈과 자뼈에서 절단, B-E절단(Below Elbow amputation)
2) 절단의 길이가 길수록 엎침/뒤침의 기능은 물론이며 의지사용 능력이 좋아짐
3) 아래팔의 의지 착용을 위해 최소한 3.8~5cm는 보존되어 있어야 함
4) 스탐프의 길이에 따른 분류
   (1) 긴아래팔 절단(80% 이상)
   (2) 중간아래팔 절단(80~55%)
   (3) 짧은아래팔 절단(55~35%)
   (4) 매우짧은아래팔 절단(35% 이하)

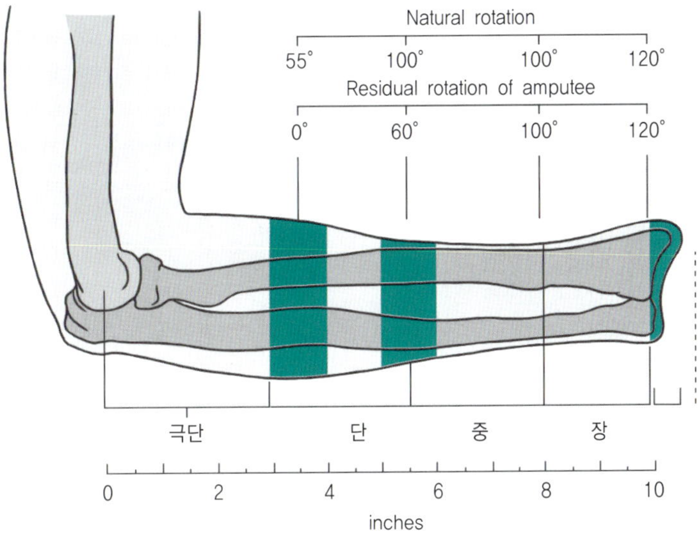

아래팔 절단 부위

■ 팔꿉관절 이단(elbow disarticulation)

1) 비교적 드묾
2) 외관이 좋지 않음

■ 위팔 절단(transhumeral amputation)

1) A-E절단(Above Elbow amputation)
2) 스탐프의 길이에 따른 분류
   90% 이상은 팔꿉관절이단과 같이 취급하고 30 이하는 어깨관절 이단처럼 취급함
   (1) 긴위팔절단(위팔뼈 길이의 50~90%)

(2) 짧은위팔절단(30~50)

(3) 위팔뼈목절단(30%)

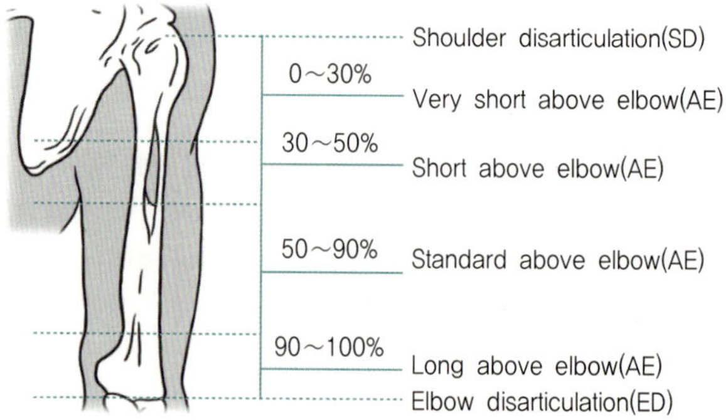

■ **어깨관절 이단(shoulder disarticulation)**

1) 어깨관절에서 절단

2) 어깨관절에서 절단되어 팔이 완전히 제거되거나 위팔뼈목 절단의 길이의 30% 미만의 경우를 말함

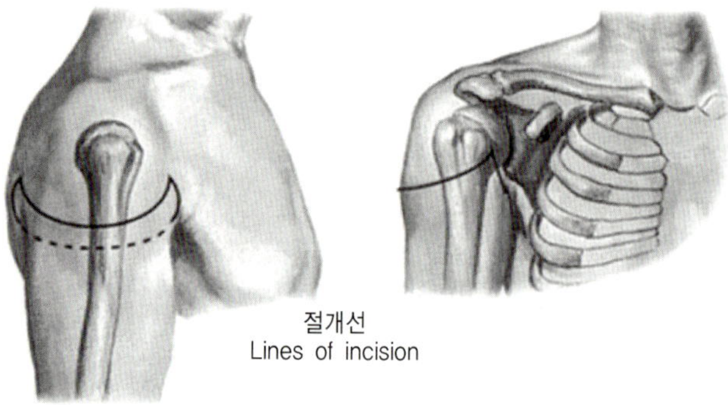

견괄절 이단술(Disarticulation of shoulder)

■ **전사반부절단(forequarter amputation)**

1) 팔 절단에서 몸쪽부분의 절단, 빗장뼈와 어깨뼈까지 절단

2) 어깨뼈와 빗장뼈부분을 제거한 경우 – 악성종양 치료 시

3) 소켓의 접착면이 넓기 때문에 기능적으로는 실용성이 떨어짐

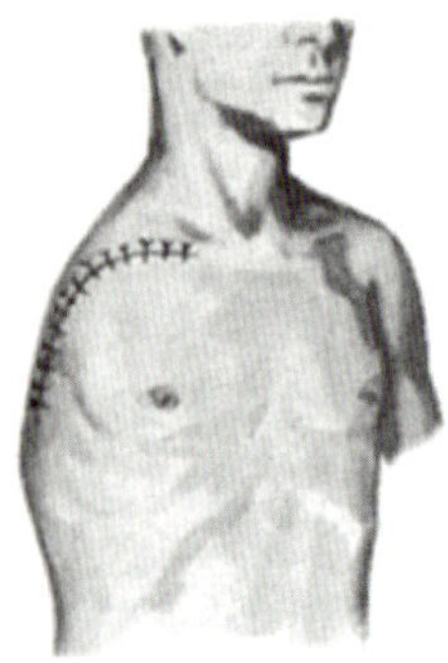

3. 다리 절단

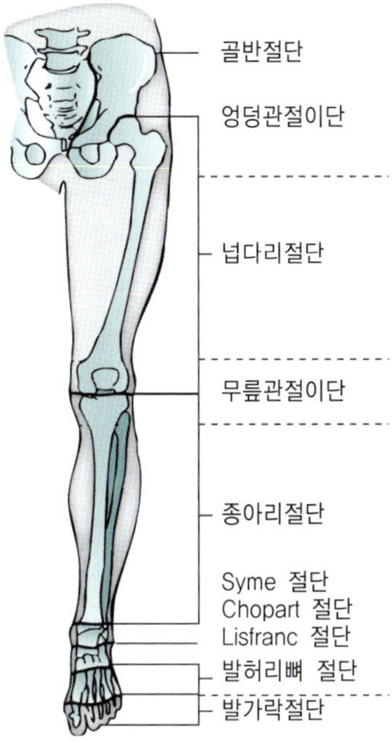

다리절단 부위

■ 발 절단(partial foot amputation)

1) **발가락절단(toe amputation)** : 발가락 부위에서 절단
2) **Lisfranc 절단(Lisfranc's amputation)**
   (1) **발허리뼈를 가로로 절단**
   (2) 꿈치들린휜발증 변형(첨족변형)이 일어나기 쉬움
3) **Chopart 절단(Chopart's amputation)**
   (1) **목말발배관절(talonavicular joint)과 발꿈치입방관절(calcaneocuboid joint)에서 이단**
   목말뼈, 발배뼈, 발꿈치뼈, 입방뼈 관절을 이단하여 목말뼈와 발꿈치뼈 만이 남는 절단
   (2) 안쪽들린휜발증변형(equinus deformity)이 되기 쉬우며 발바닥에 압력이 증가하는 결과를 초래함
4) **Pirogoff 절단(Pirogoff's amputation)**
   (1) 발꿈치뼈와 heel pad만 남겨두는 절단술
   발목관절이 이단 된 상태에서 웨지형태(wedging)로 발꿈치뼈(calcaneous)를 절제한 후, 남아있는 발꿈치뼈의 끝부분과 정강뼈 먼쪽부분을 골성고정(bony fusion)하여 연결함
   (2) 의지 없이도 막대기보행이 즉시 가능
   (3) 다리 길이가 줄어들지 않음
5) **Boyd 절단(Boyd's amputation)**
   (1) 발꿈치뼈 전체나 발꿈치뼈의 대부분을 보존함
   (2) 모든 발목뼈(tarsal bone)를 제거함
   (3) 내적으로 고정(internal fixation)함

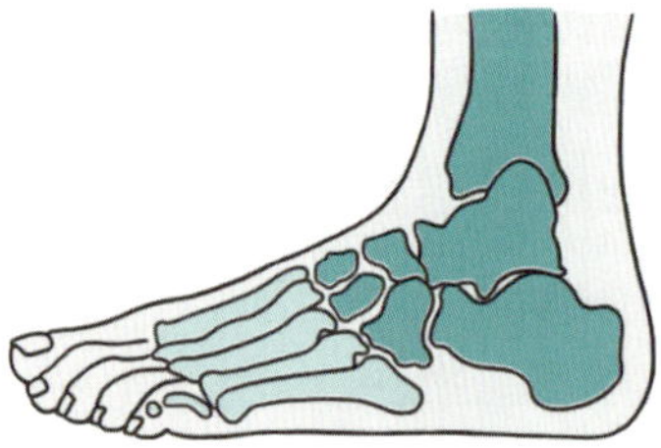

Lisfranc 절단

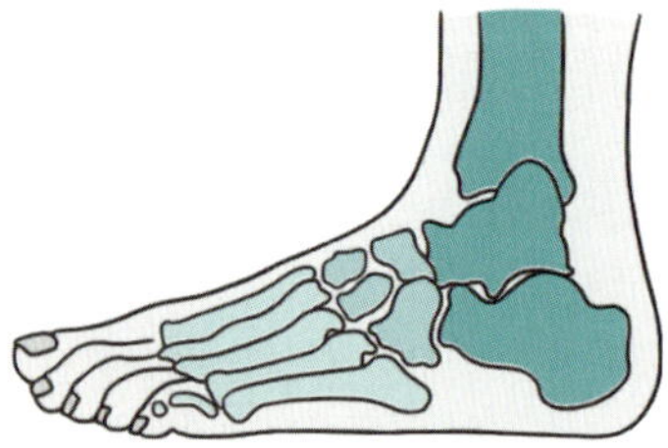

Chopart 절단

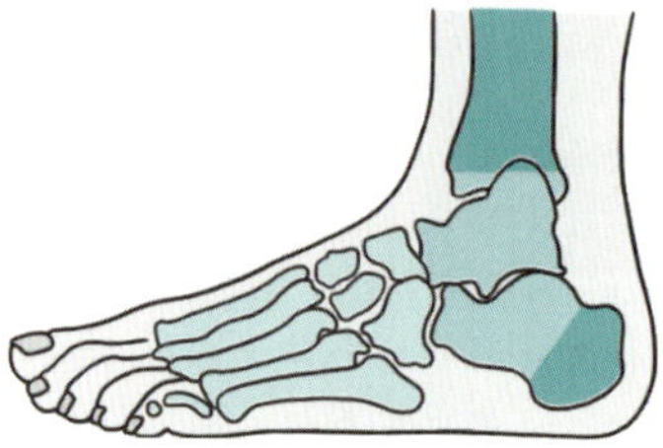

Pirogoff 절단

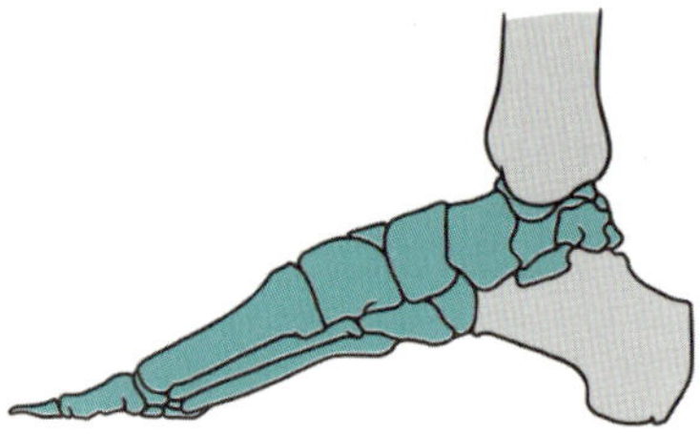

Boyd 절단

■ **발목관절 이단(ankle disarticulation)**

1) **싸임절단(Syme's amputation)**
2) 발목관절에서 절단
3) 정강뼈과 종아리뼈를 발목관절 0.5cm 위에서 절단하고, 발꿈치는 단단한 피부로 정강뼈끝을 덮음
4) Syme's 의지 : End weight heavy stump
5) 다리길이가 5~7cm 짧아짐
6) 기능상으로 좋으나 외견상 투박함
7) 곧바로 체중지지가 가능함

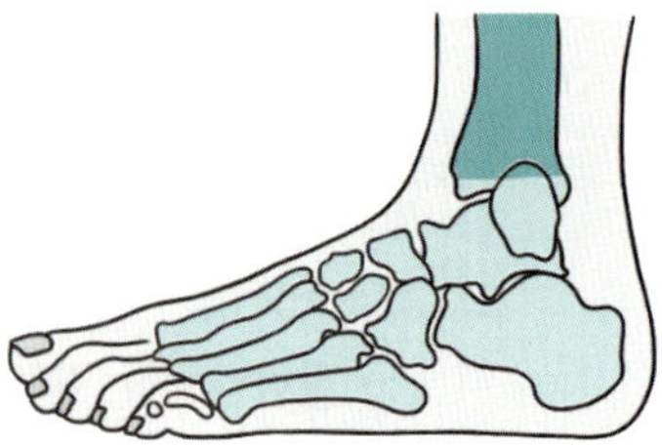

사임 절단

■ **종아리 절단(transtibial amputation)**

1) 아래무릎관절 절단(B-K) : 발목관절이단부에서 무릎관절 아래 종아리부에서의 절단
2) 성인에서는 스탐프의 길이가 약 15cm가 적당함 – 모든 보조기 착용 시 가장 적절

■ **무릎관절 이단(knee disarticulation)**

1) 체중부하가 가능함
2) 넙다리뼈의 말단 팽대를 보완하기 위해 넙다리뼈를 5cm 더 절단하고 무릎뼈를 그 끝에 붙여줌

■ **넙다리 절단(transfemoral amputation)**

1) 위무릎관절 절단(A-K)
2) 넙다리뼈에서의 절단한 것으로, 넙다리의 중간 1/3이 가장 이상적이고, 무릎관절에서 8~10cm 위에서 시행함
3) 5cm 이상의 길이를 보존(최소의 길이)함

■ 엉덩관절 이단(hip disarticulation)

1) 넙다리뼈가 완전히 엉덩관절에서 제거된 절단임
2) 연골육종이나 뼈육종과 같은 악성 종양 시 시행함

■ 골반절단(transpelvic amputation)

1) 엉덩관절 절반 절단(hemipelvectomy)
2) 부분적 및 전체적인 편측 골반을 포함하여 다리 전체를 절단함

■ 하반신절단(translumbar amputation, hemicorporectomy)

1) 신체의 하부 50%를 절단
2) $L_{3\sim5}$위치 이하, 양쪽 다리의 절단
3) 절단의 수준(level)에 의해 translumbar amputation(TLA), 절단의 범위(extent)에 의해 hemicorporectomy 라고 명명함

4. 특수한 기능을 위한 절단

■ Krukenberg 절단

1) 요즘에는 거의 안하고, 의지를 사용할 수 없는 경우나 맹인이면서 양측아래팔절단자에게 시행함
2) 아래팔 절단에서 노뼈와 자뼈를 분리하는 수술함
3) 노뼈와 자뼈를 사용하여 쥐거나 끼워서 일상생활동작을 돕도록 고안된 절단함

■ 회전성형술(rotation-plasty)

1) 1930년 독일의 Borggreve에 의해 처음 시행
2) 무릎관절과 넙다리뼈 먼쪽부분을 절단해내고 종아리를 180° 돌림시켜 남아있는 넙다리부분에 연결시키는 절단술임
3) Van Nes는 이 방법을 아동의 선천성 기형에 적용시켜 더욱 적용범위를 넓혔으며, 그래서 Van Nes 돌림술로도 알려져 있음
4) weight bearing 뛰어나고, 기능 자체가 좋음
5) body image에 대해 좋지 않음
6) 무릎주변 악성종양자에게 적용함

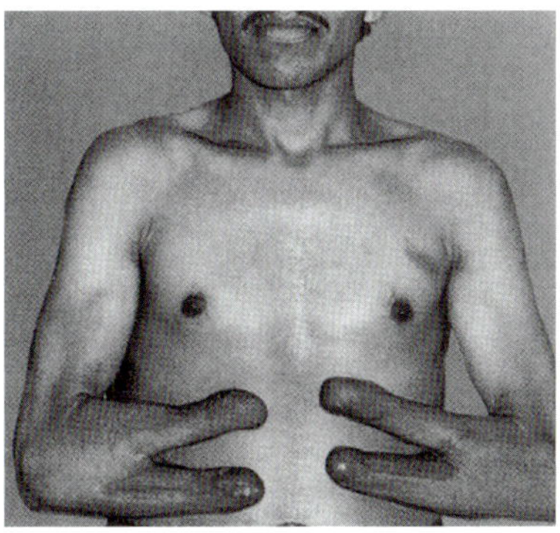

Krukenberg 절단

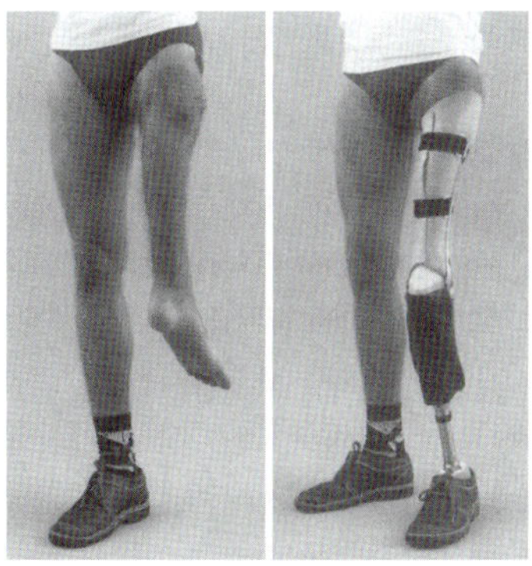

돌림성형술 및 의지

보조기 및 의수족

5. 소아기 절단

1) 소아기에는 선천성 원인에 의한 절단이 가장 많음
2) 소아에서는 가능한 한 절단끝을 길게 남겨야 함
3) 절단끝의 과성장(terminal overgrowth)이 발생하고, 종아리뼈에서 흔히 발생함
4) 새로 의지를 맞추어 주어야 하는 문제가 있음

EXPLANATION

절단 후 관리

1. 절단 후 관리

■ 절단단의 관리

1) 절단끝의 성숙
2) 환부에 통증이 없고 적당한 길이를 유지하며 반흔과 피부유착이 없어야 함
3) 잔여관절의 정상 가동성이 유지되고 스텀프의 적당한 성숙과 수축으로 좋은 모양을 갖추어야 함
4) 관절움직임을 위한 적당한 근력이 유지되어야함
5) 항상 청결을 유지함

■ 붕대 고정법(soft dressing)

1) 수축을 위한 붕대 감시
   절단수술 후 절단끝의 상처 치유와 성숙을 위해 탄력붕대나 고무붕대로 감아주는 방법
2) 절단끝의 몸쪽부분보다 먼쪽부분에 더 압박을 주면서 감아야 함

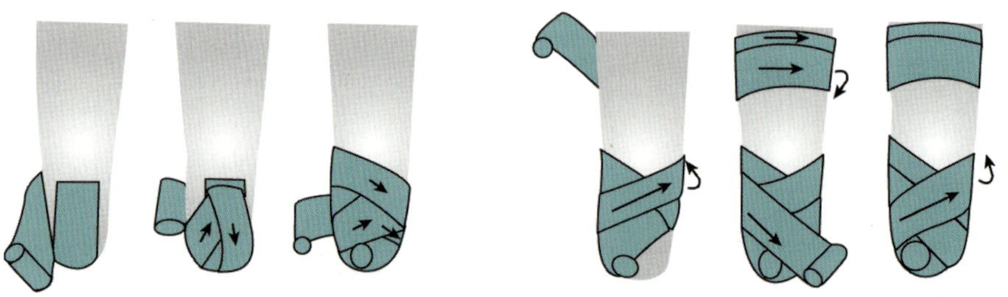

■ 반경성 고정법(semirigid dressing)

1) 에어 스프린트(air splint) : 주로 팔에 착용하고, 장기간 착용이 어려움
2) Unna 연고붕대(paste bandage)
3) tube : 바람을 집어넣어 압박함

■ **수술 직후 의지장착법(immediate postoperative fitting, IPOF rigid dressing)**

1) 가장 좋은 방법으로, IPSF(Immediate Postosurgical Fitting), IPOP(prosthesis)라고도 함
2) 석고붕대 대신 플라스틱 재질의 프레임과 공기 튜브를 이용하여 소켓에 적용함

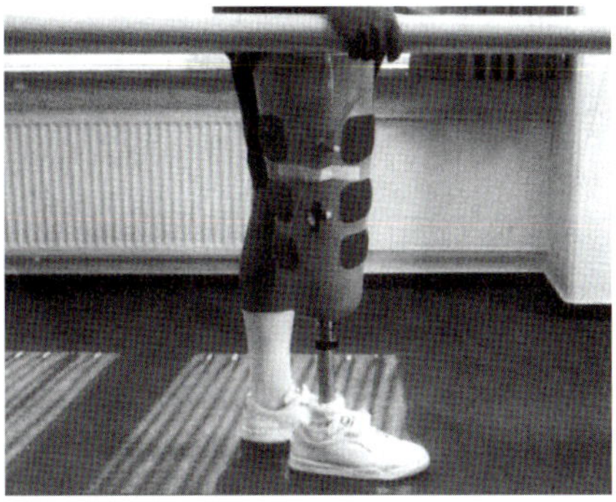

3) 적어도 절단수술 후 2주 내에 사용함
4) 부종 감소, 환상통과 관련된 문제의 감소 및 예방
5) 영구의지 착용 전에 의지에 필요한 부품(options)을 사용하여 미리 경험하게 함
6) 환자의 기대감이 더욱 현실적이 되고 치유과정이 좋아짐
7) 일반적으로 수술이 끝난 후 환자의 의식이 회복되면 석고붕대로 된 소켓에 연결된 임시의지(pylon)를 착용함
8) 빠른 절단끝의 성숙, 수술 후 동통 및 환상통의 감소, 그리고 심리적으로 안정되고 이에 따라 퇴원도 빨라짐

■ **임시의지(Pylon)의 조기 착용**

1) 임시의지 착용 시기 : 수술 직후나 상체가 치유된 직후(약 7~10일)이거나 상처가 치유된 후 즉시(2~3주)
   영구의지 착용 시기 : 수술 후 약 2개월 후에 절단단 성숙 후 착용 가능
2) 사용 목적 (기출)
   (1) 정상보행훈련(체중지지)
   (2) 조기운동(보행감각유지, 회복)
   (3) 스텀프(환부) 치유촉진
   (4) 수술 후의 동통 경감
   (5) 환각통의 예방
   (6) 심리적 문제점의 경감
   (7) 동기부여

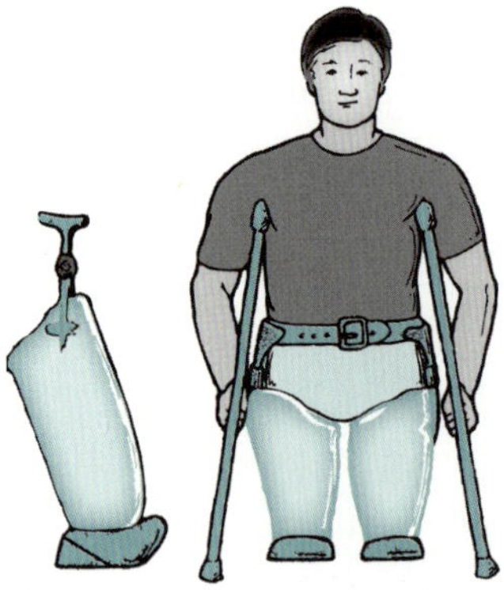

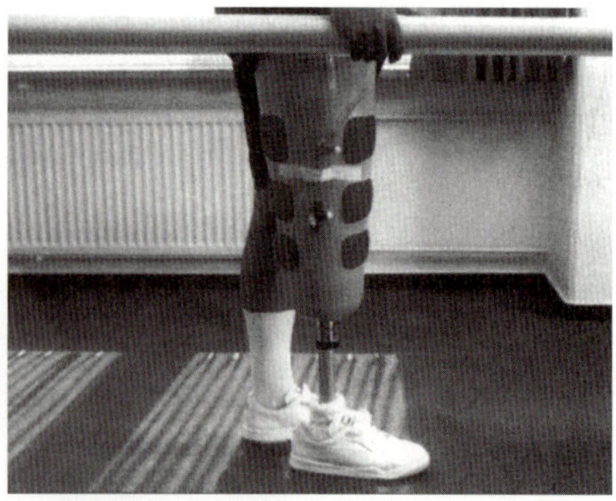

■ **환상지(phantom limb)와 환상통**

탈감각 – 마사지

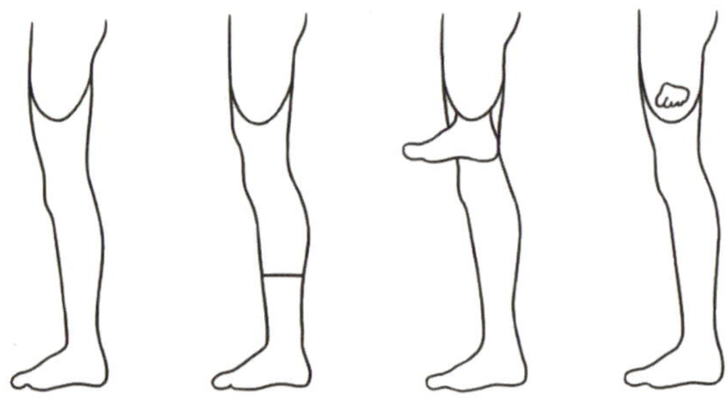

실물형 유리형 stump 밀착형 stump 감입형

2. 구축방지를 위한 자세

■ **절단끝의 자세**

자세	구축 변형	발목관절	꿈치들린휜발증
		종아리	무릎관절 굽힘 구축
		넙다리	엉덩관절 벌림, 가쪽돌림, 굽힘 구축
		위팔	어깨관절 굽힘, 모음, 안쪽돌림 구축
		아래팔	팔꿉관절 굽힘
	바른 자세	넙다리절단	supine : 골반수평유지, 스탐프는 건측다리와 나란히 prone : 몸을 똑바르게, 얼굴을 건측으로 향하도록
		종아리절단	supine : 무릎 폄 prone : 무릎 폄, 몸을 똑바르게 얼굴 건측으로 향하도록 sidelying : 건측 아래로

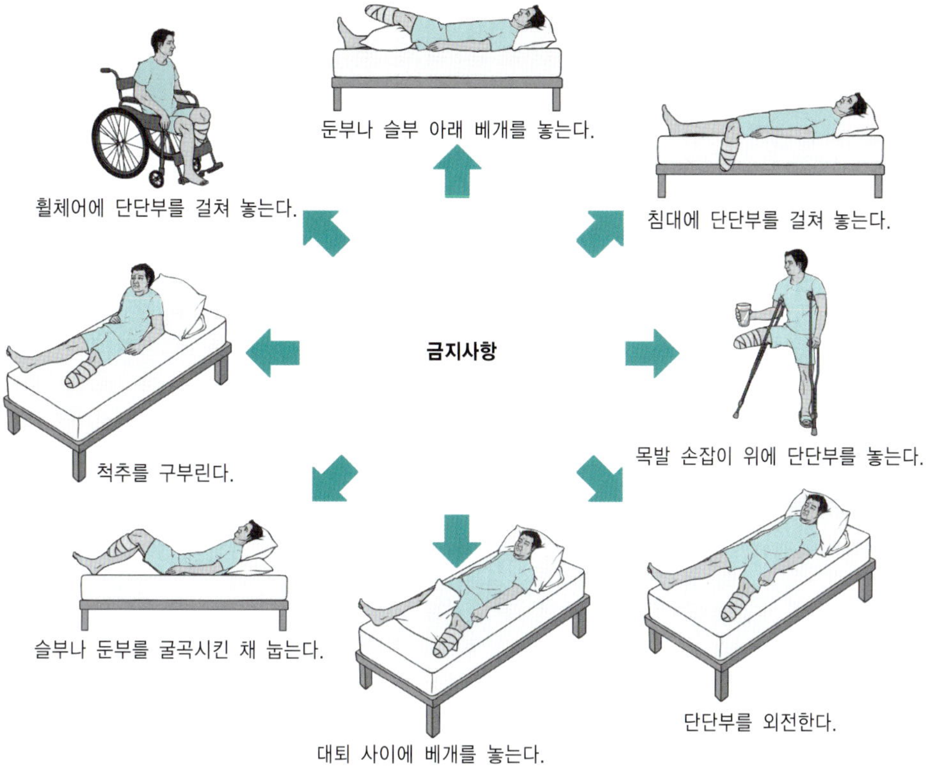

관절 구축 유발 자세

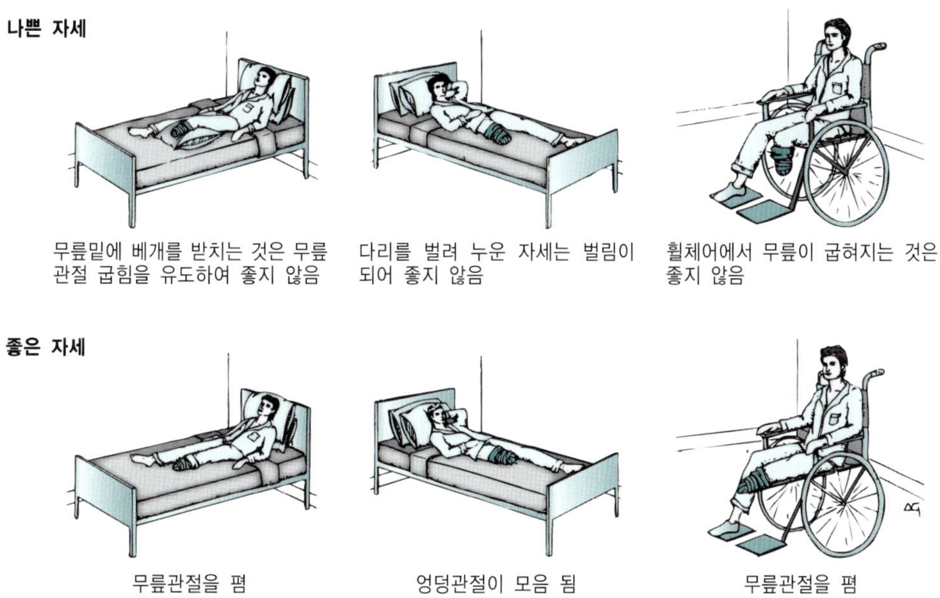

다리 절단자의 좋은 자세와 나쁜 자세

■ **절단끝의 피부문제**

1) 찰과상(abrasion)이나 수포, 부종
2) 세균이나 진균에 감염, 악취
3) 종기나 부스럼
4) 스타키넷(stockinette), 양말
5) 찰과상의 경우 절단끝이 소켓 내부에서 피스톤 작용으로 인해 자주 발생할 수 있으므로 소켓에 대한 점검과 절단끝 및 소켓 내부를 건조시켜야 함

3. 의지 착용 전 운동

■ **다리의지 훈련 프로그램**

1) **운동의 목적**
   (1) 혈액순환증가, 관절가동범위증가, 구축방지와 발생한 구축의 교정
   (2) 절단끝의 과민감성 감소, 협응, 가동성과 자조활동 증진
   (3) 부종의 감소와 치유촉진, 심호흡계 적합성 증진
2) **운동의 유형**
   (1) 자세유지
      ① 바로누운자세에서 엉덩관절과 무릎관절을 중립적으로 위치시킴
      ② 엎드린자세에서 엉덩관절과 무릎관절을 중립적으로 위치시킴
      ③ 옆누운자세에서 절단측 엉덩관절과 무릎관절을 직선으로 유지함. 필요하다면 베개를 사용함
   (2) 유연성운동
      ① 엉덩관절 굽힘근 신장운동
      ② 뒤넙다리근 신장운동
      ③ 넙다리네갈래근 신장운동
   (3) 탈감각 활동
3) **근력강화운동**
   (1) 등척성 운동
      ① 엎드린자세에서 큰볼기근 등척성 수축
      ② 단계적인 절단끝의 체중지지 및 기립
   (2) 등장성 운동
      ① 엉덩관절 폄 운동 : 건측 엉덩관절 폄을 위한 bridging 운동
      ② 엉덩관절 벌림 운동
         • 환자는 수건을 절단끝 밑에 놓아 절단측을 옆면으로 누움. 절단끝을 수건쪽으로 밀며 절단측의 엉덩관절을 들어 올림
         • 바로누운자세에서 고무 튜브를 사용한 엉덩관절 벌림
      ③ 엉덩관절 굽힘 운동 : 환자는 절단끝의 앞쪽 밑에 수건을 깔고 수건 쪽으로 밀며 골반을 들어 올림

④ 무릎관절 폄 운동

- short-arc quadriceps 운동
- 뻗은발올림 운동

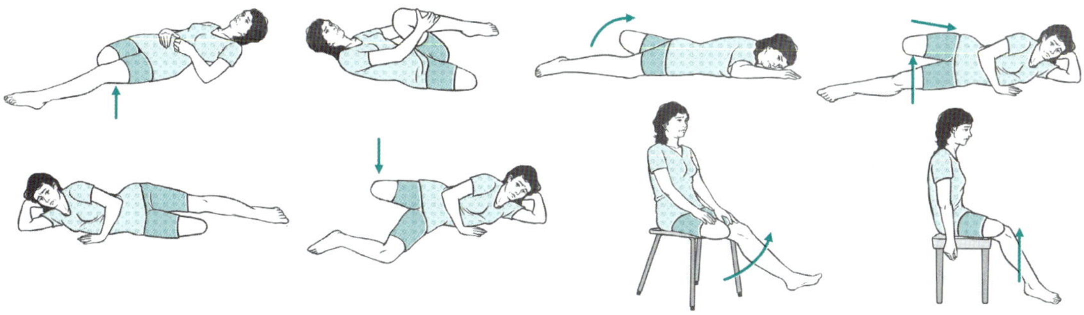

대퇴절단의 운동 치료법

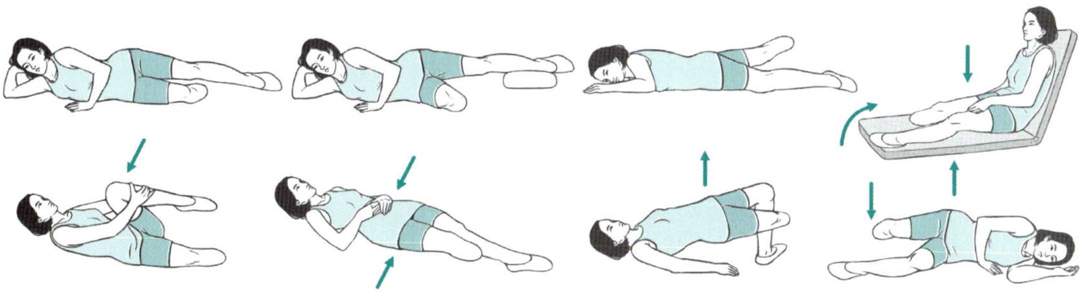

하퇴절단의 운동 치료법

(3) 팔 근력강화 운동

① 위팔세갈래근과 큰가슴근 강화를 위한 의자차 barbell 운동

② 넓은등근과 위팔세갈래근 강화를 위한 운동

③ 기립 자세에서 공 던지기

④ 불안정한 면에 기립 자세로 공 던지기

⑤ 지팡이를 사용한 몸통돌림 운동

⑥ 물건 이동을 통한 몸통 돌림운동

(4) 등속성 운동, PNF 운동

① 등속성 운동 장비의 사용

② PNF 기법을 사용하는 운동

4) **절단 후 초기 활동**

(1) 선 자세에서 축 이동

(2) transfer board 사용

(3) 양측 절단자를 위한 앞뒤쪽 이동

5) **이동 훈련**

(1) 측면 체중이동

(2) 앞뒤쪽 체중이동

(3) 불안정한 면에서 체중이동

(4) 걸상에 건측 다리 올리기

(5) 균형 훈련

(6) 보행 시 저항 훈련

6) **기능적 보행훈련**

(1) 계단 오르기

(2) 계단 내려오기

(3) 경사 오르기

(4) 경사 내려오기

(5) 물건 주워 올리기

(6) 앞쪽 장애물 넘기

(7) 가쪽 장애물 넘기

(8) 넘어지기

(9) 바닥에서 일어나기

의 지

EXPLANATION

의지의 개요

1. 의지(prothesis)

팔다리나 기관의 결손을 대치, 보완하기 위한 기구

2. 의지 처방 시 고려사항

1) 연령 : 젊은 환자는 활동에 기능적이 될 수 있도록 내구성을 항상 고려해야 하고, 노인 환자는 경량의 의지가 필요함
2) 성별
   (1) 여성 절단자 : 외관 문제
   (2) 남성 절단자 : 기능을 우선
3) 지역적 특성
   (1) 매우 덥고 습기 있는 기후의 지방 : 가죽으로 된 라이너나 고무재질의 슬리브 현가장치는 피부 문제나 위생문제로 인해 고려
   (2) 시골 생활 : 부품의 교환이나 유지가 어려운 문제 고려
4) 절단시기
5) 의학적 상태 : 환자의 일반적 건강과 특정한 의학적 상태는 의지 선택 시 중요한 사항
6) 활동수준
7) 직업
8) 스포츠
9) 이전에 사용하던 의지 : 이미 의지를 착용해 보았거나 착용하고 있으므로 현재 착용하는 의지의 장단점이 무엇인지를 환자에게 질문해야 함
10) 절단끝의 모양
11) 피하조직(subcutaneous tissue)
12) 피부문제
13) 뼈돌출부(bony prominenece) : 뼈돌기(bony spur), 날카로운 뼈끝
14) 관절의 상태 : 구축이 있으면 안 됨

15) 넙다리부분 근육 상태
16) 관절가동범위

3. 의지의 분류

1) 절단부위에 의한 분류 : 상지의지와 하지의지로 크게 분류
2) 구조에 의한 분류 : 구성구조에 따라 바깥뼈대식과 안쪽뼈대식 의지로 분류
3) 용도에 의한 분류
   (1) 장식용 의수 : 미용을 위주로 한 외관용
   (2) 작업용 의수 : 외관에 구애받지 않고 작업을 목적으로 제작한 의수
4) 작동방법에 의한 분류
   (1) **신체 작동식(body-powered)** : 유동식 의지 중 사용자의 신체적 힘을 이용함
   (2) **외부 동력식(external-powered)** : 유동식 의지 중 충전식 배터리 등 외부의 힘을 이용하고, 신체의 외부로부터 오는 힘으로서 이전부터 사용되어오던 공기압(pneumatic), 유압(hydraulic) 등의 동력에서부터 현재의 배터리 동력의 전자장치까지 다양한 동력을 사용함
5) 소켓에 의한 분류 : 뮌스터(Muenster) 소켓, PTB(Patellar Tendon Bearing)
6) 기능 및 용도에 의한 분류 : 기능을 강조한 기능성 의지와 외관을 강조한 미관용 의지

4. 의지의 기본구성

1) 소켓
   스텀프의 운동을 의지에 충분이 전달, 소켓이 탈락되는 것을 막기 위해 현수장치가 필요함
2) 지주부
   소켓과 말단장치를 연결하는 부위로서 중간에 관절장치를 장착함
3) 말단장치

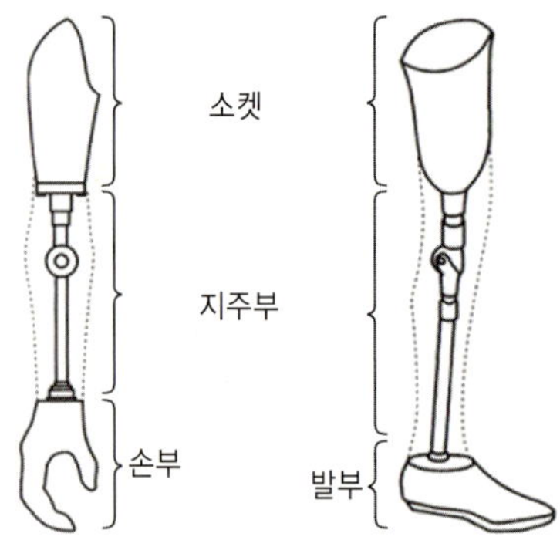

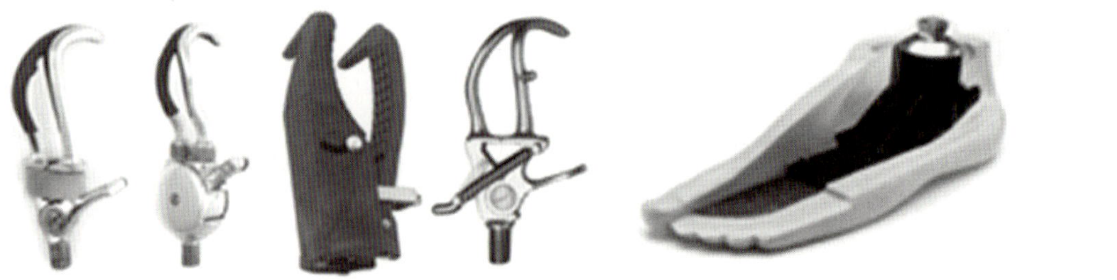

PHYSICAL THERAPY

의지 종류

EXPLANATION

팔 의지

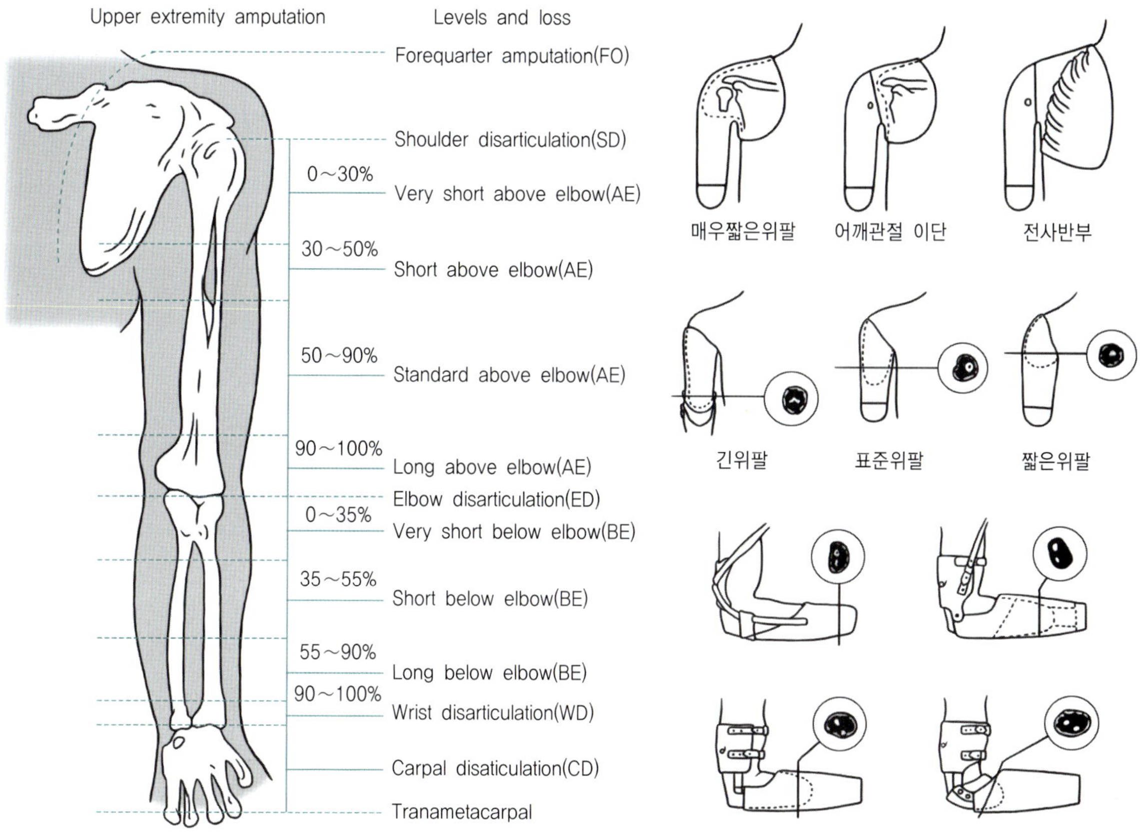

1. 팔 의지

■ 의지를 위한 신체의 측정

1) 편측 팔절단에서의 측정

(1) 절단측 팔의 측정 : 어깨뼈봉우리에서부터 절단끝의 끝까지와 겨드랑이로부터 절단끝의 끝까지 측정

(2) 건측 팔의 측정

① 위팔 길이 측정 : 어깨뼈봉우리에서부터 위팔뼈 가쪽위관절융기까지의 길이

② 아래팔 길이 측정 : 위팔뼈 가쪽위관절융기에서 엄지손가락의 끝까지의 길이

2) 양측 팔절단자에서의 측정

건측과 비교할 수 없으므로 보통 Carlyle index를 사용함

(1) 위팔의 길이(A) : 절단자의 신장 × 0.19

(2) 아래팔의 길이(B) : 절단자의 신장 × 0.21

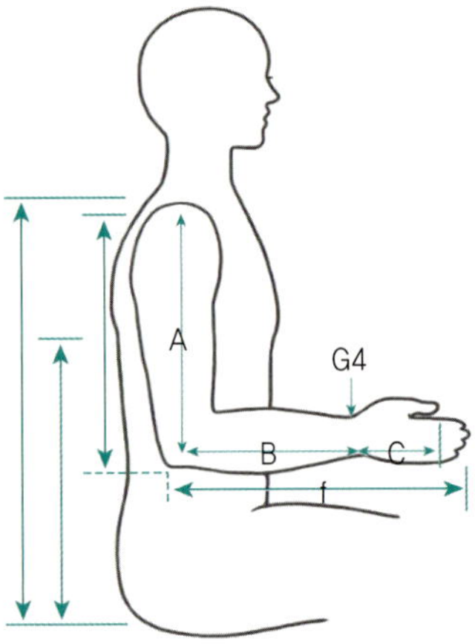

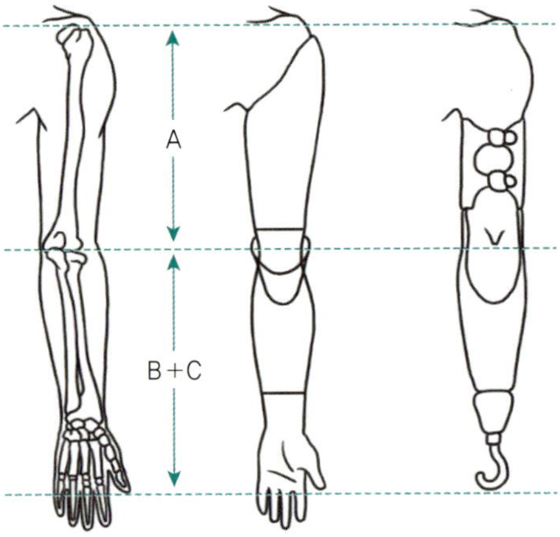

■ 팔 의지의 구성

1) 소켓(socket)

- 절단끝이 아래팔의 35% 이하로 매우 짧은 경우
- 스탬프 또는 잔여 지체를 덮는 의지의 한 부분
- 소켓이 헐거우면 stump와 socket 사이에서 불필요한 동작이 일어나고 소켓이 꼭 끼우면 혈액순환 장애나 동통을 유발
- 적용 : 아래팔절단자, 손목관절이단

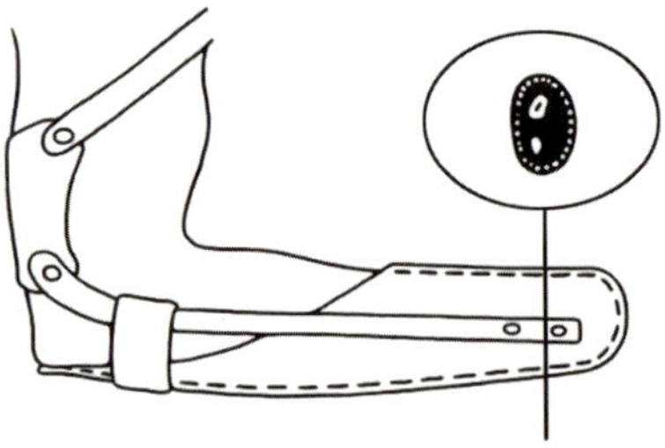

손목관절 이단 단절단에 대한 소켓

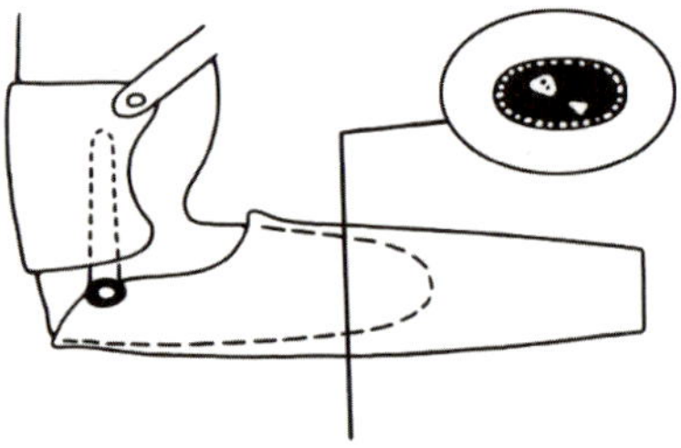

짧은아래팔절단에 대한 소켓과 단면

(1) **분리형 소켓(split socket)** (기출)

① 아래팔 극단 절단단 절단에 사용함
② 절단단의 아래팔 굽힘각도가 90° 정도이기 때문에, 절단단 운동의 효율성을 높이기 위해 전면 접촉형 소켓을 만들고, 팔꿉관절 장치를 통해서 의수의 아래팔 굽힘각도를 증가시킴
③ 스텝업 힌지(step-up hinge)를 사용함
스텝업 힌지에 2 : 1의 기계적 효율이 있다면, 절단자가 팔꿉관절 굽힘을 30°로 하였을 경우 의지는 60° 굽힘이 됨
④ 소켓이 잘 맞지 않으면 기계적 효율을 얻기 어려움
⑤ 소켓이 두 개임
⑥ 사용자의 팔꿉관절 운동이 제한되었거나 근력이 약한 경우 사용이 어려움

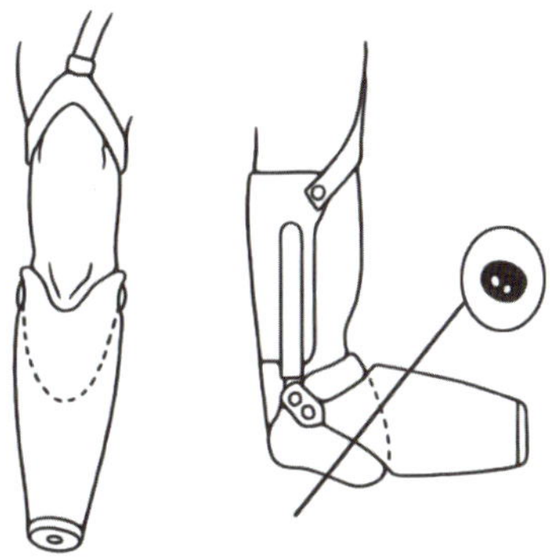

(2) **뮌스터 소켓(Muenster socket)** (기출)

① **매우 짧은 아래팔 절단자**에게 적용되는 소켓으로 소켓이 팔꿉관절을 완전히 감싸주는 방법임
② 관절융기 지지에 의해 소켓 자기 현수 기능을 가지고 있음
③ 초기 굽힘각(약 35°)이 작기 때문에 팔꿉관절 폄에 제한이 있게 됨
④ 현재는 약간 변형되어 위팔뼈의 관절융기(humeral condyle)를 감싸줌으로써 현가기능의 역할도 하고 있어서 하니스를 사용하지 않는 경우 많이 적용함
⑤ 착용감과 현가기능의 개선

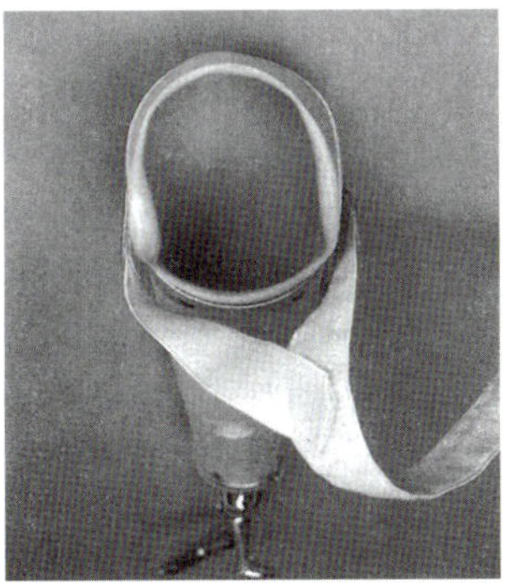

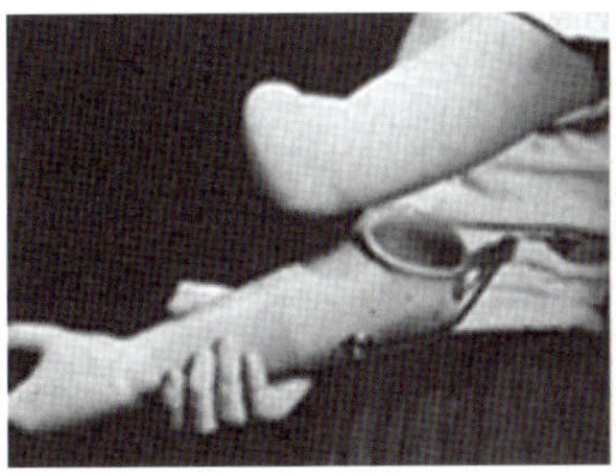

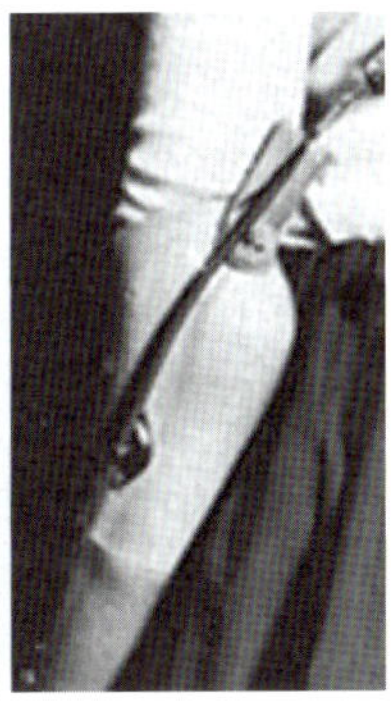

2) 멜빵과 케이블(Harness and cable)

(1) 현수기능 : 상지의지를 스탐프에 매달려 있게 하는 현수기능

(2) 의수작동기능 : 멜빵에 연결된 케이블을 작용시켜 의수를 여닫는 조절 기능

(3) 8자(표준) harness : BE 환자

① 케이블 조절 끈은 겨드랑루프에서 시작되며 케이블 상단에서 끝남. 이 끈은 어깨뼈 아래각과 어깨가시사이를 지남

② 단점 : 겨드랑루프가 정상측 겨드랑이에 위치해 있어 겨드랑에 과도한 압력을 주어 피부를 자극하게 되며 심한 경우 팔신경얼기 압박 이런 단점을 보완하기 위해 어깨 안장 멜빵 사용

③ 장점 : 아래팔 의지를 착용하고 일을 많이 해야 하는 사람에게 좋으며 절단측 어깨 위에 부하가 걸리게 하므로 편리

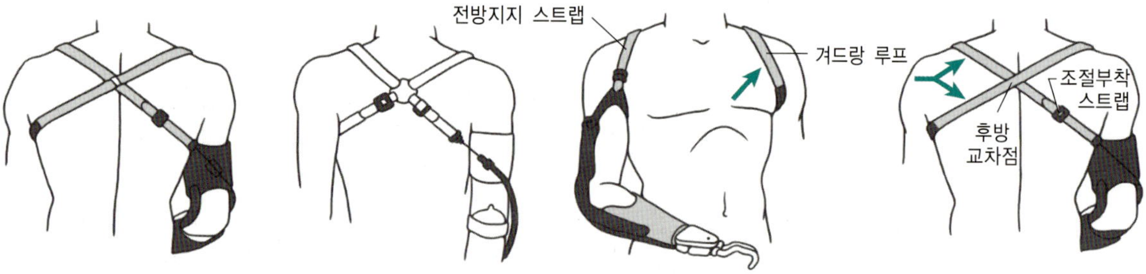

아래팔의지 하니스의 구성요소

④ hook 여는 방법(케이블을 당겨 의수를 조작하는 방법) : 절단 측의 어깨뼈 벌림과 굽힘

⑤ ring의 위치 : C_7 가시돌기 아래 약간 정상측에 위치하도록

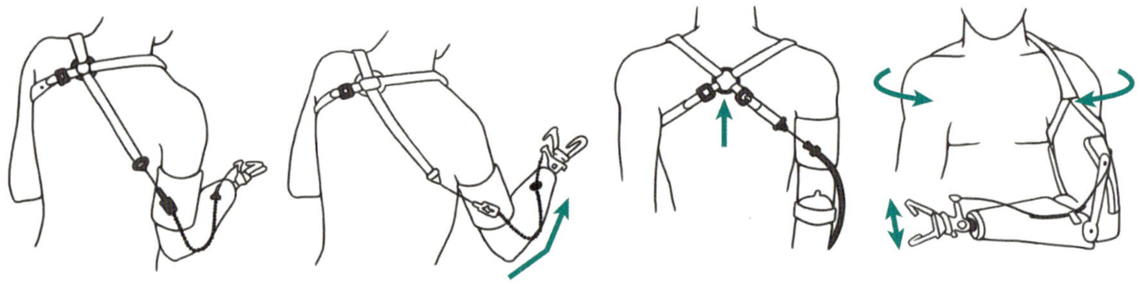

(4) 어깨안장 harness(chest strap) : AE 환자, 무거운 물건 들 때, 장력 어깨로 배분

① 무거운 의수를 가진 환자에게 많이 사용함

② 겨드랑루프의 착용을 하지 못하는 자

③ 과도한 힘을 적용시킬 때 chest 위가 rotation 됨

④ 가슴우리 band의 범위가 넓어 동통을 제거할 수 있음

⑤ 착용이 불편하고 고정성이 좋지 않음

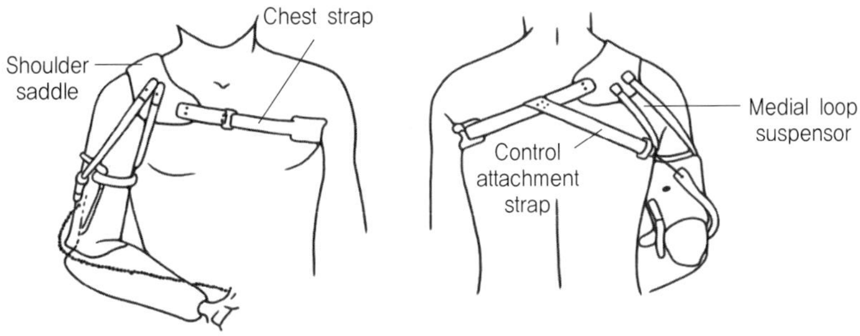

(5) 9자 harness : 뮌스터소켓

① 뮌스터 타입 의수처럼 의수의 현수기능이 소켓 자체에 의해 수행되고 있는 경우에 사용함

② 말단의수 조작만을 수행함

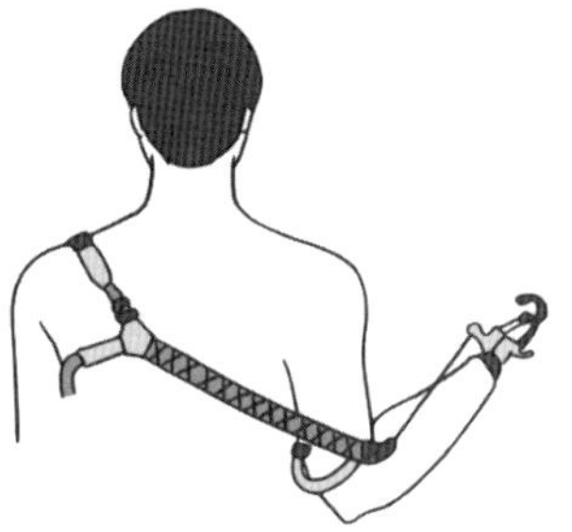

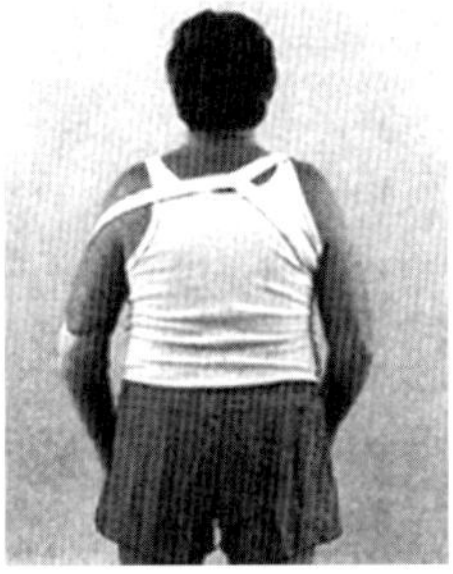

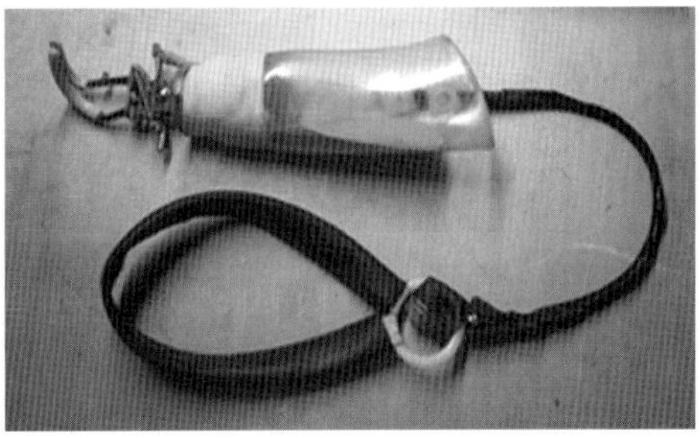

3) 손목관절 장치(wrist unit)

(1) 기본적 기능

① 말단의수를 상지의지에 연결시킴

② 말단의수의 교환이 이루어짐

③ 엎침, 뒤침 동작을 수행함

(2) 종류

① 마찰식 손목장치(friction wrist unit)

- 평면 마찰식 손목관절 : 손목관절 속에 고무가 장착되어 있으며, 고무의 탄력으로 말단의수를 제어하고 위치를 결정함
- 축마찰식 손목관절 : 나사를 구멍 속에 삽입시키고 나일론 슬리브의 마찰로서 말단의수의 고정, 위치결정을 함

② 타원형 마찰 손목 유니트

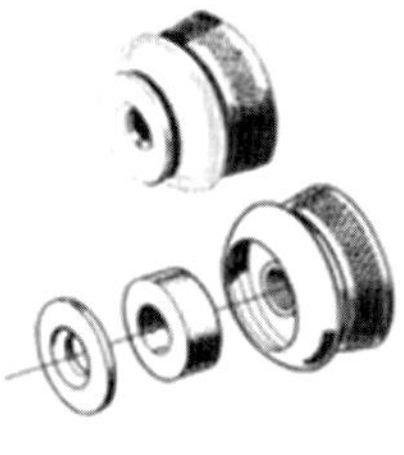

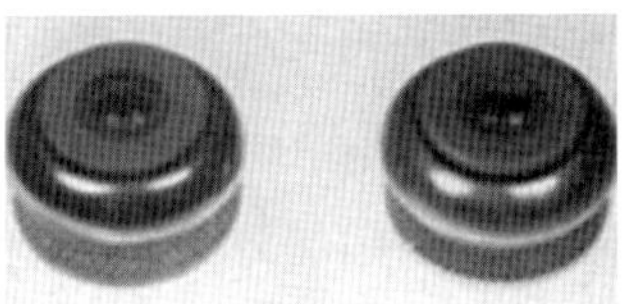

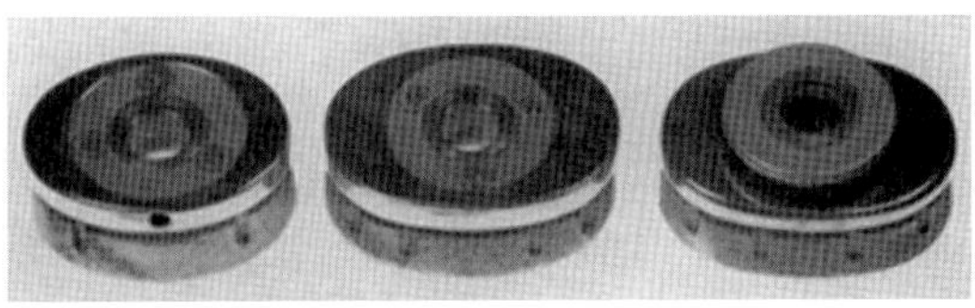

③ 지속적 마찰식 손목장치(constant-friction wrist unit)

④ 신속교환형 손목장치(quick-change wrist unit) : 핸드와 후크를 교대로 사용하는 사람에게 의수를 빨리 교환할 수 있도록 고안된 것

⑤ 손목 굽힘 장치(flexion wrist unit) : 중앙선 상에서 일어나는 동작 즉 화장실 동작, 식사하기, 면도하기, 옷입기 등에 유용

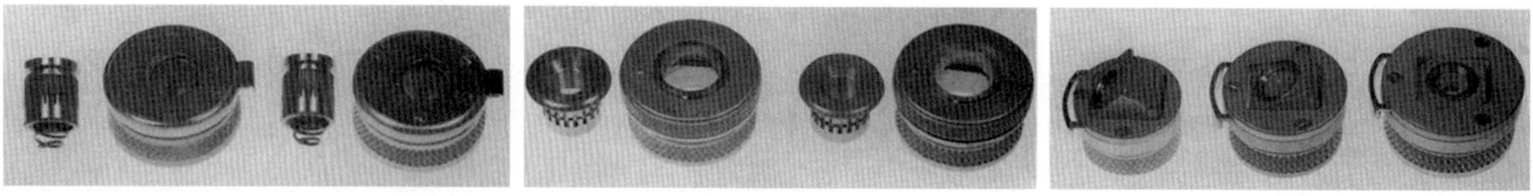

⑥ 돌림형 손목장치(rotational wrist unit)

⑦ 볼－소켓 손목장치(ball-and-socket wrist unit)

4) 말단의수(terminal devices)－후크(hook)

(1) **수동적 의수(passive terminal devices, cosmetic gloves)**

(2) **기능적 의수(prehensors)**

① 수의적 개방식 후크(voluntary-opening hook)

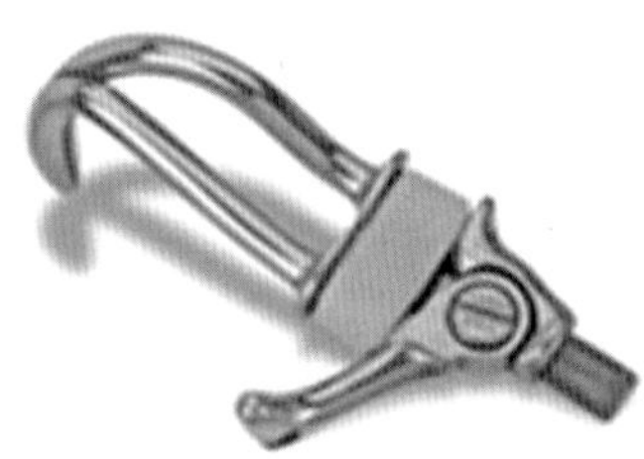

- Hosmer/dorrance hook－가장 많이 사용, 쥐기 안정적
- 후크의 손가락 부분에 네오프렌(neoprene) 고무를 덧대어 준 모델을 의미하며 마찰력이 증가되어 잡기기능이 개선된 것임
- A등급은 알루미늄 합금을 의미하며 스틸로 제작된 것에 비해 50% 가량 무게가 감소된 것임
- 8번 시리즈 후크는 다소 작아서 여성에게 사용되며, 재질과 덧대기는 5번 시리즈와 유사, 9번 시리즈 후크는 청소년용, 10번 시리즈 후크는 아동용, 12번 시리즈 후크는 유아용으로 사용됨

② 수의적 폐쇄식 후크(voluntary-closing hook)

- 아동, 스포츠용
- APRL(Army Prosthetics Research Laboratory)

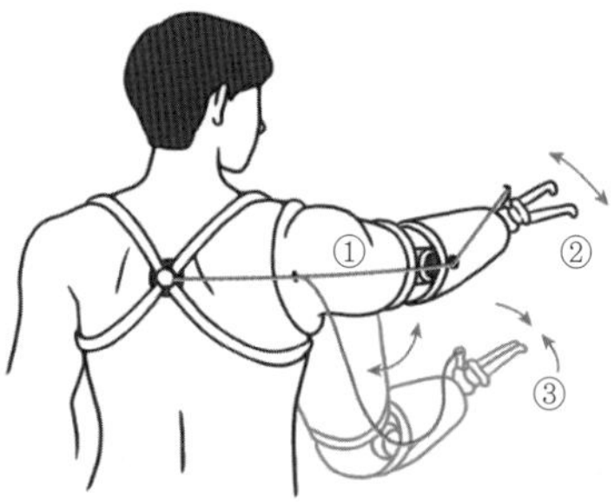

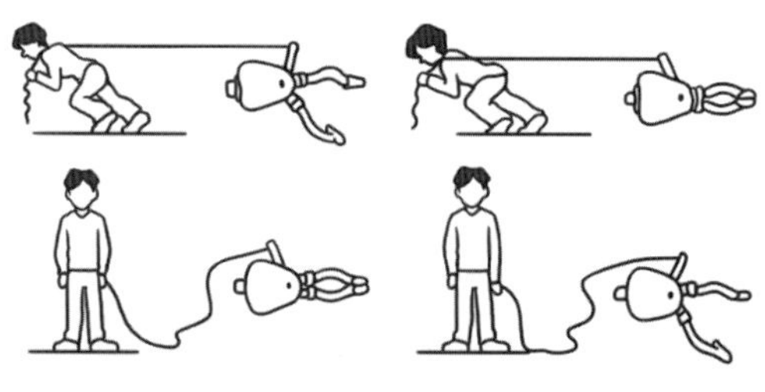

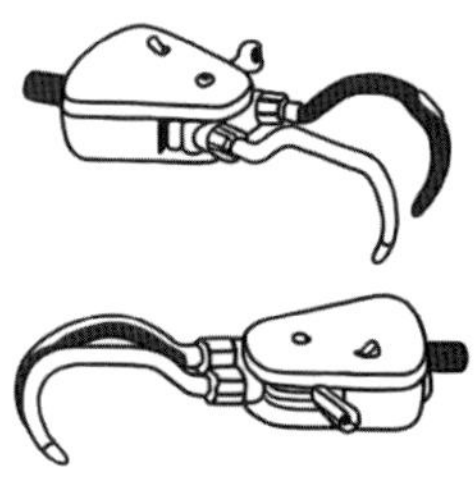

③ 수의적 폐쇄식 핸드(voluntary-closing hand)

④ 수의적 개방식 핸드(voluntary-opening hand)

(3) **three jaw chuck(palmar prehension)** : 엄지와 집게손가락과 가운데손가락의 손가락 끝을 모아 붙잡는 기능

■ 손 의지

1) 미관용 손가락 및 손의지 : 미관용 손가락의지를 착용
2) 기능성 손의지 : 손목관절의 굽힘과 폄으로서 손의 쥐기가 가능

■ 손목관절 이단 의지(wrist disarticulation prosthesis)

1) 절단끝이 길기 때문에 의지의 길이가 길어지거나 전자의수를 사용하기에 의지를 위한 공간이 부족해지는 단점이 있음
2) 외관이 다소 떨어지는 문제가 있음

■ 아래팔 의지(transradial prosthesis)

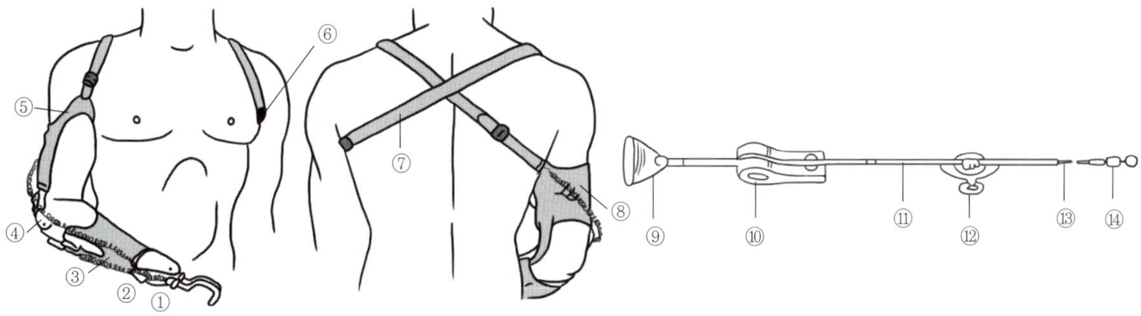

① 말단 의수, ② 손목관절장치, ③ 아래팔 소켓, ④ 팔꿉관절장치, ⑤ 전방 지지밴드, ⑥ 겨드랑루프, ⑦ 하니스, ⑧ 위팔 커프(세갈래근 커프), ⑨ 케이블 행거, ⑩ 크로스바, ⑪ 케이블 하우징, ⑫ 리터에너 플레이트, ⑬ 케이블, ⑭ 터미널(회전 단자)

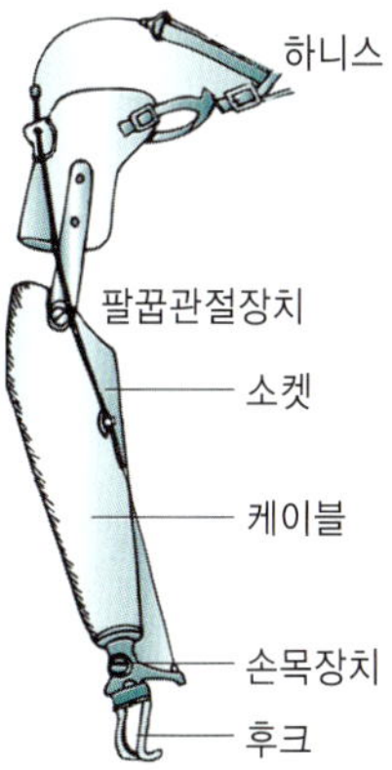

말단장치	후크	기능적인 손	기능적
	손	미용손	
후크, 기능적인 손	voluntary opening	내가 여는 것	
	voluntary closing	내가 닫는 것	대부분 후크

1) **조절케이블 및 하니스(control cable and harness)**
   (1) 아래팔의지의 표준형 하니스(standard transradial harness) : 8자형 하니스(figure-of-8 harness)
      ① 겨드랑 루프(axilla loop)
      ② 앞쪽지지 스트랩(anterior support strap) : 소켓의 위치가 바뀌지 않도록 하는 기능

③ 조절부착 스트랩(control attachment strap) : 케이블의 길이를 늘려주는 기능
④ 뒤쪽교차점(posterior cross point) : C_7 가시돌기 아래에서 약간 건측에 위치

(2) 하니스 작동원리
① 말단장치(terminal device) 작동법 : 어깨관절 굽힘, 어깨뼈 벌림
② 양쪽 어깨관절이단 환자 훈련 : 양쪽 어깨뼈 벌림
③ 옷의 단추를 끼울 때와 같이 신체의 중앙부에서 말단장치를 사용하는 경우에 양측 어깨뼈의 벌림을 이용함

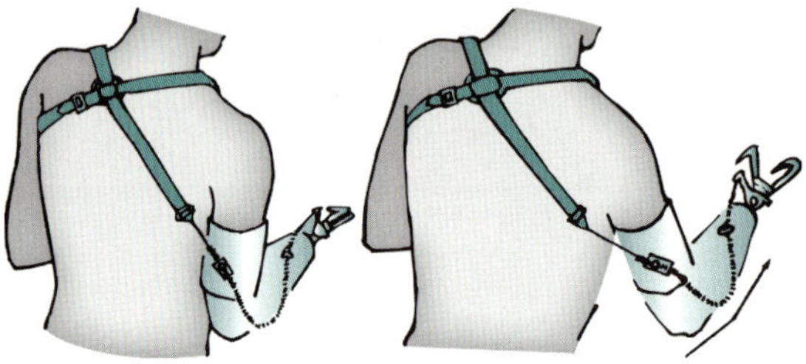
어깨관절 굽힘

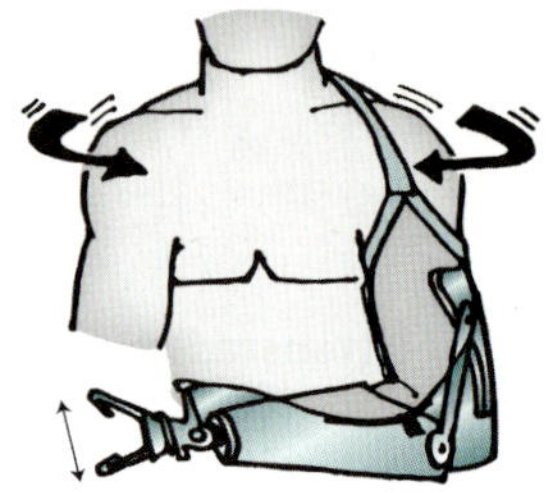
어깨뼈 벌림

(3) 활동적인 아래팔절단자를 위한 견고한 하니스(heavy duty transradial harness)
① 장기간 사용하게 되면 과도한 압박이 겨드랑에 가해지고 피부에 자극을 줌
② 심한 경우 위팔신경얼기의 압박으로 인한 증상이 발생함
③ 절단자가 과도한 작업 활동을 하는 경우, 특히 무거운 물체를 들어 올릴 때, 표준 하니스 대신 다른 종류의 하니스가 사용됨

(4) 뮌스터 소켓을 위한 하니스 : 9자형 하니스

(5) 양측 아래팔절단자를 위한 하니스 : 표준형 하니스와 달리 겨드랑루프가 없음

2) **아래팔절단용 팔꿉관절장치(elbow units for the transradial amputee)**

(1) 유연성 힌지 : 능동적인 안쪽돌림과 가쪽돌림을 제한함

(2) 경성 힌지 : 의수에 대해 능동적인 안쪽돌림과 가쪽돌림 전달할 수 있는 가능성이 적음
① 단축 힌지(single-axis hinge)
② 다축 힌지(polycentric hinge)
③ 스텝-업 힌지(step-up hinge) : 분리형 소켓에 사용

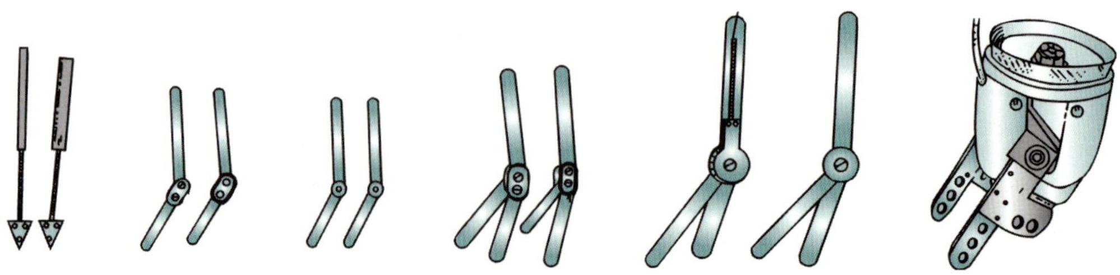

팔꿉관절 장치

④ 절단끝 구동 잠금식 힌지(stump-acivated locking hinge)

- 팔꿉관절 굽힘근의 근력이 부적절할 때
- 팔꿉관절 굽힘을 위한 가동범위가 부적절할 때
- 스텝업 힌지를 사용하였을 때
- 아래팔의 손바닥쪽(volar surface)에서 높은 압력을 견디지 못할 때

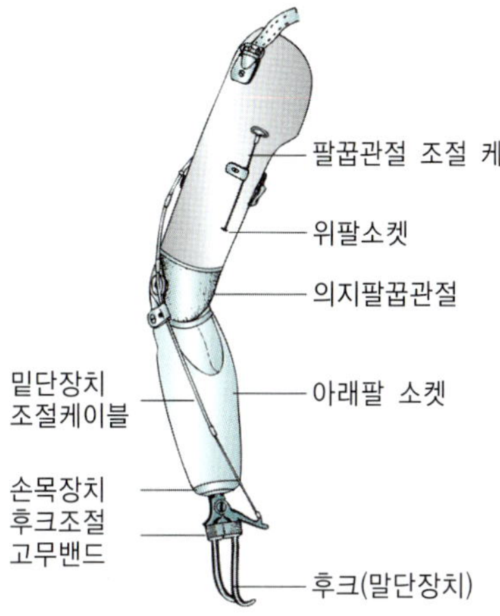

위팔의지의 구성

■ 팔꿉관절 이단 의지(elbow disarticulation)

1) 소켓 : 분리형 팔꿉관절이단 소켓, diagonal slot형 소켓
2) 팔꿉관절이단의지의 팔꿉관절 장치

■ 위팔 의지(transhumeral prosthesis)

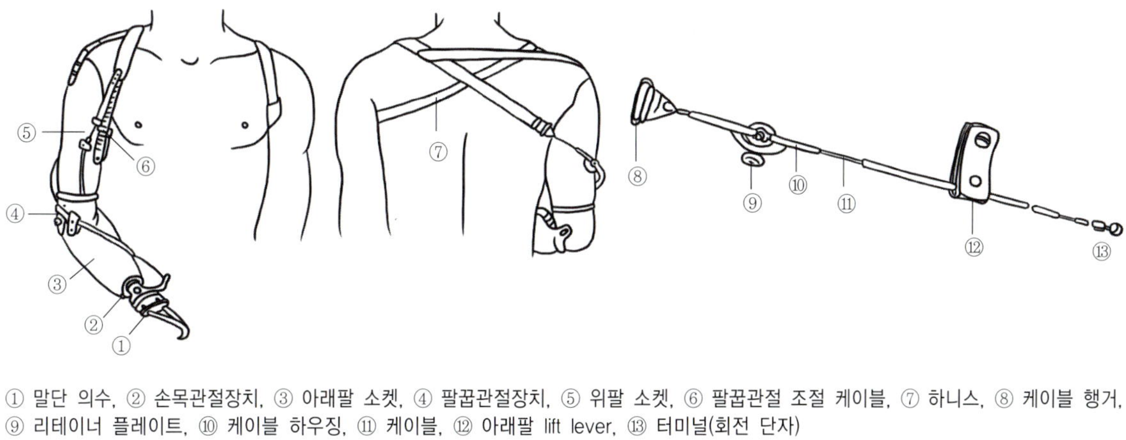

① 말단 의수, ② 손목관절장치, ③ 아래팔 소켓, ④ 팔꿉관절장치, ⑤ 위팔 소켓, ⑥ 팔꿉관절 조절 케이블, ⑦ 하니스, ⑧ 케이블 행거, ⑨ 리테이너 플레이트, ⑩ 케이블 하우징, ⑪ 케이블, ⑫ 아래팔 lift lever, ⑬ 터미널(회전 단자)

1) **소켓**
   (1) 재래식 소켓 : 일반적으로 사용되는 소켓
   (2) 외부에 경성 프레임이 있는 유연성 소켓
   (3) 유타 동적소켓(Utah dynamic socket)
2) **위팔절단용 팔꿉관절 장치(elbow unit for the transradial amputee)**
   (1) 외부 잠금식 힌지(outside-locking hinges)
   (2) 내부 잠금식 팔꿉관절장치(inside-locking elbow hinges) : 팔꿉관절에서부터 절단끝의 먼쪽끝까지 약 5cm의 공간만 존재한다면 팔꿉관절 장치를 내부에 사용하기에 충분함
3) **조절케이블**
   (1) 팔꿉관절 굽힘 및 말단장치 조절 케이블(elbow flexion/terminal device control cable)
   (2) 팔꿉관절 잠금 조절 케이블(elbow lock control cable) : 몸쪽부분 말단은 앞쪽 현가 스트랩에서 시작함
4) **하니스**

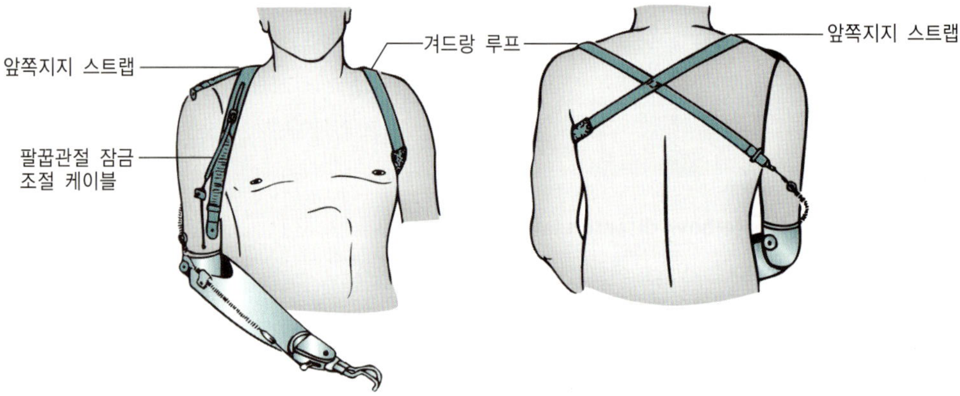

위팔의지 표준 하니스

   (1) 위팔의지 표준 하니스
      ① 겨드랑 루프
      ② 앞쪽지지 스트랩
      ③ 뒤쪽지지 스트랩
      ④ 가쪽지지 스트랩(lateral support strap)
         • 위팔의지 하니스의 중요한 현가기능의 구성요소
         • 소켓이 가쪽돌림 되는 것을 방지
      ⑤ 조절 부착 스트랩(control attachement strap) : 조절 부착 스트랩 방향은 척주와 어깨뼈의 아래각사이를 지나가야 함
      ⑥ 등 교차 스트랩(cross back strap)
         • 등 교차 스트랩이 추가됨으로써 조절 부착 스트랩이 절단자의 등에서 낮게 위치하도록 보조함

- 꽉 맞는 겨드랑 루프에 의해 생성되는 수직으로 작용하는 힘이 감소됨

⑦ 팔꿉관절 잠금 조절 스트랩(elbow lock control strap)

- 절단자는 절단측의 어깨관절 폄과 벌림 그리고 약간의 어깨관절 내림(depression)으로 팔꿉관절 잠금 조절 스트랩과 케이블에 장력을 적용함
- 어깨관절 내림은 팔꿉관절 잠금장치에서만 사용함

❋ 아래팔 하니스와 다른점 : 가쪽지지 스트랩, 등 교차 스트랩, 팔꿉관절 잠금 조절 스트랩

(2) 활동적인 위팔절단자를 위한 견고한 하니스

과도한 힘든 작업을 수행하는 위팔절단자의 겨드랑부 불편함을 완화하기 위해서 어깨-안장 하니스(shoulder-saddle harness)를 사용함

(3) 양측 위팔 절단자를 위한 하니스(bilateral transhumeral harness)

① 양측 위팔절단자의 하니스는 기본적으로 겨드랑 루프가 없는 8자형 하니스를 사용함

② 양측 위팔절단자의 하니스에서 중요한 문제점

- 양측 의지를 동시에 작동시키기 어려움
- 의지 말단장치를 사용하여 무거운 물체를 들어올리지 못함

■ 어깨관절 이단 및 어깨가슴사이절단 의지(shoulder disarticulation and forequater prosthesis)

1) 어깨관절 장치가 추가, 어깨가슴사이절단 의지는 어깨관절이단 의지 보다 소켓의 적용면적이 더 크며 몸쪽부분에 위치

2) 소켓

(1) 재래식 소켓

(2) 프레임(perimeter frame) 소켓

(3) 어깨가슴사이절단의 소켓

3) 어깨관절 장치(shoulder units) : 위팔절단의지에 추가

4) 하니스

(1) 어깨관절 이단의 경우 양측 어깨뼈의 벌림만을 사용하여 팔꿉관절을 굽힘시키고 말단장치를 작동시킬 수 있음

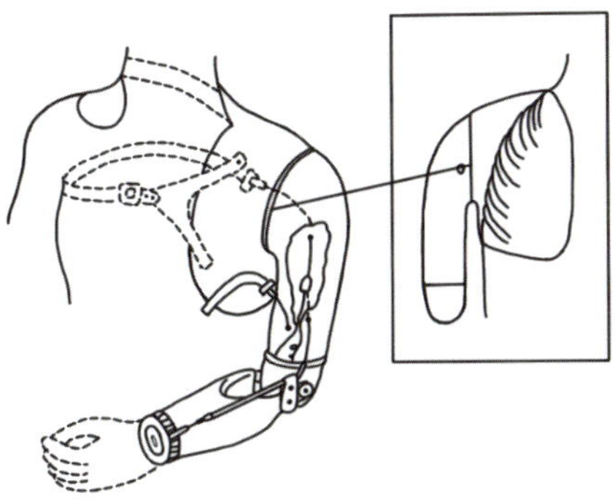

전사반부 의지

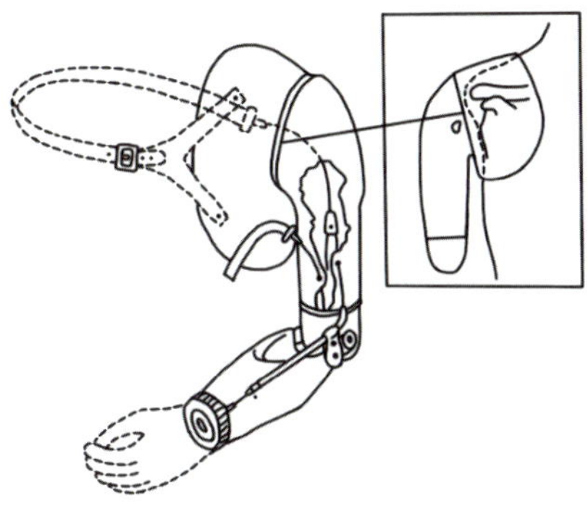

어깨관절이단 의지

(2) 표준형 어깨관절이단 의지 하니스
① 가슴 스트랩
② 탄력 현가 스트랩(elastic suspensor strap) : 앞면은 수직적인 지지를 보조하는 것 이외에 의지를 사용하는 동안 어깨관절에 대해 소켓이 가쪽돌림 되는 것을 방지함

(3) 보조장치
① 케이블 주행증폭장치(excursion amplifier) : 어깨가슴사이이단, 양측 벌림을 통하여 팔꿉관절과 말단 장치의 작동이 원활하지 않은 경우 쓰임
② 허리벨트(waist belt) : 허리 벨트 시스템에서 팔꿉관절을 위한 중요한 신체움직임은 절단측 어깨관절을 상승시킴
③ nudge control : 팔꿉관절 잠금과 해제를 위한 nudge control은 절단자의 턱을 사용함

❋ 허리 벨트+nudge control=elbow 잠금장치

■ **전자 의지(myoelectrically controlled prosthesis)**

전자 말단장치, 손목장치, 전극, 배터리, 조절장치, 스위치 등으로 구성됨

| EXPLANATION |

다리 의지

1. 다리 의지

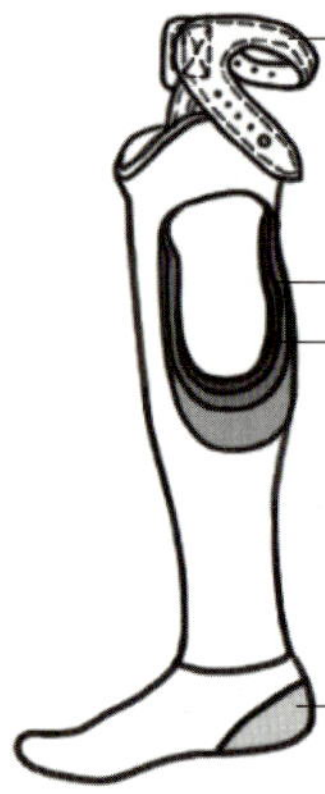

■ **기본구성**

1) 소켓(Socket)
2) 현가장치(Suspension)
3) 종아리부(Shank)
4) 의족(Prosthetic foot)
5) 기타(Insert, Ankle Joint)

■ **발가락 의지(toe prosthesis)**

1) 미관용 발가락의지(cosmetic toe prosthesis) : 바닥 힘을 같이 받기 위해 발바닥까지 감싸줌
2) toe-filler형 인솔 의지(custom-model insole with toe filler) : 의지의 발앞부의 구조상 약간의 유연성이 있기 때문에 발앞부의 엎침과 뒤침이 가능한 장점이 있음

■ **발 의지(partial-foot prosthesis)**

1) 미관용 발 의지
2) 재래식 발 의지(conventional partial-foot prosthesis)

■ 발목관절 이단 의지(ankle disarticulation prosthesis, Syme prosthesis)

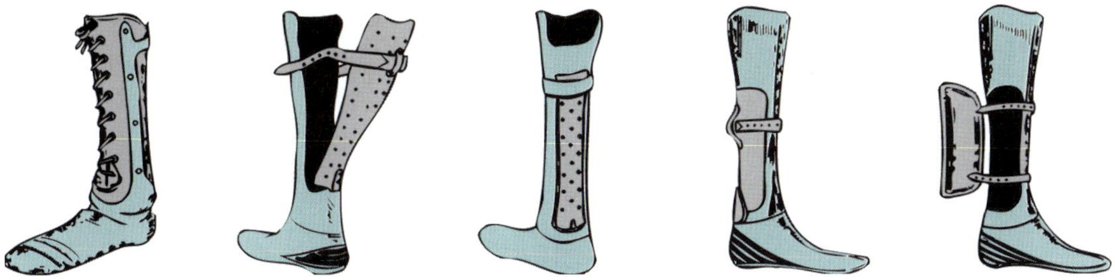

재래식 / 캐나다식 / 뒤면 개방식 / VAPC 뒤면 개방식 / VAPC 안쪽 개방식

사임의지

1) 장점
    (1) 의지 착용 시 체중부하가 좋고 보행 기능이 향상됨
    (2) 자체 현가장치 기능이 있음
    (3) 윈도우가 있어 착용 용이하도록 되어 있음
2) 단점
    (1) 절단끝 먼쪽부분이 구근처럼 생겨 외관이 좋지 않음
    (2) 착용이 불편함
3) 체중부하를 위한 사임 절단끝의 특징
    (1) 체중부하의 이동(transmission)
    (2) 편안한 의지착용을 할 수 있을 정도의 경량
    (3) 발 및 발목관절과 동등한 기능
    (4) 목말뼈와 발꿈치뼈의 소실을 조절하기 위한 다리의 연장
    (5) 발목관절 부위에서 큰 힘의 분배
    (6) 세로축에서 일어나는 돌림력에 대한 안정성
    (7) 충격흡수 능력
    (8) 보행의 흔듦기 동안 현가 능력
    (9) 착용 시 외관에 영향을 주는 복잡성과 조임성
    (10) 민감한 부위에서 압력을 경감시킬 수 있는 능력

■ 종아리 의지(transtibial prosthesis, BK)

종아리의지는 의지발 및 발목관절, 종아리부(shank), 소켓, 현가장치로 구성됨

1) **재래식 종아리의지**

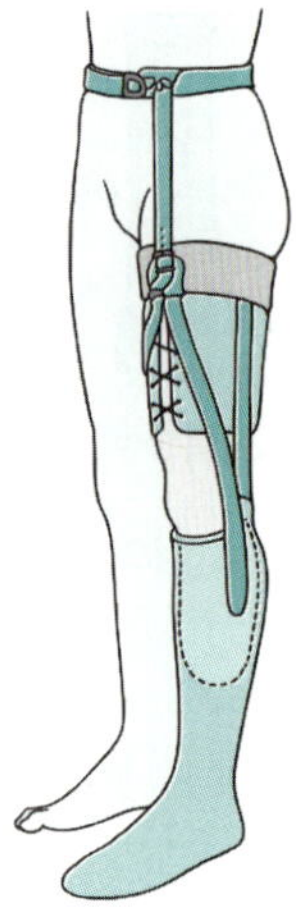

2) 무릎힘줄(인대) 체중부하 종아리의지

(1) Patellar Tendon Bearing B/K Prosthesis

(2) 1958 UC Berkeley에서 개발

(3) 기존의 의지와 다르게 Patellar tendon에서 체중부하

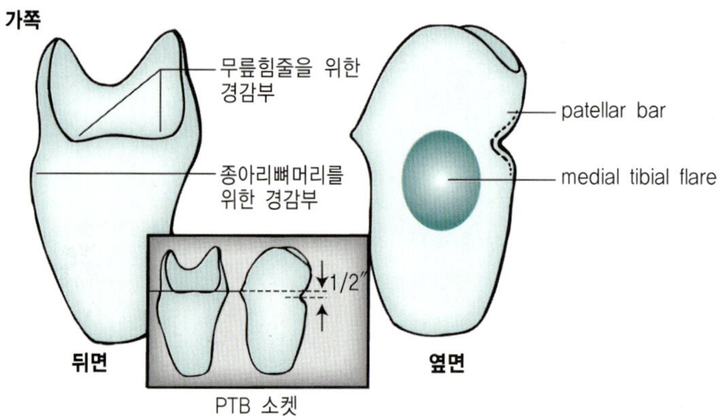

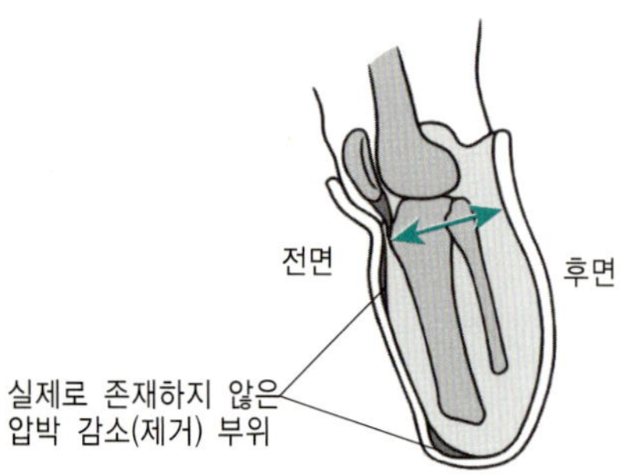

무릎힘줄지지 의지(슬개건지지 의지)

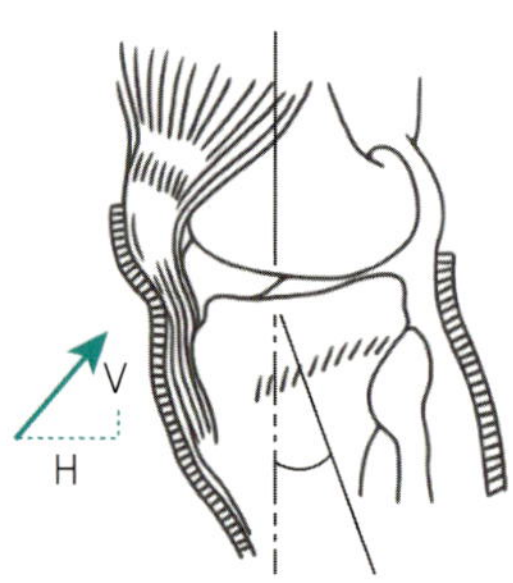

PTB 의족

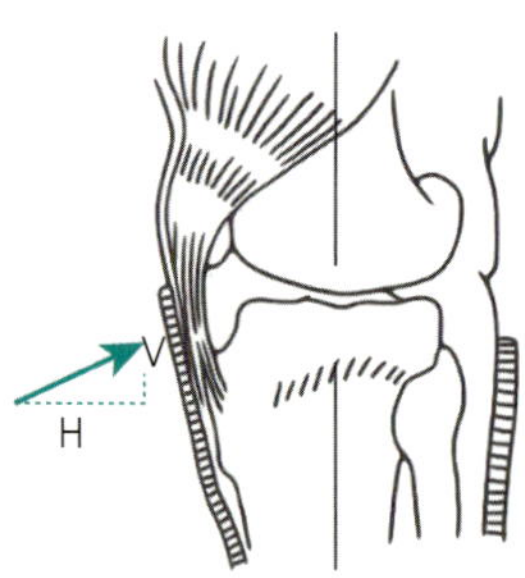

재래식 의족

3) 의지발(prosthetic feet)

(1) 의지에서 의지발은 매우 중요

(2) 의지발이 갖추어야할 기능

① 정상 관절 기능의 시뮬레이션(joint simulation)

② 충격흡수(shock absorption)

③ 안정적인 체중지지를 위한 기저부(stable weight-bearing base of support)

④ 근육의 기능

⑤ 외관(cosmesis)

(3) 단축 의족(Single Axis Prosthetic Foot)

① 무겁고, 마모에 의해 소음이 많이 생김

② dorsi flexion(5도)과 plantar flexion(15도)만 허용-bumper

③ 가격이 저렴하고 교환하기가 쉬움

④ 안가쪽이 안정되어 노인환자가 선호

⑤ Supination, pronation 운동에 대한 충격흡수가 안 됨

⑥ AK 환자가 주로 사용함

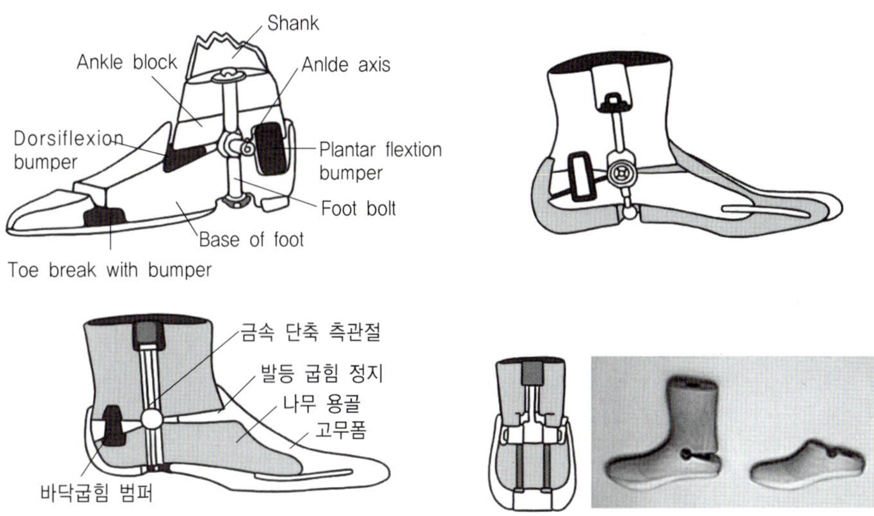

단축발

(4) 다축 의족(Multiple Axis Prosthetic Foot)

① 세 가지 평면에서 모두 움직임이 일어나기 때문에 불규칙한 지형을 많이 걷는 절단자에게 적합함

② 나무로된 용골대(keel)가 중심에 있고 주위는 부드러운 재질로 덮여있음

③ Supination, pronation, dorsi flexion, plantar flexion 모두 가능함

④ 압축고무와 유연성케이블에 의해 움직임이 가능함

⑤ 고르지 못한 지면에서 유리함

⑥ 가격이 비싸고 다른 관절에 비해 부피가 다소 크고 무거움

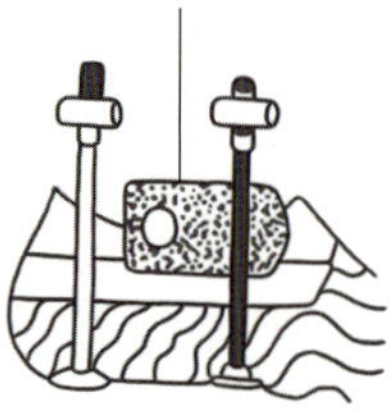

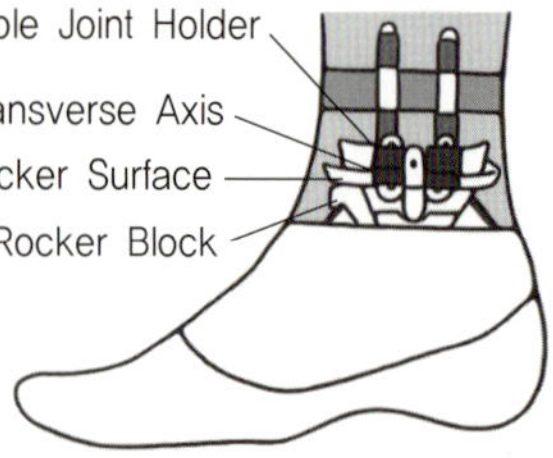

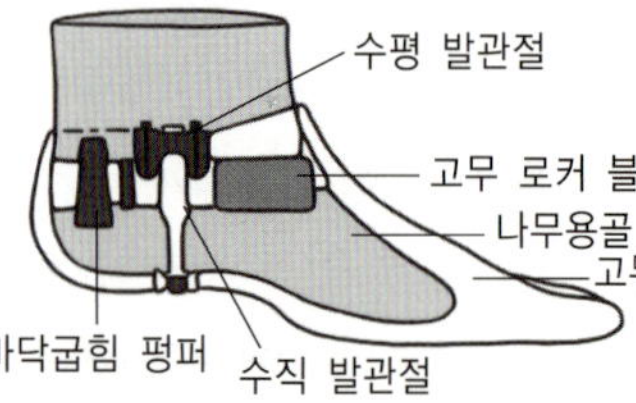

다축발

(5) SACH Foot(Solid Ankle Cushion-Heel)

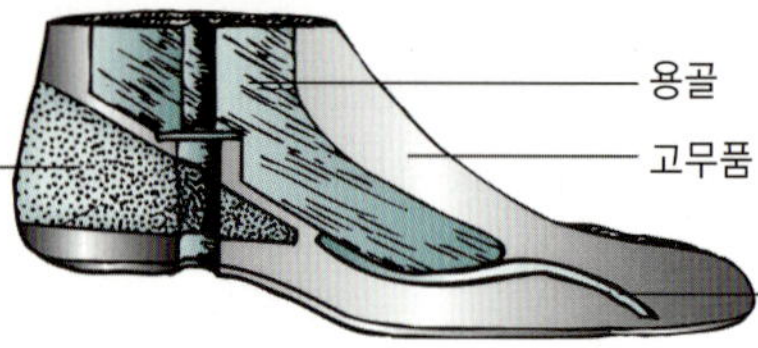

표준형 SACH발

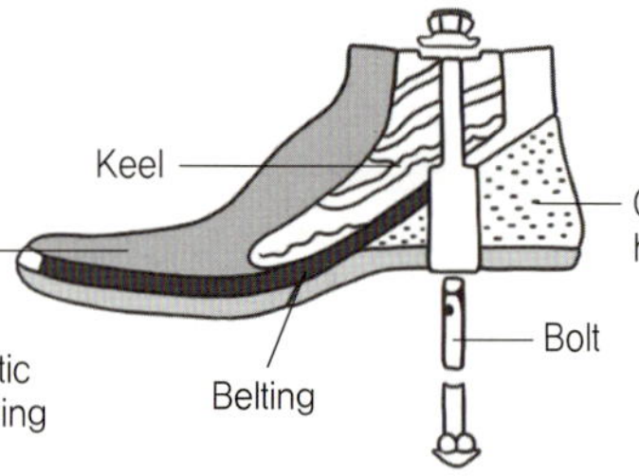

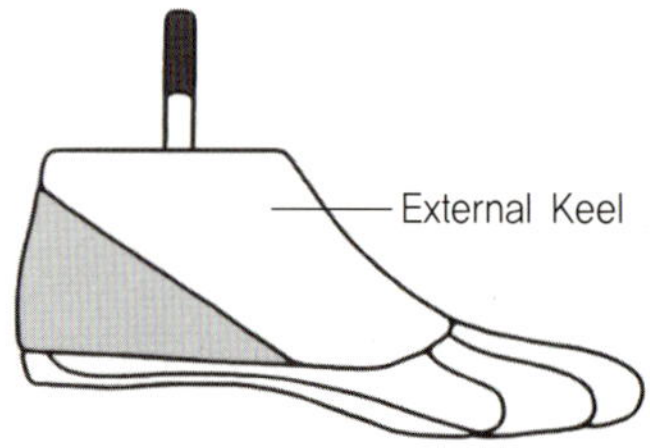

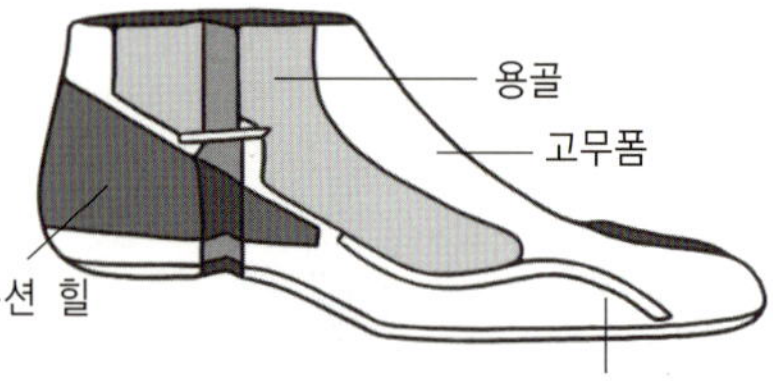

표준형 SACH발

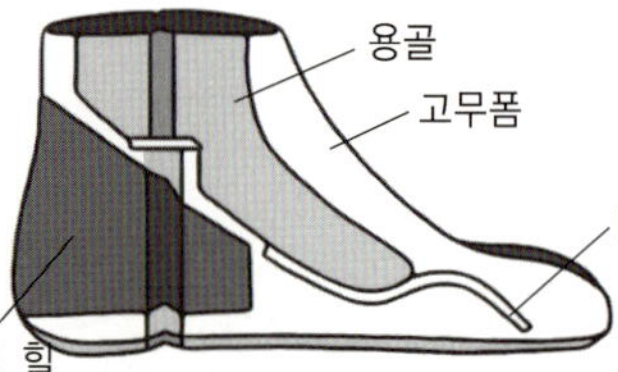

수술 후 사용하는 SACH발

① 나무로된 용골대(keel)가 있어 뒷부분의 쿠션힐이 있어 쿠션힐의 재질에 따라 운동이 허용됨
② 발목관절이 없음
③ 발목관절 운동에 제한이 있음
④ 미관상 좋게 제작이 가능함
⑤ 조용하고 안정적이며 외형이 보기 좋음
⑥ 가장 널리 사용됨
⑦ BK 환자가 주로 사용함
⑧ 굽 높은 구두를 신을 수 있음

⑨ 고령의 환자들은 보행 시 뒤꿈치(heel strike)에서 의족의 뒤꿈치가 불충분하게 눌러지게 되면 보행하기 어려움

⑩ 표준형 SACH발 : 시간이 지나면 쿠션힐이 터지고, foot flat 효과로 튕겨나감

⑪ 기타 SACH발 : 사임의지용 SACH발, 외부용골형 SACH발

(6) 에너지 저장발(energy-storing foot, dynamic-response foot)

① Solid Ankle Flexible Keel Foot

② 의지발은 일차적으로 보행을 위해 사용되지만, 매우 활동적이 되기 원하는 다리 절단자는 동작이나 활동의 양을 증가시켜줄 의지발이 필요함

③ 매우 활동적이며 스포츠에 참여하고자 하는 절단자의 요구에 부합하여 연구가 지속된다.

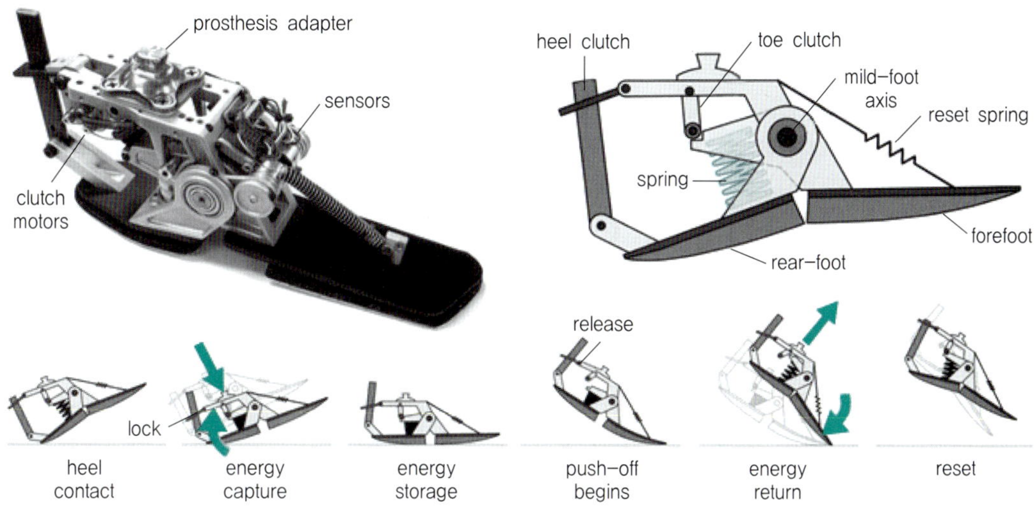

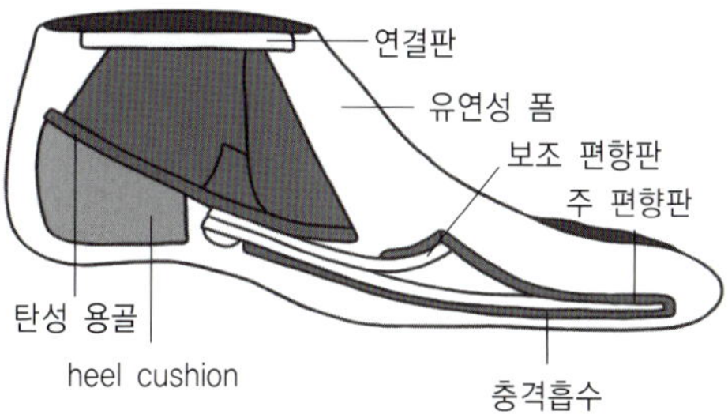

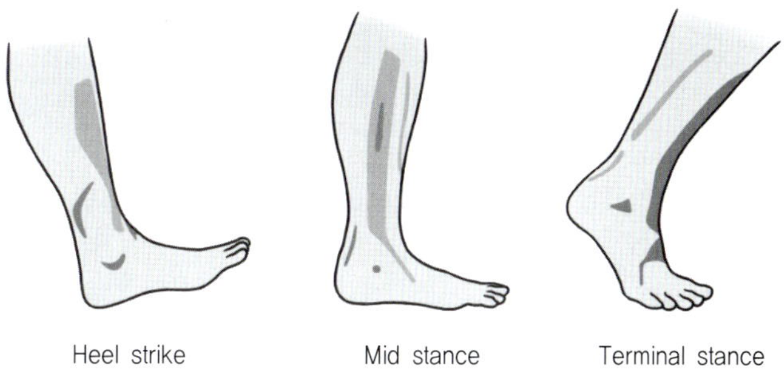

에너지 저장발

4) 종아리부(Shank)

(1) 속골격형 생크 : 가볍고 견고한 두랄루민이나 티타늄으로 만든 원통의 파이프가 소켓과 의족을 연결시키고 주위를 부드러운 스펀지로 둘러싸서 건측의 다리 모양과 유사하게 종아리부를 만듦

(2) 외골격형 생크 : 플라스틱이나 나무로 만들며, 속골격형에 비해 에너지 소모가 큼

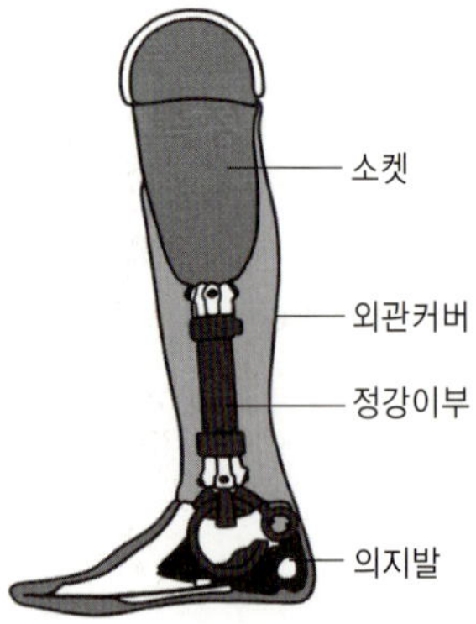

내골격식 하퇴(종아리) 의지

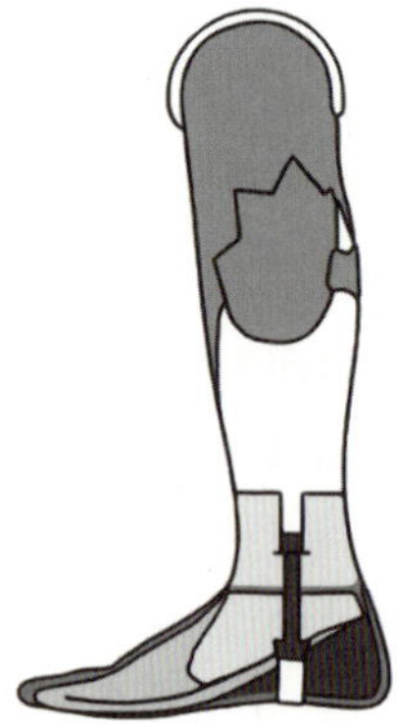

외골격식 하퇴(종아리) 의지

5) **소켓**

(1) PTB(Patellar Tendon Bearing) socket

① 무릎인대를 주요 체중 지지면으로 이용하기 위한 것

② 스탐프의 외형에 꼭 맞도록 플라스틱으로 제작, 안쪽에는 부드러운 재질로 된 라이너를 삽입

- 체중부하점 : Patella tendon bearing(95%), medial and lateral tibial border, popliteal area
- 체중부하를 받지 않는 곳 : lateral and medial tibial condyle, tibial tubercle, head of fibula

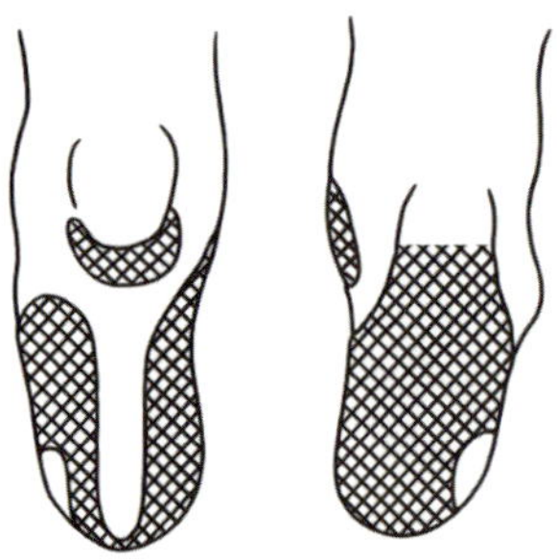

압박이 가능한 부위(▩)
(종아리의 전면▩가 체중지지에 작용한다.)

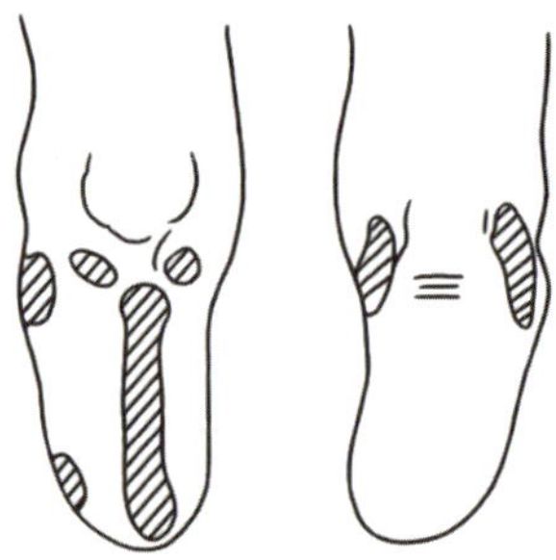

압박제거가 필요한 부위(▨)

(2) TSB(Total Surface Bearing) socket : 절단끝 표면 전체에서 체중지지를 하고, 표면전체에서 체중을 지지하므로 압력이 감소되는 효과가 있음

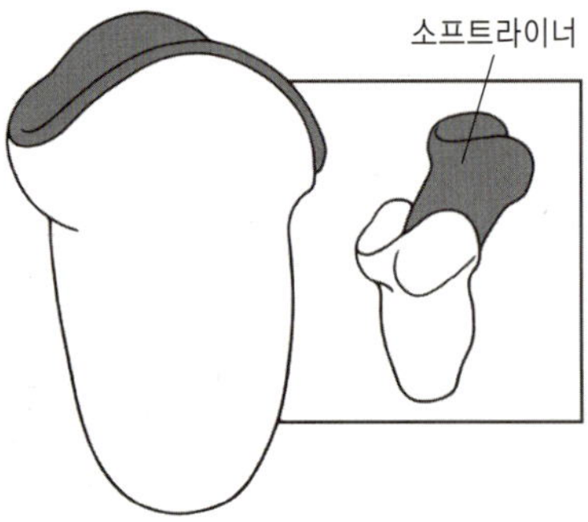

소프트 라이너를 사용한 PTB 소켓

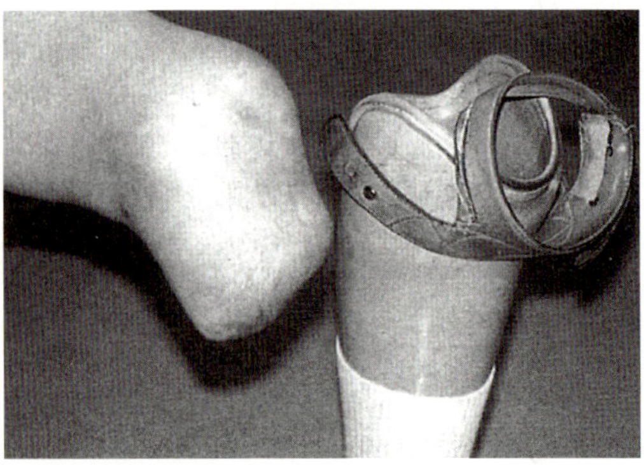

(3) 소켓의 접촉면(socket interfaces)에 따른 분류

① 경성(hard) PTB 소켓

② 소프트 라이너(soft liners)

③ 패드(distal pads) : 전체적인 소켓의 착용감을 증진시키고 부종을 예방하기 위하여, 일반적으로 PTB소켓 먼쪽부분에 부드러운 패드를 부착하여 사용함

④ 경성 외부 프레임이 있는 연성소켓(flexible sockets with rigid external frames) : 내부는 연성소켓으로, 외부에서 힘을 받아야 하는 곳은 경성 소켓으로 이루어져 있음

6) **현가장치(suspension)**

(1) 커프에 의한 현수(cuff suspension)

① 가죽이나 나일론으로 제작함

② 일반적으로 PTB의지에 사용된다고 해서 PTB 밴드라고도 함

③ 넙다리의 양측 위관절융기와 무릎뼈를 감쌈

④ 위관절융기 커프(supracondylar cuff)

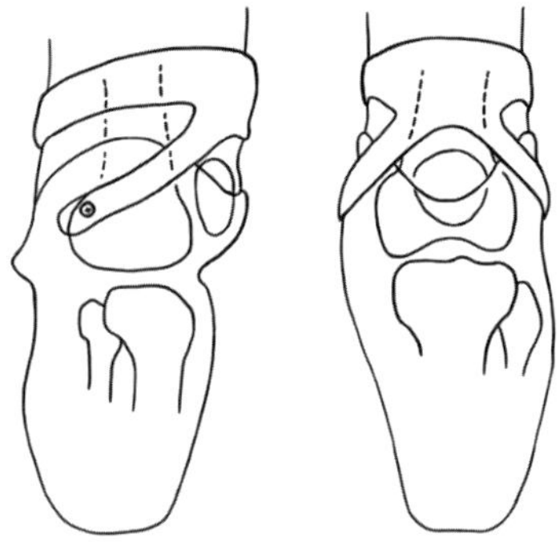

(2) 허리벨트(waist belt)와 경첩형 현가장치

① 수술 후 의지착용 할 때 주로 사용

② 허리벨트형

- 절단단 짧을 때
- 넙다리가 무거울 때 사용

③ 경첩형

- 가죽재질의 코르셋
- 무릎관절의 안가쪽 안정성이 필요할 때 사용

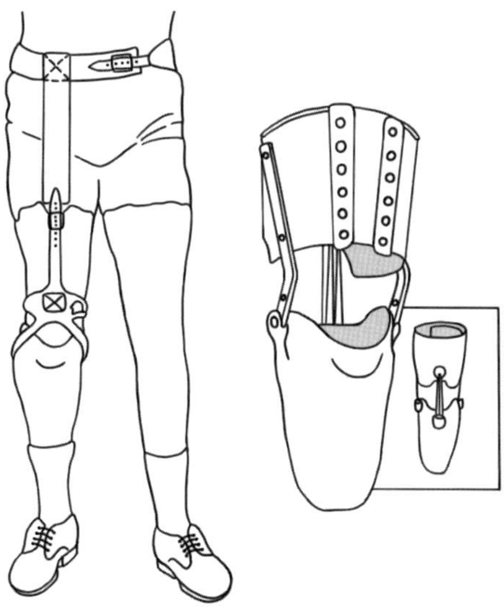

(3) PTB supracondylar(SC) suspension

① KBM(Kondylen Bettung Muenster)형 소켓

② 소켓의 안/가쪽 벽은 마찬가지로 넙다리뼈관절융기의 위쪽에 있지만 앞쪽에는 무릎뼈의 먼쪽부분 근처까지 내려와 있음

③ PTB 소켓보다 안가쪽면을 높여 넙다리위관절융기에 걸려 현수하는 방법(SC, supracondylar)

④ 구두주걱 같은 wedge를 사용하여 착용을 용이하게 함

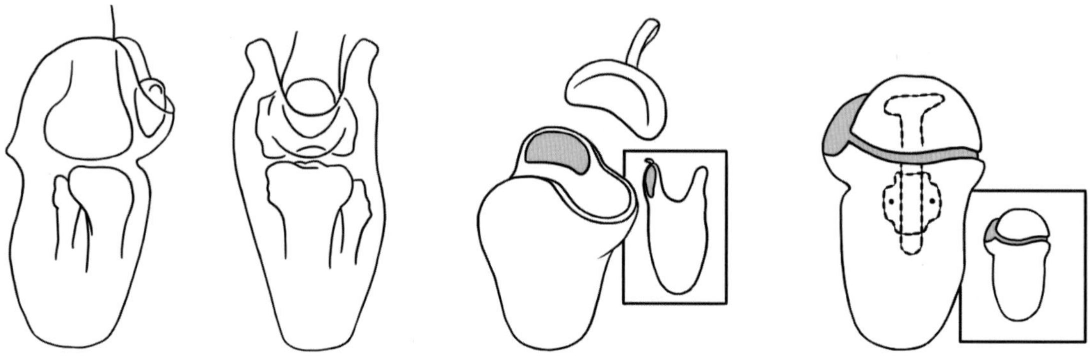

(4) PTB supracondylar suprapatellar(PTB SCSP) suspension

① PTES(prosthese tibial a embitago supra condylienne)형 소켓

② PTS(prosthese tibial supracondylienne)형 소켓

③ PTB 소켓보다 안가쪽면을 높여 넙다리위관절융기에 걸려 현수하는 방법(SC, supracondylar)

④ 앞쪽도 높여 무릎뼈도 감쌈(SP, suprapatella)

⑤ 스텀프가 짧을 때 추천함

⑥ 완전히 덮어 확실하게 현수함

⑦ 커프 없이도 안정성을 확보할 수 있음

⑧ 무릎뼈 굽힘에 제한이 있음

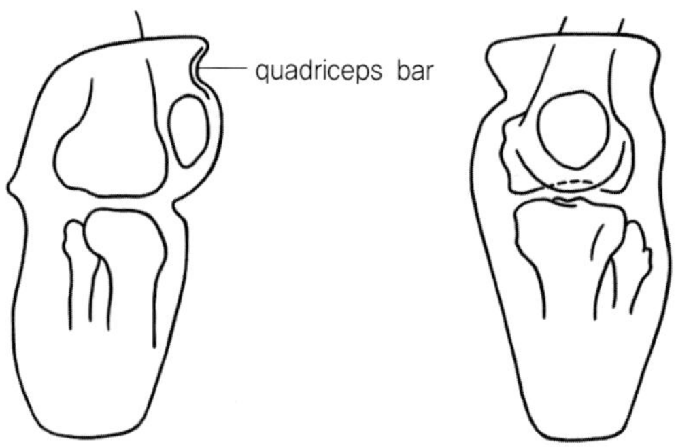

(5) PTB-SC소켓과 PTB-SCSP 소켓의 수정된 소켓 종류
① PTB-SC소켓은 일반적으로 넙다리뼈 안쪽관절융기 부위에 탈착이 가능한 웨지형의 소프트 라이너를 사용함
② 안쪽위관절융기에만 적용시키는 탈착용 웨지를 사용한 소켓 : 일단 절단환자가 절단끝을 소켓 내부에 넣은 후, 넙다리뼈 안쪽관절융기부위에서 절단끝과 소켓 내벽 사이에 탈착용 웨지를 삽입하는 방법임

(6) 실리콘 흡입식 소켓(silicone suction socket)
① TSB와 가장 밀접함
② 절단끝 진공상태임
③ 아이스로스(ICETOSS, Icelandic roll-on suction socket)이라고도 불림
④ 셔틀락 시스템(shuttle lock system) : 소켓의 먼쪽부분에 미리 부착된 잠금장치로서 현가기능을 가지게 됨

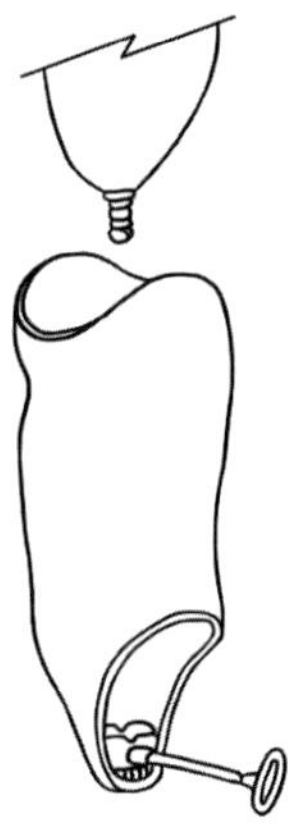

(7) 슬리브(sleeve) 현가장치
① 라텍스고무나 네오프렌으로 직조
② 의지의 몸쪽부분에서 시작하여 절단환자의 넙다리부분 5～10cm까지 일반적으로 착용함

(8) 측면관절(side joint)과 넙다리 코르셋(thigh corset)
① stump가 짧거나 근력이 약한 경우
② 무릎관절이 불안정할 때 적용
③ 현가장치 중 가장 견고하게 현가해 주기 때문에 절단끝이 짧은 경우나 노인 절단자에게 가장 적합함
④ 적응증 : 무릎관절 불안정성(knee joint instability), 넙다리부분에 위축(atropy) 발생

■ 무릎관절 이단 의지(knee disarticulation prosthesis)

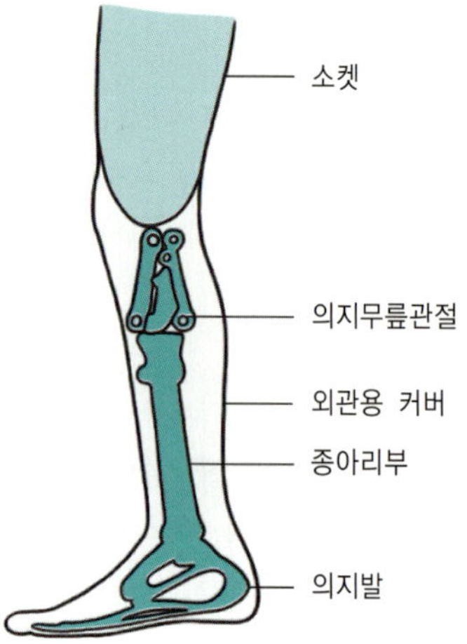

내골격식 무릎관절 이단 의지

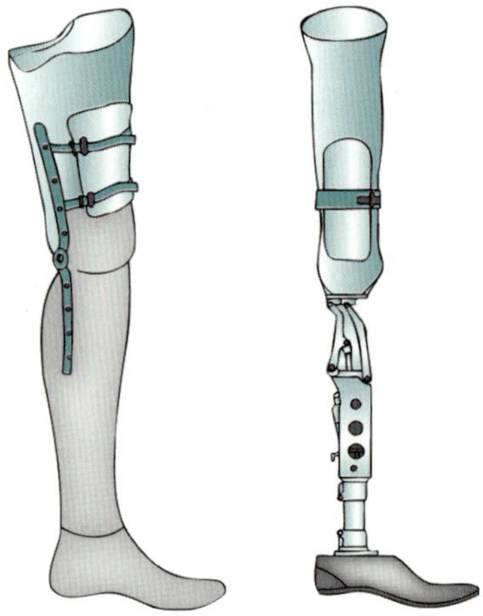
창문형 개방부를 가진 무릎관절이단 소켓

1) 소켓과 현가장치
2) 무릎관절이단을 위한 의지 무릎관절
   (1) 외부 가쪽면 관절의 사용
   (2) 다축 무릎관절(polycintric knee)

■ 넙다리 의지(transfemoral prosthesis)

1) 구성
   (1) 발목관절 부속장치
   (2) Shank
   (3) 무릎부속장치
   (4) 넙다리부
   (5) 소켓
   (6) 현수장치

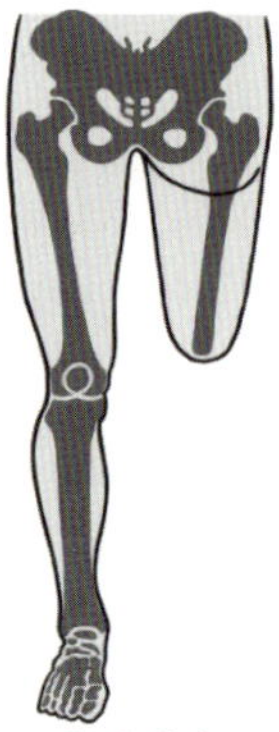
대퇴절단

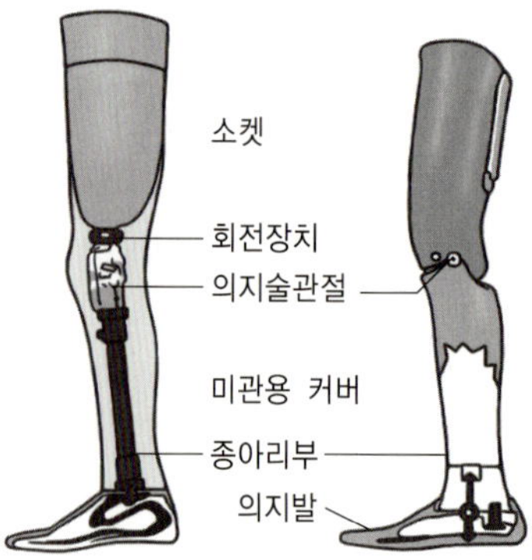

내골격식과 외골격식 대퇴의지

2) 무릎관절 장치

❋ 무릎관절

① 초기 입각기에 걸리는 체중을 충분히 지지할 만큼 안정성이 있어야 함

② 조절된 무릎관절 굽힘을 통해 체중이 걸리는 동안 충격을 흡수하고 몸을 전방으로 부드럽게 내보낼 수 있어야 함

③ 중간입각기 때 굽힘된 무릎관절 위에 걸리는 체중을 지지할 수 있어야 함

④ 입각기 말기에 반대측 다리로 체중이 옮겨지는 동안 무릎관절이 굽힘되어야 함

⑤ 유각기에는 변화하는 보속에 신속히 반응해야 하며 부드럽고 에너지의 효율적인 전진을 지속하게 해야 함

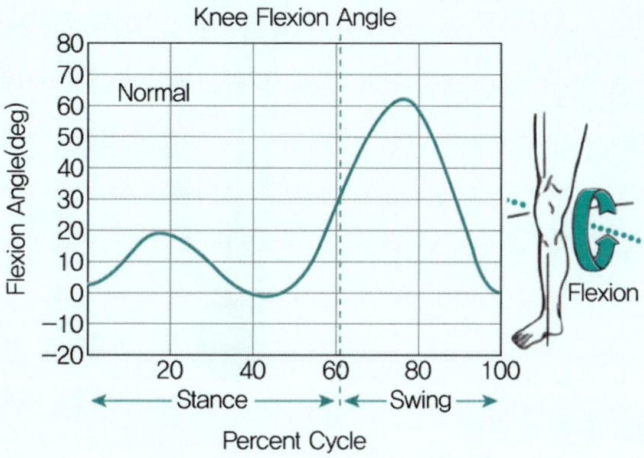

(1) 단축 무릎관절(Single axis knee)

① 역사적으로 가장 오래된 형태임

② 힌지 메커니즘으로 구성되고, 시계추처럼 헐렁하게 잘 움직임

(2) 다축 무릎관절(Polycentric knee)

① 안정성이 좋음

② 짧은 넙다리절단자에게 주로 사용함

③ 4절 링크구조(4-bar linkage)

④ axis가 중심선보다 뒤쪽이면 안정성 떨어짐 : 무릎이 잘 구부러짐

⑤ axis가 중심선보다 앞쪽이면 안정성 높아짐 : 무릎이 잘 구부러지지 않음

⑥ $C_1 = C_2$이면 흔듦기시 rotation이나 elevation 시킴, 하지만 $C_1 > C_2$이면 흔듦기 시 좀 더 안정적이고 편함

(3) 체중이용 디딤기 조절 무릎관절(weight-activated stance-control knee) : 힘이 들어가면 locking되므로, 넘어지거나 계단 오를 때 유용함

(4) 수동 잠금 무릎관절(manual locking knee) : 주로 양측절단 환자에게 사용하고, 단축으로 평상시에는 무릎관절 폄상태이며, 수동으로 잠금장치를 풀어주어야 함

(5) 마찰 조절식 무릎관절(friction control knee) : 무릎의 흔듦기는 돌림축에 직접 적용되는 기계적 마찰로서 흔듦기를 조절함

(6) 공압식 무릎관절(pneumatic control knee) : 넙다리의지 종아리부의 흔듦기를 공압으로 조절하며, 이를 위해 무릎관절내부에 공압실린더를 부착한 것으로, 흔듦기 조절을 함

(7) 유압식 무릎관절(hydraulic control knee) : 공압식과 유사하고, 공기 대신 액체가 사용되며, 흔듦기 조절을 함

(8) 무릎관절 폄장치(extension assist) : 스프링을 사용한 폄장치임

(9) 컴퓨터 조절식 무릎관절(computer-controlled knee) : 컴퓨터로 조절하는 전자 방식임

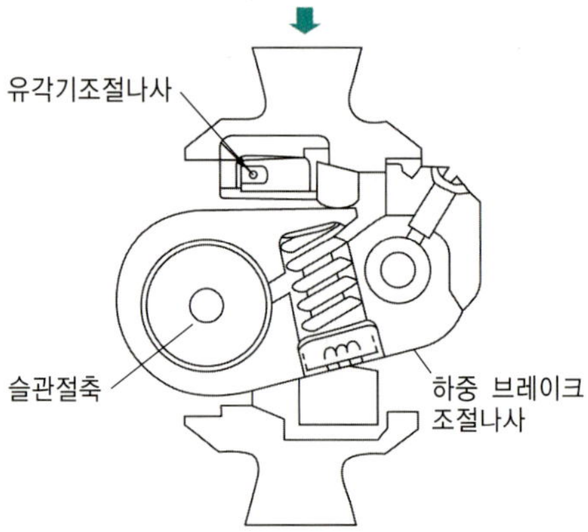

체중이용 입각기 조절 슬관절

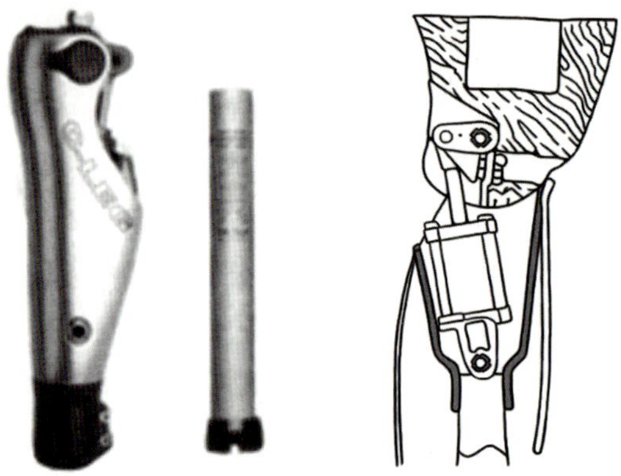

공압식 슬관절

3) 무릎관절 제어(knee control)

(1) constant friction

① 일반적으로 사용됨

② 보행의 흔듦기 때에 일정하게 저항을 주거나 브레이크 역할을 함

③ 빠른 속도로 보행 FEO는 지나치게 뒤꿈치를 들어올리는 경향이 있으며 흔듦기 때 swing through가 지연될 수 있고 무릎관절이 완전히 펴졌을 때 지면에 과도한 충돌을 하게 됨

(2) variable friction

① 무릎관절 마찰 정도를 다변화 할 수 있으며 흔듦기 동안 브레이크 작용도 변화가 가능함

② 흔듦기의 초기와 말기에 상당히 큰 저항을 줄 수 있으며 중간흔듦기(midswing)에는 마찰저항이 적어짐

(3) weight acstivated friction brake

① 디딤기 동안 의지의 안정성을 가할 수 있음

② 무릎관절 굽힘이 처음 15° 내지 20°에서 의지에 체중부하가 될 때 브레이크가 자동적으로 작용하여 그 이상의 무릎관절 동작이 일어나지 않도록 저항을 주게 됨

4) 소켓

(1) 넙다리의지 소켓을 위해 만족해야 할 조건

① 힘은 적용되는 면적이 증가할수록 견디기 쉬움

② 소켓에 적용되는 압력은 신경혈관 구조가 잘 견딜 수 있을 정도이어야 함

③ 소켓은 기능적인 근육이 기능을 발휘하도록 적절한 모양을 가져야 하며, 그 근육부위에 경감효과를 가질 수 있음

④ 가능하면 많은 뼈대구조에 고정적인 압력이 적용되어야 하지만 기능적인 근육에 있는 부위는 피해야 함

⑤ 가능하다면 기능적인 근육은 힘을 최대로 낼 수 있는 중간 길이(rest length)보다 약간 더 크게 신장(stretching)되어야 절단된 근육이 최대 힘을 발생시킬 수 있음

(2) 분류

① 접촉방식에 따라 : 접촉(total contact) 방식, 비전면 접촉(non-total contact) 방식

② 사용재료의 특성에 따라 : 유연성, 경성, 복합형

③ 디자인에 따라 : plug-fit, 장사방형, 궁둥수납형

④ 흡입의 유무에 따라 : 흡입식(suction), 반흡입식(semi-suction), 비흡입식(non-suction)

(3) 종류

① plug-fit 소켓

- 원통형
- 스텀프의 모양과 일치하도록 구성
- 넙다리스텀프 말단에 체중부하
- 잔여근육이 충분히 능력을 발휘 못함

② 장사방형 소켓(quadrilateral socket)

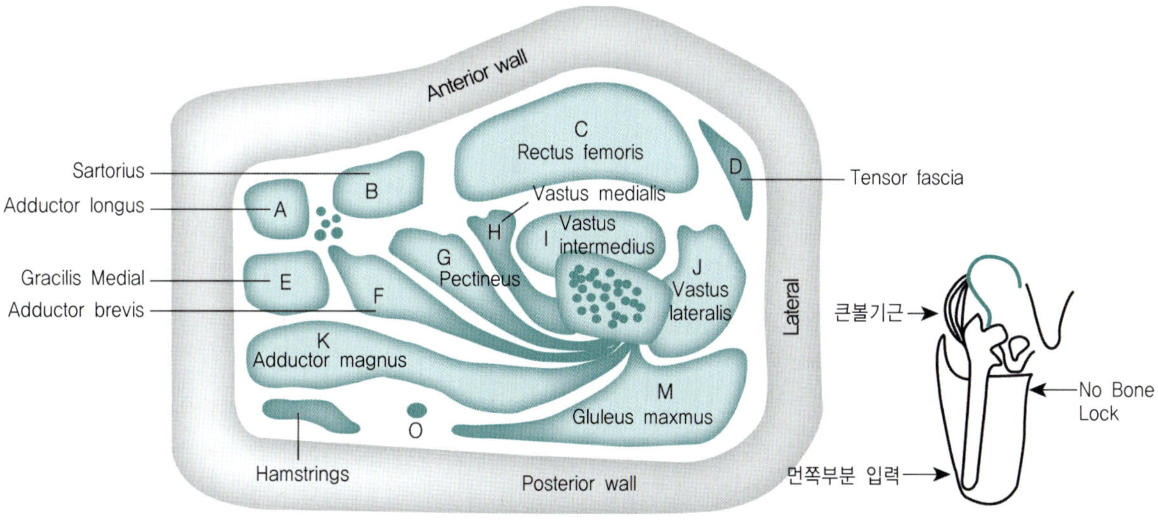

장사방형 소켓의 몸쪽부분 가로단면

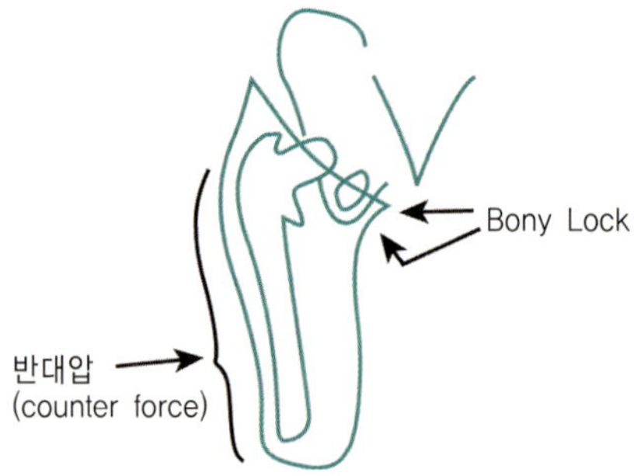

- 삼차원적인 용기(receptacle)
- 거의 사각에 가까움
- 해부학적 구조에 본떠 만듬
- 스칼파 삼각부는 가쪽의 넙다리빗근(sartorius), 안쪽의 긴모음근(adductor longus), 그리고 상부의 샅고랑인대(inguinal ligament)가 이루는 부분으로, 스칼파 삼각부를 너무 깊게 파내어 과다한 압박을 가함

③ 궁둥 수납형 소켓(ischial containment socket)

- 둥근 모양
- 초기에는 CAT-CAM(contoured adducted trochanteric-control alignment method)이라는 용어로 알려져있음
- 때로는 궁둥뼈가지(ischial ramus)가 소켓 내에 포함됨
- 보행동안 정상적인 엉덩관절 모음과 좁은 기저부의 보행이 되도록 유지함
- 소켓의 디자인이 안쪽관절융기 뒤쪽으로 궁둥뼈결절과 궁둥뼈가지를 감싸주도록 연장이 되어 있으므로 이는 골반 먼쪽 조직이 아닌 골반 안쪽의 뼈에 의해서 안/가쪽 안정성을 유지되도록 하는 "bony lock"의 기능을 가짐
- 넙다리뼈몸통을 따라 최대한 힘을 분배함
- 궁둥뼈와 볼기 근육의 체중지지 유지를 위해 스칼파 삼각부의 긴모음근과 궁둥뼈사이의 앞뒤 치수를 좁게 한 것에 대해 강조를 하지 않아도 됨
- 전면 접촉식
- 언제라도 흡입식 현가기능으로 사용이 가능함
- 신체적 및 기능적 특징 : 편안한 체중지지, 디딤기 안정성, 정상에 가까운 흔듦기

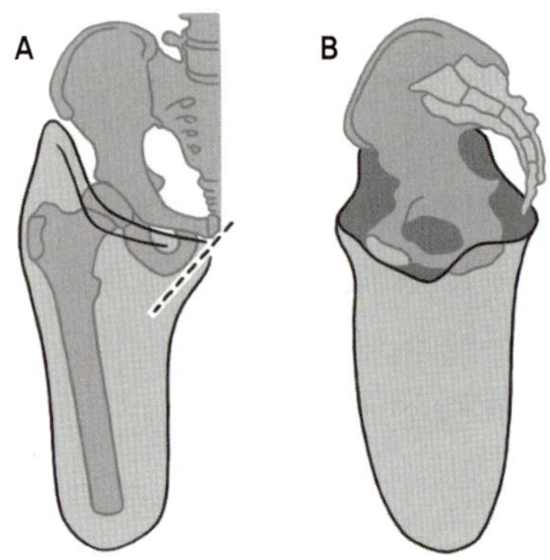

(A) 궁둥뼈수납형 소켓(좌골수납형 소켓) 안에 포함된 넙다리뼈와 골반의 전면 모습
(B) 궁둥뼈수납형 소켓(좌골수납형 소켓)안에 포함된 골반의 내측 모습

④ 외부 프레임형 소켓 : SFS(Scandinavian Flexible Socket)이라는 명칭으로도 불림

5) 의지발

6) Extension aids

(1) kick strap

① 탄력성 끈으로 되어 있으며 골반벨트나 소켓을 감아 앞쪽에서 조이고 의지무릎 속으로 들어간 다음 radial arm에 감기게 됨

② 의지무릎을 구부리면 kick strap은 늘어나 장력이 생기게 되고 이것이 뒤꿈치 올리기에 대한 제어를 돕고 의지종아리를 앞쪽으로 내밀기 시작할 때 가속도를 돕게 됨

(2) extension lever

무릎을 구부리면 스프링은 늘어나고 뒤꿈치 올리기에 저항하는 힘이 되며 흔듦기의 첫 단계에 의지종아리를 가속화 시키는 힘으로 작용함

7) 현가장치

(1) **흡착 현가장치(suction suspension)**

① 현가 능력이 가장 좋음

② 흔듦기 동안 공기의 음압(negative pressure)은 의지를 현가하는 기능임

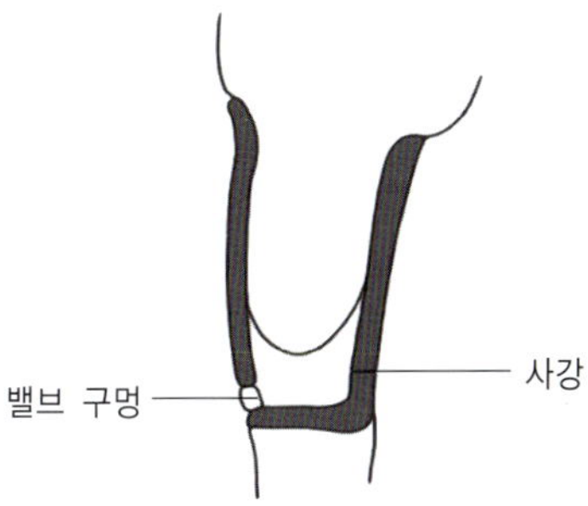

(2) **소프트 벨트(soft belt)**

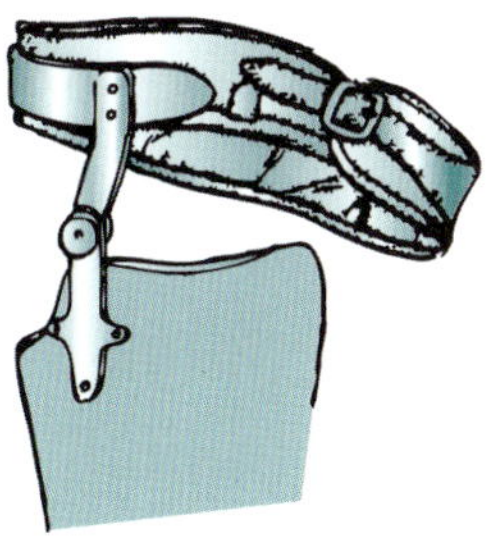

골반밴드 부착된 측면 엉덩관절과 벨트

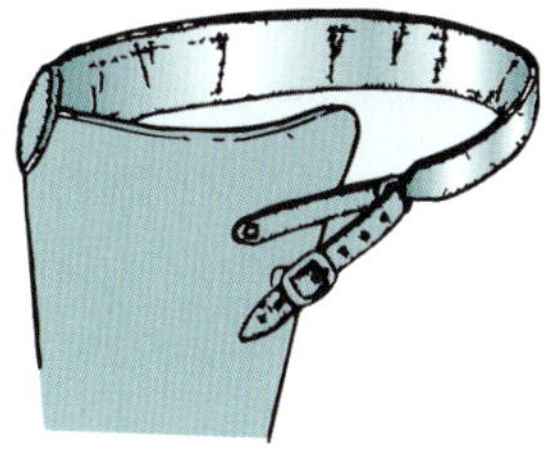

실레지안 벨트

① 골반밴드 부착된 측면 엉덩관절 벨트(hip joint with pelvic band and belt)

- 허리벨트는 의지가 돌림되는 것을 방지, 골반의 안·가쪽 안정성을 제공
- 엉덩관절 벌림근이 약한 경우
- 절단끝이 매우 짧은 경우
- 협응능력이 감소한 경우
- 절단끝의 형성이 좋지 않은 경우

- 무게가 무겁고 외관이 좋지 못하여 일반적으로 사용되지 않음

② 실레지안 벨트(Silesian belt)
- 유연성이 있는 가죽, 면, 다크론 등의 재질
- 넙다리의지를 편안하게 현가시키며 사용이 편리
- 의지가 돌림되는 것을 막아주며 안정성을 줌

(3) 전탄력 현가장치(TES, Total Elastic Suspension)

① 네오프린 합성고무로 소켓의 근위부 8인치 감쌈

② 의지의 몸쪽부분 약 20cm 가량과 허리부분을 감싸고 전면에서 벨크로(velcro)로 조여 주도록 되어 있음

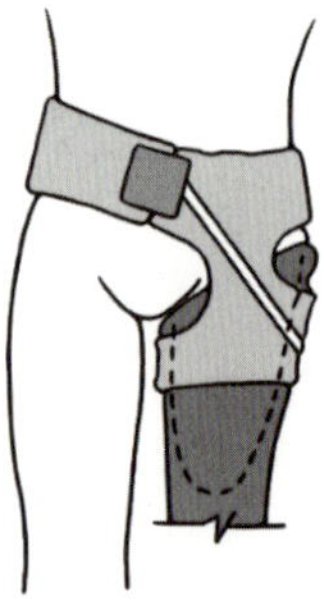

TES 벨트

8) 기능증대를 위한 부품

(1) 토크 흡수장치(torque absorber)

(2) 무릎–종아리부 돌림장치(knee-shank rotator) : 방바닥에 다리를 접고 앉을 때 같은 동작이 필요함

■ 엉덩관절 이단 및 골반 절단 의지(hip disarticulation and transpelvic prosthesis)

1) 소켓

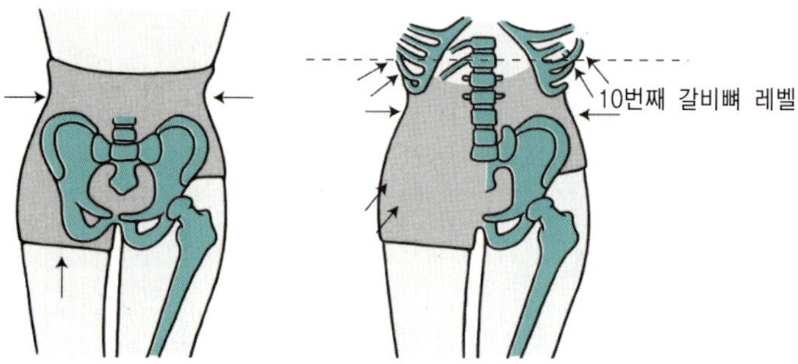

엉덩관절 이단 소켓과 골반 절단 소켓

(1) 전면 개방형 소켓

(2) 대각선형 소켓(diagonal socket) : 넙다리작은돌기에서 절단된 경우

(3) 골반형 소켓(pelvic socket)

(4) canadian

① 옛날부터 만들기 편함

② 의족의 현수가 불충분하여 비만자는 착용이 곤란함

③ 소켓이 단단부 전면 접촉형임

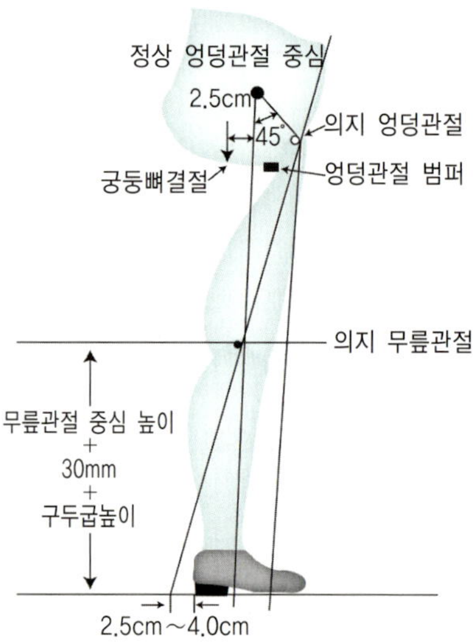

시상면에서의 캐나다식 엉덩관절 의지 정렬

2) 엉덩관절 메커니즘

엉덩관절 의지 정렬 : 엉덩관절 중심이 의지엉덩관절 보다 뒤에, 의지 무릎관절보다 앞에 위치함

3) 무릎관절 메커니즘

(1) 단축 무릎관절

(2) 체중이용 디딤기 조절 무릎관절

(3) 다축 무릎관절

4) 의지발 메커니즘

■ 하반신 절단 의지(translumbar prosthesis; hemicorporectormy prosthesis)

1) 좌식 의지(sitting prosthesis)

2) 이동용 의지(ambulatory prosthesis)

■ 양측 다리 절단자를 위한 의지(prosthesis for bilateral amputee)

1) **양측 종아리 절단자(bilateral transtibial amputee)**

(1) 셔틀락 시스템 선호

(2) 절단되기 전의 정상측 다리길이보다 2,5cm(1인치)가량 짧게 함

2) **편측 종아리 절단자(transtibial and transfemoral amputee)**

넙다리 의지가 종아리 의지보다 0.6~1.3cm(1/4~1/2인치)가량 짧게 하여, 의지발의 발끝떼기(toe off)가 쉽게 됨

3) **양측 넙다리 절단자(bilateral transfemoral amputee)**

(1) stubby 의지라는 절단전의 다리길이에 비해 5~7.5cm(2~3인치) 가량 짧게 하여 만든 의지를 사용함

(2) stubby 의지는 중력중심부(COG)가 기저면(BOS)에 가깝게 위치하도록 함

(3) 장점

① 처음 훈련 시에 임시적으로 적용되어 안정감과 의지 착용에 대한 준비를 하게 함

② 훈련효과를 증가시켜 나중에는 전체길이에 맞는 영구의지(permanent prosthesis)에 까지 사용함

③ 에너지 소모가 감소함

④ 덜 거추장스러움

⑤ 정식 길이의 의지를 사용할 때보다 착용자가 낙상에 대한 두려움을 적게 느낌

(4) 의지발에 rocker bottom을 사용하고, 무릎관절을 사용하지 않음

(5) stubby 의지는 보행 속도를 감소시키고 신장이 작아지게 되므로, stubby 의지를 사용하여 얻는 장점과 초래되는 심리적인 문제점이 신중하게 고려되어야 함

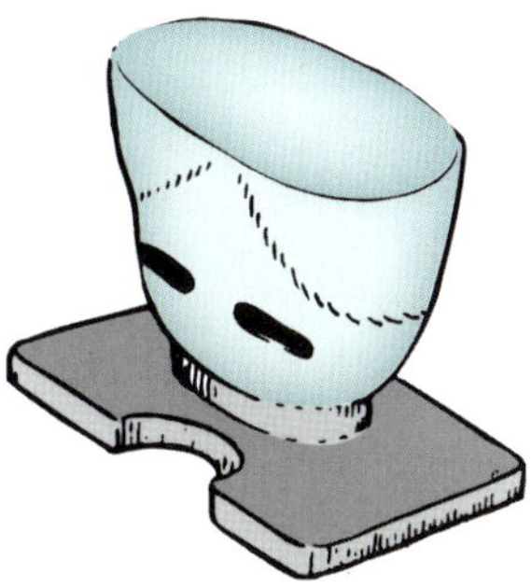

하반신 절단을 위한 좌식 의지

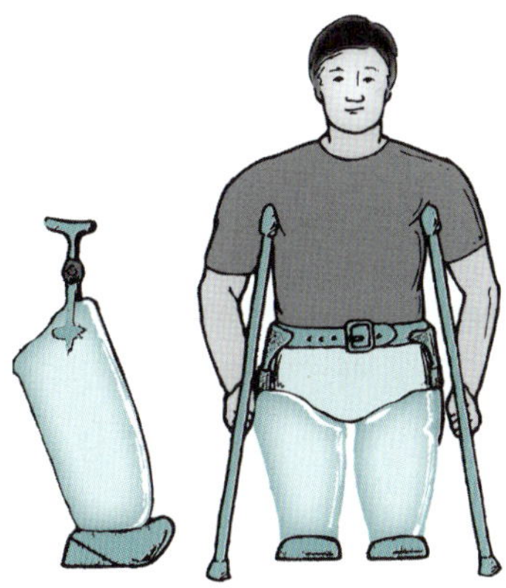

stubby 의지

EXPLANATION

의지 보행

1. 비정상 보행 원인

1) 의족이 길이가 짧거나 너무 길 때
2) 부착력이 불완전 할 때(suction socket의 불안정)
3) Suction power가 약할 때
4) 정렬이 불량할 때
5) 근력이 약할 때
6) 통증이 있을 때
7) 양측 다리 절단 시 목발 보행이 원칙임

2. 절단자의 보행의 종류

1) **abduction gait** : 의족이 길 때, 정렬이 불량(벌림에 맞추어진 상태)
2) **circumduction gait** : 의족이 길 때, suction power가 약할 때

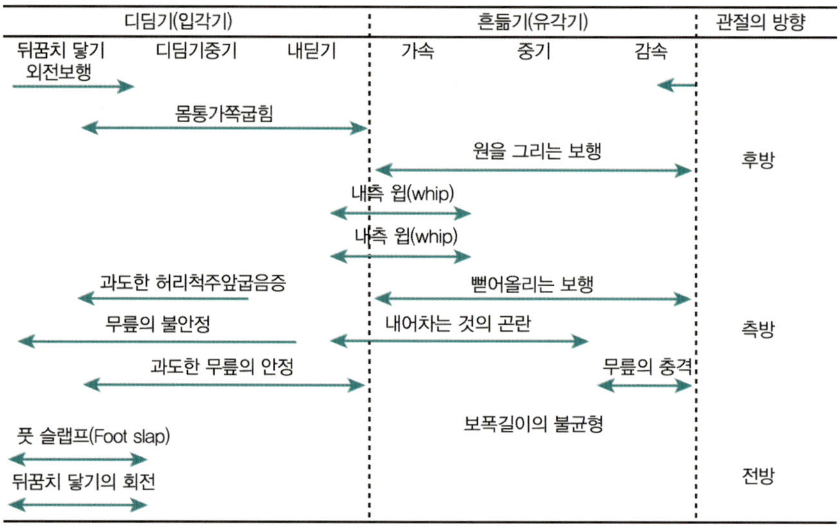

넙다리의족에 있어서의 비정상보행

3. 절단자의 의족착용상태의 동작

1) 의자에서 일어설 때 : 의족이 앞, 건측이 뒤
2) 땅바닥에서 일어설 때 : 의족이 뒤
3) 서서 앞으로 굽힐 때 : 건측이 앞
4) 계단 올라갈 때 : 건측이 먼저
5) 계단 내려갈 때 : 의족이 먼저

REFERENCE

- 강응식, (알기 쉬운) 정형외과학 = Orthopaedics, 의학문화사, 2002.
- 강화정, 인체생리학, KMS, 2007.
- 고병문, (간추린)인체해부학, 정문각, 2008.
- 구봉오, 물리치료학개론, 대학서림, 2002.
- 구희서, 정형물리치료학, 대학서림, 2006.
- 권혁철, 근육 검진학, 정문각, 1996.
- 길미아춘, 운동치료학 각론 : 물리치료학 전문분야, 영문출판사, 2005.
- 길미아춘, 운동치료학 총론 : 물리치료학 전문분야, 영문출판사, 2006.
- 김경, 광선치료학=Photo therapeutics, 현문사, 2002.
- 김동대, 측정 및 평가, 현문사, 2005.
- 김순희, 광선치료학=Phototherapy, 하늘뜨락, 2005.
- 김양호, 인체생리학=Human physiology, 현문사, 2007.
- 김영규, 인체생리학, 고문사, 2008.
- 김용천, 노인물리치료학=Geriatric physical therapy, 현문사, 2002.
- 김장환, 상지보조기학=Upper extremity orthosis, 탑메디오피아, 2006.
- 김장환, 의지·보조기학=Prosthetics & orthotics, 탑메디오피아, 2006.
- 김종만, 신경계물리치료학=Neurological physical therapy, 정담, 2001.
- 김진호, 보조기학과 의지학=Orthotics & prosthetics, 대학서림, 2001.
- 김태호, 소아물리치료=Pediatric physical therapy, 탑메디오피아, 2006.
- 김택훈, 신경계 질환별 물리치료, 현문사, 2003.
- 내산, 운동기능 평가학 : 물리치료 전문분야, 영문출판사, 2005.
- 대학서림, 물리치료학개론, 대학서림, 1999.
- 대한정형외과학회, 정형외과학, 최신의학사, 2005.
- 맥키넌, 파멜라, 옥스포드 기능해부학, E*Public, 2007.
- 민경옥, (근골격계 및 호흡기계)운동치료학, 하늘뜨락, 2005.
- 민경옥, (신경계)운동치료학, 하늘뜨락, 2006.
- 민경옥, 電氣治療學=Electrotheraphy, 현문사, 2001.
- 민경옥, 정형도수치료학=Orthopedic manipulative therapy, 하늘뜨락, 2005.
- 박래준, 광선치료학, 대학서림, 2005.

REFERENCE

- 박래준, 전기치료학 : 근거중심실무 : evidence based practice=Electrotherapy, 현문사, 2008.
- 박윤기, 근골격계 질환별 물리치료, 현문사, 2003.
- 박정태, 임상 정형외과학 개론=Manual of clinical orthopedics, 현문사, 2002.
- 박종철, 수 치료학=Hydrotherapy, 현문사, 1994.
- 박지환, 근골격계 질환별 물리치료=Musculoskeletal disease physical therapy, 현문사, 2007.
- 박찬의, 광선치료, 대학서림, 1996.
- 박찬의, 근골격질환물리치료, 대학서림, 2006.
- 사례실습용 보조기 의지학, 현문사.
- 신홍철, 보장구학과 의지학=Orthotics & prosthetics, 현문사, 2005.
- 안의수, (알기 쉬운)인체해부학=Essential Human Anatomy, 대한나래출판사, 2008.
- 오정희, 임상운동학 : 인체역학. 기능해부. 임상운동, 도서출판 대학서림, 1990.
- 오정희, 임상운동학, 대학서림, 1986.
- 이재형, 임상전기치료학, 대학서림, 1998.
- 이창현, 해부생리학=The human body : concepts of anatomy & physiology, 메디컬코리아, 2007.
- 이충휘, 전기치료학=Electrotherapy, 탑메디오피아, 2005.
- 이한기, (새용어) 인체해부학=Systematic human anatomy, KMS, 2008.
- 임한수, 임상운동학, 賢文社, 1990.
- 전세일, 재활치료학=Rehabilitation therapeutics, 계축문화사, 1998.
- 정영길, 인체해부학=Human anatomy, 고문사, 2008.
- 정영태, 인체생리학, 청구문화사, 2007.
- 정진우, 보조기 · 의지학, 대학서림, 2007.
- 조광필, 생리학, 퍼시픽, 2007.
- 최경임, 해부생리학개론, 서원각, 2007.
- 함용운, 광선치료학, 현문사, 1991.
- Bandy, William D, Therapeutic exercise : techniques for intervention, Lippincott Williams & Wilkins, 2001.
- Basmajian, John V., Therapeutic exercise : student edition, Williams & Wilkins, 1980.
- Bates, Andrea, 수중 운동치료, 대학서림, 2003.
- Bottomley, Jennifer M, 노인재활, 군자출판사, 2005.

REFERENCE

- Brotzman, S. Brent, 근골격계 질환의 진단 및 재활치료, 한미의학, 2005.
- Clayton, E. Bellis, Clayton's electrotherapy 10th ed., Saunders, 1996.
- Costanzo, Linda S., 생리학, E*Public, 2007.
- Davies, Patricia M, 운동치료학, 영문출판사, 2001.
- Edwards, Brian C, 복합운동 정형물리치료, 영문, 2002.
- Gosling, J. A, 인체해부학, 대한나래, 2008.
- Hall, Carrie M, Therapeutic exercise : moving toward function, Lippincott Williams & Wilk-ins, 1999.
- Hall, Carrie M, (기능증진을 위한)운동치료학, 영문출판사, 2003.
- Hislop, Helen J, Daniels and Worthingham's muscle testing : techniques of manual examination, Saunders / Elsevier, 2007.
- Hoppenfeld, Stanley, 척추와 사지의 검진, 대학서림, 2000.
- Kahn, Joseph, Principles and practice of electrotherapy, Churchill Livingstone, 1994.
- Katsuhiko Tachino, 정형외과학, 영문출판사, 2003.
- Kawamura Jiro, 보장구의지학 = Orthotics prosthetics, 고문사, 2004.
- Kawamura, Hiroyuki, (여기가 포인트)정형외과적 물리치료, 영문출판, 2008.
- Kitchen, Sheila, Electrotherapy : evidence-based practice, Churchill Livingstone, 2002.
- Konin, Jeff G, 정형물리치료 정밀검사, 영문출판사, 1998.
- Kovcs, Richard, Electrotherapy and light therapy : with the essentials of hydrotherapy and mechanotherapy 4th ed., H. Kimpton, 1942.
- Lesh, Steven G, (물리치료사를 위한) 임상정형외과학, 영문, 2004.
- Levangie, Pamela K, 임상운동학 : 관절의 구조와 기능 : 종합적 분석, 영문, 2004.
- Lippert, Lynn, Clinical kinesiology for physical therapist assistants, F.A. Davis Company, 2000.
- Low, John, Electrotherapy explained : principles and practice, Butterworth-Heinemann, 2000.
- Mader, Sylvia S, 해부생리학, 東和技術, 2006.
- Malone, Terry R, 정형 스포츠 물리치료, 영문출판사, 2002.
- Marieb, Elaine Nicpon, Human anatomy & physiology, Benjamin Cummings, 2001.
- Martini, Frederic H, (Martini)핵심 해부생리학, 바이오사이언스, 2008.
- Martini, Frederic, Fundamentals of anatomy & physiology, Benjamin Cummings, 2004.
- McKee, Pat, (재활의학에서 필요한) 보조기학, 영문출판사, 2002.

REFERENCE

- Meadows, James T. S, 질환별 감별진단학, 계축문화사, 2002.
- Michlovitz, Susan L, (냉·온을 이용한)물리치료학, 영문출판사, 2002.
- Moore, Keith L, (무어)임상 해부학, 신흥메드싸이언스, 2007.
- Moore, Keith L, Clinically oriented anatomy, Lippincott Williams & Wilkins, 1999.
- Moore, Keith L, Moore 핵심임상해부학, E*Public, 2008.
- Myers, Rose Sgarlat, (질환별 물리치료)사운더스의 물리치료실무 매뉴얼, 대학서림, 2006.
- Nosek, Thomas M, Essentials of human physiology : a breakthrough in human physiology education[computer file], Gold Standard Multimedia, Inc., 1998.
- O'Sullivan, Susan B, (오'설리반 & 슈미츠)질환별 물리치료, 영문출판사, 2007.
- Oatis, Carol A, 임상운동학 : 인체 운동의 역학과 병태역학 중심으로, 영문출판사, 2008.
- Ombregt, Ludwig, 말초관절의 정형의학적 검사, 범문사, 2003.
- Porter, Stuart B, 타이디 질환별 물리치료, 군자출판사, 2005.
- Prentice, William E, 근골격 재활, 군자출판사, 2005.
- Rasch, Philip J, Kinesiology and applied anatomy : the science of human movement, Lea & Febiger, 1978.
- Reider, Brude, (사진으로 보는) 척추와 사지의 검진, 군자, 2006.
- Rizzo, Donald C, 해부생리학, KMS, 2008.
- Rizzo, Donald C, Delmar's fundamentals of anatomy & physiology, Delmar, 2001.
- Ruoti, Richard G, 수치료학, 현문사, 2005.
- Scanlon, Valerie, C, (필수)해부생리학, 영문출판사, 2008.
- Shier, David, Hole's human anatomy & physiology, McGraw-Hill, 2004.
- Shier, David, Hole's human anatomy & physiology, WCB/McGraw-Hill, 1999.
- Shriber, William J, A manual of electrotherapy, Lea & Febiger, 1975.
- Smith, Laura K, (Brunnstrorm's) 임상운동학, 영문, 1999.
- Snell, Richard S, (스넬) 임상신경해부학, 신흥메드싸이언스, 2007.
- Snell, Richard S, Gross anatomy dissector : a companion for atlas of clinical anatomy, Little, Brown, 1978.
- Thibodeau, Gary A., Anthony's textbook of anatomy & physiology, Mosby, 1999.
- Thompson, Clem W, Manual of structural kinesiology, Mosby, 1977.

REFERENCE

- Van De Graaff, Kent M, 인체해부학, 정문각, 2007.
- Van De Graaff, Kent M, Concepts of human anatomy & physiology, W.C. Brown, 1995.
- Widmaier, Eric P, 인체생리학, 지코사이언스, 2008.
- Widmaier, Eric P, Vander, Sherman, & Luciano's human physiology : the mechanisms of body function, McGraw-Hill Higher Education, 2004.
- Winkel, Dos, 상지의 정형물리치료, 영문, 2002.
- Winkel, Dos, 하지의 정형물리치료, 영문출판사, 2003.

PHYSICAL THERAPY

PHYSICAL THERAPY

PHYSICAL THERAPY

02

VOLUME

2021

퍼시픽 물리치료학 개념서

물리적 인자치료

2021년 4월 30일 발행

저 자 퍼시픽북스 학술편찬국

발행인 이 웅 현

발행처 **퍼시픽북스**

서울시 중구 충무로 29 아시아미디어타워 501호

TEL. 02-2272-7766(代) / FAX. 02-2272-7166

E-mail: papu77@daum.net

ISBN 979-11-6375-243-1

set ISBN 979-11-6375-246-2

정가 Volume 2 **18,000원**

PHYSICAL THERAPY